W0298087

DÉVELOPPEMENT PSYCHOMOTEUR DE L'ENFANT

CHEZ LE MÊME ÉDITEUR

Du même auteur :

L'ENFANT NORMAL, par R.S. ILLINGWORTH. Traduit de l'anglais par F. et RH. POLGE D'AUTHEVILLE. *Collection Abrégés de Médecine*. 1981, 424 pages, 52 figures, 25 tableaux.

Autres ouvrages :

CAHIERS DE PUÉRICULTURE, sous la direction de J. GASSIER, Cahier n° 7 : Développement psychomoteur de l'enfant, avec la collaboration de D. RAPOPORT. 1990, 3e édition, révisée, 148 pages, 234 figures.

GUIDE DE PUÉRICULTURE, par Ch. GASSIER et M.J. GEORGIN. 1990, 2e édition révisée, 472 pages, 297 figures, 100 tableaux.

LE DÉVELOPPEMENT AFFECTIF ET INTELLECTUEL DE L'ENFANT, sous la direction de B. GOLSE. *Collection Médecine et Psychothérapie*. 1989, 2e édition, 312 pages, 3 figures.

LA SURVEILLANCE NEUROLOGIQUE AU COURS DE LA PREMIÈRE ANNÉE DE LA VIE, par C. AMIEL-TISON et LEBRUN. *Collection ABC de Médecine*. 1980, 132 pages, 4 figures, 23 tableaux.

POTENTIELS ÉVOQUÉS ET ÉLECTROMYOGRAPHIE EN PÉDIATRIE, par M. MAYER. *Collection ABC de Médecine*. 1990, 160 pages, 55 figures, 10 tableaux.

NEUROPÉDIATRIE, par G. LYON et Ph. ÉVRARD. *Série Précis Médicaux*. 1987, 448 pages, 150 figures.

MÉDECINE NÉONATALE, par P. VERT et L. STERN. 1985, 1 252 pages, 480 figures, 209 tableaux.

ABRÉGÉS

Développement psychomoteur de l'enfant

R.S. ILLINGWORTH

Traduit de l'anglais par
F. POLGE D'AUTHEVILLE

2e édition

MASSON

Paris Milan Barcelone Mexico
1990

Traduction autorisée de l'ouvrage publié en langue anglaise sous le titre : *The Development of the Infant and Young Child (Ninth Edition)*, Churchill Livingstone, London.

ISBN : 2-225-82114-3

MASSON S.A.	129, bd Saint-Germain, 75280 Paris Cedex 06
MASSON S.p.A.	Via Statuto 2, 20121 Milano
MASSON S.A.	Balmes 151, 08008 Barcelona
MASSON EDITORES	Dakota 383, Colonia Napoles, Mexico 18 DF

PRÉFACE

En préparant cette nouvelle édition, j'ai relu chaque mot de l'édition précédente. J'ai disposé les chapitres de façon rationnelle. J'ai réécrit plusieurs sections telles que la valeur du bilan du développement, les différentes attitudes du psychologue et du clinicien en face des méthodes de bilan, les principes essentiels du diagnostic du développement, l'éventail de la normalité et les pièges des normes, les facteurs prénataux, le pronostic du nouveau-né à très petit poids de naissance, la prévision d'une supériorité intellectuelle, et les problèmes des troubles de l'apprentissage et des lésions cérébrales. Des résumés sont venus s'ajouter à plusieurs chapitres et j'ai pris grand soin de l'index.

J'ai constamment cherché à inclure des références utiles ; j'en ai supprimé d'anciennes et j'en ai ajouté plus de 130 nouvelles tout en essayant de réduire leur nombre au minimum pour des raisons de place.

Une fois encore les critiques m'ont fait grief de ne pas faire mention de l'aspect pathologique, du développement clinique, des examens biologiques et du traitement des maladies. Il n'a jamais été dans mes intentions de le faire, ce qui impliquerait un allongement considérable de l'ouvrage qui représenterait alors deux ou trois volumes. Le but absolu de ce travail a toujours été de vouloir aider à la compréhension du développement normal, des raisons de ses variations et des méthodes de son approche diagnostique, et à éviter les pièges du diagnostic et de la prévision. C'est là le fruit d'une longue expérience, depuis que j'ai reçu les premiers enseignements d'Arnold Gesell et de Catherine Amatruda qui m'ont mis à même de pouvoir continuer à m'instruire au cours des décennies qui ont suivi.

J'ai constamment cherché à faire de cet ouvrage un traité pratique de la méthode diagnostique du développment.

R.S.I.
Sheffield 1987

TABLE DES MATIÈRES

Observat° d'enfant non marchant

- dev. Ψmot
- dev. Ψaffectif
- Retrouvaille
- Separat° de l'enfant

Relat° avec le personnel.

Observat° d'enfant marchant

- idem
- Relat. avec personnel
et avec les autres enfants

Projet ~~thera~~ pedagogique?

Place de la Ψmotricité
par des non-psychomotriciens

- Espace
- Temps

Que faire avec la Ψmotricité?

But : Connaître l'enfant sain
- 3 ans.

- Espace
- Temps

Que faire avec l'motricité.

But connaître jeune enfant
- 3 ans sous -

1

VUE D'ENSEMBLE DU BILAN DU DÉVELOPPEMENT

ÉVOLUTION DES TESTS MENTAUX

Voici un bref aperçu de l'évolution du bilan du développement. Pour plus de renseignements, se référer aux manuels de psychologie.

■ *L'étude de l'enfant dans son individualité*

Si l'on en croit Goodenough, l'Allemand Tiedelmann (1787) a été le premier à publier l'observation détaillée d'un enfant, mais ce fut seulement lorsque Charles Darwin [8] publia en 1877 l'observation minutieuse du développement d'un de ses 10 enfants qu'on commença à manifester de l'intérêt. Darwin écrivait « Mon premier enfant est né le 27 décembre 1893 et j'ai immédiatement commencé à prendre des notes sur les ébauches de ses diverses expériences car j'étais convaincu que, même à ces débuts, les nuances les plus complexes et les plus fines de l'expression doivent toutes avoir une origine naturelle et progressive. » Il décrivit le réflexe des points cardinaux (réflexe d'enracinement), l'audition du nouveau-né, l'absence de larmes des premières semaines sauf lorsque la manche de sa veste avait accidentellement effleuré l'œil de l'enfant, les premiers mouvements coordonnés des mains à 6 semaines, le développement séquentiel céphalo-caudal, le réflexe d'extension croisée, l'examen des mains à 4 mois, le premier signe de colère à 10 semaines, d'humour à 3 mois, de peur, d'imitation et de plaisir de la musique d'un piano (à 7 mois). Il nota la première association d'une personne avec son nom (à 7 mois), les premiers signes de jalousie, d'amour, de curiosité, d'association d'idées, de frustration, de sens moral, d'inhibition, de rires, de timidité, de sympathie et de latéralité manuelle. Il avait déjà publié son fameux ouvrage fascinant *The Expression of the Emotions in Man and Animal* [7], qui contenait certaines observations sur les pleurs, les sanglots, le rire ou d'autres émotions.

En 1893, Shinn publia une des observations les plus complètes du développement d'un nourrison. En 1931 Shirley écrivit une observation parfaitement documentée de 25 enfants pendant leurs deux premières années.

■ *Tests du développement — aspects historiques*

D'après Bayley [1], la première idée de Binet avait été d'identifier les enfants qui ne pourraient probablement pas profiter d'une instruction scolaire régulière. Binet insistait sur le fait que les scores des tests ne signifient pas que toute « intelligence » est héréditaire, ou qu'un score faible reflète des dons minimes, ou que des facteurs environnementaux manquent de pertinence. En 1912, Stern et Kuhlman émirent l'idée que l'état relatif d'un enfant pouvait être établi par le rapport existant entre son âge mental et son âge réel : le quotient intellectuel.

Au début de ce siècle, Arnold Gesell qui étudiait les enfants déficients mentaux commença à fixer les signes précoces de la déficience mentale et s'attacha alors à l'étude du nourrisson normal. En 1925, il définit les « normes » d'après une petite série d'enfants contrôlés chaque mois. Par la suite, il modifia ces normes d'après un très grand nombre d'enfants. On vit paraître alors de nombreux ouvrages dont les plus fiables à ce jour sont, à mon avis, *Developmental Diagnosis* [21] et *Biographies of Child Development*. Ils établissaient des « normes » du développement en décrivant le développement des nourrissons et des enfants depuis la fin de la période néonatale jusqu'à l'âge de cinq ans et étudiaient en détail la philosophie du développement, la technique de son évaluation et l'interprétation des résultats. Knobloch [23] et Knobloch et coll. [24] ont mis à jour le travail de Gesell et Amatruda. En 1933 Bayley [1] a défini les « normes » d'après un grand nombre d'enfants. En 1954 Ruth Griffiths [15] a testé 571 enfants de 14 jours à 24 mois, et jusqu'à 31 enfants chaque mois. En 1967, l'enquête de Denver [11, 12] s'est appuyée sur un échantillon de plus de 1 000 enfants qui, cependant, avaient été « sélectionnés » et n'étaient pas représentatifs du pays. Par la suite on décrivit un teste de dépistage de Denver [13], revu et abrégé, nécessitant 5 à 7 minutes.

En Scandinavie les tests Boel ont connu une notoriété, ils ont été utilisés au Danemark, en Hollande et en Italie [21]. Le mot Boel est un sigle dérivé d'une expression suédoise et désigne des examens des sens tactile, visuel et auditif, prévus pour des nourrissons de 7 à 9 mois. On utilise un objet rouge pour attirer l'attention visuelle et quatre clochettes fixées aux doigts de l'examinateur pour attirer l'attention de l'auditoire.

Les tests de Brazelton et de Dubowitz utilisés pour l'examen du nouveau-né sont étudiés au chapitre 11.

■ *L'importance de la connaissance du développement normal*

Une connaissance approfondie du normal devrait représenter la base de l'étude des enfants tout comme la physiologie et l'anatomie sont essentielles pour la médecine en général. Elle est le fondement de l'étude de l'anormal et du pathologique. Je pense que tous ceux qui prennent soin des enfants ne devraient pas seulement connaître la normale mais devraient être parfaitement conscients de ses variations communes qui ne sont pas pathologiques et, ce qui est tout aussi important, ils devraient en comprendre les raisons. Cet ouvrage cherche à étudier tous ces sujets dans leurs détails.

■ *La valeur du bilan de développement*

Chaque parent désire savoir si son enfant se développe normalement surtout si une grossesse précédente s'est terminée par une fausse-couche ou un enfant mort-né, ou si l'enfant s'est révélé handicapé physique ou mental. Si cette grossesse a été marquée par une infection ou une autre maladie, ou si l'accouchement a été difficile, il est naturel que les parents soient anxieux de savoir si leur nouveau bébé se développe normalement. Des antécédents familiaux de retard mental, d'infirmité motrice cérébrale ou de tout autre handicap augmenteront leur angoisse. Une mère âgée qui n'a pas d'autre enfant, qui a perdu son mari ou qui en est séparée, se fera probablement encore plus de souci au sujet du développement de son enfant.

Les bilans de développement des nourrissons apportent aux obstétriciens des informations importantes sur l'absence de risques d'examens et de traitements spéciaux au cours de la grossesse et de l'accouchement. La sécurité de la fécondation in vitro, du prélèvement de villosités chorioniques, de l'amniocentèse et de l'échographie, celle des médicaments anciens tels que les anticoagulants ou des plus nouveaux, le traitement des infections, de la maladie, de l'hypertension et de la toxémie, l'opportunité du déclenchement prématuré de l'accouchement et les risques d'une postmaturité, l'appréciation de méthodes plus nouvelles de monitoring fœtal et des problèmes de l'accouchement, tout cela peut interférer avec le fœtus et avec son développement après sa naissance.

Ces bilans apportent une information vitale pour le néonatologue qui se trouve confronté à de difficiles problèmes d'éthique quant à la réanimation de nouveau-nés de très petits poids de naissance ou de nourrissons suspects d'atteinte cérébrale périnatale grave. Il lui faut déterminer les risques des méthodes de traitement dans l'unité de soins intensifs. Il doit être plus qu'un technicien émérite : il doit suivre et évaluer le produit de son travail.

Le chirurgien peut avoir besoin d'un bilan du développement lorsqu'il doit décider s'il a raison de se lancer dans la chirurgie à risques d'une anomalie congénitale majeure lorsqu'il soupçonne le nouveau-né d'être un handicapé mental profond. Il peut aussi vouloir connaître le suivi du développement intellectuel après une intervention chirurgicale particulière, nécessitée par une craniosténose ou un épanchement sous-dural, ou après l'hypothermie exigée par la correction d'une cardiopathie congénitale.

Le pédiatre doit pouvoir évaluer le développement mental d'un nourrisson s'il est confronté aux problèmes de succion et de déglutition d'un nouveau-né, à un retard de développement, ou à un enfant dont l'aspect ou le comportement sont inhabituels. Il est possible qu'il soit le premier à identifier une malnutrition, une carence affective ou des mauvais traitements — et par la suite il devra en apprécier les conséquences — de façon à pouvoir déterminer jusqu'à quel point la lésion est réversible.

Grâce à un examen complet du développement, il peut faire le diagnostic précoce d'un trouble de la vision ou de l'audition, d'une subluxation de la hanche ou d'autres handicaps susceptibles d'être traités et dont la précocité du diagnostic est importante. Chez le nourrisson plus âgé ou chez l'enfant en âge préscolaire, il doit déceler une maladresse ou des troubles de l'apprentissage dont l'identification est importante pour l'enseignant.

Le pédiatre doit pouvoir juger du développement pour apprécier les effets du traitement de troubles métaboliques, d'une exposition à des substances toxiques, de convulsions, d'une méningite ou de toute autre affection qui peut induire une lésion cérébrale. Il peut ainsi faire le diagnostic précoce d'un handicap, non seulement pour le traiter, mais afin de pouvoir conseiller les parents. Par la suite, il aura besoin de cette connaissance pour juger des problèmes de l'apprentissage scolaire et du choix d'une école.

Lorsqu'il faut décider de l'opportunité d'une adoption, le bilan du développement est essentiel, mais il doit être effectué par un expert et non par un médecin dépourvu d'expérience en la matière. C'est une catastrophe si un nourrisson est déclaré inapte à être adopté alors qu'il est normal (Chapitre 17), et c'est une tragédie pour les parents si on leur dit que le nourrisson est normal alors qu'il est sérieusement handicapé. Tout diagnostic de déficit mental ne devrait être posé que par un expert. Bien que les parents désirent généralement savoir aussitôt que possible si leur enfant est handicapé, c'est une erreur de leur faire part de soupçons sans être vraiment certain, car cela va engendrer une angoisse muette (Voir Chapitre 17). Les erreurs d'un bilan de développement ne sont pas seulement génératrices d'anxiété et de souffrance morale mais elles peuvent entraîner des examens et des traitements inutiles.

Un bilan du développement prend souvent une grande importance du point de vue médico-légal. De nombreuses actions en justice sont engagées contre les médecins ou les hôpitaux lorsqu'on relève la présence d'une anomalie intellectuelle ou d'une infirmité motrice cérébrale que l'on attribue à une négligence : le plaignant peut accuser l'obstétricien de l'avoir provoquée au cours de l'accouchement. Le pédiatre doit connaître les facteurs prénataux pertinents qui donnent une autre version. L'observation consignée avec soin de façon concomitante des facteurs prénataux, du traitement exact de la grossesse, du monitoring du fœtus au cours du travail, et des soins apportés après la naissance, peut faire la preuve de la non-valeur d'une plainte injustifiée. Un plaignant peut vouloir attribuer un handicap, des crises d'épilepsie ou d'autres incapacités de l'enfant à une vaccination ou au traitement mal conçu d'une méningite ou d'une hydrocéphalie. Il est encore plus important de posséder une preuve écrite de ce que, avant la vaccination ou avant tout autre motif invoqué du handicap, on relevait déjà des signes d'une anomalie mentale ou d'un autre déficit neurologique. Par exemple, un périmètre crânien anormalement petit à la naissance par rapport au poids ou un retard ultérieur de son développement ou une augmentation insuffisante des dimensions de la tête constatés avant la vaccination traduiraient une anomalie mentale pré-existante. Des observations bien rédigées par l'obstétricien, par le néonatologue, par le médecin ou par l'assistante sociale peuvent apporter une preuve essentielle en justice.

■ *Dépistage ou évaluation du spécialiste*

Je suis certain que le bilan de développement réalisé par un spécialiste a une grande valeur mais un spécialiste ne voit probablement que des enfants qui lui sont adressés parce qu'on se demande s'ils sont normaux. Je pense qu'un dépistage sommaire devrait faire partie de l'examen de chaque nourrisson et de chaque jeune enfant (sauf s'il est atteint d'une affection aiguë). Au Chapitre 5, j'ai voulu résumer quelques uns des jalons les plus importants ainsi que les âges qui leur correspondent : une discordance justifie l'envoi de l'enfant à un spécialiste. Dans un autre ouvrage, j'ai résumé les tests minimums essentiels d'un dépistage [18]. Un survol plus détaillé de chaque nourrisson au moyen de tests uniquement objectifs semble peu utile [4].

J'ai fréquemment constaté que des parents raisonnablement intelligents qui se posent des questions sur le développement de leur enfant en ont souvent une idée exacte en le comparant à la moyenne. Plusieurs auteurs sont arrivés à cette même conclusion [6, 22]. Je ne pense cependant pas qu'il soit sage de remettre aux parents un questionnaire à remplir [14] car ils risqueraient de mal interpréter le développement de leur enfant et s'en feraient des soucis inutiles. J'ai cherché à éviter ce danger en leur expliquant l'essentiel du développement et ses variations normales si fréquentes [17, 19].

ATTITUDES DIVERSES DU CLINICIEN ET DU PSYCHOLOGUE

Les psychologues et les cliniciens abordent un problème diagnostique de façon différente. Le psychologue (et parfois le clinicien) veut pouvoir coter son évaluation : il désire une précision scientifique et donc des tests purement objectifs qui ne tiennent compte ni des antécédents (une prématurité par exemple) ni de l'examen clinique. Il refuse un diagnostic basé sur une impression clinique et trop sujet à l'erreur. Il n'utilise que des tests de comportement susceptibles d'être chiffrés. Il n'accorde que peu d'attention aux complexités du développement humain et à tous les facteurs autres que l'intelligence innée et il les cote sur une base erronée. Tous les items du développement se voient accorder la même importance. Ainsi Ruth Griffiths, dans son célèbre mode d'évaluation du développement, a coté chacun des cinq champs du développement, les a additionnés, et a divisé le résultat par cinq pour obtenir un score final qui, rapporté ensuite à l'âge, donne le quotient intellectuel (QI). Ainsi que Knobloch et Pasamanih l'ont noté dans leur étude [23] ce QI repose probablement surtout sur des tests verbaux et tend à faire considérer l'intelligence comme une entité globale sans distinguer ses diverses formes, les dons ou l'incapacité.

Le clinicien base son diagnostic sur l'anamnèse, l'examen clinique, l'évaluation du développement, les investigations particulières s'il y a lieu, et sur son interprétation du résultat obtenu. Tout lui est nécessaire parce que de nombreux facteurs pré, péri et postnatals affectent profondément le développement sans avoir de rapports avec le patrimoine intellectuel.

Si l'on veut comprendre le développement, il faut en connaître les innombrables facteurs. J'ai donc insisté dans le Chapitre 2 sur les nombreux facteurs pré et périnataux qui sont d'une très grande importance diagnostique et, dans le Chapitre 3, sur les facteurs postnataux et environnementaux essentiels à la compréhension. Il faut par exemple connaître les différents aspects du milieu familial : si une mère empêche son bébé de se tenir sur ses pieds (avec l'idée fausse qu'il pourrait ensuite présenter un rachitisme, des genoux cagneux ou des jambes en cerceau), l'examen montrera que l'appui sur les membres inférieurs est anormalement mauvais pour l'âge mais cela ne reflétera pas le potentiel intellectuel de l'enfant.

D'après l'interrogatoire de la mère le clinicien cherchera à évaluer le rythme du développement (régulier, accéléré ou ralenti) ainsi que les divers autres faits qu'elle a observés et qu'il confrontera avec ses propres constatations. Il doit s'enquérir des facteurs génétiques, d'une prématurité éventuelle, des affections au cours de la grossesse ou des maladies de l'enfant, des traitements médicamenteux de la grossesse ou de l'enfant, de l'éveil de l'enfant, et de bien d'autres facteurs importants. Au Chapitre 8, j'ai étudié les détails du relevé des antécédents.

Le clinicien effectue un examen clinique complet de l'enfant afin de déterminer la présence d'un défaut visuel ou auditif, d'une infirmité motrice cérébrale ou d'une hypotonie qui interféreraient gravement avec le développement mais qui n'ont pas de rapport direct avec le patrimoine intellectuel. L'examen clinique implique la mesure du périmètre crânien maximum et son rapport avec le poids (Chapitre 9), ce qui prend une importance vitale dans beaucoup de bilans du développement.

Le clinicien réalise un examen détaillé du développement de tous les domaines. Le Chapitre 4 traite des caractères normaux du nouveau-né et le Chapitre 5 de ceux de la période néonatale. Outre sa connaissance du développement normal, il doit en comprendre les variations normales qui sont si fréquentes (Chapitre 6 et 7). Le Chapitre 12 traite des méthodes d'examen du développement du nourrisson plus âgé et de l'enfant.

Au chapitre 13, j'ai étudié l'interprétation de tous les résultats obtenus. Le clinicien portera plus d'attention à certains aspects du développement (réponse, éveil, concentration) qu'à d'autres (en particulier le développement moteur global). Il pourra alors déterminer à quel point l'enfant est développé par rapport à la moyenne de ceux de son âge et s'il atteint le quotient de développement (QD), pas nécessairement de façon globale mais souvent dans des domaines distincts. Arrivé à ce point, il sait que le QD n'est pas statique mais que, à l'avenir, il sera profondément affecté par d'innombrables facteurs environnementaux (la santé, l'alimentation, la qualité du milieu familial, les camarades et l'école).

VALEUR PRÉVISIONNELLE

De nombreux psychologues affirment qu'un bilan du développement effectué chez un nourrisson n'a que peu ou pas du tout de valeur. De nombreux travaux ont montré qu'il n'existe qu'une faible correspondance entre les tests effectués chez le nourrisson et le petit enfant et le QI ultérieur. Par exemple Yangk [26], en reprenant les tests de Gesell, Cattell, Bayley et Piaget, a conclu qu'ils s'étaient régulièrement montrés mauvais prophètes des performances ultérieures. On a émis l'idée que le QI des parents mesure mieux le potentiel d'un enfant que les tests effectués chez le nourrisson.

J'ai donné mon opinion sur les raisons de ces constatations négatives. Presque toutes les études étaient basées sur des tests susceptibles de scores uniquement objectifs qui ont beaucoup moins d'importance que d'autres aspects du développement plus difficiles à coter. Beaucoup d'items étaient mal définis (par exemple « marche bien ») ; la plupart des études ont exclu tous les enfants les plus susceptibles de présenter un handicap mental — justement ceux dont l'examen du développement est le plus facile et qui présenteront probablement un rapport net entre leurs scores de nourrissons et les tests ultérieurs de QI ; et les études n'ont pas tenu compte de facteurs très importants tels que la prématurité, les facteurs environnementaux, les handicaps physiques et sensoriels, le périmètre crânien rapporté au poids, et des facteurs de risque tels que la présence d'autres anomalies congénitales. Clarke [5] a écrit que les médiocres prévisions à long terme du développement normal (l'autisme mis à part) ne traduisent pas les insuffisances de nos méthodes d'examen mais celles du développement proprement dit.

Je pense que l'une des raisons du peu de correspondance entre les résultats des tests chez le nourrisson et les constatations ultérieures est l'exclusion de beaucoup de catégories d'enfants lors de l'établissement des normes [20]. Je n'ai jamais pu comprendre la raison de fixer des normes dans un groupe d'enfants très sélectionnés, ni d'exclure ceux même pour qui la prévision de potentiel futur est si importante et beaucoup plus facile que chez les enfants normaux.

Les normes d'Arnold Gesell n'étaient basées que sur des enfants de race blanche issus d'un groupe apparemment homogène de parents de même niveau socio-économique. Les enfants qui avaient présenté une lésion à la naissance ou dont le suivi avait montré des anomalies étaient exclus. Le Groupe de Denver [12] excluait les prématurés ou les enfants nés par le siège ou ceux qui présentaient un défaut physique. Bayley [1] avait établi ses normes d'après des enfants hautement sélectionnés de parents universitaires : le QI moyen des enfants de 9 ans était de 129. Beintema [2] a exclu tous les enfants à petit poids de naissance, prématurés ou non, ceux qui n'étaient pas de race blanche, et tous ceux qui avaient des anomalies physiques ou des affections néonatales graves. Brazelton [3] s'est montré encore plus strict dans ses exclusions en refusant les enfants qui n'étaient pas de race blanche, les prématurés, ceux qui ne dépassaient pas 3 175 g à la naissance, ceux qui étaient nés de mères traitées par des barbituriques ou susceptibles d'avoir eu des problèmes intra-utérins, ceux qui avaient nécessité des soins particuliers pendant la période néonatale ou qui avaient montré des signes d'hypoxie. Le groupe du Kansas [16] excluait ceux qui présentaient un retard marqué du développement d'un domaine par rapport aux autres. D'autres refusaient les jumeaux. Les normes concernaient donc un groupe d'enfants spécialement choisis qui n'étaient pas représentatifs de la population dans son entier. Je ne vois pas comment les exclus pouvaient être évalués. Si on désirait effectuer une enquête sur les taux d'hémoglobine de l'enfant d'âge préscolaire, il serait illogique d'exclure tous les enfants susceptibles d'être anémiques, les prématurés, les enfants de couleur, les malnutris et les défavorisés socio-économiquement.

D'autres chercheurs, et en particulier ceux qui ont tenu compte d'autres facteurs importants, ont reconnu une valeur aux tests de développement chez le nourrisson. Siegel par exemple [25], dans une étude de 80 prématurés et de 60 nourrissons nés à terme, a constaté une relation significative entre les tests de Bayley effectués à 4, 8, 12 et 18 mois et le développement cognitif et du langage à 2 ans ; il a noté que les tests du nourrisson, joints à l'évaluation de l'environnement de l'enfant, semblent être utiles pour la prévision du fonctionnement et du retard du développement à deux ans.

J'ai résumé dans un autre ouvrage les principes de la philosophie du développement d'Arnold Gesell en écrivant « Il semblerait raisonnable de supposer que, si une observation soigneusement détaillée était faite au cours du développement d'un nombre suffisamment important de nourrissons, les données étant relevées à l'âge de l'apprentissage des diverses techniques, il serait possible d'établir une relation entre ces observations et les progrès ultérieurs au cours de l'enfance. Bien qu'il soit impossible de dire ce qui est « normal », il n'est pas difficile de définir la « moyenne » et il serait facile de déterminer la séquence et le rythme de croissance de l'enfant moyen en notant la fréquence de la survenue de déviations à partir du modèle courant de croissance sous l'influence de facteurs connus et inconnus. Ayant déterminé le mode de développement de l'enfant moyen, il serait possible de décider si un enfant donné a atteint le niveau moyen de son âge, en tenant compte de tous les facteurs susceptibles d'avoir interféré avec son développement. En effectuant à intervalles réguliers de nouveaux examens afin de déterminer le rythme de son développement et en tenant compte de tous ces facteurs, on devrait pouvoir prévoir raisonnablement ses progrès futurs à condition de connaître la fréquence des formes anormales de croissance. Arnold Gesell et son équipe de la Yale Clinic of Child Development se sont livrés à ces enquêtes pendant plus de 40 ans et ils étaient convaincus que cette prévision était possible. En 1930, Gesell estimait que, avec son équipe, il avait examiné plus de 10 000 nourrissons d'âges variés. Il notait que la croissance atteinte est indicatrice des processus passés et prédictrice de la croissance à venir. Il soulignait la « légalité de la croissance » et affirmait que « là où est la légalité, là est la prévision potentielle ». Il conseillait constamment la prudence dans les prévisions du développement futur d'un enfant du fait de toutes les variables en cause et prônait une circonspection nécessaire à chaque tournant car les vicissitudes de la vie sont si parfaitement imprévues que le bon sens devrait empêcher tout un chacun de vouloir prédire avec trop de précision le développement d'un enfant.

Je ne peux pas admettre que seuls les cas graves d'anomalies mentales puissent être diagnostiqués chez le nourrisson. Dans une enquête menée à Sheffield, nous avons suivi 135 enfants qui avaient été considérés à un moment donné de leurs deux premières années comme des retardés mentaux légers. Les cas de trisomie 21, d'hypothyroïdie, d'hydrocéphalie et d'anencéphalie avaient été écartés. Dans 20 % des cas le retard mental relevait d'une cause postnatale et, dans les autres cas il datait d'avant ou du moment de la naissance. A part ces exclusions, il n'y avait aucune sélection en ce sens que nous avons inclus tous les enfants que nous pensions êtres retardés, encore qu'un ou deux d'entre eux se sont avérés être revenus à la normale très peu de temps après le bilan initial. Le premier diagnostic se basait sur le bilan clinique effectué à la consultation externe à l'aide de certains tests de Gesell, en tenant pleinement compte des antécédents du développement et d'autres données. A part deux survivants, tous ont été suivis et ré-examinés vers 5 ans et après, le plus souvent au moyen de tests de Terman et Merrill : tous sauf cinq étaient retardés. Chez 77 d'entre eux le diagnostic avait été posé au cours de leur première année et, chez 59, il avait été établi pendant la deuxième année. Trente quatre étaient morts. Chez les 10 qui furent autopsiés, on devait relever des anomalies cérébrales évidentes.

Des 101 survivants qui ont été suivis, 59 se sont révélés gravement anormaux avec un QI inférieur à 50, 25 avaient un QI entre 50 et 75, 13 avaient un QI entre 76 et 94 et 4 présentaient un QI égal ou supérieur à 100 (je les ai cités dans les chapitre 6 et 7). Sur les 67 qui avaient été considérés comme profondément anormaux, 55 le restèrent lors de leur suivi (ESN.S.). Des 20 qui avaient été cotés comme légèrement anormaux, seulement deux furent considérés comme sérieusement anormaux lors des examens ultérieurs.

Ces chiffres montrent que l'anomalie mentale peut être surement diagnostiquée au cours des deux premières années, sans compter les formes évidentes telles que la trisomie 21. Pour des raisons pratiques c'est le rôle le plus important des tests de développement. Le fait qu'un nourrisson présente un quotient de développement de 110 ou 120 importe peu en soi mais, s'il s'agit d'une adoption, un quotient de développement qui ne dépasse pas 70 et évoque une probable déficience intellectuelle future prend une grande importance.

Au Children's Hospital de Sheffield, les nourrissons étaient examinés chaque semaine afin qu'on puisse décider s'ils étaient susceptibles d'être adoptés. Je les voyais moi-même pendant leur première année, à six semaines ou six mois. En fonction des tests décrits dans cet ouvrage ils étaient cotés comme suit :

1. peut-être au-dessus de la moyenne ;
2. moyen ;
3. peut-être au dessous de la moyenne ;
4. inférieur.

Lorsqu'ils atteignaient l'âge scolaire, ils étaient examinés par les psychologues ou par les assistantes scolaires (qui ignoraient mes cotations). Les tests de QI étaient effectués selon diverses méthodes dont celle de Terman et Merrill. On verra plus loin les QI moyens entre 5 et 8 ans.

TABLEAU I. — SCORES DU NOURRISSON ET QI A L'AGE SCOLAIRE.

Scores du nourrisson	*Total*	*QI moyen entre 5 et 8 ans*
1	69	111,5
2	92	108,0
3	54	94,9
4	15	76,0

Le tableau 2 montre les scores attribués à des nourrissons qui ont présenté par la suite des QI élevés ou faibles.

TABLEAU II. — SCORES DU NOURRISSON ET QI A L'AGE SCOLAIRE.

Scores la 1re année	*1* *Total = 69*	*2* *Total = 92*	*3-4* *Total = 69*
QI à l'école			
– de 80	1 (1,5 %)	1 (1,1 %)	
+ de 120		1 (1,5 %)	

Un seul enfant coté 1 et un autre coté 2 ont présenté par la suite des QI inférieurs à 80 (respectivement 79 et 69). Un enfant coté 3 montrait un QI de 132. Les différences entre 2 et 3, et entre 3 et 4 étaient significatives à 0,1 %.

Il faut signaler qu'au début de l'enquête, les évaluations ont été plus difficiles du fait que les nourrissons avaient vécu leurs premiers mois dans des organismes d'assitance publique d'où ils arrivaient directement, et le facteur carence affective avait retardé leur développement. Il n'était pas possible de savoir à quel point ce facteur intervenait dans leur retard et quel serait son degré de réversibilité. Par la suite, l'institution en question fut fermée et les nourrissons furent placés 9 à 10 jours chez des nourrices. Les chiffres montrent que la débilité mentale est plus facile à diagnostiquer que la supériorité : on a plus tendance à sous-estimer les potentiels qu'à les surestimer.

D'autres auteurs ont fait les même observations. Une enquête menée à John Hopkins [10] a montré qu'un pédiatre entraîné posait avec précision le diagnostic de handicaps du développement avant l'âge de 12 mois : il y avait une correspondance exacte entre le premier diagnostic d'infirmité motrice cérébrale et de retard mental au cours de la première année et les constatations ultérieures. On relevait très peu de faux diagnostics. D'autres chercheurs [9] ont montré que les signes d'atteinte neurologique de la première année correspondaient à des problèmes d'apprentissage scolaire à l'âge de 7 ans.

Mes travaux ne m'ont apporté que peu de preuves statistiques de la fiabilité raisonnable du diagnostic d'une supériorité intellectuelle chez le nourrisson. Certains des auteurs précités en ont fourni des preuves. Le fait qu'un retard mental puisse être diagnostiqué chez le nourrisson montre que les tests de développement (au moins dans cet important domaine) ont réellement une valeur prévisionnelle.

Knobloch a noté avec raison que le rôle principal des tests de développement chez le nourrisson est de déceler des anomalies neurologiques et un potentiel subnormal de développement. Elle a insisté sur le fait que ces tests ne sont pas destinés à déceler une supériorité mentale ou de futurs QI précis. Bien qu'un petit pourcentage de nourrissons puisse être considéré comme supérieur, la conservation de cette particularité dépend de leurs expériences à venir. Knobloch pense que, en tant que cliniciens, nous admettons comme outil éminemment utile et acceptable un examen qui nous permet le constat suivant : ce nourrisson ne présente pas de troubles neurologiques et son potentiel se situe dans les normes ; en fonction de ce que seront ses expériences dès maintenant et jusqu'à l'âge de 6 ans, il présentera à ce moment un QI Stanford-Binet supérieur à 90 à moins que des altérations quantitatives de son système nerveux central ne soient provoquées par des agents nocifs ou que des modifications importantes de son milieu n'altèrent les variables majeures de son fonctionnement. Elle ajoutait que, selon ses études, si l'on prend soin d'éliminer les idées préconçues et si l'examen du nourrisson devient un outil de neurologie clinique entre les mains d'un clinicien bien entraîné à son usage, on obtient des correspondances valables. Ces travaux n'ont pas été contestés par les critiques de l'évaluation du nourrisson : ils ont tout simplement été ignorés.

PRÉVISION DU DÉVELOPPEMENT : LE POSSIBLE ET L'IMPOSSIBLE

Tous ceux qui veulent faire le bilan du développement d'un nourrisson devraient être pleinement conscients des limites de la prévision.

Voici ce que nous pouvons faire (pas nécessairement au cours des premières semaines) :

1° Nous pouvons dire à quel point le nourrisson est développé pour son âge : nous pouvons donc comparer avec les performances moyennes d'autres nourrissons du même âge, et nous pouvons formuler un jugement sur son rythme de développement ; nous pouvons ainsi nous faire une idée de son potentiel de développement.

2° Nous pouvons diagnostiquer une anomalie mentale modérée ou grave.

3° Nous pouvons diagnostiquer une infirmité motrice cérébrale modérée ou grave.

4° Nous pouvons évaluer le tonus musculaire.

5° Nous pouvons diagnostiquer une surdité légère ou profonde.

6° Nous pouvons diagnostiquer des troubles visuels discrets ou graves.

7° Nous pouvons diagnostiquer une subluxation ou une luxation de la hanche.

8° Nous pouvons diagnostiquer des troubles neurologiques.

9° D'après nos examens nous sommes plus aptes à donner un conseil génétique.

Voici ce que nous ne pouvons pas faire :

1° Nous ne pouvons pas établir une frontière entre le normal et l'anormal. Tout ce que nous pouvons dire, c'est que plus l'enfant s'écarte de la normale et plus il a de chances d'être anormal.

2° Nous ne pouvons pas prévoir avec précision son niveau intellectuel et ses performances futurs qui seront profondément affectés par la suite par des facteurs environnementaux ou autres. Il ne peut exister de correspondance étroite entre l'examen du développement d'un nourrisson et ses performances intellectuelles à venir.

3° Nous ne pouvons pas éliminer l'éventualité d'une détérioration mentale dans les mois ou les années à venir.

4° Si l'enfant a souffert d'une carence affective grave avant notre examen, nous ne pouvons pas déterminer en un seul examen l'étendue du dommage subi et son éventuelle réversibilité.

5° Si l'enfant est retardé sans microcéphalie, nous ne pouvons pas être sûrs qu'il ne s'agit pas d'un démarrage lent (retard de maturation).

6° S'il s'agit d'un nourrisson à petit poids de naissance dont nous ignorons la durée de la gestation, nous ne pouvons pas dire après la période néonatale si nous évoquons une prématurité (encore que la vitesse de conduction nerveuse serait indicatrice).

7° Pour un nourrisson né à terme, nous ne pouvons pas faire de prévision raisonnable au moment de sa naissance ou dans les quatre semaines qui la suivent à moins de signes évidents d'anomalie, et nous pouvons encore moins faire un examen fiable d'un prématuré avant qu'il n'ait 4 à 6 semaines et qu'il n'ait corrigé sa prématurité. Si par exemple il est prématuré de 8 semaines, il serait peu raisonnable de faire son bilan avant un minimum de 12 à 14 semaines après sa naissance.

8° Nous ne pouvons pas établir un diagnostic fiable d'infirmité motrice cérébrale légère ou de retard mental modéré au cours des premières semaines.

9° Si, au cours des premières semaines, nous constatons l'existence de signes neurologiques anormaux, nous ne pouvons pas être sûrs (à moins qu'ils ne soient évidents) qu'ils ne disparaîtront pas ; et s'ils disparaissent, nous ne pouvons pas être sûrs que, lorsque l'enfant sera d'âge scolaire, les tests plus affinés de coordination et d'évaluation spatiale alors en cours ne montreront pas quelques signes résiduels tels qu'une maladresse. Plus le nourrisson est âgé et moins il est probable que les signes anormaux disparaîtront et, après la première année, il est peu probable qu'ils ne soient pas permanents.

10° Chez un nourrisson nous ne pouvons pas éliminer la possibilité qu'il ne présentera pas plus tard des troubles spécifiques de l'apprentissage ou des difficultés de l'évaluation spatiale.

11° Nous ne pouvons pas convertir en chiffres les « facteurs d'assurance » de Gesell : l'éveil du nourrisson, son intérêt pour son milieu, sa sociabilité, sa détermination et sa puissance de concentration — tous caractères chargés de plus de valeur prévisionnelle que d'items faciles à coter tels que le développement moteur ou le contrôle des sphincters. Nous ne pouvons pas coter la qualité de ses vocalisations (qui sont importantes) si nous ne disposons pas d'un matériel spécial.

12° Nous ne pouvons pas dire ce qu'il fera de ses dons ou comment nous avons qualifié son potentiel de développement (Chapitre 13).

13° Sauf exceptions, nous ne pouvons pas prouver qu'un déficit mental ou neurologique relève d'une lésion provoquée par l'accouchement plutôt que de causes prénatales.

14° Normalement nous ne pouvons pas prédire une supériorité mentale.

Il ne faut pas non plus oublier qu'il existe de nombreux aspects tels que les qualités verbales, numériques, spatiales, perceptives, mnémoniques, logiques, mécaniques et imaginatives. Il n'est guère probable que des tests pratiqués chez le nourrisson puissent les déceler avec une certaine fiabilité.

DANGERS DU BILAN DU DÉVELOPPEMENT

J'ai déjà signalé que beaucoup de gens font des bilans de nourrissons sans en connaître la raison, la technique ou le mode d'emploi. J'ajouterai que beaucoup ne réalisent peut-être pas le mal qui peut en découler.

Un danger évident est l'erreur de diagnostic — soit qu'on affirme qu'un nourrisson est normal alors qu'il ne l'est pas ou qu'on en fasse à tort un anormal.S'il est jugé digne d'être adopté et que le couple de parents adoptifs ignore qu'il est handicapé, c'est un malheur pour le couple et ce peut être une tragédie pour l'enfant qui risque d'être rejeté. C'est un malheur encore plus grand pour un enfant qu'on empêche d'être adopté en le disant anormal alors qu'en réalité il ne l'est pas (voir Chapitre 17).

J'ai entendu parler d'assistantes sociales de deux villes qui jugeaient 40 % des nourrissons « insuffisants » lors du contrôle du 6e mois et qui disaient aux mères que leurs enfants étaient déficients. J'ai vu des mères affolées lorsqu'une infirmière leur disait « Il ne s'assied pas encore ? » ou « Sa tête est petite » ou « Sa tête n'est-elle pas trop grosse ? ». J'ai entendu citer des nourrissons adressés en consultation à un psychiatre parce que leur examen du 6e mois semblait évoquer un retard.

Un nourrisson de 5 mois présenté à un pédiatre pour un examen en vue d'une adoption se vit attribuer une spasticité du bras. La nourrice s'imagina alors que le bras était réellement spastique, et retarda l'adoption à laquelle elle finit par renoncer : l'enfant était normal sans rien de déficient. Ce brillant enfant normal ne fut adopté qu'à l'âge de 4 ans après avoir subi des agressions psychologiques dues aux nombreux changements de foyers nourriciers.

J'ai vu beaucoup d'enfants qualifiés de spastiques, de retardés mentaux ou d'hydrocéphales alors qu'ils ne présentaient rien d'anormal : un diagnostic erroné avait entraîné un dol inestimable. Un médecin dit à une mère : « Votre enfant est peut-être spastique mais ne vous en faites pas. » Heureusement on me demanda immédiatement de voir cette mère affolée et mon examen, pratiqué le lendemain, devait montrer un nourrisson normal, d'une intelligence supérieure et sans aucune trace de spasticité.

Les mères demandent à savoir (et elles en ont le droit) dès que possible si leur enfant est handicapé mais nombreuses sont les occasions où on ne peut pas se prononcer sur l'éventualité d'une anomalie. A moins de disposer d'un traitement (pour une hypothyroïdie ou une subluxation de la hanche) on ne doit rien dire avant d'être absolument certain. S'il existe un traitement et si des examens spéciaux sont indiqués, la mère doit être avertie. Le couple qui désire adopter un enfant doit être prévenu d'un doute éventuel : l'adoption sera peut-être retardée de façon à ce qu'un nouveau bilan puisse être établi avant les formalités décisives. Si par ailleurs, aucun traitement nécessaire n'est possible, il ne faut rien dire avant qu'une décision ferme soit prise. Le médecin doit s'arranger pour revoir l'enfant sans provoquer un climat d'anxiété. Dans l'éventualité d'une infirmité motrice cérébrale il n'y a aucun risque à ré-examiner l'enfant avant d'en parler aux parents car, si elle est légère au point de laisser des doutes, l'absence de traitement ne fera aucune différence et une attente ne sera pas nuisible. J'ai souvent vu un état de détresse engendré par la seule vue de l'air dubitatif du médecin ou de l'infirmière en face d'un enfant.

Le simple emploi du terme « consultation pour bilan » peut alarmer une mère. Je pense qu'un bilan de développement est une partie de l'examen systématique de chaque nourrisson — au dispensaire, à l'hôpital ou à domicile — et que « consultation pour bilan » ne peut que concerner l'examen complet d'un enfant handicapé, effectué par tous les spécialistes compétents.

RÉSUMÉ

Le bilan du développement est une partie essentielle de la pratique pédiatrique pour plusieurs raisons :

— L'essentielle est une connaissance approfondie de la normale, de ses variations et des raisons de ces variations.

— Tout diagnostic clinique doit être basé sur le relevé des antécédents, sur l'examen et sur l'interprétation des données obtenues.

— Le relevé des antécédents doit inclure tous les facteurs pré, péri et postnataux qui affectent profondément le développement et dont la plupart sont sans relation directe avec le patrimoine intellectuel de l'enfant. La prématurité prend une importance particulière et doit être prise en considération.

— L'examen englobe une évaluation clinique complète, avec la mesure du périmètre crânien et son rapport au poids, avec l'appréciation de la vision et de l'audition et des autres facteurs qui affectent le développement.

— Des tests uniquement objectifs, qui ne tiennent pas compte des antécédents et de l'examen clinique, omettent inévitablement des facteurs de grande importance pour le bilan.

Celui qui effectue un bilan de développement doit comprendre sa grande valeur, son importance prévisionnelle, et ses limitations surtout dues aux nombreuses variables qui modifient le cours du développement. Des commentaires irréfléchis sur le développement d'un enfant peuvent induire une terrible angoisse chez ses parents.

RÉFÉRENCES

[1] Bayley N. — Mental growth during the first three years. *Genet. Psychol. Monogr.*, 1933, **14**, 1.

[2] Beintema D.J. — A neurological study of newborn infants. *Clinics in developmental medicine*, N° 28, London, Heinemann, 1968.

[3] Brazelton T.B. — Neonatal behavioral assessment scale. *Clinics in developmental medicine,* n° 50, Heinemann, London, 1964.

[4] Carmichael A., Williams H.E. — Developmental screening in infancy — a critical appraisal of its value. *Australian Paediatr L, 1981,* **17**, 20.

[5] Clarke A.D.B. — Predicting human development, Problems, evidence, implications, Bull. *Br Psychol. Soc.*, 1978, **31**, 249.

[6] Coplan A. — Parental estimate of child's developmental level in a high risk population. *Am. J. Dis. Child.*, 1982, **136**, 101.

[7] Darwin C. — *The expression of the emotions in man and animals.* Murray, London, 1872.

[8] Darwin C. — A biographical sketch of an infant. *Mind. 2.285.* (See *Dev. Med. Child. neurol. Supplement* 24.1944).

[9] Denhoff E., Hainsworth P., Hainsworth M. — The child at risk for learning disorder. *Clin. Pediatr.* (Phila), 1972, **11**, 164.

[10] Farber J.M., Shapiro B.K., Palmer F.B., Capute A.J. — The diagnostic value of the neurodevelopmental examination. *Clin. Pediatr.* (Phila), 1985, **24**, 367.

[11] Frankenburg W.K., Camp B.W., van Natta P.A., Demers-Seman J.A., Woorhees S.F. — Validity of the Denver developmental screening test. *Child Development*, 1971, **42**, 475.

[12] Frankenburg W.K., Dodds, J.B. — The Denver developmental screening test. *J. Pediatr.*, 1967, **71**, 181.

[13] Frankenburg W.K., Fandal A.W., Sciarillo W., Burgess D. — The newly abbreviated and revised Denver developmental screening test. *J. Pediatr.*, 1981, **99**, 995.

[14] Frankenburg W.K., Van Doorninck W.J., Liddell T.N., Dick N. — The Denver prescreening developmental questionnarie (PDQ). *Pediatrics*, 1976, **57**, 744.

[15] Griffiths R., *The abilities of babies*, London, University of London Press, 1954.

[16] Holmes G.E., Hassanein R.S. — The kid's chart. *Am. J. Dis. Child.*, 1982, **136**, 997.

[17] Illingworth R.S. — *Your child's development in the first five years,* Chruchill Livingstone, London, 1981.

[18] Illingworth R.S. — *Basic developmental screening*, Blackwell, 3rd Ed. Oxford, 1982.

[19] Illingworth R.S., Illingworth C.M. — *Babies and young children,* Churchill Lingstone, London, 7 th, Ed., 1983.

[20] Illingworth R.S. — Norms for development. *Dev. Med. Child Neurol.*, 1986, **28**, 122.

[21] Junker K.S., Barr B., Maliniemi S., Wasz-Höckert O. Boel — a screening program to enlarge the concept of infant health. *Paediatrician*, 1982, **11**, 85.

[22] Keshavan M.S., Narayanan H.S. — Parental estimation of child's developmental level. *Am. J. Dis. Child.*, 1983, **137**, 87.

[23] Knobloch H., Pasamanick B. — *Gesell and Amatruda's developmental diagnosis,* Harper and Row, Hagerstown, 3 rd, Ed., 1974.

[24] Knobloch H., Stevens F., Malone A. — *Manual of child development*, Harper and Row, Hagerstown, 1980.

[25] Siegel L.S. — Infant tests as predictors of cognitive and language development at two years. *Child Dev.*, 1981, **52**, 545.

[26] Yang R.K. — Early infant assessment, an overview. In : Osofsky J.D. (Ed.) *Handbook of infant development,* Wiley Interscience Publications, New York, 1979.

2

FACTEURS PRÉ ET PÉRINATALS IMPORTANTS POUR LE BILAN ET LE DIAGNOSTIC DU DÉVELOPPEMENT

Le niveau du développement d'un enfant est le résultat final de l'effet de facteurs pré, péri et postnatals très divers. L'établissement du diagnostic du développement exige qu'on soit parfaitement averti de ces facteurs.

Ce chapitre traite des facteurs pré et périnatals que je pense particulièrement importants. Les publications sur ce sujet sont très nombreuses et, rien que pour les facteurs prénatals, j'ai dû faire une sélection parmi plus de 2 000 ouvrages.

PRÉCONCEPTION — GÉNÉTIQUE

Les facteurs qui interviennent avant la conception de l'enfant sont l'intelligence, la personnalité, l'éducation et les dispositions de ses parents, ainsi que la façon dont ils ont été élevés. On a même émis l'idée que, puisque le coefficient de corrélation des tests d'intelligence des maris et des femmes était aussi élevé que celui des frères et des sœurs, le QI des parents pouvait être un meilleur critère de l'intelligence d'un enfant que les résultats des tests effectués chez le nourrisson.

En 1869 Sir Francis Galton a été l'un des premiers à étudier la génétique de l'intelligence. Il a constaté que 977 individus éminents avaient dans leur parenté 535 sujets éminents alors qu'on n'en retrouvait que 4 dans la famille de 977 individus ordinaires. Terman et Oden ont suivi 1 528 enfants dont le QI était au moins de 140 : 348 de leurs enfants ont eu un QI moyen de 127 ,7. Ceux dont le QI était au moins de 150 étaient 28 fois plus nombreux que dans le cas de sujets ordinaires.

Le facteur génétique de l'intelligence — « l'intelligence A » qui se distingue de « l'intelligence B » qui est l'intelligence A modifiée par des facteurs environnementaux — a été étudié en comparant l'intelligence d'enfants placés dans des foyers nourriciers avec celle de leurs vrais parents et de leurs parents d'adoption. Il n'y avait au début aucune corrélation entre le QI de l'enfant et celui de la véritable mère, mais cette corrélation augmentait ensuite avec l'âge, probablement du fait de facteurs génétiques. On a dit que la corrélation du QI entre les enfants biologiques et leurs parents était deux fois plus grande qu'entre enfants biologiques adoptés et parents adoptifs, que ce soit ou non les parents biologiques qui les élèvent [110]. L'aspect génétique de l'intelligence a aussi été étudié par l'évaluation de jumeaux identiques élevés séparément, encore que ce genre d'étude péche par la possibilité de choisir des parents nourriciers analogues pour des jumeaux identiques. Le QI de jumeaux identiques élevés séparément est plus proche que celui de faux jumeaux élevés dans la même famille, mais le facteur environnemental détermine le degré de réalisation du potentiel génétique.

Il est curieux de constater que le rétinoblastome, la myopie, l'asthme et l'hyperuricémie s'accompagnent d'un QI élevé. On affirme que les enfants qui seront atteints de myopie montrent auparavant un QI supérieur à la normale [14]. Un chercheur suisse a étudié 23 patients atteints d'hyperplasie surrénale congénitale due à un déficit en 21-hydroxylase et les a comparés avec 27 enfants de leurs fratries non affectés et avec 48 parents. Les patients et leurs fratries montraient des QI nettement plus élevés que la moyenne, ce qui n'était pas le cas des parents.

L'aspect génétique de l'anomalie mentale prend une grande importance lorsqu'on effectue le bilan de nourrissons en vue d'une éventuelle adoption. Les anomalies mentales profondes surviennent également dans toutes les classes sociales, mais l'anomalie légère est plus fréquente chez les enfants économiquement défavorisés que chez les riches. En d'autres termes, l'intelligence d'un enfant légèrement retardé a plus de chances d'être proche de celle de ses parents que lorsqu'il s'agit d'un handicap profond.

En face d'une anomalie mentale et avant de pouvoir donner un conseil génétique, il faut absolument procéder à un examen complet car il est possible de déceler une forme métabolique avec un mode génétique connu. Si par exemple, on constate que l'enfant est porteur d'une forme récessive de phénylcétonurie ou d'une maladie de Tay-Sachs, le risque de voir un autre enfant en être affecté est de 1 sur 4 alors que, dans des formes non spécifiques, le risque est de 1 sur 30. Il est indispensable d'établir une carte chromosomique avant de pouvoir donner un conseil génétique dans le cas d'une trisomie 21. Le risque total en est de 0,15 % et s'élève à 2,5 % si la mère a plus de 45 ans. Toutefois si une mère de moins de 25 ans montre une translocation chromosomique, il y a 2 chances sur 3 que son enfant présente une trisomie 21 ou soit porteur de la translocation. Dans le cas improbable d'une grossesse chez une femme atteinte de trisomie 21, il y a près d'une chance sur 2 pour que l'enfant soit normal. Nous avions pour habitude à l'hôpital pédiatrique de Sheffield d'établir un bilan au bout de 48 heures chez tout nouveau-né mentalement subnormal, surtout pour pouvoir donner un conseil génétique et aussi pour pouvoir instituer (si possible) un traitement valable. Le bilan portait sur les acides aminés plasmatiques et urinaires, la glycémie à jeun, la calcémie, la kaliémie, la natrémie, la phosphatémie, la réserve alcaline, l'azotémie, la phénylalaninémie, la réaction de Wassermann, la mesure de la chronaxie, le caryotype, et éventuellement le plomb sanguin, l'acide homovanilique urinaire et la fonction thyroïdienne.

L'avenir d'un enfant né d'un parent déficient mental n'est pas aussi sombre qu'on le pensait autrefois. Skodak [119] a étudié 16 enfants de mères arriérées mentales avec un QI moyen de 66,4 et a constaté que le QI moyen des enfants était de 116,4. Dans ma propre étude des nourrissons évalués à des fins d'adoption, 22 enfants de mères dont le retard mental avait été vérifié présentaient un QI moyen de 100,1, ce qui est inférieur au QI moyen demandé à des enfants adoptés (Chapitre 3).

Les affections héréditaires qui interfèrent avec le développement englobent les anomalies évidentes du système nerveux central. Lorsque les parents sont normaux, le risque de voir naître un enfant porteur d'anomalies évidentes du SNC est de 0,6 % — le risque d'avoir un enfant porteur d'une hydrocéphalie isolée est de 1 sur 1 000, et celui d'un enfant montrant une hydrocéphalie et un spina bifida est de 1 sur 3 000. Les études menées à Sheffield ont prouvé que le risque chez l'enfant suivant de présenter une hydrocéphalie, un spina bifida ou une anencéphalie était d'environ 1 pour 15 [82]. Le risque est encore plus grand après la naissance de deux nouveau-nés affectés. Dans le cas de l'épilepsie, le risque pour un parent normal d'avoir un enfant épileptique est de 0,4 % ; si un enfant en est affecté, le risque de l'anomalie chez un autre enfant est de 2,4 %. Le risque pour un parent affecté d'avoir un enfant affecté est de 2,5 à 5 %. Près de 3,2 % des parents, frères, sœurs, ou enfants de sujets épileptiques présenteront des crises épileptiques.

Il existe un facteur génétique de l'infirmité motrice cérébrale, mis à part celui de l'ictère nucléaire de l'incompatibilité sanguine. Dans mes études portant sur 760 enfants atteints d'infirmité motrice cérébrale (sans tenir compte de l'ictère nucléaire), 4 % d'entre eux avaient un frère ou une sœur affecté. (L'ictère nucléaire relève aussi d'une hyperbilirubinémie provoquée par une septicémie néonatale ; celui de la prématurité est rare de nos jours du fait de la meilleure qualité des soins).

AFFECTIONS MÉTABOLIQUES

Les affections métaboliques héréditaires sont surtout le diabète sucré, l'hypothyroïdie, la phénylcétonurie et le syndrome de Lesch-Nyhan. Le diabète maternel s'accompagne d'un plus grand risque d'anomalies fœtales telles que l'agénésie du sacrum. On a émis l'idée que le taux de l'hormone thyroïdienne de la femme atteinte d'une affection thyroïdienne a un rapport avec les possibilités motrices de ses enfants [103].

Dans une enquête menée sur les effets sur le fœtus d'une phénylcétonurie maternelle [80] et portant sur 524 grossesses de 155 femmes, on a constaté que l'avenir de l'enfant dépend largement du moment où un régime pauvre en phénylalanine a été institué et du taux de la phénylalaninémie pendant la grossesse. 95 % des mères qui montraient une phénylalaninémie supérieure à 20 mg/l avaient au moins un enfant déficient mental.

ANOMALIES CHROMOSOMIQUES

De nombreuses affections héréditaires relèvent de défauts chromosomiques (syndrome de Turner ou trisomie 21) [131]. Une enquête suédoise portant sur la déficience mentale [57] a montré que 29 % des cas de déficience grave et 4 % des déficits légers relevaient d'une origine chromosomique ; 4 % des déficits profonds et 10 % des déficiences légères chez le garçon s'accompagnaient de syndrome de fragilité de X. 5 % étaient dus à des aberrations congénitales du métabolisme. Le rôle de la fragilité de X dans la déficience mentale reste encore incertain.

Les facteurs héréditaires sont aussi influencés par la personnalité de l'enfant, bien que les caractères transmis soient profondément affectés par son environnement. On retrouve aussi des affections héréditaires et une tendance à la prématurité et à la postmaturité.

L'enfance même des parents, la tendresse qui les a entourés, et les punitions qu'ils ont reçues ont probablement aussi un effet sur leurs enfants. Des enfants qui ont été soumis à des châtiments corporels auront tendance à agir de même par la suite avec leurs propres enfants. Les enfants aimés et heureux auront probablement des enfants plus heureux que les parents dont l'enfance aura été malheureuse.

FACTEURS PERSONNELS

Le désir d'un couple d'avoir un enfant d'un sexe donné peut influencer le développement de l'enfant : si celui-ci est du sexe souhaité, on pourra constater une surprotection et du favoritisme alors que, dans le cas contraire, on peut voir se produire un rejet.

Les facteurs génétiques et environnementaux s'influencent réciproquement.

L'INCESTE

Il est générateur de beaucoup d'idées fausses dans le public : sa conséquence la plus importante est l'anomalie génétique [92]. Connell [25] en a fait « une facette d'une pathologie familiale évidente » avec un fort pourcentage de familles nombreuses, de surpeuplement, de chômage, de manque d'éducation, d'alcoolisme, de déficience mentale du père et de violence [10], d'insatisfaction professionnelle et de criminalité. Cet environnement familial en augmente encore les conséquences.

On connaît de nombreuses publications sur les conséquences génétiques de l'inceste [16, 114]. Dans l'enquête tchécoslovaque de Seeminova, 20 % des 141 mères et des 136 pères étaient des arriérés mentaux. On notait une forte mortalité des enfants dont 40 % étaient des arriérés profonds. Dans une autre enquête, 6 des 18 sujets étaient morts ou présentaient des anomalies majeures. Bundey a noté que les risques résidaient dans des affections récessives ou dans des maladies polygéniques : moins de la moitié des enfants étaient normaux ; 25 % se montraient des arriérés profonds et 25 à 35 % présentaient des déficits légers. Des maladies récessives évidentes se manifestaient dans 14 % des cas et des malformations congénitales dans 12 % des cas. La plupart des affections récessives étaient évidentes vers l'âge de un an.

AUTRES FACTEURS PRÉCOCES

Plusieurs chercheurs ont signalé la possibilité d'un facteur saisonnier de la conception qui entraînerait des handicaps tels qu'une déficience intellectuelle, un spinal bifida, une infirmité motrice cérébrale, une trisomie 21 et une luxation congénitale de la hanche [78].

Le caractère illégitime de sa naissance a souvent une grande importance dans le développement de l'enfant, en partie du fait de la jeunesse de la mère, de la mauvaise surveillance prénatale, d'une plus grande fréquence de la prématurité et, par la suite, du fait des mères nourrices, des institutions ou de la famille mono-parentale.

Il est possible que le moment de l'ovulation et de la fécondation, avec des gamètes trop mûrs, interviennent dans des défauts congénitaux, comme c'est le cas dans l'expérimentation animale [51, 55, 60, 79, 122].

GROSSESSE MULTIPLE

Il est prouvé que les grossesses multiples s'accompagnent d'un plus fort pourcentage d'arriérations mentales, d'IMC et d'autres anomalies [52a] que les grossesses uniques [6]. Les raisons en sont probablement complexes : ce sont la prématurité, la délivrance anormale, une hypoglycémie du deuxième jumeau et des anomalies placentaires. Une enquête menée sur 80 jumeaux a montré [135] que le jumeau second-né était plus prédisposé à une hypoxie ou à un traumatisme obstétrical. Les jumeaux naissent souvent de mères plus âgées, et les grossesses multiples engendrent une plus forte incidence de toxémies et d'hydramnios qui s'accompagnent souvent d'anomalies fœtales. On note une plus forte mortalité périnatale des nouveau-nés chez les jumeaux atteints d'IMC, ce qui évoquerait un facteur prénatal agissant sur les deux jumeaux. Le jumeau le plus petit peut présenter au cours de la période néonatale une hypoglycémie qui induira une lésion cérébrale si elle est marquée ou mal traitée. Toutefois une étude américaine portant sur 75 paires de jumeaux [50] et séparant les jumeaux de race blanche de ceux de couleur n'a montré aucune différence dans les performances des jumeaux identiques de poids de naissance différents lorsqu'on les examinait selon les tests moteurs et intellectuels de Bayley à l'âge de 8 mois et selon l'échelle de de Stanford-Binet à l'âge de 4 ans. Les caractères des zygotes avaient été déterminés d'après les antigènes de 37 groupes sanguins majeurs et mineurs ou d'après l'examen histologique de fragments de membranes de placentas monochorioniques.

Le syndrome de transfusion gémellaire [106], parfois associé à un hydramnios, s'accompagne d'un taux élevé de mortalité et de morbidité telle que l'arriération mentale ou l'IMC parce qu'un des jumeaux peut présenter une hypoxie intra-utérine et être anémique à la naissance alors que l'autre va naître pléthorique et sera prédisposé aux thromboses, à la défaillance cardiaque et à l'hyperbilirubinémie.

Une enquête sur la relation de la prématurité et des grossesses multiples avec l'arriération mentale et l'IMC a montré que, sur 729 enfants retardés mentaux sans IMC, 29 % étaient des prématurés, et qu'on trouvait 3, 8 % de jumeaux. Sur 651 enfants atteints d'IMC, on notait 35,9 % de prématurés et 8,4 % de jumeaux. Une analyse statistique a prouvé que la forte proportion de jumeaux dans l'IMC n'avait pas de rapport avec celle de la prématurité. L'ouvrage de Zazzo [138] sur la personnalité et le développement des jumeaux offre un grand intérêt en montrant que l'influence génétique n'est pas prouvée par une plus grande concordance entre les jumeaux monozygotes qu'entre les jumeaux dizygotes. Les premiers sont peut-être traités par leurs parents d'une façon plus identique que les seconds, ont tendance à être plus étroitement liés l'un à l'autre et à montrer des attitudes semblables. Les scores des jumeaux sont inférieurs de 5 points à ceux des enfants uniques [6] sans qu'on puisse incriminer de différences sociales, familiales ou environnementales. Les facteurs postnataux doivent jouer un grand rôle car, si un des jumeaux est mort-né ou meurt dans les premiers mois, le QI moyen du survivant ne sera probablement pas inférieur à celui d'un enfant unique.

Les jumeaux monozygotes sont généralement plus petits à la naissance, plus souvent prématurés, plus enclins à une plus forte mortalité périnatale et à une plus grande fragilité que les jumeaux dizygotes. Ils sont moins sociables, plus introvertis et plus timides que les jumeaux dizygotes ou que les enfants uniques. L'âge moyen des mères de jumeaux dizygotes est plus élevé que celui des mères de jumeaux monozygotes. Tous ces facteurs exercent une influence évidente sur le développement et montrent bien la complexité des effets de la nature et de l'éducation sur la personnalité et les performances d'un enfant.

J'ai étudié avec plus de détail le problème des grossesses multiples et de la gémellité dans un autre ouvrage [65].

IRRADIATIONS

Une irradiation accidentelle du fœtus *in utero* peut induire des lésions cérébrales graves. Des enfants nés de femmes qui étaient enceintes à Hiroshima et à Nagasaki au moment de l'explosion de la bombe atomique sont devenus des débiles mentaux profonds avec des microcéphalies et souvent des cataractes. Ces défauts se sont vus presqu'uniquement chez les enfants exposés aux irradiations avant 18 semaines de grossesse. Aucune des enquêtes de suivi n'a relevé la présence d'IMC [45].

L'exposition d'un mari à une irradiation peut induire des anomalies fœtales.

MÉDICAMENTS DE LA GROSSESSE

La plupart des médicaments pris par une femme enceinte traversent le placenta vers le fœtus [5] et on sait actuellement qu'un très grand nombre de drogues affectent le fœtus : les antibiotiques, les antiémétiques, les antiépileptiques, les analgésiques, les amphétamines, la diphenhydramine, les salicylates, la warfarine, le lithium, le sulfate de magnésium et le stilboestrol.

Forfar et Nelson [48], dans une enquête écossaise portant sur 906 femmes enceintes, ont constaté que 82 % d'entre elles prenaient des médicaments prescrits par leurs médecins (excepté le fer) et que 65 % se médicamentaient spontanément. Brackbill [11] a cité une enquête montrant que 11 médicaments étaient pris en moyenne par 168 mères consultantes. En citant 178 références, il a noté que les médications obstétricales exerçaient des effets considérables sur les nouveau-nés, sur leur comportement, leur mode de succion et leur alimentation. Presque toutes les études ont relevé des effets importants, tous nuisibles, et dont les conséquences persistaient jusqu'à 1 an après la naissance.

Les médicaments administrés au cours de l'accouchement ont tendance à déprimer le centre respiratoire de l'enfant et à antagoniser ses réactions et sa succion. Les barbituriques induisent une dépression notable. Le diazépam peut engendrer une certaine hypotonie. L'ocytocine peut élever la bilirubinémie de la fille [104]. Une dose trop forte interfère avec la circulation placentaire et accroit le risque d'une détresse fœtale [11].

Le tabagisme de la mère pendant la grossesse réduit le poids du fœtus (peut-être en diminuant la vascularisation), augmente le risque de la mortinalité, du placenta praevia, du décollement placentaire [91], du retard mental et physique [24] avec un mauvais effet sur l'indice d'Apgar [52].

Il peut induire par la suite des troubles de l'apprentissage et une hyperactivité. Il augmenterait [40] le risque d'un bec de lièvre et d'une fente palatine.

On connaît bien actuellement les effets graves de trop fortes doses d'alcool absorbées au cours de la grossesse et entraînant un syndrome alcoolique du fœtus, de même que ceux de la toxicomanie. On constate [121] un retard de croissance intra-utérine et postnatale, un faciès caractéristique, une déficience mentale et des anomalies cardiaques ou osseuses. D'après une enquête suédoise [57, 58], le syndrome alcoolique du fœtus serait à l'origine de la déficience mentale de 8 % des garçons en milieu urbain.

Les enfants nés de mères héroïnomanes [134] peuvent être irritables et hyperagités, avec des tremblements et une mauvaise concentration pendant au moins un an.

L'intoxication mercurielle d'une femme enceinte qui a consommé du poisson contaminé peut être très nocive pour le fœtus : au Japon elle a provoqué des microcéphalies et des IMS (maladies de Minamata). Cette intoxication mercurielle est un risque universel potentiel [76] du fait de la contamination de la mer par les déchets industriels. En Irak, on a signalé des lésions fœtales graves après que des femmes enceintes aient consommé des graines contaminées par du mercure [3].

Le nombre de médicaments pris par une femme enceinte et susceptibles d'affecter le fœtus est maintenant si élevé qu'il doit être pris en considération dans le bilan d'un nourrisson dont le développement laisse à désirer.

Les drogues toxiques peuvent interférer avec les spermatozoïdes du père, de même que le plomb ou les herbicides. Sur 127 cas d'alcoolisme du fœtus, seulement 15 pères buvaient de l'alcool [69]. Le tabagisme du père au cours de la grossesse de la mère peut diminuer le poids de naissance de l'enfant [108a].

LES INFECTIONS DE LA GROSSESSE

Il s'agit surtout de la rubéole, de l'herpès, du cytomégalovirus et de la toxoplasmose. On accorde moins d'importance à la varicelle aux coxsackies, aux echovirus, aux virus de l'hépatite, de la grippe, de la poliomyélite et des oreillons, aux listérias, aux leptospiras et au mycoplasma, à la syphilis et au paludisme. On connaît maintenant l'influence du virus du Sida [115].

Une hyperthermie de quelqu'origine qu'elle soit pourrait être nuisible au fœtus [120].

FACTEURS SOCIO-ÉCONOMIQUES

■ ***L'âge de la mère*** influence le développement du fœtus : plus la mère est âgée et plus fréquentes sont les anomalies du SNC, la trisomie 21, la déficience mentale, la prématurité et les grossesses gémellaires.

■ ***L'âge du père*** a aussi son importance. Un âge avancé s'accompagne d'une plus grande fréquence d'achondroplasie, de craniosténose avec syndactylie (syndrome d'Apert), de trisomie 21 accompagnée de la fusion des chromosomes 21 et 22 [102], d'ostéogenèse imparfaite, de surdité congénitale et de certaines formes de cardiopathies congénitales [28, 98].

■ ***La pauvreté et la mauvaise alimentation maternelle*** augmentent la morbidité du nourrisson et de l'enfant et sa prématurité, les toxémies maternelles, l'anémie et la mortalité périnatale. Des études menées à Aberdeen ont montré la grande influence des facteurs socio-économiques sur les complications obstétricales. Elles recommandent la prudence lorsqu'on attribue les anomalies du nourrisson à une lésion obstétricale sans tenir compte des différences de classes sociales dans leur relation avec le déroulement de la grossesse.

Des travaux expérimentaux ont prouvé qu'une malnutrition maternelle pendant la grossesse peut léser le cerveau du fœtus [31a] : elle réduit les mitoses et le nombre des cellules cérébrales ainsi que celui des axones terminaux de chaque neurone ; elle diminue la teneur en ADN du cerveau de l'animal, le nombre des neurones, le poids du cerveau, les lipides myéliniques (cholestérol, cérébroside et sulfatide qui sont essentiels au fonctionnement cérébral), et elle modifie le système enzymatique cérébral en affectant la succinate déshydrogénase, la fructose diphosphate aldolase et l'acétylcholinestérase. On pense que plus de 30 millions d'enfants sont menacés d'une lésion cérébrale durable du fait d'une malnutrition *in utero* et pendant les 2 ans qui suivent la naissance [81]. Le cervelet est particulièrement sensible : sa croissance débute plus tard que celle du reste du cerveau et se termine plus tôt. Une malnutrition à la fin de la grossesse peut raréfier les neurones cérébelleux ; elle diminue les dimensions du cerveau et réduit les connections interneurales.

STÉRILITÉ RELATIVE

Lorsqu'un enfant présente une IMC ou une déficience mentale, on retrouve souvent dans les antécédents familiaux un trouble de la reproduction tel qu'un long temps de mariage avant la conception, des fausses-couches répétées, une mortinatalité ou le handicap d'un enfant. Chefetz [20] a relevé ce genre d'antécédents chez 78,4 % des 275 enfants atteints d'IMC.

PROBLÈMES PLACENTAIRES ET UTÉRINS

Un retard du développement intra-utérin qui donne lieu à un fœtus « petit pour les dates » est responsable de près d'un tiers de tous les petits poids de naissance (inférieurs à 2 500 g) [21]. Il s'accompagne d'insuffisance placentaire, d'hydramnios, d'hypertension, de pré-éclampsie et de toxémie, d'hémorragie de l'antepartum, de carence en zinc, de grossesses multiples, de syndrome de transfusion gémellaire, d'infections, de cardiopathies congénitales, d'anomalies utérines, de diabète, de phénylcétonurie, de maladie du collagène, de malnutrition, de tabagisme, d'alcool, de drogues dures et d'autres médicaments (phénytoïne, antimétabolisants, warfarine, propranolol). On l'a aussi vu se produire après une exposition à des substance toxiques telles que le mercure. Chiswich [21] a constaté que 5 à 15 % des enfants marqués par un retard de croissance intra-utérine présentaient des malformations congénitales dont certaines étaient chromosomiques. On note une plus grande fréquence d'hypoxie périnatale, d'inhalation du méconium, d'hyponatrémie, d'hypocalcémie, d'hyperglycémie, d'hypoglycémie, de polyglobulie, d'hémorragie pulmonaire massive et, par la suite, de déficience mentale, d'IMC, de troubles de l'apprentissage et de manque d'attention.

Une position anormale du placenta (un placenta praevia par exemple) et une hémorragie antepartum s'accompagnent de prématurité. L'hydramnios est lié à l'occlusion du tube digestif, à l'achondroplasie, au méningocèle et à d'autres anomalies.

La position intra-utérine du fœtus joue un rôle dans la genèse d'un pied bot, d'une luxation de la hanche, d'un torticolis congénital, d'une paralysie faciale et d'un craniotabès.

STRESS MATERNEL

On a souvent tenté d'établir une relation entre un stress subi au cours de la grossesse et la survenue d'anomalies psychologiques chez le nourrisson et chez l'enfant. Joffe [68] a réalisé une étude critique des travaux expérimentaux sur l'animal et des ouvrages publiés sur l'humain. Il a étudié en détail les difficultés que présentent des expérimentations valables ainsi que les interprétations des travaux déjà existants.

Un stress subi par une femelle animale gravide est nocif pour le fœtus. Thomson a créé une forte anxiété chez des rates chez qui le bruit d'un vibreur déclenchait la peur d'un choc électrique ; elles pouvaient alors se sauver par une porte. On les accouplaient alors et lorsqu'elles étaient gravides, on provoquait chez elles la même peur, mais la porte était fermée et elles ne pouvaient pas se sauver. On constatait ensuite des différences notables entre leurs petits et des témoins lorsqu'on les examinait entre 30 et 40 jours et entre 130 et 140 jours. Leurs réponses étaient plus lentes, et ils se montraient plus « émotifs » au cours de leurs vie adultes.

Keeley [71] a soumis des souris blanches gravides à des stress dus à un surpeuplement. Lorsque leurs petits se touvaient confrontés à des stimuli inhabituels, ils étaient moins actifs que les témoins, plus lents à réagir et leurs temps de réaction étaient plus longs. Ces différences duraient encore à 30 et 100 jours. Ces résultats expérimentaux semblaient montrer qu'un stress prénatal influençait les performances de la vie à venir.

Stott [124] a étudié les publications parues sur l'effet possible de stress ressentis au cours de la grossesse par le fœtus humain. Il a retrouvé des preuves valables montrant qu'un stress psychologique au cours de la grossesse tel que celui d'une guerre, s'accompagne d'une plus grande fréquence d'anomalies chez le fœtus. Il cite Klebanov selon qui, lorsque des femmes mettaient au monde des enfants dans l'année qui suivait leur libération d'un camp de concentration, la survenue d'une trisomie 21 ou de malformations chez l'enfant était 4 ou 5 fois plus fréquente que normalement. Drillien [33] et Wilkinson [14] ont confirmé les travaux de Stott. Ils ont étudié les incidents survenus pendant des grossesses qui avaient abouti à la naissance de 227 enfants déficients mentaux dont un tiers présentait une trisomie 21. On retrouvait un nombre nettement plus important de stress affectifs graves chez les mères de trisomiques 21 que chez les autres. Cette différence était d'autant plus nette que la mère avait plus de 40 ans.

Gunther [56] a recherché si un stress ressenti au cours de la grossesse était une cause possible d'accouchement prématuré en étudiant 20 mères mariées ne présentant pas de cause physique apparente de prématurité et 20 témoins. Les mères très psychosomatiques ou aux prises avec des difficultés domestiques étaient plus prédisposées à avoir des enfants de petits poids de naissance.

Taft et Goldfarb [125] ont mené une étude rétrospective de 29 enfants schizophrènes d'âge scolaire, de 39 frères et sœurs d'enfants schizophrènes et de 34 enfants de l'école publique. On notait une plus grande fréquence de complications pré et périnatales chez les enfants schizophrènes, surtout chez les garçons : un âge maternel avancé, des vomissements incoercibles, des hémorragies antepartum, des éclampsies, et de l'hypertension. Dodge [32] a mis en évidence une relation entre un stress au cours de la grossesse et la survenue d'une sténose congénitale du pylore.

PRÉSENTATION ANORMALE

On prétend habituellement que, si un enfant déficient mental ou atteint d'une IMC est né par le siège, son handicap relève de ce mode de présentation. C'est illogique. Il existe de nombreuses causes de la présentation par le siège (Braun, Jones et Smith [13] en ont fait l'étude exhaustive) : ce sont les grossesses multiples, la petite taille pour la date et la prématurité, l'hydramnios, l'oligohydramnios, le placenta praevia, l'utérus bicorne, le syndrome de Prader-Labhart-Hill, le syndrome de Smith-Lemli-Opitz, le syndrome de Potter, le syndrome de Zellweger, la maladie de Wernig-Hoffmann, la dystrophie myotonique le syndrome de De Lange, l'alcoolisme fœtal et la trisomie 13, 18 ou 21. On peut aussi retrouver le torticolis congénital, la dysautonomie familiale [4], la luxation congénitale de la hanche, l'hydrocéphalie, l'anencéphalie et le ménigocèle. (A Sheffield, on a constaté que les accouchements par le siège étaient cinq fois plus fréquents dans les cas de spina bifida). Une enquête menée sur 281 enfants accouchés par le siège [43] a montré que le danger ne résidait pas dans l'accouchement mais dans les causes de la présentation par le siège.

Des présentations anormales comportent le risque d'un prolapsus du cordon mais ce risque reste faible si le traitement est fiable [20, 27].

ENFANTS A PETITS POIDS DE NAISSANCE

Cette appellation recouvre des poids de naissance qui ne dépassent pas 2 500 g ; le terme de prématurité implique une gestation de 37 semaines maximum ; le nouveau-né « petit pour les dates » est généralement celui dont le poids de naissance montre deux déviations standard (approximativement le 5e centile) au-dessous du poids moyen pour l'âge gestationnel, ce qui provient habituellement d'un retard de croissance intra-utérine (voir plus haut). Une prématurité relève en général des mêmes facteurs étiologiques que le nouveau-né petit pour la date. On peut retrouver une tendance familiale à la prématurité : elle est plus habituelle chez les mères plus âgées ou très jeunes. Elle est associée à des problèmes socio-économiques (malnutrition et faible niveau intellectuel, grossesses multiples, tabagisme, infections au cours de la grossesse, placenta praevia, prééclampsie et lésions du col au cours d'un précédent accouchement).

Dans la dernière édition de ce livre et après avoir relu les publications, j'avais émis l'idée que l'incidence des handicaps chez les enfants d'un poids de naissance inférieur à 800 g était de 10 à 40 %, et qu'elle était de 10 à 18 % chez ceux qui pesaient de 1 000 à 1 500 g. Les handicaps liés à la prématurité sont l'IMC, en particulier la diplégie spastique, la surdité neurosensorielle, les troubles visuels, la déficience mentale, la maladrese, les troubles de l'apprentissage et de l'attention [8, 17, 35a, 116, 129]. Les anomalies congénitales surviennent huit fois plus souvent que chez les enfants nés à terme. Plus le poids de naissance est faible (surtout s'il est petit pour la date) et plus il est probable que l'enfant sera petit par la suite [65].

Il n'existe pas de définition précise d'un « très petit poids de naissance », et il est donc difficile de comparer les résultats obtenus dans différents centres. Dans une enquête américaine [74] portant sur 259 enfants survivant à long-terme après avoir pesé de 500 à 1 500 g à la naissance et examinés à l'âge de 2 ans, 18,6 % présentaient le handicap majeur d'une IMC, d'une déficience mentale ou d'une épilepsie. En Finlande [87] sur 57 enfants survivants dont le poids de naissance n'avait pas dépassé 1 500 g, quatre présentaient des troubles physiques ou mentaux graves, et 3 étaient atteints de cécité avec fibroplasie rétrolentale. Les autres étaient inférieurs aux témoins dans leur développement moteur, leur langage et leur comportement scolaire. Dans une enquête canadienne [111] menée sur 110 enfants dont les poids de naissance avaient été de 500 à 1 000 g et qui avaient été suivis pendant au moins deux ans, 24 % des enfants avaient des handicaps sensoriels, 26 % avaient des handicaps neurologiques, et les autres enfants étaient normaux. En Australie, Yu et son équipe [136, 137] ont suivi 261 enfants dont le poids de naissance avait été de 500 à 999 g. Leur taux de survie à 7 ans était de 46 %. Des 108 survivants suivis au moins pendant 2 ans, 28 % présentaient un handicap. Hirata [62] a suivi 24 enfants d'un poids de naissance de 501 à 750 g ; leurs poids étaient faibles et les dimensions de leurs têtes réduites ; quatre montraient un niveau intellectuel bas, deux avaient des séquelles neurologiques et les autres étaient normaux. Kumar [77] a suivi 50 enfants dont le poids de naissance n'avait pas dépassé 1 250 g ; à 1 an 46 % de ceux qui avaient été petits pour la date et 8 % de ceux dont le poids correspondait à la date étaient au-dessous du troisième centile en poids. Cohen [23] a suivi 87 enfants dont le poids de naissance s'était situé entre 751 et 1 000 g : 8 étaient morts et 4 n'ont pas pu être repérés. Sur les 72 qui vivaient encore à 3 ans, quatre montraient des handicaps profonds et 14 des handicaps modérés. Klein [75] dans un suivi de 5 ans de 80 enfants nés avec un poids de naissance moyen de 1,2 kg, a relevé la fréquence de difficultés visuelles et perceptuelles, même quand le QI était normal. Morgan [88] a montré l'augmentation de leur mortalité, de leur morbidité et du coût de leurs soins.

L'avenir des nouveau-nés petits pour les dates est moins heureux que celui de ceux dont le même poids correspondrait à la durée de la gestation [94]. Dans une revue portant sur 248 références, Allen [1] a mis en évidence une plus forte mortalité, des complications périnatales plus nombreuses, et un plus grand nombre d'anomalies congénitales et d'anomalies chromosomiques que dans le groupe dont la naissance correspondait aux dates. Frances-Williams [49] a effectué les tests de Wechsler, de Gestalt et de lecture chez 105 enfants dont le poids de naissance avait été inférieur à 1 500 g ; le QI moyen des enfants petits pour les dates était de 92 alors qu'il était de 99,2 pour ceux qui correspondaient aux dates. D'autres chercheurs ont fait des observations analogues [101]. Le développement physique de ces nourrissons petits pour les dates tend à être moins bon que celui des enfants dont le poids correspond aux dates. Le périmètre crânien, généralement petit chez ces enfants, permettrait de prévoir le QI futur [64]. A 8 ans, ces enfants montraient généralement un moins bon développement que les témoins dans le domaine perceptuo-moteur et dans celui du langage.

L'interprétation des examens de suivi des enfants à petit poids de naissance se heurte à de nombreuses difficultés. Les causes du petit poids de naissance varient d'un endroit à l'autre, surtout les facteurs socio-économiques et alimentaires, et je ne crois pas qu'aucune enquête en rapporte le pronostic à la cause. De nombreuses études n'ont pas distingué les nourrissons petits pour la date de ceux qui correspondaient à la date Peu d'enquêtes de suivi tiennent compte de la prématurité dans leurs bilans précoces et on ne retrouve aucune uniformité dans les groupes de poids de naissance étudiés. Pour autant que je le sache, aucune étude n'a établi de rapport entre l'avenir et les divers items du soin néonatal (par exemple, le traitement de l'apnée, de l'acidose, de l'hypothermie, de l'hypoglycémie, de l'hypoxie, des convulsions ou d'une détresse respiratoire).

Derhams [29] considérait que les crises précoces d'épilepsie reflétaient la qualité des soins périnatals. On a souvent établi une relation entre le mauvais pronostic futur et le traitement dans les unités de soins intensifs [7, 15, 73] et aussi avec la ventilation en pression positive intermittente [44, 47, 85]. Certains chercheurs ont constaté [8, 70] que les enfants présentant un syndrome de détresse respiratoire montraient par la suite plus de handicaps neurologiques que les témoins.

On a aussi étudié la valeur de l'échographie chez le nouveau-né quant au pronostic de l'hémorragie cérébrale [9, 26, 31, 67]. Près de 40 à 50 % des nouveau-nés à très petit poids de naissance présentent une hémorragie péri ou intraventriculaire. Une leucomalacie kystique grave est fortement prédictive d'une IMC, d'une déficience mentale ou d'une cécité corticale. Une hémorragie isolée est d'un meilleur pronostic.

Le bilan neurologique du prématuré, établi à l'aide du scanner et de l'échographie, correspondait bien à l'état de l'enfant à 1 an [35]. 91 % des 62 nouveau-nés déclarés normaux à 40 semaines de gestation étaient normaux lors du suivi. Nous avons vraiment besoin d'études de suivi à long terme pour déterminer les meilleures méthodes de traitement. Les Cardiff Workers [18, 19] ont signalé que la comparaison des résultats obtenus par deux équipes obstétricales sur 40 000 accouchements ne prouvaient pas qu'il y eût un avantage évident à avoir recours au monitoring fœtal, à la céphalométrie échographique, au déclenchement du travail ou aux dosages des oestrogènes urinaires. Ces constatations ne concernaient pas seulement les nouveaux-nés à petits poids de naissance ; une enquête australienne [136, 137] n'a relevé aucune amélioration dans l'incidence des handicaps des enfants à très petits poids de naissance pendant les 20 à 30 dernières années. D'autres auteurs sont arrivés aux mêmes conclusions [18, 19].

POSTMATURITÉ

La postmaturité représenterait un danger pour le fœtus, en partie du fait d'une insuffisance placentaire. Lovell [83] a étudié 106 nouveau-nés postmatures d'au moins 42 semaines de gestation. Il a signalé que la postmaturité s'accompagne d'une plus forte incidence de détresse fœtale, d'hypoxie à la naissance et de signes neurologiques anormaux pendant la période néonatale. Il a noté une morbidité significativement plus importante au cours de la première année que chez les témoins. Il a pensé que les enfants avaient moins de maturité sociale que les témoins lorsqu'ils avaient un an. On savait depuis longtemps que l'hypoxie fœtale augmente avec chaque semaine postnatale, et que la postmaturité n'occupe que la seconde place après la prématurité dans les causes de morbidité et de mortalité fœtales, surtout lorsqu'il s'agit d'une primipare. Alberman a constaté que 10 % des 159 cas de diplégie spastique relevaient de grossesses qui avaient duré plus de 42 semaines. Wagner [130] a noté que 28 % des 100 enfants atteints d'IMC avaient traversé une période de gestation de 41 semaines ou davantage. La comparaison de 40 postmaturés avec 40 témoins les a montrés plus maladifs, plus sujets à des troubles de l'alimentation et du sommeil, et moins bien cotés à l'échelle de Denver et de Bayley.

HYPOXIE NÉONATALE

Windle, Gourville et d'autres chercheurs ont mis en évidence les altérations pathologiques du cerveau qui résultent de l'hypoxie : ce sont l'œdème, une atrophie diffuse ou localisée, des cicatrices, des hémorragies pétéchiales, des obstructions vasculaires avec ramollissement cérébral, une démyélinisation et des formations kystiques. Une hypoxie du grand enfant et due par exemple à des incidents anesthésiques, à un étranglement, à une noyade ou à une intoxication par l'oxyde de carbone, peut induire une rigidité extrapyramidale et un trouble intellectuel évident. Il est donc étonnant que les suivis de nourrissons sévèrement asphyxiés à la naissance aient montré que l'on pouvait habituellement espérer un bon pronostic [99]. Dans une étude de 31 enfants dont le score d'Apgar avait été de 0 à 1 minute et de moins de 4 à 5 minutes et que l'on avait comparés avec des témoins entre 5 et 10 ans [126], 93 % d'entre eux n'avaient aucun handicap neurologique ou mental. Sur 48 nourrissons très gravement asphyxiés, trois des quatre survivants étaient normaux entre 3 et 7 ans. Dans une étude extensive de 355 enfants de 3 ans dont 116 avaient subi une hypoxie sévère et dont 159 avaient été normaux à la naissance [1], la seule différence psychologique importante était un trouble conceptuel par rapport aux possibilités de vocabulaire. On ne retrouvait pas plus d'anomalies neurologiques dans le groupe hypoxique.

Le programme américain d'études périnatales [100] portant sur 40 000 accouchements a montré que, lorsque le score d'Apgar était de 3 ou inférieur à 3, le suivi de 96,1 % des enfants les montrait normaux. On ne trouvait aucune différence en comparant 39 nourrissons nés à terme et ayant présenté des épisodes hypoxiques *in utero* [84] avec 59 témoins entre 1 à 6 ans. Une étude de 9 enfants qui n'avaient respiré régulièrement que 20 minutes après leurs naissances a montré que deux d'entre eux avaient été normaux par la suite [39]. Un suivi de 3-5 ans de 167 nourrissons nés à terme et ayant présenté à la naissance une encéphalopathie hypoxico-ischémique a prouvé la normalité des 66 dont l'affection avait été discrète ; 21,3 % des 94 qui avaient été moyennement atteints montraient des handicaps modérés, alors que les sept qui avaient présenté des signes graves étaient profondément handicapés. Le QI moyen correspondait nettement à la sévérité de l'encéphalopathie.

Dans une autre étude [134], seulement 1 % des nourrissons dont l'indice d'Apgar se situait entre 0 et 3 à 5 minutes se révélèrent atteints d'une IMC, ainsi que 9 % de ceux dont le score avait été de 0 à 3 à 15 minutes. Une autre enquête [96] a montré que 80 % de ceux dont le score d'Apgar avait été de 0 et 3 à 10 minutes ne présentaient aucun handicap à l'âge scolaire. Par contre 55 % des enfants atteints d'IMC avaient eu un score d'Apgar de 7 à 10 à 1 minute, et 73 % avaient eu un score de 10 à 5 minutes. On a affirmé que moins de 1 % des enfants survivants offriraient le risque d'une lésion durable. Un bon signe pronostique est le moment du début des respirations régulières : le pronostic est bon s'il se produit moins de 20 minutes après la naissance [42].

L'évaluation des nombreuses études en suivi de l'hypoxie périnatale s'avère difficile du fait des complexités de la définition et de l'appréciation de la sévérité de l'hypoxie, de la durée du suivi, de la précision et de la portée des examens. Un autre facteur vital reste la cause de l'hypoxie. Les facteurs induisant une hypoxie partielle prolongée *in utero* sont plus nocifs que des accès aigus d'anoxie à la naissance [113]. Une hypoxie. expérimentale partielle prolongée et répétée induit des altérations pathologiques identiques à celles de l'IMC du nourrisson, ce que ne fait pas l'hypoxie complète [12, 89, 90].

On se pose souvent la question du rôle d'une circulaire du cordon : elle s'observe chez près de 30 à 40 % des nouveau-nés. Horwitz [63] a étudié 276 nourrissons nés avec une circulaire du cordon autour du cou et n'a pas retrouvé plus de détresse fœtale ou de mortalité périnatale (à moins que quelqu'un n'ait sectionné le cordon avant la délivrance) que chez les autres nouveau-nés ; il n'a pas relevé de différences dans le score d'Apgar. Dix nouveau-nés dont le cordon était vraiment noué ont survécu sans complications.

La cause d'une hypoxie (un prolapsus du cordon par exemple) peut être évidente mais ce n'est généralement pas le cas. Il arrive que le cordon soit comprimé par la tête avant la délivrance. Lorsque la cause n'est pas évidente, il est beaucoup plus probable qu'il existe un trouble cérébral sous-jacent ou un autre motif de la gêne du fœtus *in utéro*. Une enquête menée à Saint Louis sur 100 nouveau-nés atteints de lésions cérébrales « hypoxico-ischémiques » [61] a mis en évidence une anoxie prénatale dans 90 % des cas.

Il est illogique de dire que, si un enfant est subnormal et s'il a présenté une hypoxie à la naissance, son trouble relève de cette hypoxie périnatale : il faut rechercher une origine plus antérieure de l'hypoxie. Une autre difficulté, analogue à celle des petits poids de naissance, relève des variables socio-économiques. Les effets contraires d'une hypoxie disparaîtront probablement plus rapidement si les conditions environnementales sont bonnes que s'il existe des difficultés socio-économiques importantes. Une hypoxie à la naissance n'induit pas de trouble spécifique [53], mais chaque étude en suivi doit durer suffisamment longtemps pour déceler des troubles visuospatiaux, une hyperactivité, une insuffisance de la concentration ou des troubles de l'apprentissage.

CONVULSIONS NÉONATALES

Leur pronostic dépend de leurs causes dont les plus importantes sont l'hypoglycémie, l'hypocalcémie et l'œdème ou l'hémorragie cérébrale. Il peut aussi s'agir d'une hyponatrémie, d'une hypernatrémie, d'une hypomagnésémie, d'un tétanos, d'une méningite, d'une galactosémie, d'une fructosémie, d'une allergie à la leucine et d'autres causes métaboliques. Beaucoup de ces causes ont elles-mêmes une origine prénatale. On a, par exemple, émis l'idée qu'une hypoglycémie néonatale peut relever d'une lésion cérébrale prénatale. La fiabilité du rapport entre les convulsions néonatales et le développement ultérieur ne peut donc être asurée que par les examens biologiques les plus complets et par un suivi de plusieurs années.

LÉSION OBSTÉTRICALE, LÉSION CÉRÉBRALE ET IMC

Il faudrait renoncer à l'appellation « dysfonctionnement cérébral minimal » qui est inutile et illogique [30, 100]. On lui a attribué jusqu'à 100 symptômes [112]. Dans un symposium de 396 pages et 772 références divers experts se sont mis d'accord pour en critiquer le concept, et un manuel en a donné des vues semblables [107]. Il est actuellement de plus en plus évident que ces signes relèvent d'une base métabolique, probablement héréditaire, et dépendant du métabolisme des monoamines cérébrales. [116].

La récente et grave augmentation des actions en justice pour des « lésions cérébrales », surtout après des traitements obstéricaux ou des vaccinations, montre l'urgence du problème. Niswander [99] a relevé le fait que « actuellement, dans bien des régions, l'accouchement d'un enfant qui se révèle atteint d'une IMC ou d'un autre déficit neurologique majeur a des chances d'entraîner une action en dommages et intérêts contre l'obstétricien. C'est presqu'une action réflexe ». Malheureusement il existe encore une attitude d'esprit simpliste qui attribue tout handicap physique ou mental au fait que l'enfant est né, et qu'une naissance peut être dangereuse.

J'ai toujours réprouvé les termes « lésion cérébrale » et « lésion obstétricale » à moins que cette dernière ne concerne une amyotrophie de Duchenne-Erb, une fracture de l'humérus ou une autre séquelle externe évidente de l'accouchement. Les psychologues qui utilisent le terme de « lésion cérébrale » peuvent y inclure les effets de facteurs nocifs au cours de la grossesse (une rubéole de la mère par exemple), mais les parents comprennent inévitablement qu'il s'agit d'une lésion au cours de l'accouchement.

Certains psychologues disent d'un enfant qu'il a eu « une lésion cérébrale » ou un « traumatisme obstétrical » s'il est hyperactif, maladroit, impulsif, insuffisamment concentré, trop bavard, et s'il montre une discordance entre ses tests verbaux et ses tests de performance — ce qu'on appelle maintenant « trouble déficitaire de l'attention » (Chapitre 13).

Je réfute les termes de lésion obstétricale ou de lésion cérébrale pour les raisons suivantes :

1° Ils angoissent les parents. Si un malheur arrivait à l'un de nous, il serait préférable que nous ayions l'impression qu'il était absolument inévitable au lieu de penser qu'un peu plus de soin de notre part ou de la part d'un autre aurait pu l'éviter. Il doit être partice particululièrement pénible pour une mère qui a abrité son fœtus pendant 9 mois dans son utérus de s'entendre dire que le cerveau de son enfant a été abimé au cours de l'accouchement.

2° Ces mots impliquent inévitablement un blâme pour l'obstétricien, le médecin de famille ou la sage-femme. C'est très regrettable car il est probable que les parents ou d'autres personnes tenteront de mettre en évidence leur responsabilité dans le handicap de l'enfant.

3° Ils attachent une « étiquette » à un enfant qui, en arrivant à l'école, sera peut-être considéré de ce fait comme anormal. Cette qualification peut influencer l'attitude des enseignants et nuire à l'enfant.

4° Le diagnostic est généralement faux. Il serait extrêmement difficile de prouver à un auditoire scientifique que le diagnostic de lésion cérébrale posé à la naissance était correct si l'enfant survit. Comment peut-on prouver qu'une déficienne mentale, une IMC, une hyperactivité ou un manque de concentration sont dus à une lésion obstétricale, ce qui signifierait que nous en comprenons la cause ? Il est irrationnel d'attribuer le handicap intellectuel ou neurologique d'un enfant à une lésion obstétricale sans prendre en considération de possibles facteurs prénatals qui peuvent avoir causé ou facilité cette lésion cérébrale [13]. Par exemple dans le cas de l'IMC, on retrouve de nombreux facteurs prénatals qui surviennent plus souvent que chez l'enfant normal : 30 % de tous les enfants sont prématurés ou « petits pour la date » ; une stérilité relative est fréquente, et a été retrouvée dans 78 ,4 % des 275 cas d'IMC étudiés par Chefetz [20] ; des grossesses multiples s'observent dans 7 à 10 % de tous les cas ; les hémorragies de la grossesse surviennent six à sept fois plus souvent que dans les grossesses qui donneront des enfants normaux [20, 59, 61] ; on a relevé des antécédents familiaux d'IMC dans 5 % des 762 cas d'IMC que j'ai étudiés à Sheffield ; il existe une plus forte incidence de déformations congénitales que chez les enfants normaux (dans 7,5 % des 762 cas d'IMC étudiés par moi à Sheffield, mais chez 29,3 % des 1 068 enfants déficients mentaux sans IMC, trisomie 21, hypothyroïdie ou hydrocéphalie) ; et on relève une plus grande fréquence de présentations anormales lors de l'accouchement.

Un symposium américain [93] a conclu que les causes de l'arriération mentale profonde sont surtout génétiques, biochimiques, virales et congénitales et n'ont pas de rapport avec l'accouchement. Une arriération mentale profonde ne peut être liée à une hypoxie que si elle s'accompagne d'une IMC. L'arriération modérée n'aurait pas de rapport avec la grossesse ou avec l'accouchement, mais plutôt avec les données socio-économiques. L'épilepsie ne relevait pas d'incidents périnataux sauf peut-être dans le cas d'une IMC. Ce comité a pensé que, dans 75 % des cas d'IMC, on ne connaissait pas de facteurs pré ou périnataux : « quelques nouveau-nés qui ont subi un accouchement difficile présentent par la suite un handicap neurologique ; la plupart n'ont aucun problème au cours de la période néonatale ».

J'ai recherché l'étiologie de « lésion cérébrale » ou de « lésion obstétricale » dans le British Journal of Obstetrics and Gynaecology [6] dans un article intitulé « un pédiatre demande : qu'appelle-ton une lésion obstétricale ? » qui insistait sur le fait que :

1° Une « lésion cérébrale » (telle qu'une IMC) survient souvent en l'absence de toute hypoxie ou de tout autre problème obstétrical, et n'est pas évitée par une césarienne.

2° Lorsque l'accouchement a été très difficile ou qu'il y a eu une hypoxie périnatale grave, la grande majorité des enfants s'avère être normale. Dans le cas de l'IMC, un tiers des enfants étaient nés avec un petit poids de naissance ou étaient prématurés ; un stérilité relative se retrouvait dans 78,4 % des 275 cas analysés par Chefetz [20], une grossesse multiple jouait un rôle dans 7 à 10 % des cas, on relevait généralement des antécédents familiaux d'IMC avec une forte incidence d'anomalies congénitales. Des anomalies de l'émail dentaire traduisent une agression prénatale [22]. D'autres preuves d'atteintes prénatales ont été fournies par d'autres enquêtes [37, 38, 54, 127, 128] et par les dermatoglyphes [108].

Towbin [127, 128] a étudié le système nerveux central dans 600 cas de morts de nouveau-nés. Il a constaté qu'une grande partie des lésions existant à la naissance sont dues à des affections prénatales. Emminger [38] d'Augsbourg a effectué 191 autopsies de fœtus présentant des déchirures de la tente ou de la faux du cervelet et a constaté que 150 hémorragies cérébrales avaient été attribuées à une hypoxie grave ou à des problèmes néonatals alors que l'autopsie ne montrait aucune hémorragie cérébrale. Il ne releva aucune relation entre des complications de l'accouchement et la déchirure de la tente du cervelet. Il pensa qu'une hypoxie survenue pendant le développement fœtal pouvait avoir sensibilisé le fœtus à une lésion obstétricale. Il écrivit « des lésions prénatales sont responsables d'une anoxie néonatale, attribuée à tort à une lésion obstétricale. La cause primaire est un développement fœtal anormal et l'accouchement n'est qu'un facteur secondaire ». Gross et son équipe [4] ont trouvé à l'autopsie des lésions cérébrales anatomiques qui ne pouvaient raisonnablement être attribuées à une cause obstétricale que dans moins de la moitié des cas d'accouchements anormaux. Des accidents périnataux avaient été signalés dans 30 % de toutes les lésions cérébrales anatomiquement confirmées et ces auteurs ont affirmé qu'une détresse périnatale doit être considérée dans un très grand nombre de cas non comme la cause mais comme le résultat d'une lésion cérébrale organique. Myers [89, 90] a noté des ramollissements étendus de la substance blanche hémisphérique chez des nouveau-nés à petits poids de naissance dont les mères avaient présenté des anémies graves pendant leurs grossesses. Stanley et Alberman [123] dans une étude approfondie des causes de l'IMC, ont émis l'idée que des facteurs génétiques peuvent décider de la réponse du cerveau à des facteurs périnataux nocifs.

Durkin [36], dans une étude portant sur 281 enfants déficients mentaux ou atteints d'IMC, a constaté dans un tiers des cas la présence de facteurs périnataux importants, dans un autre tiers des difficultés banales de l'accouchement, et l'absence de problèmes dans le dernier tiers. Nelson [97] n'a trouvé dans 187 cas d'IMC aucune relation avec la durée du travail, qu'elle fût accélérée ou prolongée. Une enquête de groupe portant sur 51 285 grossesses [95, 97] n'a retrouvé que rarement un rapport entre l'IMC et des facteurs périnataux. Amiel-Tison [2] ont suivi 41 enfants dont l'accouchement avait été particulièrement traumatisant et aucun d'eux ne présentait d'IMC. Ma propre expérience m'a montré que des problèmes obstétricaux très graves sont rarement suivis de handicaps vérifiés par les examens ultérieurs des enfants.

Kerr et Forfar [72] ont assuré que « l'idée qu'une violence physique, qui peut être aggravée par l'emploi d'instruments, est une cause courante de lésion cérébrale obstétricale est actuellement réfutée. En réalité, il est prouvé que l'usage judicieux d'instruments indiqués pour la délivrance du nouveau-né évite une lésion ».

De nombreux facteurs pré et périnataux affectent le développement. Ce sont surtout l'hypoxie chronique intra-utérine, l'insuffisance placentaire et l'accouchement prématuré.

La tendance trop généralisée à attribuer presqu'automatiquement une déficience mentale, une épilepsie ou une IMC à une lésion obstétricale est condamnée : il convient de remonter plus loin que l'hypoxie périnatale, la présentation du siège ou l'application de forceps pour retrouver leurs causes possibles ou probables.

RÉFÉRENCES

[1] Allen M.C. — Developmental outcome and follow up of the small for gestational age infant. *Sem. Perinatol., 1984,* **8**, 123.

[2] Amiel-Tison C. — Cerebral damage in full term newborn. Aetiological factors, neonatal status and long term follow-up. *Biolog. Neonat.*, 1969, **14**, 234.

[3] Amin-Zaki L., Majeed M., Elhassani S. et al. — Prenatal methyl mercury poisoning. *Am. J. Dis. Child.*, 1979, **133**, 172.

[4] Axelrod F.B., Leistner H.L., Porges R.F. — Breech presentation among infants with familial dysautonomia. *J. Pediatr.*, 1974, **84**, 107.

[5] Barber H.R.K. et al. — Symposium on drugs in pregnancy. *Obstet. Gynecol.*, 1981, **58**, Suppl. 5, pp. 1-105 s.

[6] Benirschke K., Kim C. — Multiple pregnancy. *N. Engl. J. Med.*, 1973, **288**, 1276-1329.

[7] Bennett F.C., Robinson N.M., Sells C.J. — Hyaline membrane disease, birth weight and gestational age. Effect of development in the first two years. *Am. J. Dis. Child.*, 1982, **136**, 888.

[8] Bennett F.C., Chandler L.S., Robinson N.M., Sell C.J. — Spastic diplegia in premature infants. *Am. J. Dis. Child.*, 1981, **135**, 732.

[9] Beverley D.W., Chance G.W., Coates C.F. — Intraventricular haemorrhage — timing of occurrence and relationship to perinatal events. *Br. J. Obstet. Gynaecol.*, 1984, **91**, 1007.

[10] Blugass R. — Incest. *Br. J. Hosp. Med.*, 1979, **22**, 152.

[11] Brackbill Y. — Obstetric medication and infant behavior. In Osofsky J.D. (Ed.), *Handbook of infant development.* Wiley — Interscience publications, New York, 1979, p. 76.

[12] Brann A.W., Myers R.E. — Central nervous system findings in the newborn monkey following severe in-utero partial asphyxia. *Neurology*, 1975, **25**, 327.

[13] Braun F.H.T., Jones K.L., Smith D.W. — Breech presentation as an indicator of fetal abnormality. *J. Pediatr.*, 1975, **86**, 419.

[14] *British Medical Journal.* Genes for superior intelligence. Leading article 1976, **1**, 415.

[15] Britton S.B., Fitzhardinge R.M., Ashby S. — Is intensive care justified for infants weighing less than 801 g. at birth ? *J. Pediatr. J.*, 1981, **99**, 937.

[16] Bundey S. — The child of an incestuous union. In Wolkind S. (Ed.) *Medical aspects of adoption and foster care.* Spastics International Medical Publications, 1979.

[17] Burns R., Bullock M.I. — Comparison of abilites of pretern and maturely born children at 5 years of age. Austr. Paediatr. J., 1985, **21**, 31.

[18] Chalmers I. — British debate on obstetric practice. *Pediatrics*, 1976, **58**, 308.

[19] Chalmers I., Mutch L. — Are current trends in perinatal practice associated with an increase or decrease in handicapping conditions ? *Lancet*, 1981, **1**, 1415.

[20] Chefetz M.D. — Etiology of cerebral palsy. Role of reproductive insufficiency and the multiplicity of factors. *Obstet. Gynecol.*, 1965, **25**, 635.

[21] Chiswick M.L. — Intrauterine growth retardation. *Br. Med. J.*, 1985, **2**, 845.

[22] Cohen H.J., Diner H. — The significance of developmental dental enamel defects in neurological disease. *Pediatrics*, 1970, **46**, 737.

[23] Cohen R.S., Stevenson D.K., Ariagno R.L., Sunshine P. — Survival and morbidity of our smallest babies. Is there a limit to neonatal care ? *Pediatrics*, 1984, **73**, 415.

[24] Committee on smoking and health. Mothers who smoke and their children. *Practioner*, 1980, **224**, 735.

[25] Connel H.M. — Incest — a family problem. *Med. J. Austr.*, 1978, **2**, 362.

[26] Cooke R.W. — Neonatal cranial ultrasound and neurological development at follow up. Lancet, 1985, **2**, 494.

[27] Cushner I.M. — Prolapse of the umbilical cord, including a late follow-up of fetal survivors. *Am. J. Obstet. Gynecol.*, 1961, **81**, 666.

[28] Day R.L. — Factors influencing offspring. *Am. J. Dis. Child.*, 1967, **113**, 179.

[29] Derham R.J., Matthews T.G., Clarke T.A. — Early seizures indicate quality of perinatal care. *Arch. Dis. Child.*, 1985, **60**, 809.

[30] De la Cruz F.F., Fox B.H., Roberts R.H. — Minimal brain dysfunction. *Ann. N.Y. Acad. Sci*, 1973, 205, **1**, 390.

[31] Devries L.S., Dubowitz L.M., Dubowitz V. et al. — Predictive value of cranial ultrasound in the newborn. *Lancet*, 1985, **2**, 137.

[31a] Dobbing J. — Undernutrition and the developing brain. *Am. J. Dis. Child.*, 1970, **120**, 411.

[32] Dodge J.A. — Pyloric stenosis. *Irish J. Med. Sci.*, 1973, **142** 6.

[33] Drillien C.M. — Aetiology and outcome in low birth weight infants. *Dev. Med. Child Neurol.*, 1972 **14**, 563.

[34] Drillien C.M., Wilkinson E.M. — Emotional stress and mongoloid births. *Dev. Med. Child Neurol.*, 1964, **6**, 140.

[35] Dubovitz L.M.S., Dubovitz V, Palmer P.G. et al. — Correlation of neurologic assessment in the preterm newborn infant with outcome at one year. *J. Pediatr.*, 1984, **105**, 452.

[35a] Dunn H.Q. — Sequelae of low birthweight. The Vancouver Study. *Clin. Dev. Med.*, **95-96**, p. 1-306. Oxford. Blackwell.

[36] Durkin M.V., Kaveggia E.G., Pendleton E., Neuhauser G., Opitz J.M. — *Analysis of etiologic factors in cerebral* palsy with severe mental retardation. *Eur. J. Pediatr.*, 1976, **123**, 67.

[37] Emery J., Kalpaktsoglou P.K. — The costochondral junction during later stages of intrauterine life, and abnormal growth patterns found in association with perinatal death. *Arch. Dis. Child.*, 1967, **42**, 1.

[38] Emminger E. — Prenatal lesions and birth trauma. *German Medical Monthly*, 1956, **1**, 58.

[39] Ergander U., Eriksson M., Zetterstrom R. — Severe neonatal asphyxia. *Acta Paediatr. Scand*, 1983, **72**, 321.

[40] Ericson A., Kallen B., Westerholm P. — Cigarette smoking as an etiologic factor in cleft lip and palate. *Am. J. Obstet Gynecol.*, 1979, **135**, 348.

[41] Erhart C.B., Graham F.K., Thurston D., Ernhart T. — The relationship of neonatal apnea to development at 3 years. *Arch. Neurol. (Chic)*, 1960, **2**, 504.

[42] Eyre J.A., Wilkinson A.R., Tizard P. — Birth asphyxia. *Br. Med. J.*, 1982, **2**, 649.

[43] Faber-Nijholt R., Huisjes H.J., Touwen B.C.L., Filder V.J. — Neurological follow up of 281 children born in breech presentation. *Br. Med. J.*, 1983, **1**, 9.

[44] Fitzhardinge P.M., Pape K., Arstikaitis M. et al. — Mechanical ventilation of infants less than 1501 g. at birth. Health, growth and neurological sequelae. *J. Pediatr.*, 1976, **88**, 531.

[45] Field T.M., Dabiri C., Hallock N., Shuman H.H. — Developmental effects of prolonged pregnancy and the postmaturity syndrome. *J. Pediatr.*, 1977, **90**, 836.

[46] Finch S.C. — The study of atomic bomb survivors in Japan. *Am. J. Med.*, 1979, **66**, 899.

[47] Fitzhardinge P.M., Pape K., Arstikaitis M., Boyle M., Ashby S., Rowley A., Netley C., Swyer P.R. — Subsequent development of mechanically ventilated LBW neonates. J. Pediatr., 1976, **88**, 531.

[48] Forfar J.O., Nelson M.M. — Epidemiology of drugs taken by pregnant women. *Clin. Pharmacol. Therap.*, 1973, **14**, 632.

[49] Francis-Williams J. et Davies P. A. — Very low birth weight and later intelligence. *Dev. Med. Child Neurol.*, 1974, **16**, 709.

[50] Fujikura T., Froehlich L.A. — Mental and motor development in monozygotic co-twins with dissimilar birth-weight. *Pediatrics*, 1974, **53**, 884.

[51] Furuhjelm M., Jonson B., Landgren C., Lindgren L. — The quality of the human semen in relation to perinatal mortality. *Acta Obstet. Gynecol. Scand.*, 1960, **39**, 499.

[52] Garn S.M., Petzold A.S., Ridella S.A., Johnston M. — Effect of smoking in pregnancy on Apgar and Bayley scores. *Lancet*, 1980, **1**, 912.

[52a] Gericke G.S. — Genetic and teratological considerations in the analysis of concordant and discordant abnormalities in twins. *S. Afr. Med. J.*, 1986, **69**, 111.

[53] Gottfried A.W. — Intellectual consequences of perinatal anoxia. *Psychol. Bull.*, 1973, **80**, 231.

[54] Gross H., Jellinger K., Kaltenbach E., Rett A. — Infantile cerebral disorders. Clinical — neuropathological corelations to elucidate the aetiological factors. *J. Neurol. Sci.*, 1968, **7**, 551.

[55] Guerrero R., Rojas O.I. — Spontaneous abortion and aging of human ova and sperm. *N. Engl. J. Med.*, 1975, **293**, 573.

[56] Gunther L.M. — Psychopathology and stress in the life experience of mothers of premature infants. *Am. J. Obstet Gynecol.*, 1963, **86**, 333.

[57] Hagberg B., Kyllerman M. — Epidemiology of mental retardation. A Swedish survey. *Brain Dev.*, 1983, **5**, 441.

[58] Hagberg B — Epidemiological and preventive aspects of cerebral palsy and severe mental retardation in Sweden. *Eur. J. Pediatr.*, 1979, **130**, 71.

[59] Hagberg B., Hagberg G., Olow I. — The changing panorama of cerebral palsy in Sweden 1954-70. *Acta Paediatr. Scand.*, 1975, **64**, 187.192.

[60] Hecht F., Pernoll M.L. McCaw B.K. — Concept of overripeness of gamete causing congenital malformation and mental retardation. *N. Engl. J. Med.*, 1975, **293**, 604.

[61] Hill A., Volpe J.J. — Hypoxic-ischemic brain injury in the newborn. *Seminars in Perinatology*, 1982, **6**, 25.

[62] Hirata T., Epcar J.T., Walsh A. et al. — Survival and outcome of infants 501-750 g. A six years experience. *J. Pediatr.*, 1983, **102**, 741.

[63] Horwitz S.T., Finn W.F., Mastrota V. — A study of umbilical cord encirclement. *Am. J. Obstet. Gynecol.,* 1964, **89**, 970.

[64] Hunt J.V., Tooley W.H., Cooper B.A. — Performance of children to 8 years who received neonatal intensive care. *Pediatr. Res.*, 1985, **9**, 115A.

[65] Illingworth R.S. — The normal child., Churchill Livingstone, Edinburgh, 9 th Ed., 1987.

[66] Illingworth R.S. — A paediatrician asks — why is it called birth injury ? *Br. J. Obstet. Gynaecol.*, 1985, **92**, 122.

[67] Imura S., Ohno T., Takada M. — Periventricular-intraventricular hemorrage in small premature infants. *Acta Paediatr. Japon*, 1985, **27**, 106.

[68] Joffe, J.M. — *Prenatal determinants of behaviour.* Pergamon, Oxford, 1969.

[69] Joffe J.M., Soyka L.F. — Paternal drug exposure : effects on reproduction and progeny. *Seminars in Perinatology*, 1982, **6**, 116.

[70] Kamper J. — Long term prognosis of infants with severe idiopathic respiratory distress syndrome. *Acta Paediatr. Scand.,* 1978, **67**, **53**, 61, 71.

[71] Keeley K. — Prenatal influence on behaviour of offspring of crowled mice. *Science*, 1962, **135**, 44.

[72] Kerr M.M., Forfar J.O. — Cerebral birth injury. In Forfar J.O., Arneil G.C. (Eds), *Textbook of paediatrics*. Churchill Livingstone, Edinburgh, 1984, p. 51.

[73] Kiely J.L., Paneth N., Stein Z., Susser M. — Cerebral palsy and newborn care. *Dev. Med. Child. Neurol.*, 1981, **23**, 533.

[74] Kitchen W.H., Yu V.H., Orgill A.A. et al. — Colloborative study of very low birth weight infants. *Am. J. Dis. Child.,* 1983, **137**, 555.

[75] Klein N., Hack M., Gallacher J., Fanaroff A.A. — Preschool performance of children with normal intelligence who were very low birth weight infants. *Pediatrics,* 1985, **75**, 531.

[76] Koos B.J., Longo L.D. — Mercury toxicit in the pregnant woman, fetus and newborn infant. *Am. J. Obstet. Gynecol.*, 1976, **126**, 390.

[77] Kumar S.P., Anday E.K., Sacks L.M. et al. — Follow up studies of very low birth weight infants (1250 g. or less) born and treated within a perinatal center. *Pediatrics*, 1980, **66**, 438.

[78] Lander E., Forssman H., Akesson H.O. — Season of birth and mental deficiency. *Acta Genet.* (Basel), 1964, **14**, 265.

[79] Lanman J.T. — Delays during reproduction and their effects on the embryo and fœtus. *N. Engl. J. Med.*, 1968, **278**, 993.

[80] Lenke R.R., Levy H.L. — Maternal phenylketonuria and hyperphenylalaninaemia. *N. Engl. J. Med.*, 1980, **303**, 1202.

[81] Lewin R. — The poverty of undernourished brains. *New Scientist.*, 1974, **64**, 237.

[82] Lorber J. — The family history of spina bifida cystica. *Pediatrics*, 1965, **35**, 589.

[83] Lovell K.E. — The effect of postmaturity on the developing child. *Med. J. Austr.*, 1973, **1**, 13.

[84] Low J.A., Galbraith R.S., Muir D.W., Killen H.L., Pater E.A., Karchmar E.J. — Intrapartum fetal hypoxia ; a study of long term morbidy. *Am. J. Obstet. Gynecol.*, 1983, **145**, 129.

[85] Marriage K.J., Davies P.A. — Neurological sequelae in children surviving mechanical ventilation in the new born period. *Arch. Dist. Child.*, 1977, **52**, 176.

[86] McKeown T., Record R.G. — Early environmental influences on the development of intelligence. *Br. Med. Bull.*, 1971, **27**, 48.

[87] Michelsson, K., Lindahl E., Parre M., Helenius M. — Nine year follow up of infants weighing 1500 g. or less at birth. *Acta Paediatr. Scand.*, 1984, **73**, 835.

[88] Morgan M.E.I. — Late morbidity in very low birth weight infants. *Br. Med. J.*, 1985, **2**, 171.

[89] Myers R.E. — Fetal asphyxia and perinatal brain damage. In Perinatal factors affecting human development. WHO. *Scientific publication N° 185*, 1969, p. 405.

[90] Myers R.E. — Two patterns of perinatal brain damage and their conditions of occurrence. *Am. J. Obstet Gynecol.*, 1972, **112**, 246.

[91] Naeye R.L. — The duration of maternal cigarette smoking, fetal and placental disorders. *Early Human Development*. 1979, **3**, 229.

[92] Nakashima I.I., Zakus G.E. — Incest. A review and clinical experience. *Pediatrics*, 1977, **60**, 696.

[93] National Institute of Health Report on causes of mental retardation and cerebral palsy. — Task force on joint assessment of prenatal and perinatal factors associated with brain disorders. *Pediatrics*, 1985, **76**, 457.

[94] Neligan G.A., Scott D., McL., Kolvin I., Garside R. — Born too soon or born too small. Clinics in *Dev. Med. N° 61*, 1976, London, Heinemann.

[95] Nelson J.B., Ellenberg J.H. — Obstetric complications as risk factors to cerebral palsy or seizure disorders. *J. Am. Med. Assoc.*, 1984, **251**, 1843 (Leading article 1868).

[96] Nelson K.B., Ellenberg, J.H. — Apgar scores as predictors of chronic neurologic disability. *Pediatrics*, 1981, **68**, 36.

[97] Nelson K.B., Ellenberg J.H. — Antecedents of cerebral palsy. *Am. J. Dis. Child.*, 1985, **139**, 1031.

[98] Newcombe H.B., Tavendale O.C. — Effect of father's age on the risk of child handicap or death. *Am. J. Human Genetics*, 1965, **17**, 163.

[99] Niswander K.R. — The obstetrician, fetal asphyxia and cerebral palsy. *Am. J. Obstet. Gynecol.*, 1979, **133**, 358.

[100] Paneth N., Fox H.E. — The relationship of Apgar score to neurologic handicap : a survey of clinicians. *Obstet. Gynecol.*, 1983, **61**, 547.

[101] Parkinson C.E., Wallis S., Harvey D. — School achievement and behaviour of children who were small for dates at birth. *Dev. Med. Child. Neurol.*, 1981, **23**, 41.

[102] Penrose L.S. — Paternal age in mongolism. Lancet, 1962, **1**, 1101.

[103] Pharoah P., Connolly K., Hetzel R., Ekins R. — Maternal thyroid function and motor competence in the child. *Dev. Med. Child. Neurol.*, 1981, **23**, 76.

[104] Pocock S.J., Turner T.L. — Neonatal hyperbilirubianemia, oxytocin and sex of infant. *Lancet*, 1982, **2**, 43.

[105] Preus M., Fraser F.T. — Dermatolglyphics and syndromes. *Am. J. Dis. Child.*,1972, **124**, 933.

[106] Raussen A.R., Seki M., Strauss L. — Twin transfusion syndrome. *J. Pediatr.*, 1965, **66**, 613.

[107] Rie H.E., Rie E.D. — *Handbook of minimal brain dysfunctions.* Wiley, New York, 1980.

[108] Robertson C., Finer N. — Term infants with hypoxic-ischemic encephalopathy : outcome at 3.5 years. *Dev. Med. Child Neurol.*, 1985, **27**, 473.

[108a] Rubin D. et al. — Father's drinking (and smoking) and infant's birth weight. *New Engl. J. Med.*, 1986, **315**, 1551.

[109] Rutter M., *Developmental neuropsychiatry.* Churchill, London, 1984.

[110] Rutter M. — Family and school influences on cognitive development. *J. Child Psychol. Psychiatry*, 1985, **26**, 683.

[111] Saigal S. Rosenbaum P., Stoskopf B., Sinclair J.C. — Outcome in infants 501-1000 g. birth weight delivered by residents of the McMaster Health Region. *J. Pediatr.,* 1984, **105**, 969.

[112] Schmitt B.D. — The minimal brain dysfunction myth. *Am. J. Dis. Child.*, 1975, **129**, 1313.

[113] Scott H. — Outcome of very severe birth asphyxia. *Arch. Dis. Child.*, 1976, **51**, 712.

[114] Seeminova E. — A study of children of incestuous matings. *Human heredity,* 1971, **21**, 108.

[115] Shannon K.M., Amman A.J. — Acquired immune deficiency syndrome in children. *J. Pediatr.*, 1985, **106**, 332.

[116] Shaywitz S., Shaywitz B., Grossman H.J. — Learning disorders. *Pediatr. Clin. N. Am.*, 1984, **31**, 277 (Symposium).

[117] Shinnar S., Molteni R.A., Gammon K. et al. — Intraventricular hemorrhage in the premature infant. *N. Engl. J. Med.*, 1982, **306**, 1464.

[118] Siegel L. — Infant perceptual, cognitive and motor behavior as predictors of subsequent cognitive and language development. *Canad. J. Psychol.*, 1979, **33**, 382.

[119] Skodak M.,— The mental development of adopted children whose true mothers are feeble minded. *Child Development*, 1938, **9**, 303.

[120] Smith D.W., Clarren S.K., Harvey M.A — Hyperthermia as a possible teratogenic agent. *J. Pediatr.*, 1978, **92**, 878.

[121] Smithells R. — Alcohol and the fetus. Arch. *Dis. Child.*, 1984, 59, 1113.

[122] Spector R. — Abnormal spermatozoa and perinatal disease. *Dev. Med. Child. Neurol*, 1964, **6** 523.

[123] Stanley D., Alberman E. — The epidemiology of the cerebral palsies. *Clin. Dev. Med. N° 87*, Oxford, Blackwell, 1984.

[124] Stoot D.H. — Abnormal mothering as a cause of mental subnormality. *J. Child Psychol.*, 1962, **3**, 79.

[125] Taft L.T. et Goldfarb W. — Prenatal and perinatal factors in childhood schizophrenia. Dev. *Med. Child Neurol,*. 1964, **6**, 32.

[126] Thomson A.J., Searle M., Russell G. — Quality of survival after severe birth asphyzia. *Arch. Dis. Child.*, 1977, **52**, 620.

[127] Towbin A. — Central nervous system damage in the human fetus and newborn infant. *Am. J. Dis. Child.*, 1970, **119**, 529.

[128] Towbin A. — Organic causes of minimal brain dysfunction. *J. Am. Med. Assoc.*, 1971, **217**, 1207.

[129] Ungerer G., Sigman M. — Developmental lags in preterm infants from one to three years of age. *Child Dev.*, 1983, **54**, 1217.

[130] Wagner M.G., Arndt R. — Postmaturity as an aetiological factor in 124 cases of neurologically handicapped children. *Clin. Dev. Med. N° 27*, p. 89, 1968.

[131] Walzer S.X. — Chromosome abonormalities and cognitive development : implications for understanding normal human development. *J. Child. Psychol. Psychiatry*, 1985, **26**, 177.

[132] Wenzel U., Schneider M., Zachman M., Knorr-Mürset G., Weber A., Prader A. — Intelligence of patients with congenital adrenal hyperplasia du e to 21-hydroxylase deficiency, their parents and unaffected siblings. *Helvetica Paediatrica Acta*, 1978, 33, 11.

[133] Whitelaw A. — When to give up in severe intrapartum asphyxia ? *Br. J. Obstet. Gynaecol.*, 1982, **89**, 1.

[134] Wilson G.S., Desmond M.M., Verniaud N.M. — Early development of infants of heroin addicted mothers. *Am. J. Dis. Child.*, 1973, **126**, 457.

[135] Young B.H., Suidan J., Antoine C. et al. — Differences in twins : the importance of birth order. *Am. J. Obstet. Gynecol*, 1985, **151**, 915.

[136] Yu V.Y.H. — Effectiveness of neonatal intensive care. *Austr. Paediatr. J.*, 1984. **20**, 85.

[137] Yu V.Y.H., Wong P.Y., Bajuk B. et al. — Outcome of extremely low birth weight infants. *Br. J. Obstet. Gynaecol*, 1986, **93**, 162.

[138] Zazzo R. — Les jumeaux, le couple et la personne. Presse Universitaires de France, Paris, 1960.

3

FACTEURS ENVIRONNEMENTAUX ET DE DÉVELOPPEMENT

Au Chapitre 2, j'ai apporté de nombreuses preuves de ce que, pour évaluer le développement, surtout chez le nourrisson, il est essentiel de connaître et de chercher à comprendre les facteurs prénataux qui peuvent exercer une influence considérable sur le développement d'un enfant. Ce chapitre va traiter d'un autre sujet d'une importance vitale : les facteurs environnementaux qui, à mon avis, doivent être pris en considération dans le bilan d'un enfant. Des tests purement objectifs qui n'en tiendraient pas compte ignoreraient une information importante nécessaire à un bilan fiable.

TRAVAUX EXPÉRIMENTAUX

L'éthologie qui est la science du comportement de l'animal a beaucoup de rapports avec le comportement de l'enfant [33, 37]. Lorsqu'on sépare à la naissance des rats, des chats, des moutons (ou d'autres animaux) de leurs mères qui, de ce fait, ne peuvent pas les lécher et les inspecter, ils seront probablement rejetés par elle, même s'ils retournent près d'elles quelques heures plus tard. Il ne faut pas plus de 5 à 10 minutes de léchage et de contact pour éviter ce rejet. L'effet produit sur le jeune animal persiste durant toute sa vie et modifie son comportement. Les rats maternés chaque jour entre la naissance et le sevrage sont plus actifs que ceux qui n'ont pas été maternés. Les agneaux nouveau-nés peuvent mourir s'ils sont laissés sans stimulation, ne fût-ce qu'une heure.

On dispose de méthodes de plus en plus sophistiquées pour étudier les effets de l'environnement sur l'animal. Des rats maintenus pendant 30 jours dans un milieu animé et actif [61] présentaient des modifications nettes de l'anatomie et de la chimie cérébrales par rapport à des animaux restés dans un milieu sombre et non stimulant. Leur cortex cérébral était plus épais et plus lourd, les cellules gliales étaient plus nombreuses, les contacts synaptiques plus riches et le volume neuronal plus important ; on notait une plus grande activité de l'acétylcholine et de la cholinestérase et un rapport plus élevé d'ARN et d'ADN. Des chiots gardés dans un chenil pendant leurs sept premières semaines de vie ne sont pas aussi affectueux que ceux qui connaissent une ambiance plus heureuse. Denenberg est allé plus loin en montrant qu'on peut déterminer la personnalité d'un animal par une manipulation appropriée de son environnement : on peut rendre un rat émotif, agressif, atone en face d'un stress, impuissant sexuellement, incapable d'apprendre et presque psychotique [23].

Les psychologues disposent de plusieurs modes de régulation de l'environnement d'un animal pour en déterminer les effets comportementaux. Denenberg écrivait : « Nous pouvons prendre un animal et, dans de larges limites, nous pouvons spécifier sa "personnalité" ainsi que certaines de ses possibilités comportementales par des expérimentations appropriées au début de sa vie. On peut par exemple prendre un rat nouveau-né et l'élever dans certaines conditions de sorte que, devenu adulte, il soit très émotif, relativement incapable d'apprendre et moins susceptible de comprendre les stress environnementaux qui pourront alors le faire mourir. Nous pouvons aussi former, par des expériences appropriées au début de leurs vies, des rats non émotifs, très curieux et chercheurs, capables d'apprendre et moins susceptibles d'être perturbés psychologiquement s'ils sont confrontés à des situations légèrement agressives. D'autres travaux ont montré que nous pouvons créer des animaux plus intelligents en ce sens qu'ils sont plus aptes à solutionner des problèmes pour atteindre un but. Dans un autre domaine, on peut réduire les premières expériences de singes Rhésus de telle sorte que, devenus adultes, ils agissent bizarrement de façon psychotique, qu'ils soient à peu près dépourvus de toute vie sexuelle (tant le mâle que la femelle) et que, dans les rares cas où les femelles étaient devenues gravides, elles étaient totalement dépourvues de sens maternel. »

CONCEPT DE LA PÉRIODE SENSIBLE

Il est bien prouvé que, chez de nombreux animaux, il existe un stade particulier de leur développement pendant lequel l'apprentissage qui répond à des stimuli appropriés est plus facile qu'à d'autres moments : c'est ce qu'on appelle la période sensible. On note parfois un stade du développement au-delà duquel tout apprentissage est impossible : c'est ce qu'on appelle la période critique. Tous les psychologues n'acceptent pas le concept de la période sensible chez l'homme ; certains [17, 62] ont pensé qu'il n'existe pas de preuve évidente d'une période sensible soit pour le comportement soit pour l'apprentissage précoce (ou pour le manque d'occasions d'apprendre) au cours des trois premières années. Avec un de mes collègues, j'ai revu les publications concernant la période sensible et nous en avons retiré la preuve qu'elle existe pour l'apprentissage chez l'homme [38]. Si par exemple on ne donne pas à un nourrisson des aliments solides qu'il puisse mâcher (habituellement vers 6 ou 7 mois), il devient de plus en plus difficile par la suite de lui en faire accepter [54]. Si on ne donne pas de noisettes à croquer à un écureuil rouge à un certain âge, il ne saura jamais comment les manger, et un chimpanzé qui ne reçoit pas à un moment donné des bananes n'apprendra jamais à les peler.

Si la cataracte congénitale d'un enfant n'est pas opérée à un certain âge, l'enfant sera incapable de voir. Un strabisme qui n'est pas corrigé en temps voulu laissera une cécité de l'œil affecté. Si une fente palatine n'a pas été opérée à 2 ou 3 ans, il devient de plus en plus difficile d'obtenir que l'enfant parle normalement. Plus le diagnostic d'une surdité congénitale est tardif et plus il est difficile d'apprendre à l'enfant à parler. Alors que les jeunes enfants apprennent à parler couramment une langue étrangère avec un bon accent, les adultes qui s'installent dans un pays étranger trouvent parfois impossible d'en parler couramment la langue, si intelligents qu'ils soient. Il est possible qu'il existe une période sensible pour chaque item du curriculum scolaire de chaque enfant. Un enfant à qui on enseigne trop tôt l'arithmétique la trouvera difficile et se butera au point de ne jamais l'apprendre convenablement ; si par contre on la lui enseigne trop tard, il n'y trouvera plus d'intérêt et la trouvera difficile à apprendre.

Les éducateurs s'intéressent beaucoup à l'application du concept de la période sensible ou de la période critique au développement de l'enfant en âge préscolaire. Maria Montessori a été l'une des premières à reconnaître leur importance dans l'enseignement de l'enfant.

Elle a constaté que les enfants sont plus réceptifs à un enseignement qui implique le système sensoriel (celui des couleurs, des formes, des sons et des textures) entre deux ans et demi et six ans que par la suite. Il est possible que l'école maternelle améliore les performances d'enfants de milieux défavorisés qui manquent de cette stimulation nécessaire.

On dit [21] que l'oreille absolue en musique dépend de l'âge du début de l'enseignement. Une enquête portant sur 1 000 musiciens professionnels a montré que 95 % de ceux qui avaient commencé leur éducation musicale avant d'avoir 4 ans avaient l'oreille absolue alors qu'on ne la retrouvait que chez 5 % de ceux qui avaient débuté vers 12-14 ans.

Les difficultés de l'appréciation spatiale sont fréquentes chez les Africains noirs. Les Bantous ne comprennent pas les diagrammes et trouvent souvent difficile de comprendre que des images où des objets proches (une souris par exemple) semble être plus grands que des objets éloignés (un éléphant par exemple). Biescheuvel [4, 6] qui a mené des enquêtes approfondies sur les difficultés d'apprentissage des Africains noirs les attribue au manque de stimuli précoces au moment de la période sensible. Il note qu'il semble bien que, pour diverses fonctions, il existe des périodes de maturation critique au cours desquelles le bon état de santé, la stimulation intellectuelle et les interactions environnementales exercent leurs effets optimums et le développement des potentialités peut être affecté de façon permanente que ce soit positivement ou négativement. D'après lui, le fait que les enfants Bantous n'aient pas vu d'images (dans des livres) dans leur petite enfance explique leurs difficultés visuospatiales futures.

en Grande-Bretagne [19, 20, 74] on a prouvé que, chez le nourrisson, elle a un effet nocif sur le développement mental à venir si elle n'est pas corrigée dans les premières semaines de la vie.

Winick [79] en Amérique et Dobbing [25] en Angleterre ont montré que la malnutrition réduit le nombre et les dimensions des cellules du cerveau ainsi que leur contenu en lipides, en acide nucléique et en protéines. Winick a étudié le taux cérébral d'ADN qui détermine le nombre de cellules existantes ; sa quantité dans chaque cellule est fixe et son augmentation traduit le fait que la croissance cellulaire relève surtout d'une division cellulaire ; ces altérations se reflètent avec précision dans une diminution du périmètre crânien. Une sous-alimentation du rat ou du porc pendant les premiers jours de vie a provoqué une baisse durable du poids de leurs cerveaux. Même un court jeûne postnatal chez des lapins nouveau-nés a diminué leur contenu cérébral en ARN, en ADN, en protéines et en cholestérol [66]. Winick a comparé dix cerveaux normaux d'enfants chiliens morts accidentellement avec les cerveaux de neuf nourrissons morts de malnutrition grave au cours de leur première année de vie. Les derniers étaient plus légers et plus pauvres en ARN, en ADN et en cellules.

Dans un suivi de 20 ans [74], 20 nourrissons noirs malnourris du Cap se sont montrés, après correction de leur malnutrition, nettement inférieurs aux témoins quant au périmètre crânien, au poids, à la taille, au QI, aux quotients verbaux et non-verbaux et au fonctionnement cognitif visuomoteur.

Dans une enquête antérieure [30], on avait sélectionné un nouveau-né dans chacune des 14 familles où sévissait le kwashiorkor et on avait prévenu leur malnutrition par des supplémentations alimentaires. A l'âge moyen de 8, 9 ans, les enfants avaient été testés et comparés avec leurs aînés et avec leurs frères et sœur plus jeunes : ceux qui avaient reçu des suppléments diététiques pendant leurs deux premières années montraient des QI significativement plus élevés, en particulier dans les tests verbaux.

Lorsque 101 enfants de La Barbade [34] qui avaient souffert de malnutrition pendant leur première année ont été examinés entre 4 et 11 ans comparés avec 101 témoins, on a constaté qu'ils avaient tendance (surtout les garçons) à être maladroits et à mal effectuer les tests moteurs chronométrés (mouvements répétitifs d'un ou de plusieurs doigts, tapotements de la main, pronation, supination, flexion et extension des mains, sautillements sur les orteils et les talons). Ils montraient aussi des déficits de l'attention, une mauvaise concentration et d'autres troubles de l'apprentissage.

Un trouble mental grave n'était pas inversé par une amélioration ultérieure de l'environnement. Cravioto [19, 20] a constaté que la guérison d'une malnutrition s'accompagne d'une amélioration intellectuelle sauf si elle avait été sévère avant que l'enfant ait 6 mois. Il a noté que la croissance du cerveau humain suit le rythme le plus rapide pendant les premières semaines (il gagne 1 à 2 mg/m pendant la période périnatale) et qu'une lésion survenant alors peut être irrémédiable. Birch et son équipe [7] ont coté à l'échelle de Wechsler 37 enfants qui avaient été traités pour kwashiorkor entre 6 et 30 mois et ont comparé les résultats avec ceux de leurs frères et sœurs non affectés. Les premiers avaient des scores moyens de 68,5 alors que leurs fratries obtenaient 81,5. Comparés aux témoins, ils étaient deux fois plus nombreux à avoir des QI inférieurs à 70 ; 4 d'entre eux et 10 témoins avaient des QI au moins égaux à 90. La malnutrition provoque une apathie qui, à son tour, affecte la relation mère-enfant : la mère répond moins à son enfant qui en reçoit moins de stimulation. Des enquêtes menées dans le monde entier ont montré qu'un retard sévère du développement pendant la première année retarde le développement intellectuel à venir et que, plus il a duré, plus net est son effet. Même la malnutrition grave qui fait suite à une sténose congénitale non traitée du pylore peut se traduire par la suite par une diminution de la coordination visuomotrice et de la mémoire auditive [43]. Ces constatations doivent être envisagées en conjonction avec les effets de la malnutrition intra-utérine qui ont été décrits dans le chapitre précédent. Chase et Martin [15] ont comparé 19 enfants d'un âge moyen de 3 ans et demi, qui avaient souffert de malnutrition pendant la première année de vie, avec des témoins de sexe, race, milieu social et poids de naissance identiques. Le QD moyen des témoins était de 99,4 et celui des enfants testés était de 82,1 ; tous ceux qui avaient été guéris avant d'avoir 4 mois montraient un QD supérieur à 80 alors que ce n'était le cas que chez 10 de ceux qui avaient été admis après 4 mois.

EXERCICE ET DÉVELOPPEMENT

La maturation du système nerveux est un des facteurs essentiels du développement. Emmailloter les enfants est encore un usage répandu dans de nombreux pays tels que la Russie et l'Irak. Des enquêtes ont montré que, lorsqu'on cesse de les emmailloter à la fin de leur 1re année, les enfants montrent en quelques heures des capacités motrices analogues à celles des enfants qui étaient libres de mobiliser leurs jambes. Même sans exercice, la maturation du système nerveux a progressé sans aucun retard ultérieur. Des efforts tentés pour faire marcher plus précocement des enfants par des exercices moteurs spéciaux se sont révélés infructueux car un enfant ne peut pas marcher avant d'avoir atteint le degré convenable de maturation de son système nerveux, en particulier la myélinisation. Il en est de même pour l'enseignement du contrôle sphinctérien.

INTELLIGENCE ET COMPOSITION FAMILIALE

On note un rapport inverse entre la composition de la famille et l'intelligence de l'enfant [53]. Une enquête menée sur 184 étudiants américains issus de familles nombreuses [22] a montré que plus les familles étaient nombreuses et petitement logées et plus les QI des enfants étaient faibles. Des facteurs socio-économiques complexes interviennent sans doute. On a constaté que les aînés, les plus jeunes et les enfants uniques sont généralement plus intelligents que les enfants intermédiaires sans qu'on puisse invoquer une origine génétique : des facteurs environnementaux tels que le temps consacré par la mère à son aîné ou à son plus jeune enfant doivent avoir de l'importance. Dans une étude portant sur 2 523 enfants, les aînés et les enfants uniques avaient une plus grande capacité de lecture [35]. Dans une famille de deux enfants, le QI moyen des enfants est plus élevé si un intervalle plus long sépare leur naissance.

CARENCE AFFECTIVE

L'ouvrage consacré par Jean [42] à ce sujet offre un grand intérêt. Il étudie l'authenticité des histoires de 53 enfants élevés par des animaux, et décrit en détail trois exemples qui semblent bien prouvés : Kaspar de Nuremberg, Kamala de Midnapore et Victor de l'Aveyron. Tous ces enfants marchaient à quatre pattes lorsqu'on les a trouvés ; ils étaient muets et montraient des défauts évidents de l'appréciation spatiale. Victor a été décrit de façon très vivante « ses yeux regardaient mais ne voyaient pas ; ses oreilles entendaient mais n'écoutaient pas et ses organes du toucher, se limitant aux opérations mécaniques de prendre et de tenir, n'avaient jamais été utilisés pour vérifier la forme ou l'existence d'un objet ». Sa rééducation qui, par exemple, devait lui permettre de dîner dans un restaurant, est une étude psychologique fascinante.

Une carence affective retarde un enfant physiquement et mentalement. Les enfants ont besoin de tendresse pendant leur enfance et ultérieurement, et une carence affective pendant les trois premières années peut avoir de profondes conséquences. Elle retarde leur développement et leur croissance physique et peut induire un nanisme par diminution de la sécrétion hypophysaire de l'hormone de croissance [71]. Les enfants élevés dans des orphelinats montreront probablement un retard de la station assise, de la marche, du contrôle sphinctérien, et de l'élocution. Le grand enfant pourra être agressif et égoïste, sucer son pouce ou toucher d'autres parties de son corps, et montrer un défaut de raisonnement verbal. Le comportement moteur est plutôt moins retardé que les autres aspects du développement.

Je n'oublierai jamais une visite que j'ai faite dans un orphelinat pour enfants abandonnés : dans un grenier se trouvaient 20 à 30 enfants de

12 mois à 3 ans, assis sur le plancher, sans jouets et sans autre mobilier que leurs petits lits dont les flancs étaient en bois. Ces enfants ne parlaient pas, ne pleuraient pas, ne jouaient pas : ils restaient immobiles. Le plus ahurissant était une fenêtre ouverte jusqu'au niveau du plancher et dépourvue de tout garde-fou empêchant les enfants de tomber au-dehors. Devant notre étonnement on nous répondit que ce n'était encore arrivé à aucun enfant et, considérant leur immobilité, nous pensâmes que ce ne serait probablement jamais le cas.

Des travaux récents ont montré qu'un retard progressif peut être stoppé ou inversé si la carence affective n'existe plus après les deux ou trois premières années [17] alors que, prolongée et sévère, elle peut engendrer des altérations durables de la personnalité, dont l'incapacité d'offrir et de recevoir de la tendresse. On sait bien que des parents bourreaux d'enfants ont eux-mêmes été privés d'affection dans leur enfance et ont aussi été battus.

Le livre de Pavenstedt *The Drifters* [55] qui est une étude des enfants de taudis, donne une idée fiable des effets d'un mauvais milieu familial. Il décrit la parfaite coordination motrice de ces enfants, combinée à un manque de précautions et d'attention qui engendre les accidents fréquents dont ils ne tirent aucun enseignement. Ils expriment rarement leur souffrance ; ils cherchent à éviter les tâches difficiles au lieu d'essayer de s'instruire. Dans leurs relations avec autrui, ils sont exigeants, dédaigneux et superficiels, craignant toujours l'agression, la loi du talion ou le blâme. Ils n'aiment ni les livres ni les histoires, ils sont incapables de prendre part à une conversation ; leur langage est pauvre et leur vocabulaire limité.

La mauvaise scolarité des enfants des taudis relève aussi d'une déficience de leur santé et de leurs connaissances, de leur mauvais sommeil, du surpeuplement, du travail en dehors des heures d'école, des charges domestiques, du manque de place pour jouer, et de l'absentéisme scolaire. Les familles plus aisées offrent plus de conversations, plus de stimulations intellectuelles et plus d'espérance [72].

D'après une enquête pédagogique [81], on se rend compte que les handicaps éducatifs de l'enfant défavorisé ne relèvent pas tant des facteurs physiques de la pauvreté et de la crasse que de l'appauvrissement intellectuel du milieu familial et de l'attitude des parents face à l'éducation, à l'école et aux enseignants. Les parents d'enfants défavorisés n'espèrent pas voir leur enfant réussir ; ils sont sans espoir et attendent l'échec. De nombreuses études ont relevé le manque de conversations intelligentes avec leurs enfants. Ils ne posent pas de questions et ne répondent pas aux questions posées si bien que leurs enfants cessent de les questionner. Ils ont tendance à adopter vis-à-vis de leurs enfants une attitude punitive, critique et négative.

Les enfants réagissent différemment à la carence affective et à la séparation d'avec leurs parents. Il est possible que la réponse d'un enfant soit régie par des facteurs génétiques ou constitutionnels, ainsi que par la qualité de la relation parents-enfants avant la survenue de la séparation par le moment de cette survenue, la durée de la séparation, les expériences faites pendant cette période, la totalité de la séparation, et l'attitude des parents au moment du retour de leur enfant auprès d'eux.

Il est faux de croire que la carence affective est le fait des orphelinats. Certains parents ont peur de materner leurs enfants et de les prendre dans leurs bras lorsqu'ils pleurent. Des mères font la sourde oreille en entendant les pleurs de leur bébé d'un an, laissé à lui-même toute la journée dans sa poussette avec le seul spectacle d'un mur. Koupernik (de Paris) a inventé pour ces cas l'expression « hospitalisme intra-familiale ». Les enfants soumis à de mauvais traitement [47] présentent presque toujours un retard du langage. Rutter [82] soutient que des stress isolés tels qu'une hospitalisation ont rarement un effet à long terme alors que c'est le cas des stress répétés, et que des expériences peuvent interférer avec une vulnérabilité ultérieure par une sensibilisation à d'autres stress.

De grands efforts ont été faits récemment pour diminuer les risques de traumatismes psychologiques des jeunes enfants, surtout lorsqu'ils doivent être séparés de leurs mères au cours de leurs trois premières années de vie. Les autorités responsables évitent de placer des enfants abandonnés dans des orphelinats mais les placent dans des foyers nourriciers dès qu'ils ont deux à trois semaines : il semble alors que les traumatismes psychologiques dus à une carence affective et décrits par Bowlby soient beaucoup plus rares.

Une hospitalisation est souvent nécessaire au cours des trois premières années de vie d'un enfant mais la prise de conscience par les pédiatres et leurs équipes des possibilités de traumatismes psychologiques ont abouti à encourager les visites journalières des mères, à hospitaliser les mères avec leurs enfants et à approcher l'enfant d'une façon plus amicale.

On ne connaît pas bien le mode d'action de la carence affective : certains retards peuvent s'expliquer par le manque d'opportunité : le nourrisson qui est prêt à s'asseoir ou à marcher ne trouve pas l'aide nécessaire. Son entourage n'a pas le temps de lui parler, de jouer avec lui et de lui faire la lecture lorsqu'il a un an, ce qui retarde le développement de son langage. Personne ne lui fournit en temps voulu le récipient approprié et son contrôle sphinctérien en est retardé. Une carence affective gêne le développement mental mais elle provoque aussi un retard de croissance sans qu'on en comprenne vraiment le mécanisme.

PROGRAMME D'ENRICHISSEMENT

De nombreux efforts ont été faits pour prévenir ou minimiser les mauvais effets des milieux familiaux défavorisés sur le développement intellectuel des enfants [11, 13, 24, 32, 73]. Ils cherchent à apporter les stimulations manquantes, à enseigner aux parents comment offrir des stimulants affectifs, sensoriels et ludiques, à encourager les mères à manifester leur tendresse à leurs enfants, à les materner, à leur parler davantage, à les aider à acquérir leur indépendance, et à améliorer leur langage et leur communication.

On a eu recours à des méthodes analogues pour aider des enfants déficients mentaux [9] particulièrement susceptibles d'être des « sous-développés » ; on a cependant objecté que l'éducation préscolaire ne peut, par elle-même, influencer le cycle du handicap [17]. Certains auteurs pensent que ces dispositions interviennent trop tard dans la vie de l'enfant, qu'elles n'influencent pas radicalement la qualité du milieu familial et qu'elles ne durent pas assez longtemps, si bien que l'amélioration initiale est suivie d'une régression lorsque la stimulation extérieure prend fin.

ENVIRONNEMENT ET ENFANTS ADOPTÉS

Bien qu'on affirme [64] que le rapport du QI entre les enfants biologiques et leurs parents est deux fois plus élevé qu'entre les enfants adoptés et leurs parents adoptifs, il est prouvé que le QI moyen des enfants adoptés est supérieur à la moyenne, peut-être parce que les enfants adoptés sont habituellement beaucoup plus désirés, ou pour des raisons socio-économiques. Selon ma propre étude de suivi de 240 enfants adoptés, le QI moyen était de 106 vers 7 ou 8 ans. Une autre enquête [72] a montré que le QI des enfants adoptés était nettement supérieur à celui des parents. Une étude d'enfants noirs adoptés par des parents blancs [65] a indiqué que ces enfants avaient un QI moyen de 106 alors que celui d'enfants blancs adoptés était de 111. Les enfants noirs dont les parents biologiques avaient un QI moyen se classaient au-dessus de la moyenne lorsqu'ils étaient adoptés par des parents blancs.

QUALITÉS SOUHAITABLES DU MILIEU FAMILIAL

J'ai cherché à résumer celles qui permettent à un enfant d'âge préscolaire de se réaliser au mieux.

— La tendresse et la sécurité ; toujours éviter de quereller, de critiquer, de déprécier, de favoriser : éviter une séparation prolongée avec les parents.

— Accepter l'enfant, si pauvres que soient ses performances ; louer l'effort plutôt que la réussite.

— Établir une discipline ferme et aimante avec un minimum de punitions. Enseigner un comportement acceptable par les autres. Apprendre à penser aux autres, à ne pas être égoïste, à avoir du sens moral, à ne pas tromper. Donner une chance de pratiquer ses nouvelles capacités et de développer tout nouvel intérêt.

— Encourager sa recherche, sa curiosité, mais sans le laisser échouer. Le succès engendre le succès et l'échec peut conduire à l'échec et au refus d'essayer.

— Encourager, faciliter et récompenser plutôt que de décourager.

— Encourager son indépendance et éviter une surprotection. Les risques calculés ne sont pas de l'insouciance.

— Montrer de la tolérance et de la compréhension en face de son caractère qui se forme, de son négativisme et de son agressivité normale.

— Montrer le bon exemple, pas seulement dans son comportement mais aussi dans le choix des lectures, des programmes de télévision, dans ses efforts pour trouver le pourquoi des choses.

— Être ambitieux pour l'enfant mais pas trop et ne pas attendre plus qu'il ne peut donner. Espérer le succès, la bonne conduite.

— Inculquer une attitude raisonnable sans exagérations en face de la maladie.

— Faire prendre conscience des questions sexuelles.

— Inculquer une attitude tolérante vis-à-vis d'autrui. Éviter de critiquer les autres en sa présence mais lui apprendre à chercher les bons côtés de chacun. Tolérer le non-conformisme.

— Fournir du matériel de jeu qui lui permettra de se servir de ses mains, d'imaginer, de construire, de déterminer des modes d'emploi (emboiter des blocs, crayons et papier, enfiler des perles, dominos, jeux de patience, jeux de construction — pas de jouets mécaniques).

— Fournir le matériel adéquat qui lui permettra de trouver les réponses aux questions qu'il pose. Le laisser jouer seul au lieu de lui dire que faire. Encourager le travail spontané sans lui fournir toutes les idées.

— Encourager la précision, l'adresse, la confiance en soi, l'initiative, la direction des opérations.

— Le laisser faire des erreurs et en tirer des leçons.

— Lui apprendre à discuter, à demander des raisons, à poser des questions, à faire le tour d'un sujet, à réfléchir à ce qu'on lui a dit, à évaluer et déterminer les causes, à chercher les ressemblances et les différences.

— Lui apprendre la persévérance, la créativité.

— Lui donner l'occasion d'enrichir son vocabulaire. Chercher la précision et la clarté du langage.

— Lui faire la lecture dès qu'il a un an.

— Lui offrir des expériences hors de la maison : visiter la région, regarder les phénomènes naturels, visiter des musées ou des usines.

— Encourager la linguistique ; lui appprendre la clarté des concepts, converser intelligemment avec lui.

— Milieu familial exigeant mais démocratique, insistant sur la maîtrise de soi et la responsabilité.

— Instruction régulière et prolongée, insistant sur la découverte plutôt que sur la routine.

Au cours de ces dernières années, on a porté un grand intérêt aux problèmes affectifs de l'enfant handicapé mental ; on admet habituellement que ce genre d'enfant est encore plus retardé si on le place de bonne heure dans une institution. L'état mental de ces enfants peut s'améliorer considérablement grâce à une éducation appropriée en période préscolaire ou plus tard, mais risque de se détériorer à la suite d'une carence affective [76].

Toute affection chronique aura probablement un impact psychologique considérable sur l'enfant, en particulier la polyarthrite chronique de l'enfant, l'hémophilie, l'asthme grave, la mucoviscidose, les cardiopathies congénitales graves, le myéloméningocèle et le diabète sucré. Ce dernier a été rattaché à des problèmes d'apprentissage scolaire, à des difficultés cognitives, à des manques d'attention et à un sous-développement [67].

L'environnement prend une telle importance pour l'enfant handicapé qu'il doit toujours être pris en considération dans le bilan de son potentiel intellectuel. On a toujours tendance à sous-estimer les capacités d'un enfant si on ne tient pas compte de l'effet retardateur de son environnement. Il est aussi possible cependant de lui accorder trop d'importance.

Il faut toujours chercher à déterminer le potentiel maximum de l'enfant handicapé physique ou mental afin de l'aider à le réaliser. Lorsqu'on voit pour la première fois un enfant handicapé, on ne doit pas oublier que, du fait de facteurs environnementaux nocifs, il est possible qu'il fonctionne à un niveau inutilement bas.

ESTIMATION DU RÔLE JOUÉ PAR L'ENVIRONNEMENT

Il semble assez vain de vouloir déterminer à quel point ce que nous appelons intelligence est le produit de la nature et quel est l'effet de l'alimentation ou de l'environnement. Ce dernier peut considérablement augmenter ou diminuer le QI, et certains auteurs pensent qu'un très mauvais milieu familial peut engendrer une déficience mentale [75]. Les Clarkes [17] ont étudié les facteurs environnementaux de la déficience mentale et, en se basant sur une mesure de la guérison équivalente à l'importance de la lésion psychologique organique, ont montré que les mauvais traitements et la négligence peuvent retarder d'au moins 17 points le développement intellectuel. Dans leur enquête sur les jumeaux, ils ont estimé que l'environnement peut avoir un effet encore plus marqué sur le QI.

Les études en suivi de Knobloch et Pasamanick [44] ont éclairé le problème. Ils ont étudié le développement d'enfants blancs et noirs et ont constaté que, alors que le développement moteur restait comparable dans les deux groupes, les facettes du développement plus sensibles aux influences sociales montraient des différences considérables lorsque les enfants grandissaient. Le quotient de développement adaptatif s'élevait de 105,4 à 110,9 chez les enfants blancs et s'abaissait de 104,5 à 97,4 chez les enfants noirs. Les capacités de langage augmentaient chez les blancs et diminuaient chez les noirs. On notait les mêmes changements dans tous les scores des QI. Drillien [27] a fait les mêmes constatations chez les prématurés qu'elle a suivis à Édimbourg : les différences de performance entre nourrissons de classes sociales différentes augmentaient avec l'âge.

Barbara Tizard [76] s'est intéressée à la théorie de Jensen qui veut que, aux États-Unis, les facteurs génétiques expliquent en grande partie les différences entre la race blanche et les races de couleur ; elle a étudié les progrès des enfants des différentes races dans l'environnement identique des orphelinats. Une étude portant sur des enfants de 24 à 59 mois (2 blancs, 22 Ouest-Africains ou Africains, et 24 métis, vivant à la pouponnière depuis au moins 6 mois, dont 70 % avaient été admis avant d'avoir un an et 86 % avant d'avoir deux ans), a montré que les scores moyens des tests d'intelligence non verbale, de langage et de compréhension étaient semblables et légèrement en faveur des enfants de couleur. Dans une autre étude portant sur 64 enfants âgés de 53 mois, admis à 4 mois et vivant à la pouponnière depuis au moins deux ans, 36 étaient de race blanche, 9 étaient noirs et 19 étaient métisses ; 24 vivaient encore à l'orphelinat, 24 avaient été adoptés par des familles blanches à l'âge moyen de 37 mois, et 15 avaient été rendus à leurs mères. Les professions des pères étaient comparables. Les QI moyens des groupes raciaux étaient identiques mais ceux des enfants adoptés étaient les plus élevés.

Si des parents veulent obtenir le maximum de leurs enfants, ils doivent dès les premiers jours leur offrir toute la tendresse qu'ils cherchent : il faut parler et jouer avec eux et leur montrer toutes les activités de la maison. On ne peut pas attendre d'un nourrisson qui reste couché dans un landau sans rien à regarder qu'un mur qu'il puisse être aussi avancé que celui que la mère amuse, à qui elle donne des jouets, parle et fait la lecture.

ENVIRONNEMENT DE L'ENFANT HANDICAPÉ

Il a de l'importance pour lui comme pour l'enfant normal.

C'est un vaste domaine que les effets de l'environnement sur l'enfant handicapé. De toute façon, même si l'enfant a un handicap très léger, son environnement sera forcément différent de celui d'un enfant normal. Il sera probablement surprotégé chez lui et son handicap physique ou sensoriel augmentera par manque de pratique et d'occasions d'apprendre. Il peut être l'objet de favoritisme ou de rejet. Il peut être la cible de commentaires désagréables faits en sa présence par les voisins. Il peut être privé d'expériences tactiles avec des jouets et d'autres objets. Il peut être séparé de ses camarades dont la compagnie lui manque. Ses activités extrascolaires sont limitées. Il est traité différemment des enfants normaux du fait de sa dépendance. Il est possible qu'il ait dû être séparé de bonne heure de ses parents pour être éduqué dans une institution appropriée à son handicap et le problème d'une privation affective s'ajoute à celui du défaut physique. Les enfants aveugles en particulier peuvent présenter un « pseudo-retard » dû au manque d'occasions d'apprendre : un retard de l'alimentation solide peut entraîner des difficultés à mastiquer et à manger ; l'apprentissage de la propreté est retardé ; ils sont privés de l'occasion d'apprendre à s'habiller seuls alors qu'ils en sont mentalement capables ; ils peuvent manquer de stimuli sensoriels normaux car on ne leur donne pas de jouets appropriés ; on les empêche parfois de mettre des objets dans leur bouche ; leurs parents ont tendance à moins leur faire la lecture et leur langage s'en trouve retardé.

McKeown et Record [49] ont constaté que les QI moyens de jumeaux élevés ensemble sont de 5 points inférieurs à ceux de jumeaux séparés à la naissance ; ils en ont rendu responsable l'influence retardatrice d'un jumeau sur l'autre. Je pense pour ma part qu'il y a une meilleure explication : les parents de jumeaux élevés ensemble ont moins de temps pour leur parler, pour jouer avec eux et leur faire la lecture que lorsqu'il s'agit d'un enfant unique ou d'un seul jumeau séparé de son jumeau.

En conclusion, on ne sait pas bien à quel point l'environnement peut accélérer ou retarder le développement intellectuel. D'après les études de jumeaux identiques élevés séparément, il semble en général que 20 à 40 % au plus du score d'un test de l'intelligence relève de l'environnement, le reste étant le produit de l'hérédité. On ne peut donner d'estimation plus précise. Les deux principales méthodes d'investigation (celle des jumeaux élevés dans des environnements différents et celle des enfants élevés dans des foyers nourriciers) offrent des difficultés. Lorsque des jumeaux identiques sont élevés séparément, un certain choix de l'environnement est presque forcé et cet environnement sera probablement le même pour chaque jumeau. Dans le cas des foyers nourriciers, la principale difficulté réside dans le choix du foyer et dans le désir de faire correspondre les qualités intellectuelles supposées de l'enfant avec celles des parents nourriciers. On rencontre des difficultés dans l'équivalence des environnements de jumeaux monozygotes ; ils peuvent être traités différemment par leurs parents ; ils peuvent avoir des appétits différents et des maladies différentes ; ils peuvent être différents dans leurs personnalités et leur croissance physique, et tous ces facteurs peuvent affecter leur développement intellectuel.

L'EFFET DES MÉDICAMENTS

De nombreux médicaments peuvent affecter le développement intellectuel et le comportement [40, 48] ; ils peuvent influencer le pouvoir de concentration et la mémoire, et engendrer de l'agressivité, de l'irritabilité, de l'hyperactivité, de l'excitation, de l'insomnie, de la confusion, de la dépression, de la somnolence, des tremblements, de l'ataxie, de la maladresse, de la dysphagie, de la dysarthrie, des troubles auditifs et visuels, des convulsions, et une détérioration mentale généralisée [40]. Les drogues qui engendrent une assuétude sont particulièrement importantes. Le relevé complet de tous les médicaments absorbés est donc essentiel lorsqu'on effectue le bilan d'un enfant. Des produits toxiques tels que le plomb et les polluants atmosphériques peuvent réduire le niveau intellectuel de l'enfant.

IRRADIATIONS DU CERVEAU DANS LES AFFECTIONS MALIGNES

Dans une étude portant sur 28 enfants en état de rémission depuis au moins deux ans après une chimiothérapie nécessitée par une anémie lymphoblastique aiguë [28, 29], 9 enfants recevant des irradiations préventives au moins six mois après le diagnostic de leucémie montraient des QI normaux ou supérieurs à la normale, mais les scores de 10 enfants qui avaient reçu des irradiations préventives dans les deux mois du diagnostic étaient diminués (3 de façon marquée). L'effet était plus grave chez le plus jeune enfant. Le langage n'était pas affecté. Une autre enquête [29] a porté sur des facteurs importants tels que la période de croissance cérébrale maximale (deux ans) qui fait que plus l'enfant est jeune et plus le risque est grand, la nature du traitement (irradiations isolées ou accompagnées de méthotrexate qui peut potentialiser leurs effets), et les facteurs environnementaux futurs tels que le stress, l'angoisse et la perte du temps scolaire. On a pensé que la baisse du QI n'avait que peu d'intérêt : il se peut que le traitement gêne l'acquisition de nouvelles connaissances mais ne fasse pas disparaître les connaissances acquises.

Des enfants soumis à des irradiations préventives du système nerveux central ont présenté lors d'examens de suivi des troubles de la fonction cognitive, de l'attention, de la mémoire, de l'apprentissage auditif et de la rapidité de compréhension. Ils étaient plus enclins aux problèmes psychologiques (agressivité, dépression, tendances suicidaires et alcoolisme) [52], en plus des retards fréquents de leurs croissances relevant de l'effet exercé sur le fonctionnement hypophyso-hypothalamique, thyroïdien, ovarien et testiculaire [70]. Des chercheurs [77] ont constaté que la détérioration qui suivait un traitement antileucémique n'était pas immédiate mais se produisait ensuite progressivement, surtout si les irradiations avaient été administrées avant que l'enfant ait trois ans.

TRAUMATISMES CRANIENS GRAVES

Chaque année en Grande-Bretagne des milliers d'enfants présentent des traumatismes crâniens à la suite d'accidents ou de mauvais traitements ; certains montrent des lésions cérébrales par hypoxie ou par accident cérébrovasculaire. Le plus grand nombre guérit rapidement sans séquelles telles que des céphalées ou des signes neurologiques plus graves. Le comportement de l'enfant avant le traumatisme, en particulier les divers composants de sa prédisposition aux accidents, peut jouer un rôle dans les altérations apparentes de son comportement après l'accident. Le pronostic doit aussi tenir compte de l'âge, du sexe, du milieu social, de la réaction familiale et du caractère de l'enfant [61].

Une enquête menée sur 344 enfants [10] de moins de 18 ans, comateux depuis plus de 24 heures et suivis pendant au moins un an, a montré que le pronostic du fonctionnement moteur était favorable si le coma durait moins de trois mois. 73 % des enfants avaient récupéré leur autonomie de la marche et de la propreté, 10 % étaient partiellement dépendants, 9 % étaient totalement dépendants et 8 % n'étaient pas sortis du coma. Une étude finnoise a porté sur 34 enfants demeurés inconscients pendant plus de 24 heures [36] et examinés de 4 à 10 ans après l'accident : 8 étaient incapables de suivre une scolarité normale, 9 montraient des résultats inférieurs à ceux qui avaient précédé l'accident, et 17 étaient dans la normale scolaire. Ceux qui avaient été inconscients pendant au moins 15 jours montraient rarement de bons résultats scolaires, 10 prouvaient une baisse nette de leur niveau intellectuel et 5 avaient des crises épileptiques.

Dans une étude sur l'aspect psychiatrique des traumatismes crâniens [69], les problèmes comportementaux (parfois antérieurs à l'accident) incluaient le manque de contrôle de l'irascibilité, la mauvaise concentration et l'hyperactivité, surtout chez les garçons. Les céphalées étaient rares. Une autre enquête [14] a montré que les effets étaient plus importants chez les enfants plus jeunes. Les difficultés cognitives représentent des séquelles importantes.

MÉNINGITE ET ENCÉPHALITE

Les séquelles d'une méningite purulente seront probablement plus graves chez le nourrisson que chez le grand enfant ; la forme la plus grave relève de l'Haemophilus influenzae. L'incidence de ses séquelles est difficile à déterminer car elle varie considérablement avec les publications. Feigin et son équipe [31] ont constaté que 4 des 50 nourrissons survivants présentaient des troubles intellectuels et neurologiques graves et que 14 autres montraient des QI entre 70 et 80. Lindberg et son équipe [50] ont noté que 26,8 % des 82 survivants présentaient des séquelles psychologiques et neurologiques dont la plus fréquente était la surdité. Sell et coll. [68] ont relevé que 29 % de 86 cas avaient des handicaps graves et que 43 % seulement ne montraient pas de lésion. Bell et McGuiness [3] évoquent de 31 à 56 % de séquelles. Certains cas présenteraient des convulsions par la suite.

Il y a plusieurs années, Miller [50] a analysé l'incidence des séquelles de l'encéphalomyélite postinfectieuse. Il a noté de 2 à 5 % de séquelles graves de l'encéphalite post-rubéoleuse, 20 % après la varicelle, 30 % après les oreillons, 35 % après la coqueluche, 35 % après la rougeole, et 45 % après la scarlatine. L'incidence de l'encéphalite de la rougeole est de 1 pour 500 et celle de l'encéphalite de la rubéole est de 1 pour 6 000. Celle qui suit la vaccination antimorbilleuse est de 1 pour 1 million et celle qui suit la vaccination antirubéoleuse est de 1 pour 500 000.

TROUBLES POSTVACCINAUX

La controverse sur l'incidence des séquelles neurologiques de la vaccination anticoqueluche a engendré de nombreuses publications contradictoires que j'ai résumées dans un autre ouvrage [1]. Leur examen minutieux n'a pas apporté de preuves que cette vaccination provoque des lésions cérébrales durables. L'élévation thermique qui se produit quelques heures après l'injection chez 10 % des nourrissons peut provoquer une convulsion fébrile chez un enfant sensible ou une crise d'épilepsie chez un enfant prédisposé à l'épilepsie, mais dans aucun cas elle n'entraîne de lésion durable.

Il n'existe aucun symptôme, aucun examen particulier ou aucun signe nécropsique caractéristiques d'une lésion cérébrale postvaccinale, ou différents en quoi que ce soit de ceux d'un enfant non immunisé. Il est irrationnel d'attribuer une lésion cérébrale à une vaccination uniquement parce qu'on n'en connaît pas d'autre cause, car, dans la majorité des cas de lésion cérébrale (tels que celui de l'encéphalite apparue chez un enfant qui n'a pas été vacciné récemment), on ne retrouve pas non plus de cause fiable, bien que parfois on puisse évoquer un virus neurotrope. Il est tout aussi irrationnel d'attribuer une « lésion cérébrale » à un vaccin simplement parce que les signes en sont apparus peu de temps après la vaccination. Le vaccin est normalement administré à un moment où des convulsions fébriles, des spasmes infantiles et des infections telles qu'une otite moyenne (cause fréquente d'accès fébriles) sont susceptibles de se produire.

NOYADE APPARENTE

Les publications sur sa responsabilité dans des lésions cérébrales sont contradictoires. Certains auteurs [45, 56, 57] affirment que les séquelles neurologiques sont rares si le traitement est rapide et correct ; d'autres [12, 18, 51, 58] ont constaté que 20 à 30 % des cas conservaient des séquelles graves telles qu'une déficience mentale, une quadriplégie ou des signes extrapyramidaux. Elle est plus dangereuse en eau chaude qu'en eau froide. Les signes de mauvais pronostic au moment de l'admission sont la fixité des pupilles dilatées, le coma, un pH initial inférieur à 7, l'absence de respiration et la flaccidité.

Des progrès considérables ont été réalisés récemment dans le traitement de l'hypothermie et d'autres complications, et le pronostic des survivants est meilleur.

RÉSUMÉ

L'environnement (la maison, le voisinage, l'école) influence profondément le développement de l'enfant.

Le concept de période sensible ou critique décrit par les éthologues peut s'appliquer à l'enfant en voie de développement. On conçoit que l'on devrait donner à l'enfant l'opportunité d'apprendre dès qu'il en a la possibilité.

On insiste sur le rôle de l'alimentation au cours des premières années, de la tendresse et de la sécurité, et de la liberté de se réaliser et de développer son indépendance.

Les qualités d'un bon et d'un mauvais milieu familial sont étudiées et j'ai énuméré différentes façons d'aider un enfant à se réaliser au mieux.

La « lésion cérébrale » postnatale est étudiée, en accordant une grande place aux risques, très exagérés, des vaccinations. Un nombre considérable de médicaments peut cependant réduire significativement les performances scolaires de l'enfant.

L'effet de l'environnement sur l'enfant handicapé est étudié.

En conclusion, le QI d'un enfant peut être considérablement élevé ou abaissé par son environnement. Les facteurs génétiques jouent un grand rôle dans l'intelligence et les possibilités de l'enfant, mais les effets de l'alimentation et de la nature sont si intimement mêlés que les efforts pour les distinguer ne peuvent qu'être vains.

RÉFÉRENCES

[1] Baughman E.E., Dahlstrom W.G. — *Negro and white children. A psychological study in the rural South*. Academic Press, New York, 1968.

[2] Bayley N. — Comparisons of mental and motor test scores for ages 1-15 months by sex, birth order, race, geographical location, and education of parents. *Child Dev.*, 1965, **36**, 379.

[3] Bell J.E., McGuiness G.A — Suppurative central nervous system infections in the neonate. *Seminars in Perinatology*, 1982, **6**, 1.

[4] Biesheuvel S. — Symposium on current problems in the behavioural sciences in South Africa. *S. Afr. J. Sci.*, 1963, p. 375.

[5] Biescheuvel S. — An examination of Jensen's theory concerning educability, hereditability and population differences. *Psychol. Africana.*, 1972, **14**, 87.

[6] Biescheuvel S. — The Study of African ability. *African Studies*, 1952, **11**, 45-105.

[7] Birch H.G., Pineiro C., Alcade E., Toca T., Cravioto J. — Relational of kwashiorkor in early childhood and intelligence at school age. *Pediatr. Res.*, 1971, **5**, 579.

[8] Bloom B.S. — *Stability and change in human characteristics*. Wiley, New York, 1964.

[9] Bricker D., Carlson L., Schwarz R. — A discussion on early intervention for infants with Down's syndrome. *Pediatrics*, 1981, **67**, 45.

[10] Brink J.D., Imbus C., Woo-Sam, J. — Physical recovery after severe child health trauma in children and adolescence. *J. Pediatr.*, 1980, **97**, 721.

[11] *Bristish Medical Journal*. Helping the child at risk. Leading article, 1981, **1**, 1647.

[12] Brooks J.G. — The child who nearly drowns. *Am. J. Dis. Child.*, 1981, **135**, 998, 1006.

[13] Browder J.A. — The pediatrician's orientation to infant stimulation programs. *Pediatrics*, 1981, **67**, 42.

[14] Chadwick O. Rutter M., Thompson J., Shaffer D. — Intellectual peformance and reading skills after localised head injury in childhood. *J. Child Psychol. Psychiatry*, 1981, **22**, 117.

[15] Chase H.P., Martin H.P. — Undernutrition and child development. *N. Engl. J. Med.*, 1970, **282**, 933.

[16] Chessells J.M. — Cranial irradiation in childhood lymphoblastic leukaemia : time for reappraisal ? *Br. Med. J.*, 1985, **2**, 686.

[17] Clarke A.M., Clarke A.D.B. — *Early experience : myth and evidence*. Open Books, London, 1976.

[18] Conn A.W., Edmonds J.F., Barker G.A. — Cerebral resuscitation in near drowing. Pediatr. *Clin. North. Am.*, 1979, **26**, 691.

[19] Cravioto J., Delicardie E.R. — Mental performance in school age children. *Am. J. Dis. Child.*, 1970, **120**, 404.

[20] Cravioto J., Robles B. — Évolution of adaptive and motor behaviour during rehabilitation from kwashiorkor. *Am. J. Orthopsychiat.*, 1965, **35**, 449.

[21] Critchley M. Henson R.A. — *Music and the brain*. Heinemann, London, 1977.

[22] Dandes H.M., Dwo E. — Relation of intelligence to family size and density. *Child Dev.*, 1969, **40**, 641.

[23] Denenberg V.H. — *Éducation of the infant and young child*. Academic Press, New York, 1970.

[24] Denhoff E. — Current status of infant stimulation or enrichment program for children with developmental disabilities. *Pediatrics*, 1981, 67, 32.

[25] Dobbing J. — Undernutrition and the developing brain. *Am. J. Dis. Child.*, 1970, **120**, 411.

[26] Douglas J.W.B. — *The home and the school.* Macgibbon et kee, London, 1964.

[27] Drillien C.M. — Longitudinal study of gorwth and development of prematurely and maturely born children. Mental development 2-5 years. *Arch. Dis. Child.*, 1961, **36**, 233.

[28] Eiser C. — Intellectual abilities among survivors of childhood leukaemia as a function of CNS irradiation. *Arch. Dis. Child.*, 1978, **53**, 391.

[29] Eiser C. — Intellectual development following treatment for childhood leuakaemia. In : Whitehouse J.M.A., Kay H. (Éds) *Central nervous system complications of malignant disease.* Macmillan, London, 1979, p. 236.

[30] Evan D., Bowie M.D., Hansen J.D.L. et al. — Intellectual development and nutrition. *J. Pediatr.*, 1980, **97**, 358.

[31] Feigin R.D., Stechenberg B.W., Chang M.J. et al. — Prospective evaluation of treatment of Hemophilus influenzae meningitis. *J. Pediatr.*, 1976, **88**, 542.

[32] Ferry P.C. — On growing new neurons ; are early intervention programs effective ? *Pediatrics*, 1981, **67**, 38.

[33] Foss B.M. — *Determinants of infant behaviour.* Methuen, vol. 1 (1961), vol. 2 (1963), vol. 3 (1965), vol. 4 (1969), London.

[34] Galler J.R., Ramsey F., Solimano G., Ku Charski L.T., Harrison R. — The influence of early malnutrition on subsequent behavioral development. *Pediatr. Res.*, 1984, **18**, 826.

[35] Glass D.C., Neulinger J., Brim O.G. — Birth order, verbal intelligence and educational aspiration. *Child Dev.*, 1974, **45**, 807.

[36] Heiskanen O., Kaste M. — Late prognosis of severe brain injury in children. *Dev. Med. Child Neurol.*, 1974, **16**, 11.

[37] Hinde R.A. — *Animal behaviour.* Mc Graw Hill, New York, 1966.

[38] Illingworth R.S., Lister J. — The critical or sensitive period, with special reference to certain feeding problems in infants and children. *J. Pediatr.*, 1964, **65**, 839.

[39] Illingworth R.S., Illingworth C.M. — *Lessons from childhood.* Livingstone, Edindurgh, 1966.

[40] Illingworth R.S. — Developmental variations in relation to minimai brain dysfunction. In : Rie H.L., Rie E.D. (Éds) *Handbook of brain dysfunction.* Wiley, New York, 1980.

[41] Illingworth R.S. — The normal child. Churchill Livingstone, London, 9th, Éd., 1987.

[42] Itard J. — *The wild boy of Aveyron.* NLB, London, 1972.

[43] Klein P.S., Forbes G.B., Nader P.R. — Effects of starvation in infancy on subsequent learning abilities. *Pediatr. Res.*, 1974, **8**, 344.

[44] Knobloch H., Pasamanick B. — Mental subnormality. *N. Engl. J. Med.*, 1962, **266**, 1 092.

[45] Kruus S., Bergström L., Suutarinen T., Hyvönen R. — The prognosis of near drowned children. *Acta Paediatr. Scand.*, 1979, **68**, 315.

[46] Lindberg J., Rosenthall V., Nylen O., Ringner A. — Long term outcome of Hemophilus influenzae meningitis related to antibiotic treatment. *Pediatrics*, 1977, **60**, 1.

[47] Lynch M.A. — The prognosis of child abuse. *J. Child Psychol. Psychiatry*, 1978, **18**, 175, 180.

[48] McClelland H.A. — Psychiatric complications of drug therapy. *Adverse Drug Reaction Bulletin*, 1973, **N° 41**, 132.

[49] McKeown T., Record R.G. — Early environmental influences on the development of intelligence. *Br. Med. Bull.*, 1971, **27**, 48.

[50] Miller H.G., Stanton J.B., Gibbons J.L. — Para-infectious encephalomyelitis and related syndromes. *Q.J. Med.*, 1956, **25**, 427.

[51] Modell J.H. et al. — Near-drowning : correlation of level of consciousness and survival. *Canadian Anaesthetic Soc. J.*, 1980, **27**, 211.

[52] Morris Jones P.H. — The long terme effects of therapy for malignant disease in childhood. *J. Roy. Coll. Phys.,* 1980, **14**, 178.

[53] Nisbet J.D., Entwistle N.J. — Intelligence and family size. *Br. J. Éduc. Psychol.*, 1964, **37**, 188.

[54] Palmer S., Thompson R.J., Linscheid T.R. — Applied behaviour analysis in the treatment of childhood feeding problems. *Dev. Med. Child Neurol.*, 1975, **17**, 333.

[55] Pavenstedt E. — *The Dirfters. Children of disorganised lower class families.* Churchill, London, 1967.

[56] Pearn J., Nixon J. — Prevention of childhood drowning accidents. *Med. J. Austr.*, 1977, **1**, 616.

[57] Pearn J.H., Bart R.D., Yamaoka R. — Neurologic sequelae after chidhood near-drowning : a total population study from Hawaii. *Pediatrics*, 1979, 64, 187.

[58] Peterson B. — Morbidity of childhood near-drowning. *Pediatrics*, 1977, **59**, 364.

[59] Pringle, Kellmer M.L. — Speech, learning and child health. *Proc. Roy. Soc. Med.*, 1967, **60**, 885.

[60] Pringle, Kellmer M.L., Butler N.R., Davies R. — *11,000 Seven year olds.* Langham, London, 1966.

[61] Rosenzweigh M.R., Bennett E.L., Diamond M.C. — Sci. *Amer.* 1972, **226**, 22.

[62] Rutter M. — The long term effects of early experience. *Dev. Med. Child Neurol. 1980, 22, 800.*

[63] Rutter M., Chadwick O, Shaffer D. — Head injury. In Rutter M. (Éd.). Developmental neuropsychiatry. Churchill Livingtone, London, 1984, p. 83.

[64] Rutter M. — Family and school influences on cognitive development. *J. Child Psychol. Psychiatry.*, 1985, **26**, 683.

[65] Scarr S., Weinberg R.A. — IQ test performance of black children adopted by white parents. *Amer. Psychol.*, 1976, **31**, 726.

[66] Schain R.J., Watanabe K., Harel S. — Effects of brief postnatal fasting on brain development of rabbits. *Pediatrics*, 1973, **51**, 240.

[67] Schlieper A. — Chronic illness and school achievement. *Dev. Med. Child Neurol.*, 1985, **27**, 75.

[68] Sell S.H.W., Merrill R.E., Doyne E.O., Zimsky E.P. — Long-term sequelae of Hemophilus influenzae meningitis. *Pediatrics*, 1972, **49**, 206.

[69] Shaffer D. — Psychiatric aspects of brain injury in childhood. *Dev. Med. Child Neurol.11973,* **15**, 211.

[70] Shalet S.M., Beardwell C.G. — Endocrine consequences of treatment of malignant disease in childhood : a review. *J. Roy. Soc. Med.*, 1979, **72**, 39.

[71] Silver H.K., Finkelstein M. — Deprivation dwarfism. *J. Pediatr.*, 1967, **70**, 317.

[72] Skodak M., Skeels H.M. — A follow up study of one hundred adopted children. In Bronfenbrenner U., Mahoney M.A. (Eds) *Influences on human development.* Dryden Press, Illinois, 1975, p. 60.

[73] Soboloff H.R. — Development enrichment programmes. *Dev. Med. Child Neurol.*, 1979, **21**, 423.

[74] Stoch M.B., Smythe P.M., Moodie A.D., Bradshaw D. — Psychosocial out-

come and CT findings after gross undernourishment during infancy : a 20 year developmental study. *Dev. Med. Child Neurol.*, 1982, **24**, 419.

[75] Stott D.H. — Abnormal mothering as a cause of mental subnormality. *J. Child Psychol. Psychiatry*, 1962, **3**, 79.

[76] Tizard B. — IQ and race. *Nautre*, 1974, **247**, 316.

[77] Traddle V., Britton P.G., Craft A.C., Noble T.C., Kernahan J. — Intellectual function after treatment for leukaemia or solid tumors. *Arch. Dis. Child.*, 1983, **58**, 949.

[78] Tulkin S.R., Kagan J. — In Bronfenbrenner U., Mohoney M.A. (Éds) *Influences on human development*. Dryden Press, Illinois, 1975.

[79] Winick M. — *Nutrition and development*. Wiley, New York, 1972.

[80] Wolff P.H., Feinbloom R.I. — Critical periods and cognitive development in the first two years. *Pediatrics*, 1969, **44**, 999.

[81] Working Party for Schools Council N° 27 Cross'd with adversity. — *The education of socially disadvantaged children in secondary schools*. Evans and Methuen International, London, 1970.

4

APTITUDES ET RÉFLEXES DU NOUVEAU-NÉ

Il est important de connaître les aptitudes et les réflexes primitifs du nouveau-né, pas seulement pour pouvoir comprendre le développement de l'homme mais aussi pour établir le bilan complet d'un nourrisson, pour pouvoir identifier d'éventuelles lésions neurologiques de la période pré ou périnatale et pour dresser un pronostic de son avenir. Nous ne savons actuellement pas avec certitude les applications pratiques de cette connaissance mais, sachant que tous les nourrissons déficients mentaux montrent un retard de toutes les faces de leur développement (excepté parfois leurs possibilités motrices futures), il serait logique d'admettre que l'étude de la qualité, de la facilité ou de la difficulté de la réponse du nouveau-né et de ses réflexes archaïques peut éclairer sa maturation intra-utérine et sa signification possible pour l'avenir. Par exemple, la force d'un réflexe de préhension d'un nouveau-né à terme peut être un indice de sa maturité : un nouveau-né très « avancé » peut en être pratiquement dépourvu alors que sa persistance bien après la période néonatale évoque une lésion neurologique. Je pense que les méthodes sophistiquées récentes d'étude du nouveau-né peuvent fournir des données importantes pour la prévision de son potentiel futur qui ouvre un large domaine à la recherche.

APTITUDES DU NOUVEAU-NÉ

On sait depuis longtemps que le fœtus entend dans l'utérus. Les nouveaux tests par ultrasons montrent que, à partir de 26 semaines de gestation, l'audition peut être mise en évidence par un sursaut [3]. Drife [10] a noté qu'au début de la grossesse, le fœtus réagit à une amniocentèse et à un contact avec l'abdomen de sa mère et que, vers 24 à 25 semaines de gestation, il répond à un bruit. Il apprend dans l'utérus à s'habituer à ce stimulus. On s'est servi de cette réaction au bruit pendant la période périnatale pour déceler une détresse fœtale [23] : une hypoxie fœtale est indiquée par l'absence d'accélération cardiaque en présence d'un bruit.

On a beaucoup publié sur le développement du nourrisson et du jeune enfant mais, jusqu'à présent, l'examen neurologique du nouveau-né a été relativement négligé. Ce sujet avait été à peine effleuré par Arnold Gesell dont les études du développement portaient sur l'enfant à partir de 4 à 6 semaines. Nous devons nos connaissances de l'examen du nouveau-né à un petit groupe de chercheurs tels que Albrecht Peiper, André Thomas, Madame Saint-Anne Dargassies et Heinz Prechtl. J'ai abondamment exploité leurs ouvrages en préparant ce chapitre. Minkowski et Dargassies [18] m'ont permis de les citer.

Récemment, les psychologues ont découvert un peu tardivement que le nouveau-né humain est un fascinant sujet d'études et, par divers procédés sophistiqués, ils ont mis en évidence des possibilités auditives, visuelles et perceptives mal admises auparavant, même au cours de la période néonatale [6, 9, 13, 17, 24]. Dans les minutes qui suivent sa naissance, le nouveau-né adopte un comportement humain [7, 15] : il cherche et préfère l'odeur du lait à celle d'autres substances [4, 5], il peut goûter et montrer en tétant différemment qu'il apprécie la différence entre le lait humain et le biberon de lait de vache conçu pour reproduire le lait de mère. Une étude de 40 nouveau-nés d'un âge moyen de neuf minutes a montré qu'ils tournaient la tête et les yeux en face d'un objet mobile [4, 5]. La réponse était plus vive si l'image d'une figure était nette que si elle était brouillée, ce qui indiquait que la perception visuelle organisée est une capacité innée. Le nouveau-né montre plus d'intérêt pour un objet blanc et noir que pour un carton grisâtre [1] ; il regarde plus longtemps le dessin noir et blanc d'un visage que trois points noirs sur un fond blanc. Dès sa naissance il voit la différence entre des bandes et une tache verte isolée, ou entre un grillage vertical ou oblique et des lignes droites ou courbes [12]. Lorsqu'il se lasse d'une image, il porte plus d'attention à une autre image. Si on lui montre deux sphères rouges identiques jusqu'à ce qu'il en soit lassé et s'en détourne, et si on lui montre alors une sphère rouge à côté d'un cube rouge, il s'intéresse davantage au cube. Il perçoit des tracés horizontaux dès sa naissance et des tracés verticaux vers 4 à 6 semaines [8]. Il peut fixer et suivre du regard sa mère jusqu'à un angle de 180°. Dès qu'il a 15 jours il contemple le visage de sa mère plus longtemps que celui d'un étranger [7]. Il peut accommoder ; si on approche un objet de son visage, il rejette sa tête en arrière dans un mouvement de défense. Entre 3 et 4 semaines, il regarde plutôt le bord d'un visage que ses traits mais, à 7 semaines, il regarde plus les yeux, surtout si sa mère lui parle. Il peut distinguer les couleurs. A 4 semaines, il fait preuve d'une appréciation rudimentaire des dimensions de deux objets présentés à des distances différentes de ses yeux [26]. Bien avant de commencer à sourire, il surveille intensément sa mère lorsqu'elle lui parle, ce qui resserre leurs liens et les fait se répondre. Lorsqu'il pleure et qu'on le prend dans les bras, sa vivacité visuelle augmente [13]. Il tourne la tête vers une voix humaine et son visage est en éveil pendant qu'il en cherche l'origine [5]. Il préfère les bruits humains aux sons purs de même tonalité. On a prouvé que, même pendant son premier mois, il imite celui qui tire la langue mais cette capacité va disparaître, de même que le réflexe de la marche, avant que les mouvements plus volontaires ne débutent [15].

Le nouveau-né tourne ses yeux vers un bruit. Dans une étude, la mère parlait derrière un écran de verre, le nourrisson pouvait la voir mais ne l'entendait que par l'intermédiaire de deux haut-parleurs stéréo dont l'équilibre était réglé de telle sorte que le son pouvait apparaître juste en face ou à partir d'une autre position. Le nourrisson semblait satisfait si le son venait d'en face mais il était perturbé si la voix de sa mère ne coïncidait pas avec sa bouche qu'il voyait. Le nourrisson fait donc la preuve d'une localisation auditive, d'une coordination visuo-auditive et d'une attente que le son vienne de la bouche. Le nouveau-né réagit plus à une voix féminine qu'à une voix masculine. Dans un travail portant sur 390 références, Appleton [1] a noté que le nouveau-né possède des qualités auditives bien développées, qu'il fait une large discrimination des signaux auditifs dont l'intensité, la durée et la localisation des sons. Certaines formes de stimulation auditive, surtout les sons rythmiques ou à basse fréquence, sont apaisantes alors que d'autres sont perturbantes. Un bruit soudain provoque un réflexe de sursaut, un clignement des yeux ou une modification du rythme respiratoire.

Un nouveau-né de 6 à 10 jours réagit à une odeur en se tournant vers le sein de sa mère [15] et il distingue l'odeur de sa mère de celle d'un étranger [17]. Il est fascinant de voir un nouveau-né chercher à s'enfoncer vers le lait, lorsqu'il approche du sein de sa mère et qu'il est complètement recouvert par ses vêtements. Il peut montrer qu'il localise une odeur en détournant sa tête d'une odeur désagréable. Dès sa première semaine, il montre une préférence pour l'odeur, la voix et la forme de sa mère.

La présence dans sa bouche d'un doigt enduit de sucre provoque sa succion et son léchage : le doigt est suivi lorsqu'il est retiré. Un doigt enduit de sel provoque une grimace et peu ou pas du tout de succion : l'enfant repousse le doigt avec sa langue vers ses lèvres, en même temps qu'il fait des mouvements irréguliers de sa tête. Le doigt n'est pas suivi.

Le nouveau-né communique avec sa mère en la regardant (plus tard il lui sourit, et il vocalise 8 à 15 jours après), en pleurant, en lui tendant les bras. Les enfants qui couchent près de leur mère établissent plus tôt le rythme jour-nuit en organisant leu rythme de sommeil mieux que si diverses personnes s'occupent d'eux dans une pouponnière. Le nourrisson communique par différents types de pleurs : de faim ou de douleur, de solitude, de contrariété, de peur ou de changement de posture. Il faut noter que ses diverses fonctions perceptives (vision, audition et odorat) sont très en avance sur le développement de ses qualités motrices.

Un conditionnement peut être établi pendant la première semaine. Un nouveau-né de 3 jours peut apprendre à tourner sa tête d'un côté pour obtenir une récompense lorsqu'une cloche sonne et de l'autre côté lorsqu'il entend un vibreur.

Une accoutumance se produit car, lorsqu'il voit plusieurs fois un objet il s'en détourne pour en regarder un autre. Bien qu'il réponde à un stimulus, il ne continuera pas à lui répondre à moins que sa tonalité ou sa fréquence ne changent (désaccoutumance) [15]. Il doit s'en souvenir. La vitesse de la survenue de l'accoutumance augmente avec la maturité du nourrisson ; elle est plus lente chez les enfants des classes défavorisées ou chez ceux dont l'indice d'Apgar était bas.

La vitesse de l'accoutumance à 3 mois correspondrait aux tests de Binet à trois ans et demi. Je pense que les psychologues devraient essayer, par des études de suivi, d'établir une corrélation entre la rapidité et la maturité des réponses visuelles, auditives et perceptives avec la maturité de l'enfant et ses quotients de développement futurs. Un enfant déficient mental est lent à répondre à sa mère par des sourires et des vocalisations et à montrer des réactions conditionées [11].

RÉFLEXES ET RÉACTIONS AU COURS DE LA PÉRIODE NÉONATALE

Les réflexes primitifs offrent un grand intérêt mais, lorsqu'il s'agit d'établir un bilan dans un service très chargé, il faut distinguer ce qui est intéressant de ce qui est important. Ces réflexes peuvent cependant justifier une étude approfondie et, comme leur rôle diagnostique et pronostique doit encore être fixé, je pense devoir en décrire quelques-uns en détail.

RÉFLEXES BUCCAUX

Les réflexes de succion et de déglutition s'observent chez les nouveau-nés à terme et chez les prématurés, sauf chez les plus petits. Leur absence chez un nouveau-né à terme évoque un déficit du développement. On recherche le réflexe de succion en introduisant dans la bouche un doigt ou une tétine qui déclencheront une succion énergique.

Le réflexe d'« enracinement » ou de « recherche » existe chez tous les nouveau-nés normaux, nés à terme. Lorsque la joue du nourrisson entre au contact du sein ou d'une autre partie du corps de sa mère, il « creuse » pour trouver du lait, ce qui lui permet de trouver la mamelon sans qu'on le lui présente. Si on effleure sa commissure buccale, sa lèvre inférieure s'abaisse du même côté et sa langue se mobilise vers le point de l'excitation. Lorsque le doigt de l'examinateur s'éloigne de ce point en glissant, le nouveau-né tourne la tête pour le suivre. Si le milieu de la lèvre supérieure est excité, la lèvre remonte en découvrant les gencives et la langue se mobilise vers le point de l'excitation. Le doigt qui glisse le long du sillon nasolabial provoque une extension de la tête. Si on frappe le milieu de la lèvre inférieure, la lèvre s'abaisse et la langue se mobilise vers le point de la stimulation. Si les doigts glissent vers le menton, le maxillaire inférieur s'abaisse et la tête se fléchit. Ces réflexes sont appelés « les réflexes des points cardinaux », par les auteurs français (fig. 1).

Nous avons constaté que ces réflexes sont difficilement obtenus sauf si l'heure du repas est proche. Ils correspondent probablement aux réflexes buccaux décrits par Gesell.

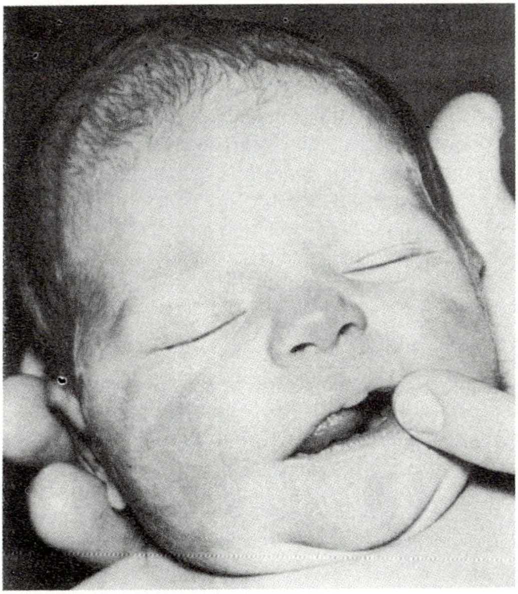

FIG. 1. — *Réflexe des points cardinaux.*

RÉFLEXES OCULAIRES

■ *Réflexe de clignement*

Divers stimuli provoquent le clignement même si l'enfant est endormi, ou la contraction des paupières si les yeux sont fermés. par exemple, un bruit sec induit le réflexe cochléo-palpébral, une lumière brillante provoque le réflexe visuo-palpébral ou réflexe d'aveuglement qui fait cligner ou fermer l'œil, et un contact douloureux déclenche le réflexe cutanéo-palpébral. Le réflexe naso-palpébral se traduit par un clignement en réponse à la percussion de l'arête nasale. Le réflexe optique de Peiper consiste en un opisthotonos provoqué par l'envoi d'une lumière vive sur les yeux. Le réflexe ciliaire est un clignement qui suit le tapotement des cils. Le réflexe de Mc Carthy est le clignement homolatéral qui suit une percussion susorbitaire. Chez les nourrissons anormaux ce réflexe est obtenu par une stimulation à distance de la région susorbitaire, par exemple sur le vertex ; s'il est difficile à obtenir parce que les yeux sont fermés, une stimulation péribuccale les fait ouvrir et le test est alors plus facile. Le réflexe cornéen est un clignement qui suit un contact avec la cornée. La mise en évidence de ces réflexes prouve que le stimulus (son, lumière ou contact) a été reçu, qu'un déficit cérébral est peu probable et que les muscles appropriés peuvent se contracter.

■ *Le réflexe de l'œil de poupée*

Il tire son nom du retard du mouvement des yeux après la rotation de la tête. Normalement, quant on fait tourner lentement la tête vers la droite ou vers la gauche, les yeux ne suivent pas son mouvement. Ce réflexe s'observe toujours pendant les 10 premiers jours et disparaît ensuite quand apparaît la fixation : il serait asymétrique dans le cas d'une paralysie de l'abduction. Il peut persister au-delà des premiers jours chez les nourrissons anormaux.

■ *La réaction à la rotation*

Le nystagmus par rotation du nouveau-né a été étudié par Peiper [21]. L'examinateur tient le nourrisson qui lui fait face et le penche en avant d'environ 30°. Il le fait ensuite tourner deux ou trois fois. Pendant la rotation les yeux dévient dans le sens du mouvement ; à l'arrêt ils dévient dans le sens opposé et un nystagmus apparaît. Ce test traduit la fonction vestibulaire mais il est utile pour la mise en évidence de paralysies oculaires.

■ *Réflexe pupillaire*

Les pupilles réagissent à la lumière mais, chez le prématuré et chez certains nouveau-nés à terme, la durée de l'exposition à la lumière doit être prolongée pour provoquer le réflexe. La lumière ne doit pas être vive car elle déclencherait la fermeture des yeux. Thomas a décrit la remarquable intégration des réflexes qui permet à un nouveau-né de tourner sa tête vers une source lumineuse.

Le réflexe d'éternuement à la lumière se manifeste lorsqu'on braque une lumière violente sur les yeux.

■ *La résistance à l'ouverture passive des yeux*

Elle s'observe dès la naissance.

André Thomas a noté que le nourrisson ne commence à réagir qu'à partir de 7 à 8 semaines à une approche rapide d'objets vers ses yeux.

RÉFLEXE DE MORO (fig. 2 à 5)

Il peut être mis en évidence de deux façons. La meilleure méthode (fig. 2) consiste à tenir l'enfant à 45° du lit et à faire brusquement retomber sa tête en arrière. La figure 3 montre la réaction obtenue. La figure 4 illustre une autre méthode : le nourrisson est placé en décubitus dorsal, la tête soutenue par la main de l'examinateur à environ 30 cm au-dessus de la table. Le retrait brusque de la main provoque un mouvement subit de la région cervicale qui déclenche le réflexe.

Ce réflexe consiste en une abduction-extension des bras. Les mains s'ouvrent mais les doigts restent souvent fléchis, ainsi que le montre la figure 3. Cette phase est suivie d'une adduction des bras comme pour embrasser. Le réflexe s'accompagne de pleurs, d'une extension du tronc et de la tête avec des mouvements des jambes qui varient selon leur position initiale. Le réflexe de Moro se retrouve chez les prématurés, sauf chez les très petits, mais les bras ont tendance à retomber en arrière sur la table au cours de l'adduction car les muscles antipesanteur sont plus faibles que chez les enfants nés à terme. Au bout d'un ou de deux mois, la main du nourrisson à terme ne s'ouvre pas aussi complètement que celle du nouveau-né.

Ce réflexe est moins ample dans l'hypertonie musculaire qui antagonise le mouvement complet du bras. Dans les cas d'hypertonie grave, le réflexe ne peut pas être induit ; dans les cas moins graves on peut observer un léger mouvement des bras et les mains ne s'ouvrent pas. Le réflexe est difficile à obtenir si la mère a été l'objet d'une sédation marquée ou s'il existe une lésion cérébrale. Il est asymétrique dans le cas d'une paralysie de Duchenne-Erb, d'une fracture de la clavicule ou de l'humérus, ou d'une hémiplégie. Lorsqu'on recherche la réaction, la tête de l'enfant doit se trouver sur la ligne médiane et ses mains doivent être ouvertes.

Ce réflexe est difficile à obtenir chez les prématurés mais il existe toujours lorsqu'ils sont éveillés et normaux.

Il s'agit là d'un réflexe vestibulaire qui disparaît lorsque l'enfant a 3 ou 4 mois.

LE RÉFLEXE DU SURSAUT

On le confond souvent avec le réflexe de Moro. Lorsqu'on le provoque par un bruit sourd et soudain ou par la percussion du sternum, les coudes se fléchissent (au lieu de s'étendre comme dans le réflexe de Moro) et les mains restent fermées [20]. D'après l'observation de 12 nouveau-nés normaux on a affirmé que le réflexe de Moro induit plus d'abduction et d'adduction des bras que le réflexe de sursaut et que les mouvements sont plus simultanés et plus symétriques [2].

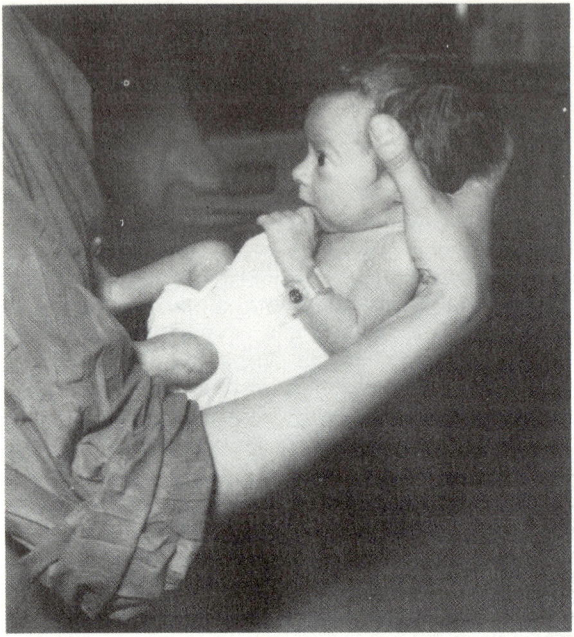

FIG. 2. — *La meilleure position pour mettre en évidence le réflexe de Moro.* L'enfant est soulevé à 45° au-dessus de la table d'examen.

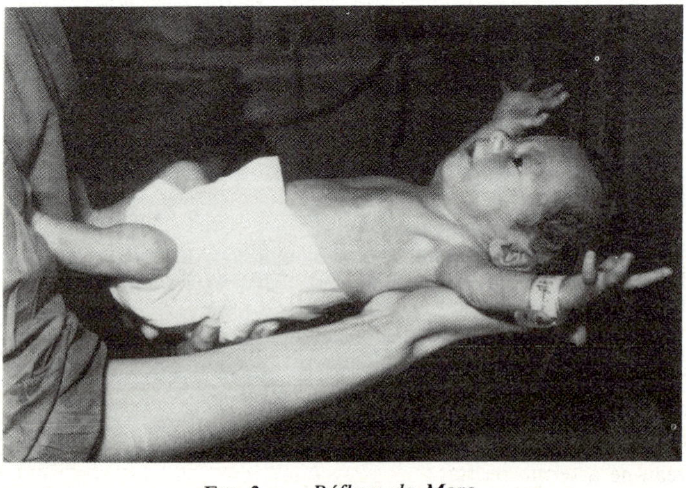

FIG. 3. — *Réflexe de Moro.*

Phase d'abduction, les mains sont ouvertes.

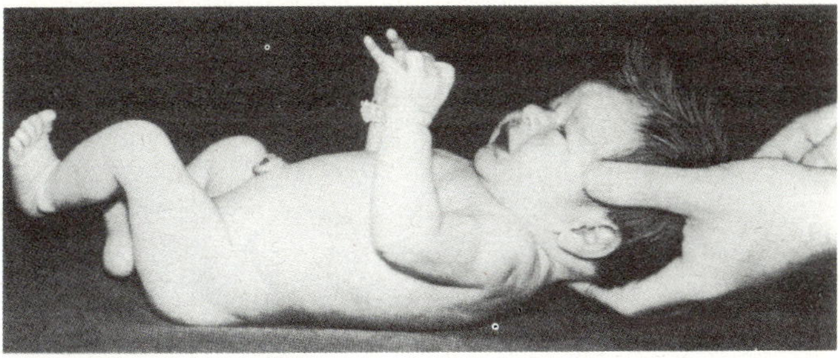

FIG. 4. — *Réflexe de Moro.*
Autre position possible pour provoquer le réflexe.

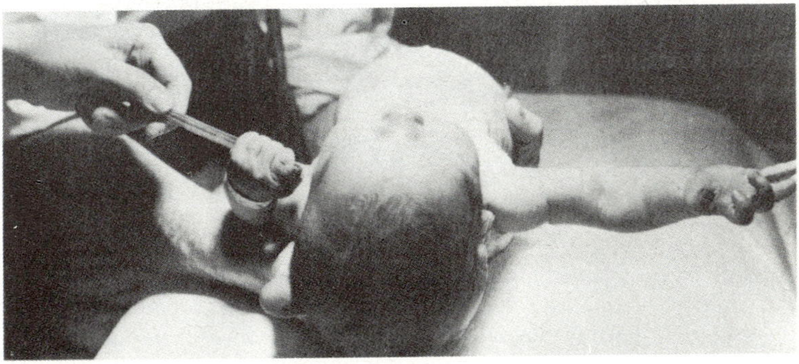

FIG. 5. — *Inhibition du réflexe de Moro* dans la main gauche qui tient un objet.

LE RÉFLEXE DE PRÉHENSION (fig. 6)

Il comprend deux parties : le *réflexe de préhension* proprement dit et la *réaction à la traction*. On provoque ce réflexe en introduisant un doigt ou un objet approprié dans la paume de la main du nourrisson du côté cubital. Cette stimulation entraîne la flexion des doigts qui agrippent l'objet. La tête de l'enfant doit être en position médiane pendant ce test, sinon le réflexe sera plus facilement déclenché du côté où l'occiput est tourné. La face dorsale de la main ne doit pas être touchée pendant la manœuvre, ce qui induirait le réflexe opposé et ferait ouvrir les mains. On a là un des meilleurs exemples de l'antagonisme entre les réflexes, étudié dans les ouvrages d'André Thomas et de son équipe [25].

Lorsqu'on a obtenu le réflexe, on soulève doucement le doigt : le nouveau-né à terme renforce alors sa prise et on observe une contraction progressive des muscles depuis le poignet jusqu'à l'épaule, jusqu'à ce que l'enfant se suspende momentanément au doigt. Ce réflexe est facilité par

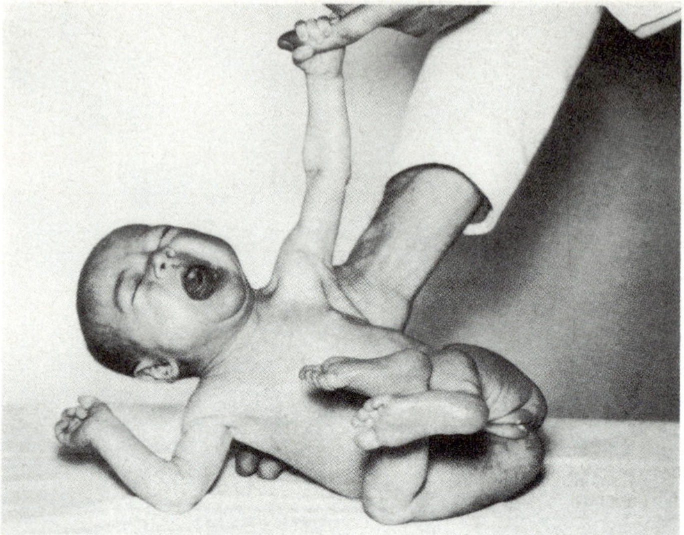

FIG. 6. — *Réflexe de préhension.*

un début de mouvements de succion. Chez le prématuré les bras peuvent être soulevés mais, au moment où on exerce la traction, les doigts s'ouvrent et la tension des muscles du bras est beaucoup moins forte. On peut obtenir une réaction analogue en frappant doucement la plante du pied en arrière des orteils.

Le réflexe de préhension est coté en fonction de son intensité, de sa symétrie et de sa persistance au-delà des délais normaux. Il peut être exceptionnellement intense dans la forme spastique de l'IMC et dans l'ictère nucléaire. Il peut être asymétrique dans les cas d'hémiplégie ou de lésion cérébrale. Il doit disparaître vers 2 ou 3 mois et sa persistance évoquerait la forme spastique de l'infirmité motrice cérébrale.

LES RÉFLEXES DU PIED (fig. 7 à 12)

Le *réflexe de préhension* a déjà été décrit (fig. 7). Le réflexe de retrait consiste en une brusque flexion du membre, et répond à une stimulation douloureuse telle qu'une piqûre d'épingle sur la plante du pied. On ne l'obtient généralement pas dans les cas de myéloméningocèle. Il peut manquer ou être faible chez le nourrisson né par une présentation du siège décomplété.

On obtient le *réflexe d'extension* croisée en maintenant au niveau du genou un membre inférieur en extension et en appuyant fermement ou en

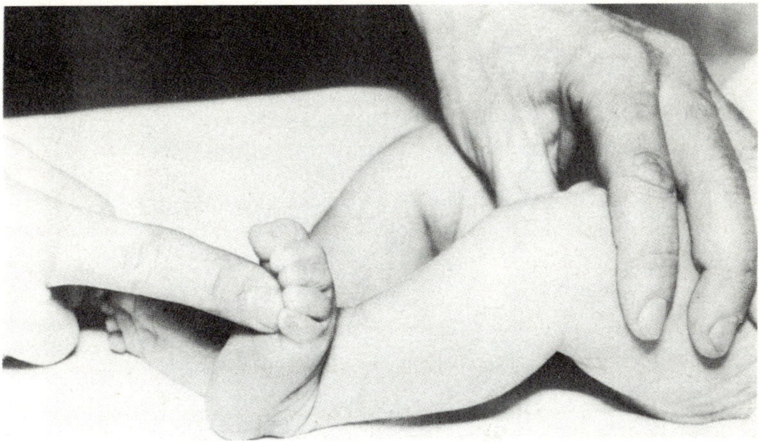

FIG. 7. — *Réflexe de préhension plantaire.*

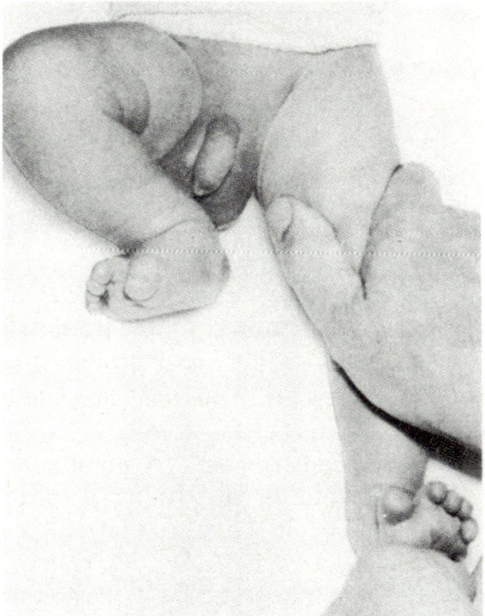

FIG. 8. — *Réflexe d'extension croisée.*
1re phase : flexion de la jambe controlatérale.

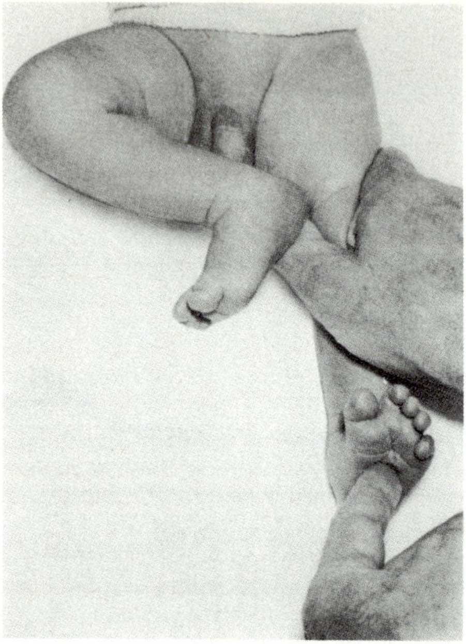

FIG. 9. — *Réflexe d'extension croisée.*
2ᵉ phase en adduction.

frappant la plante de son pied (fig. 8, 9, 10). La jambe libre se fléchit en adduction puis s'étend en donnant l'impression de chercher à repousser l'agression. Ce réflexe disparaît normalement après le 1er mois. On peut l'obtenir chez le prématuré mais la phase d'adduction ne se produit pas avant la 37e semaine de gestation.

Il est curieux de noter que de nombreux médecins pensent que la réponse plantaire du nouveau-né au cours des premiers mois est une extension. Ce n'est pas exact et on peut facilement le prouver dans une consultation de pédiatrie. On recherche le réflexe avec le doigt et jamais avec une clé ou avec un autre instrument. La stimulation ne doit pas être appliquée en travers de la plante du pied (fig. 11), ce qui provoquerait le réflexe de préhension plantaire mais bien sur la moitié distale de la face externe du pied (fig. 12).

On obtient parfois une fausse réponse en extension simplement en fléchissant les hanches, et une fausse réponse en flexion en appliquant la stimulation en travers de la plante du pied, ce qui induit le réflexe de préhension plantaire. J'ai recherché la réponse plantaire de plusieurs centaines de nourrissons de 6 semaines dans des consultations de dispensaires et j'ai constaté qu'elle était presque toujours en flexion à moins que l'enfant n'ait une infirmité motrice cérébrale de type spastique.

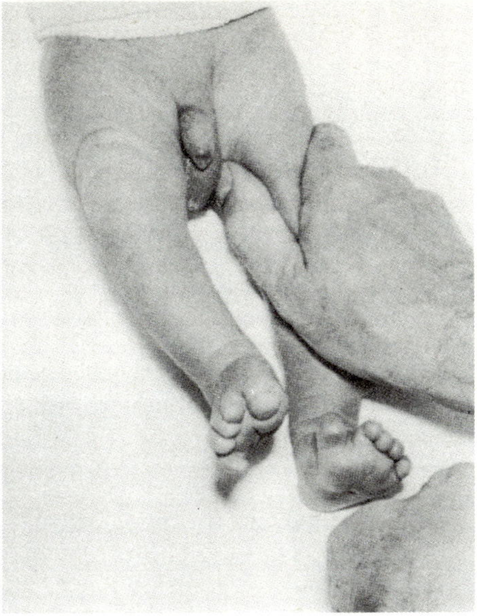

FIG. 10. — *Réflexe d'extension croisée.*
3e phase en extension.

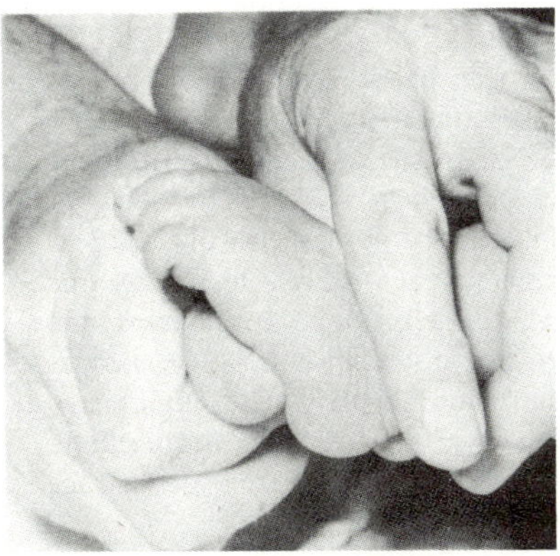

FIG. 11. — *Réponse plantaire.*

Technique incorrecte. La stimulation en travers de la plante du pied a suscité le réflexe de préhension.

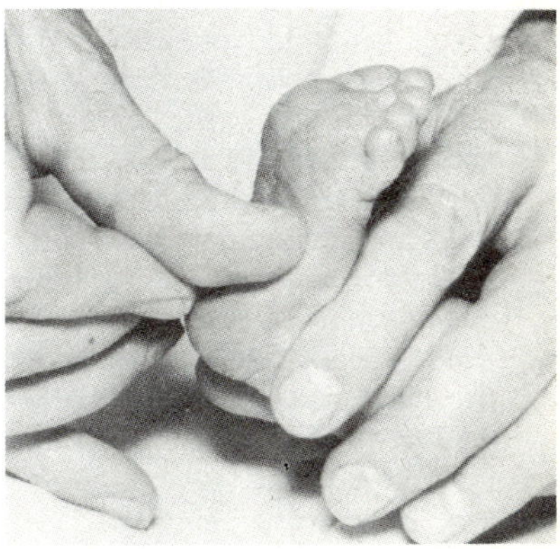

FIG. 12. — *Réponse plantaire.*

Technique correcte par stimulation de la moitié distale de la face externe du pied.

Dans les affections du faisceau pyramidal (chapitre 16) du nourrisson plus âgé et de l'enfant, la réaction plantaire en extension peut être obtenue sur une large surface en percutant le tibia (signe d'Oppenheim), en pinçant le gastrocnémien (signe de Gordon), en opposant une résistance à la flexion de la hanche, et souvent en stimulant la peau de l'abdomen, du thorax ou même du cou.

LES RÉFLEXES DE LA HANCHE

Si on fléchit une jambe sur la hanche, la jambe controlatérale fléchit. Si on exerce une forte pression sur le nerf fémoral au niveau du canal inguinal, la jambe controlatérale et plus rarement la jambe homolatérale s'étendent. Un réflexe de flexion répondant à une forte pression inguinale évoquerait une méningite.

LE RÉFLEXE DE POSITIONNEMENT ET DE MARCHE AUTOMATIQUE (fig. 13, 14, 15, 16)

On provoque la réaction de positionnement d'un membre en amenant la face antérieure du tibia ou du cubitus au contact du bord d'une table. L'enfant lève sa jambe pour monter sur la table ou soulève son bras pour poser sa main sur la table. Ce réflexe se retrouve toujours à la naissance du nouveau-né à terme qui pèse plus de 1 800g, et après les premières 24 heures du prématuré qui pèse plus de 1 700 g.

On obtient le réflexe de la marche en tenant le nouveau-né debout sur une table sur laquelle ses plantes de pied prennent appui, ce qui déclenche la flexion et l'extension réciproques des jambes et simule la marche. Du fait de l'action des muscles adducteurs, il arrive souvent qu'une jambe se bloque derrière l'autre, ce que l'on ne doit pas confondre avec un spasme des adducteurs. Les prématurés peuvent montrer un réflexe de marche mais, à la différence des nouveau-nés à terme, ils marchent sur leurs orteils. Ce réflexe disparaît chez l'enfant normal vers 5 ou 6 semaines mais peut encore être retrouvé pendant encore plusieurs semaines si on met la tête du nourrisson en extension tout en appuyant ses pieds à plat sur la table [14].

LES RÉFLEXES DU TALON

Une percussion du talon ou une pression exercée sur la plante du pied provoquent l'extension du membre inférieur.

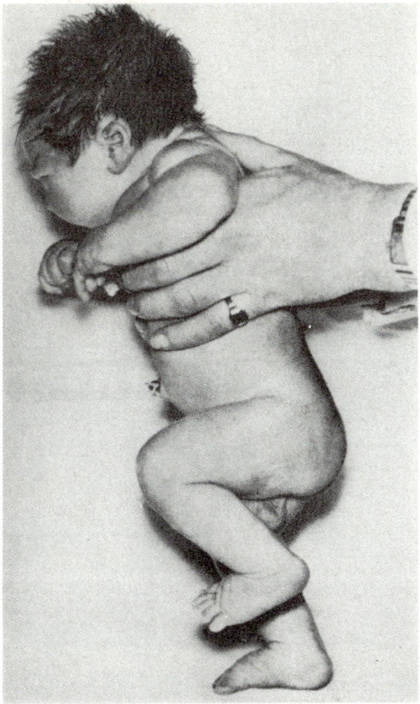

FIG. 13. — *La marche automatique.*

RÉFLEXE D'EXTENSION DE LA JAMBE (réflexe de redressement)

Lorsqu'on appuie la plante du pied sur la table, les jambes et le corps se redressent.

LE RÉFLEXE DE L'AIMANT

Lorsque l'enfant est en décubitus dorsal, l'examinateur appuie son doigt contre la plante du pied, ce qui provoque la flexion du genou et de la hanche ; le pied suit ensuite le doigt qui se retire.

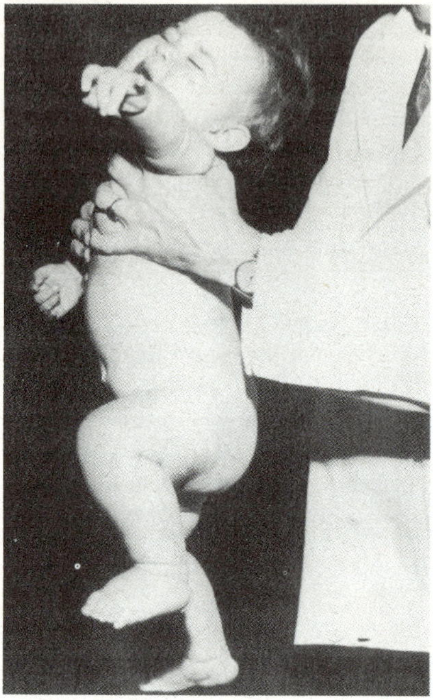

FIG. 14. — *La marche automatique apparue chez un nourrisson de 5 mois* dont on met le cou en extension.

LE RÉFLEXE DE GALANT (incurvation du tronc)

Lorsque l'enfant est placé en suspension ventrale ou en décubitus ventral la stimulation de la face latérale de la colonne vertébrale ou de la région lombaire provoque une flexion du tronc vers le point de la stimulation (fig. 17).

LE RÉFLEXE DE PÉREZ

Il se retrouve chez tous les nouveau-nés. Lorsque l'enfant est placé en décubitus ventral ou en suspension ventrale, on exerce une pression le long de sa colonne vertébrale en allant du sacrum vers la tête. Le nouveau-né fléchit ses bras et ses jambes, étend son cou et pleure.

Si on pince la face externe d'une fesse, le tronc fléchit du côté stimulé.

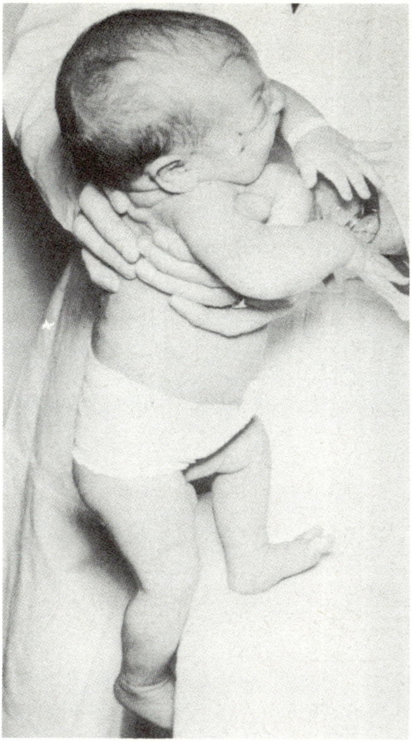

FIG. 15. — *Réaction de placement des membres inférieurs.*

Lorsque la face antérieure de la jambe arrive au contact du bord de la table, le nourrisson enjambe ce bord.

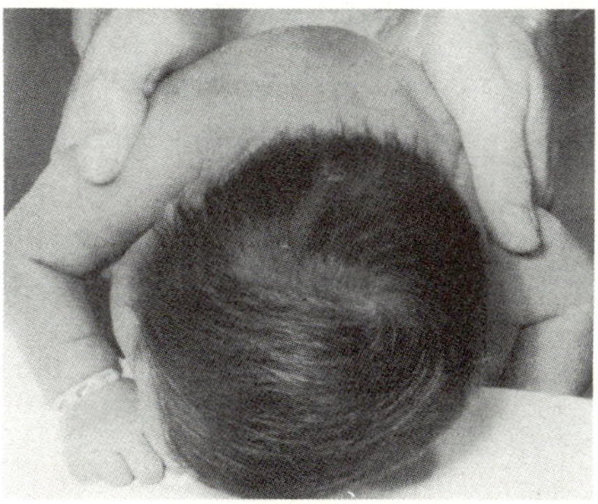

FIG. 16. — *Réaction de positionnement des membres supérieurs.*

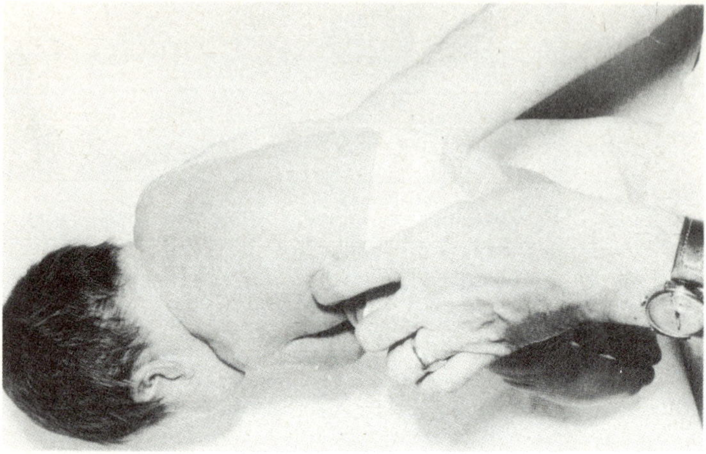

FIG. 17. — *Réflexe de Galant.*
Incurvation du tronc.

LE REDRESSEMENT DU TRONC

C'est un autre réflexe décrit par les auteurs français. L'enfant étant maintenu le dos à l'examinateur, une stimulation énergique de la plante de ses pieds provoque l'extension de ses hanches et un redressement du tronc. Ce réflexe apparaît vers 35 semaines de gestation mais l'extension du tronc ne se fait pas avant 37 semaines.

RÉFLEXES TONIQUES DU COU (fig. 18)

Ils sont symétriques et asymétriques. Le réflexe asymétrique est le mieux connu et s'observe de temps en temps chez le jeune nourrisson au cours des deux premiers mois. Lorsque l'enfant est en décubitus dorsal et qu'il ne pleure pas, il peut tourner sa tête d'un côté en étendant le bras homolatéral ; le genou controlatéral est souvent fléchi. La rotation passive de la tête d'un nourrisson normal provoque une certaine hypertonie du membre supérieur homolatéral du côté du sens de la rotation, rarement accompagnée d'une extension complète. Ce réflexe disparaît normalement vers 2 ou 3 mois : il persiste et peut même s'intensifier dans le cas d'une IMC. La rotation passive de la tête peut provoquer une extension nette du bras.

Ce réflexe est plus marqué chez les nourrissons spastiques qui le conservent plus longtemps que les nourrissons normaux. Son rôle est

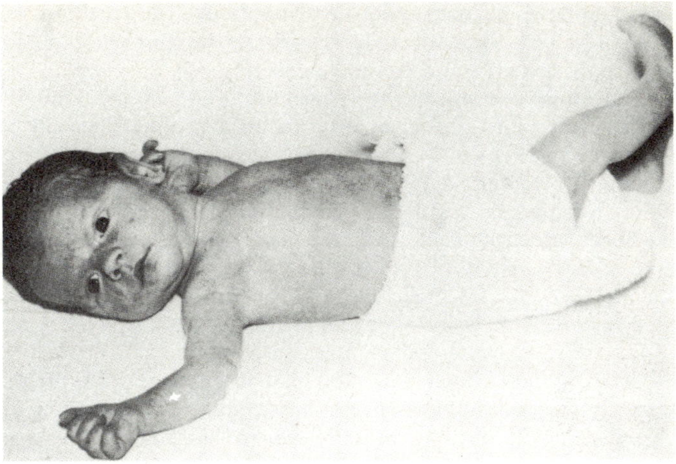

FIG. 18. — *Réflexe tonique asymétrique du cou.*

d'empêcher l'enfant de rouler du décubitus ventral au décubitus dorsal et vice versa au cours des premières semaines. Le réflexe tonique symétrique du cou est évoqué par la flexion ou l'extension du cou.

Lorsqu'on relève la tête d'un enfant agenouillé, le tonus des extenseurs augmente dans les bras alors que celui des fléchisseurs augmente dans les jambes. Si le réflexe est vif, l'enfant étend les bras et fléchit les jambes. La flexion du cou provoque l'effet inverse. Le rôle de ce réflexe apparaît chez l'enfant normal en décubitus ventral qui soulève sa tête et ses épaules : il l'aide à s'appuyer sur ses bras et à se mettre à quatre pattes. Il disparaît lorsque l'enfant apprend à ramper car cette manœuvre demande des mouvements des membres indépendants de la position de la tête. Il est généralement exagéré dans le cas de l'IMC. L'enfant agenouillé dont on soulève la tête peut seulement étendre ses bras, ses jambes sont fixées en flexion et, aussi longtemps que sa tête est relevée, il ne peut pas étendre ses jambes. Si on abaisse sa tête, ses bras fléchissent, ses jambes s'étendent et il tombe sur sa figure, ce qui le rend incapable de ramper.

LES RÉFLEXES TONIQUES LABYRINTHIQUES

Ces réflexes intéressent les quatre membres et sont en relation étroite avec les réflexes toniques du cou. On connaît mal leur rôle chez l'enfant normal mais, chez l'enfant atteint d'IMC, ils induisent des modifications importantes du tonus musculaire. Leurs effets se manifestent surtout au niveau de la tête, des épaules, des bras et du tronc. La tête de l'enfant infirme moteur cérébral couché en décubitus dorsal est rejetée en arrière et sa flexion passive rencontre une forte opposition. En décubitus ventral, la flexion de la tête, du cou et de la colonne vertébrale est possible et l'extension passive de la tête est antagonisée.

Lorsqu'on soulève passivement le menton d'un enfant normal d'au moins 4 mois qui est en décubitus ventral, on note une extension protectrice des bras et le recours aux mains comme appuis. Chez l'enfant infirme moteur cérébral, la réponse dépend de la prédominance relative des réflexes toniques labyrinthiques et des réflexes symétriques du tonus du cou. Si les premiers sont prédominants, l'enfant relève ses bras en flexion et reste en équilibre par sa tête : il ne peut pas faire porter le poids de son corps sur ses bras : il tombe sur sa face quand on le met en position agenouillée. Il ne peut pas se mettre à quatre pattes, et ne peut ni lever sa tête ni redresser sa colonne vertébrale.

Si les réflexes symétriques toniques du cou prédominent, on observe une extension tonique des bras avec une flexion des jambes. Si on fait fléchir passivement la tête, les bras fléchissent, les hanches s'étendent et l'enfant tombe sur sa face. Il ne peut pas ramper car les fléchisseurs de ses jambes restent fortement spastiques tant que sa tête est levée.

LES RÉFLEXES D'ADAPTATION

Ils apparaissent dans un ordre chronologique défini et sont responsables de certaines activités motrices fondamentales. Ils permettent au nourrisson de rouler du décubitus dorsal au décubitus ventral et inversement. Ils l'aident à se mettre à quatre pattes et à s'asseoir. Ils lui donnent la possibilité de repositionner normalement sa tête dans l'espace et de maintenir des rapports posturaux normaux entre sa tête, son tronc et ses membres pendant toutes ses activités. Ce sont :

1° *le réflexe d'adaptation du cou* qui existe à la naissance et se montre le plus actif vers 3 mois : une rotation latérale de la tête est suivie du mouvement de tout le corps ;

2° *le réflexe d'adaptation labyrinthique* qui agit sur la tête, qui existe à 2 mois et qui est le plus intense à 10 mois ; il permet au nourrisson de soulever sa tête lorsqu'il est en décubitus ventral (entre 1 et 2 mois) et, par la suite, lorsqu'il est en décubitus dorsal ;

3° *le réflexe d'adaptation du corps*, qui apparaît entre 7 et 12 mois, modifie le réflexe d'adaptation du cou et joue un rôle important dans les premières tentatives que fait l'enfant pour s'asseoir et se tenir debout.

Ces réflexes manquent dans les cas graves d'IMC. L'enfant ne peut pas se tourner d'un côté car le réflexe d'adaptation du cou est inhibé par le réflexe labyrinthique. Il ne peut pas soulever sa tête lorsqu'il est en décubitus dorsal ou ventral. Il se retourne et s'assied très difficilement. L'examinateur qui chercher à lui fléchir la tête dont il maintient la face postérieure rencontre une forte résistance : la tête revient en extension et tout le dos se met en hyperlordose.

■ *Le réflexe de Landau*

L'enfant maintenu en suspension ventrale étend sa tête, sa colonne vertébrale et ses jambes ; lorsqu'on abaisse sa tête, ses hanches, ses genoux et ses coudes fléchissent. Cette réaction existe normalement dès l'âge de 3 mois [19], elle s'observe chez la plupart des nourrissons entre 6 et 12 mois et devient de plus en plus difficile à provoquer après 1 an. Son absence à 3 mois évoque une hypomotricité, une IMC et une déficience mentale.

LA RÉACTION DU PARACHUTE

Elle apparaît entre 6 et 9 mois et persiste toute la vie. On la provoque en maintenant l'enfant en suspension ventrale et en l'abaissant brusquement vers la table : ses bras s'étendent alors comme pour l'empêcher de tomber. Ce réflexe manque ou est incomplet chez l'enfant atteint d'IMC du fait de l'hypertonie des fléchisseurs dans cette position. L'enfant hémiplégique montre un réflexe normal du côté sain.

Les réactions de soutien sont analogues entre 5 et 7 mois : si un enfant assis est basculé latéralement ou en arrière, il étend ses bras comme pour éviter de tomber.

RÉFLEXES TENDINEUX (fig. 19, 20, 21)

Il est étonnant qu'André Thomas ait accordé si peu d'importance aux réflexes rotuliens et aux autres réflexes tendineux. Je ne suis pas d'accord avec lui car, à mon avis, ils fournissent des informations très fiables pour le bilan du développement.

Lorsqu'on recherche le réflexe rotulien d'un nouveau-né, on provoque habituellement en même temps une adduction de la jambe controlatérale qui peut se produire isolément si le réflexe rotulien n'apparaît pas. Ces réflexes peuvent manquer chez un enfant gravement choqué ou atteint d'un déficit cérébral. Ils sont exagérés dans la forme spastique de l'IMC.

Les réflexes tendineux les plus utiles et les plus faciles à tester sont le réflexe bicipital, le réflexe supinateur et le réflexe rotulien. Ils ont tendance à être exagérés dans la forme spastique de l'IMC. Leur surface effective est très augmentée dans les cas d'atteinte pyramidale (de même que celle de la réaction plantaire chez le grand enfant). Il faut donc rechercher le réflexe bicipital au niveau de l'épaule et percuter ensuite jusqu'à ce qu'on ait atteint le tendon du biceps. On recherche le réflexe rotulien en commençant à percuter la face dorsale du pied et en remontant le long de la jambe jusqu'à ce qu'on percute le tendon rotulien. Une brusque réaction au niveau de l'épaule peut être le seul signe d'une

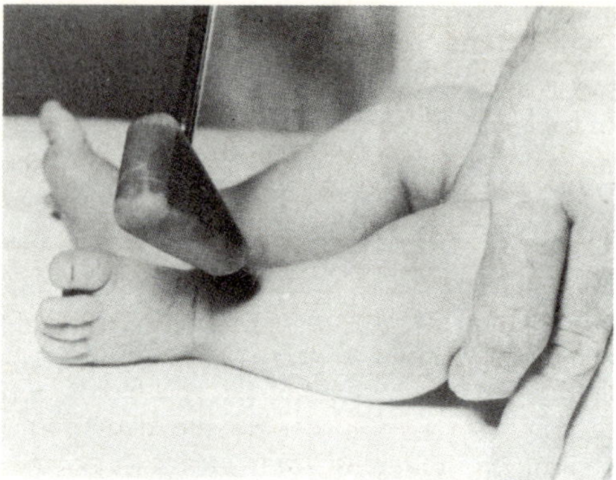

FIG. 19. — *Mode d'obtention du réflexe rotulien.*

On commence par percuter la face dorsale de la cheville et on remonte vers le tendon rotulien. Le talon doit reposer sur la table d'examen, la jambe relâchée.

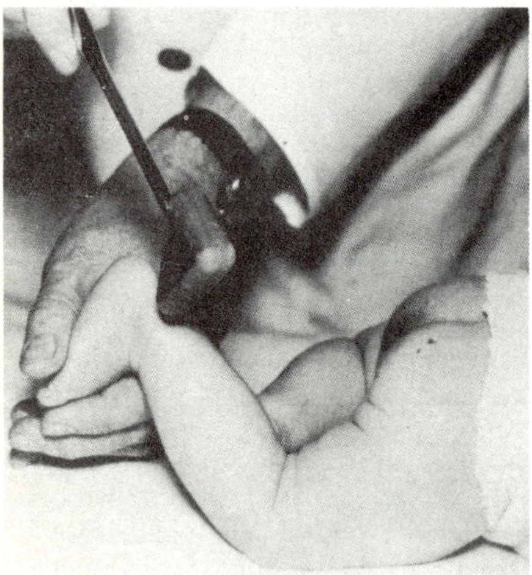

FIG. 20. — *Technique d'obtention du réflexe achilléen.*

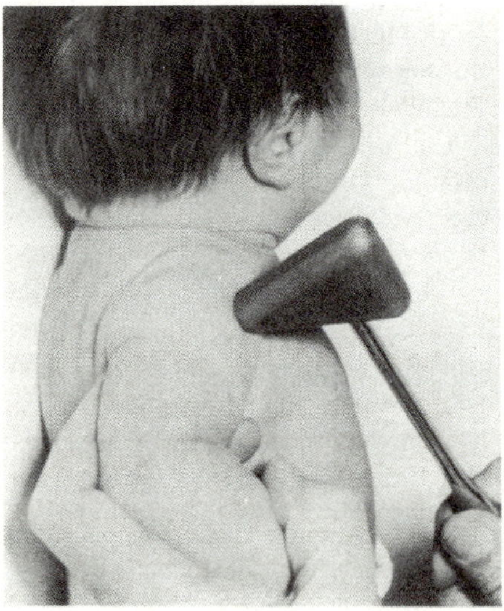

FIG. 21. — *Recherche du réflexe bicipital.*

On commence au niveau du tendon et on remonte jusqu'à l'épaule.

atteinte du membre supérieur chez un enfant suspect de paraplégie spastique alors que celle qui se produira au niveau de la face dorsale du pied peut être dans les limites normales. Comme toujours il n'est pas possible de délimiter une frontière entre le normal et l'anormal et seule l'expérience peut faire considérer le réflexe comme normal ou peut évoquer avec certitude une hémiplégie spastique. Une asymétrie du tonus d'un réflexe tendineux n'est cependant pas nécessairement durable, mais elle est indicatrice d'examens en suivi.

LE CLONUS DE LA CHEVILLE

Il est provoqué par une flexion-abduction de la hanche, par une flexion du genou puis par une dorsiflexion rapide mais douce de la cheville pour déclencher le réflexe d'étirement. Ce test ne doit être effectué que lorsque les muscles sont relâchés et que l'enfant n'oppose pas de résistance. Ce clonus traduit un tonus musculaire plus marqué que d'habitude mais il n'a pas nécessairement de signification pathologique même s'il est persistant. Un réflexe tendineux anormalement vif accompagné d'un clonus pose simplement l'indication d'un nouvel examen au bout d'un à deux mois. Il est vrai que, au cours des premières semaines, plus le nourrisson est âgé et plus le clonus est évocateur. Le diagnostic d'IMC ou d'une autre anomalie ne doit jamais être posé d'après des signes isolés tels que la vivacité inhabituelle des réflexes tendineux avec ou sans clonus mais seulement sur une combinaison de signes (voir Chapitre 16).

LES RÉFLEXES CUTANÉS

Les réflexes abdominaux peuvent toujours être mis en évidence chez un nouveau-né calme. Ils sont diminués si l'abdomen est distendu ou si la peau est sèche.

En plus de la contraction habituelle des muscles abdominaux que l'on voit chez l'adulte, on observe habituellement une incurvation du tronc vers le côté intéressé alors que les muscles se contractent du côté opposé. La réaction est plus forte que chez l'adulte et la plage réflexogène est plus étendue. Pendant ou immédiatement après la réponse, on note habituellement une flexion de la jambe homolatérale ou des deux jambes. Ce réflexe ne se retrouve pas chez les nourrissons porteurs de lésions cérébrales graves.

LE RÉFLEXE PALMOMENTONNIER ET RÉFLEXES ANALOGUES

Babkin a décrit un réflexe qui ouvre la bouche lorsqu'on presse la paume de la main du nouveau-né. Une percussion des éminences thénar ou hypothénar peut provoquer la contraction des muscles du menton et l'élévation de la jambe. Si on touche le cou de l'enfant endormi en décubitus dorsal, sa main vient toucher son cou pendant qu'il tourne sa tête. Si on touche l'oreille droite, la main gauche frappe son cou. Si on chatouille le nez, les deux mains cherchent la figure. Ce réflexe se retrouve habituellement pendant les trois premières années mais peut persister plus longtemps chez l'enfant arriéré mental [14].

LES RÉACTIONS ANTAGONISTES DE LA TÊTE (fig. 22)

On maintient le nourrisson en position assise, le corps légèrement penché en arrière. Une main placée contre la face postérieure de la tête la pousse en avant ; la tête s'oppose au mouvement.

Quand le nourrisson est assis, légèrement penché d'un côté, sa tête est fléchie de ce côté : si on repousse la tête vers l'autre côté, on constate une forte résistance des muscles fléchisseurs latéraux.

Thomas a noté que cette réaction est évidente même chez le prématuré bien qu'un ballottement soit notable lors des mouvements passifs du corps. La réponse est moins marquée lorsque la tête est repoussée en arrière alors qu'on maintient l'enfant assis penché en avant. La réaction à la poussée est plus forte à mesure que la maturation se fait et que le ballottement diminue.

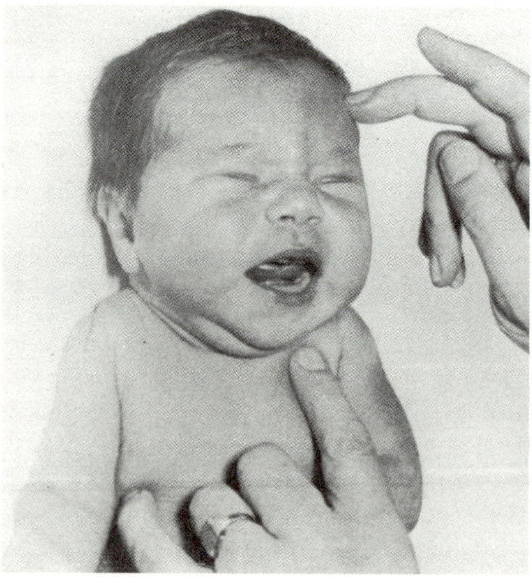

FIG. 22. — *Recherche du réflexe de McCarthy.*

Le nourrisson pleure et la réponse n'est pas visible.

LE RÉFLEXE MANDIBULAIRE

La percussion du mention provoque l'élévation de la mandibule.

LES AUTRES RÉFLEXES

Lorsqu'on tient un nourrisson par les aisselles et qu'on le secoue, la tête ballotte en tous sens mais les membres restent immobiles. La réaction inverse se produit chez l'enfant plus âgé.

Une stimulation de la région temporale provoque une rotation de la tête vers le côté opposé.

Le réflexe de Vollmer se traduit par des pleurs violents, une flexion des extrémités, une lordose vertébrale et une élévation de la tête lorsqu'on frappe fortement le bas de la colonne vertébrale du nouveau-né maintenu en suspension ventrale. Il semble être présent pendant les premiers mois et disparaît à 3 mois. Il correspond au réflexe de Pérez.

André Thomas a décrit un réflexe de la main : une stimulation du bord cubital de la main fermée provoque l'extension des doigts qui commence par l'auriculaire.

Une friction de l'oreille induit une rotation de la tête vers le côté opposé.

Le réflexe de Kratschmer se traduit par un arrêt respiratoire lorsque le nourrisson sent une mauvaise odeur.

Les nourrissons de 10 jours font preuve d'un réflexe cutané protecteur. Ils se grattent lorsqu'ils sentent une démangeaison. Peiper a noté qu'un enfant est très mal à l'aise s'il ne peut pas chasser les mouches de son visage.

CONCLUSION

A ma connaissance il existe environ 73 réflexes primitifs mais je crois que six seulement se sont montrés valables pour un bilan du développement. Scherzer [22] a émis des doutes sur la valeur du réflexe de Galant mais a reconnu l'utilité des réflexes toniques asymétriques du cou, du réflexe de préhension, du réflexe de Moro, des réflexes d'enracinement et de succion, du parachute et du réflexe de Landau. Il a conseillé de distinguer les réflexes présents à la naissance (les véritables réflexes primitifs) qui doivent disparaître et les réflexes posturaux (réflexes de redressement du cou et du corps, du parachute et de Landau) qui apparaissent plus tard. D'après lui, l'âge de la disparition des premiers et de l'apparition des autres peut être important pour le bilan. Je pense pour ma part que les réflexes les plus importants au stade actuel de nos connaissances sont le réflexe de Moro, le réflexe de préhension, le réflexe asymétrique tonique du cou, les réflexes buccaux, les réflexes bicipital et rotulien, la réponse plantaire et le clonus de la cheville.

D'autres réflexes sont importants pour le traitement de l'IMC : ce sont les réflexes labyrinthiques et toniques du cou.

RÉFÉRENCES

[1] Appleton C., Clifton R., Goldberg S. — The development of behavioral competence in infancy. In Horowitz F.D., *Review of child development research. Vol. 4*, Chicago, Chicago University Press, 1975.

[2] Bench J., Collyer T., Langford C., Toms R.A. — comparison between the neonatal sound-evoked startle response and the head-drop (Moro) reflex. *Dev. Med. Child. Neurol.*, 1972, **14**, 308.

[3] Birmholz J., Benacerraf B. — Fetal hearing. *Science*, 1983, **222**, 516.

[4] Brazelton T.B. — Behavioral competence of the newborn infant. *Seminars in Perinatology*, 1979, **3**, 3.

[5] Brazelton T.B. — Behavioral competence of the newborn infant. In : Taylor P.M. (Éd.) *Parent-infant relationschips*. Grune and Stratton, New York, 1980.

[6] Bryant P. — Infants' inferences. *New Scientist*, 1974, **62**, 68.

[7] Carpenter G. — Mother's face and the newborn. *New Scientist*, 1974, **61**, 742.

[8] Cole G.F., Hungerford J., Jones R.B. — Delayed visual maturation. *Arch. Dis. Child.*, 1984, **59**, 107.

[9] Costello A. — Are mothers stimulating ? *New Scientist*, 1974, **62**, 742.

[10] Drife J.O. — Can the fetus listen and learn ? *Br. J. Obstet. Gynaecol.*, 1985, **92**, 777.

[11] Gollin E.S. — Research trends in infant learning. In : Hellmuth J., *Exceptional infant*. Seattle : Special Child Publications, 1967.

[12] Kagan J. — *The nature of the child*. Basic Books, New York, 1984.

[13] Korner A.F., Grobstein R. — Visual alertness as related to soothing in neonates : implications for matenal stimulation and early deprivation. In : Bronfenbrenner U., Mohoney M.A., *Influences on human development*. Dryden Press, Illinois, 1975.

[14] Little T.M., Masotti R.E. — The palmo-mental reflex in normal and mentally retarded subjects. *Dev. Med. Child Neurol.*, 1974, **16**, 59.

[15] Lozoff B., Brittenham G.M., Trause M.A., Kennell J.H., Klaus M.H. — The mother newborn relationship : limits of adaptability. *J. Pediatr.*, 1977, **91**, 1.

[16] MacKeith R.C. — The placing response and primary walking. *Guy's Hosp. Gaz.*, 1965, **79**, 394.

[17] Mills M., Melhuish E. — Recognition of mother's voice in early infancy. *Nature*, 1974, **252**, 123.

[18] Minkowski A., Saint-Anne Dargassies S. — Le retentissement de l'anoxie fœtale sur le systeme nerveux central. *Rev. Franc. Etud. Clin. Biol.*, 1956, **1**, 531.

[19] Mitchell R.G. — The Landau reaction. *Dev. Med. Child Neurol.*, 1962, **4**, 65.

[20] Parmelee A.H. — Critical evaluation of the Moro reflex. *Pediatrics*, 1964, **33**, 773.

[21] Peiper A. — *Cerebral function in infancy and childhood*. Pitman, London, 1963.

[22] Scherzer A.L. — Primitive reflex profile. *DEv. Med. Child Neurol.*, 1985, **27**, 126.

[23] Serafini P., Lindsay M.B., Nagey D.A., Pupkin M.J., Tseng P., Crenshaw C. — Antepartum fetal heart rate response to sound stimulation : the acoustic stimulation test. *AM. J. Obster. Gynecol.*, 1984, **148**, 41.

[24] Stone L.J., Smith H.T., Murphy L.B. — The competent infant. Tavistock, London Publications, 1974.

[25] Thomas A., Chesni Y., Saint-Anne Dargassies. — The neurological examination of the infant. *Little Club Clin. Dev. Med.*, 1960, 1.

[26] Wolff P.H. — Mother-child interactions in the first year. *N. Engl. J. Med.*, 1976, **295**, 999.

5

DÉVELOPPEMENT NORMAL

LES PRINCIPES DU DÉVELOPPEMENT

On peut les résumer comme suit :

1° Le développement est un processus continu depuis la conception jusqu'à la maturité, ce qui signifie qu'il prend place dans l'utérus et que la naissance n'est qu'un événement de son cours, bien qu'elle indique l'apparition des facteurs de l'environnement extérieur.

2° Le développement suit la même séquence chez tous les enfants mais son rythme varie d'un enfant à l'autre. Un enfant doit apprendre à s'asseoir avant de pouvoir apprendre à marcher mais l'âge auquel les enfants apprennent à s'asseoir et à marcher est très variable.

Il existe une séquence du développement de chaque domaine mais le développement d'un domaine ne se fait pas forcément parallèlement à celui d'un autre domaine. Par exemple, bien que les stades du développement de la préhension et de la locomotion (s'asseoir et marcher) soient nettement délimités, le développement dans un de ces domaines peut être plus rapide que dans un autre. Un enfant atteint d'une infirmité motrice cérébrale qui intéresse surtout ses membres inférieurs sera retardé dans son apprentissage de la marche mais, si son intelligence est normale, le développement de son adresse manuelle se fera normalement. J'ai appelé « Dissociation » ce manque de parallélisme.

3° Le développement est intimement lié à la maturation du système nerveux. Par exemple aucun exercice ne pourra faire marcher un enfant avant que son système nerveux n'y soit prêt, mais le manque d'occasions de s'exercer va le retarder.

4° Une activité globale est remplacée par des réponses individuelles spécifiques : alors que le jeune nourrisson agite sauvagement son tronc, ses bras et ses jambes et tremble d'excitation à la vue d'un objet intéressant qu'il désire, le nourrisson plus âgé sourit simplement et va le prendre.

5° Le développement se fait dans le sens céphalocaudal. Le premier stade de la marche est le développement du contrôle de la tête, c'est-à-dire de la force des muscles du cou. Le nourrisson se sert beaucoup de ses mains avant de savoir marcher, il peut ramper en se tirant en avant sur ses mains avant de pouvoir marcher à quatre pattes.

6° Certains réflexes primitifs tels que le réflexe de préhension et la marche automatique doivent disparaître avant que l'acquisition des mouvements volontaires correspondants se fasse.

LA SÉQUENCE DU DÉVELOPPEMENT

Celle de la locomotion, de la manipulation et d'autres domaines va être étudiée presque exclusivement d'après les travaux d'Arnold Gesell. Les chiffres donnés seront toujours des moyennes. La plupart des enfants acquièrent leurs capacités un peu plus tôt ou un peu plus tard que les dates indiquées. Il s'agit de nourrissons nés à terme : pour les prématurés il convient de faire une addition adéquate aux âges mentionnés.

Afin d'éviter un double emploi et des confusions, j'ai combiné une description de l'évolution normale du développement avec les résultats des tests de développement. Le matériel et la technique de ces tests seront étudiés au Chapitre 12.

LE DÉVELOPPEMENT DE LA LOCOMOTION

Chaque enfant suit une séquence ordonnée de développement, depuis celui du contrôle de la tête jusqu'au stade de la marche assurée, de la course et du saut. On peut observer ce développement en maintenant le nourrisson en suspension ventrale, en le plaçant en décubitus ventral et en l'attirant vers la position assise. On le verra par la suite en position assise ou debout.

■ *Suspension ventrale*

Le nouveau-né soulevé au-dessus de la table et maintenu en décubitus ventral par une main passée sous son abdomen montre une absence presque complète de contrôle de sa tête. A 6 semaines, il atteint un stade important et facile à déterminer lorsqu'il maintient un court instant sa tête dans le même plan que le reste de son corps. A 8 semaines il peut conserver cette position et, à 12 semaines, il peut relever sa tête bien au-delà du plan du reste de son corps. Par la suite, on n'a plus recours à la position en suspension ventrale pour évaluer le contrôle céphalique du nourrisson normal.

La position des membres du jeune nourrisson est importante. A 4 semaines, les coudes sont bien fléchis et les hanches montrent une légère extension avec flexion des genoux.

■ ***Décubitus ventral*** (fig. 23 et 24)

Le nouveau-né est couché, la tête tournée de côté, le bassin relevé et les genoux ramenés sous l'abdomen. En même temps qu'il se développe, son bassin s'abaisse et ses hanches et ses genoux s'étendent. A 4 semaines, il peut décoller pendant un instant son menton de son lit. A 12 semaines, il maintient son menton et ses épaules au-dessus du lit en étendant ses jambes. Il soulève bientôt la face antérieure de son thorax en faisant porter son poids sur ses avant-bras et son visage est perpendiculaire au plan du lit. A 24 semaines, il maintient son thorax et la partie supérieure de son abdomen au-dessus du plan du lit en prenant appui sur ses mains, les coudes étendus. Il roule du décubitus ventral au décubitus dorsal et, un mois plus tard, peut faire l'inverse. Il adopte la position de la grenouille par une abduction des jambes et une réunion des plantes des pieds. A 28 semaines, il peut prendre appui sur une seule main. Il rampe généralement à 9 mois, bien qu'il commence par reculer : il se tracte en avant sur ses mains en traînant ses jambes. Un mois plus tard il marche à quatre pattes en décollant son abdomen du plan du lit. Par la suite, il pose par moments un pied à plat sur son lit et, finalement, il marche comme un ours sur ses mains et ses pieds, ce qui constitue le dernier stade avant la marche.

■ ***La position assise***

Le nouveau-né que l'on attire vers la position assise laisse complètement pendre sa tête en arrière ; à mi-chemin il la relève. Lorsqu'il est assis, il fait le dos rond et il peut relever son menton pendant un court instant. L'hypotension de la nuque diminue avec la maturation, elle est discrète vers 12 semaines et a disparu à 20 semaines. Un mois plus tard le nourrisson décolle sa tête de son lit lorsqu'on va le soulever et, à 28 semaines, il la soulève spontanément et souvent. Son dos se redresse aussi et, vers 24 semaines, l'enfant peut rester assis dans son landau, soutenu et le dos droit. Un mois plus tard il reste assis sur le plancher en étendant ses bras en avant pour se soutenir et, à 28 semaines, il reste assis un court instant sans support. Il apprend à s'asseoir avec de plus en plus d'assurance si bien que, entre 40 et 44 semaines, il montre une stabilité réelle qui lui permet divers mouvements (il se redresse seul). A 15 mois il s'assied seul sur une chaise.

■ ***La position debout et la marche*** (fig. 25 et 26)

La marche automatique disparaît entre 6 et 8 semaines, sauf si le cou est en extension. A 8 semaines, le nourrisson maintient sa tête pendant un court instant si on le tient en position debout. Au cours des premières semaines il s'affaisse sur ses hanches et ses genoux mais, à 24 semaines, il peut assumer presque tout son poids si sa mère lui en a donné l'occasion. A 36 semaines, il se tient debout en s'accrochant à un meuble et

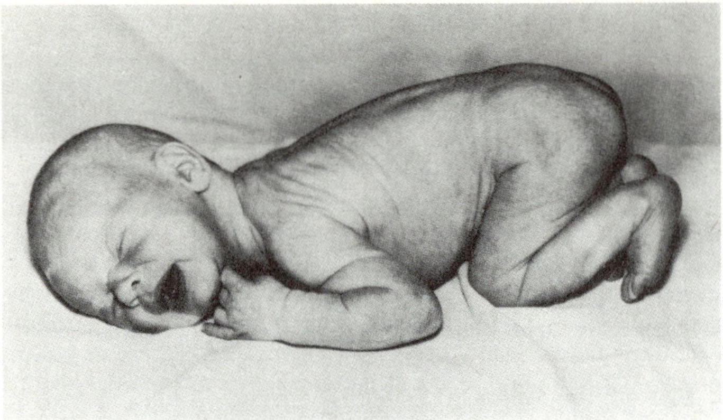

FIG. 23. — *De 0 à 2 semaines.*
Le bassin est haut, les genoux sont ramenés sous l'abdomen.

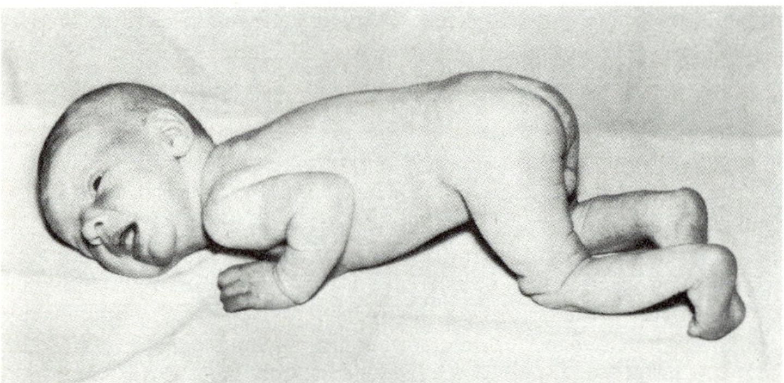

FIG. 24. — *De 4 à 6 semaines.*
Le bassin est encore surélevé. Extension intermittente des hanches.

peut se hisser à la position debout mais ne peut pas redescendre. A 44 semaines on le voit décoller un pied du sol et, à 48 semaines, il marche en se tenant aux meubles. Il marche seul à 13 mois, en écartant les jambes, en faisant des pas inégaux et en mettant généralement ses épaules en abduction et en fléchissant ses coudes. A 15 mois, il monte les escaliers à quatre pattes et se met debout sans aide. A 18 mois, il monte et descend les escaliers sans aide et peut tirer une poupée ou une petite voiture derrière lui. A 2 ans, il ramasse un objet sans tomber, il peut courir et reculer. Il monte et descend les escaliers en posant les deux pieds sur chaque marche. A 3 ans, il peut se tenir quelques secondes sur un seul pied. Il monte les escaliers en posant un pied sur chaque marche mais les

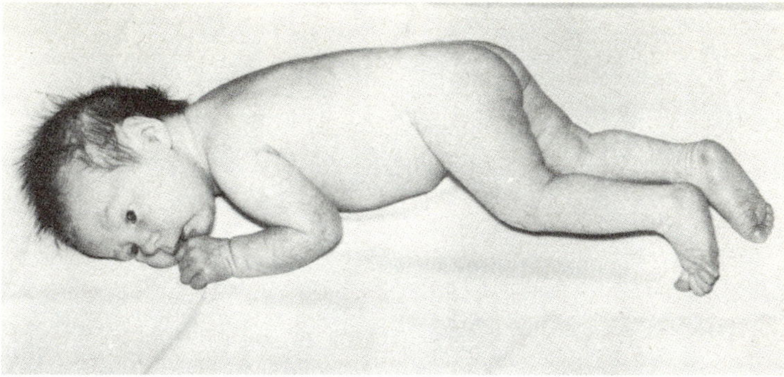

FIG. 25. — *De 6 à 8 semaines.* Le bassin repose à plat. Les hanches sont étendues.

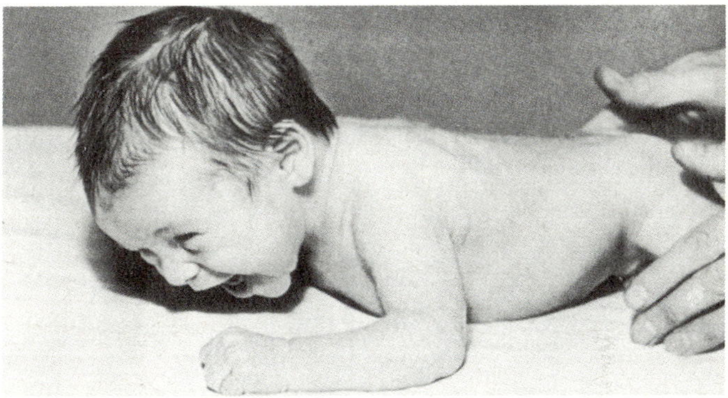

FIG. 26. — *6 semaines.*

L'enfant soulève par intermittences son menton au-dessus du plan du lit mais l'angle de sa figure avec le plan du lit ne dépasse pas 45 °.

descend en y mettant les deux pieds. Il peut chevaucher un tricycle. A 4 ans, il descend les escaliers en posant un pied sur chaque marche et peut sauter sur un pied. A 6 ans il saute sur les deux pieds.

AUTRES FORMES DE PROGRESSION

Avant que les nourrissons n'apprennent à marcher, ils peuvent arriver à se déplacer d'un endroit à l'autre de diverses manières :

1° Ils peuvent apprendre comment rouler sur eux-mêmes.

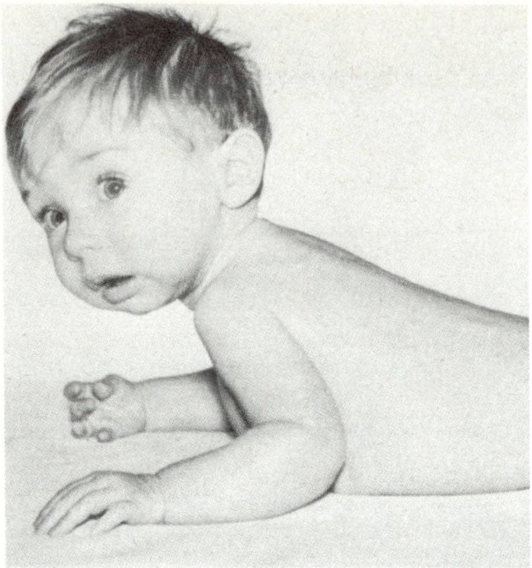

FIG. 27. — *De 10 à 12 semaines.*

Il fait porter son poids sur ses avant-bras. Le plan de sa figure est presque perpendiculaire à celui de la table.

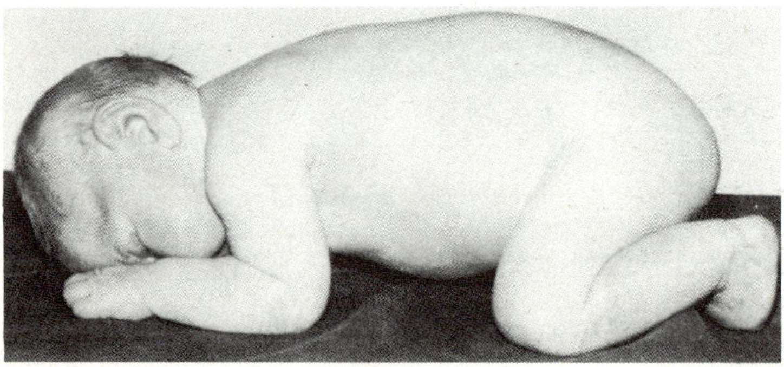

FIG. 28. — *Enfant microcéphale arriéré mental de 9 semaines*, en décubitus ventral comme un nouveau-né.

2° En décubitus dorsal, ils soulèvent leurs fesses et la partie inférieure de leurs corps et progressent par une série de rebonds sur les fesses.

3° Ils glissent sur une main et une fesse ou sur les deux mains et les deux fesses. Ce mode de progression serait familial [19] et peut se poursuivre pendant près de 7 mois, ce qui retarde la marche [12].

4° Ils peuvent ramper à reculons.

Il existe aussi d'autres méthodes.

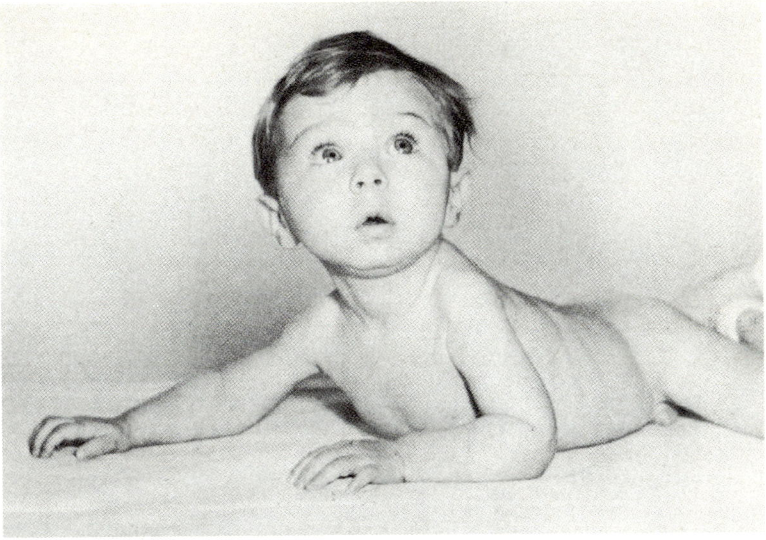

FIG. 29. — *De 12 à 14 semaines.*

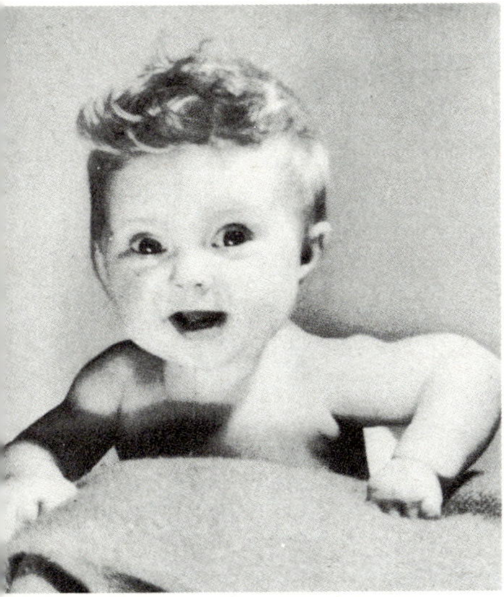

FIG. 30. — *De 16 à 20 semaines.*

Le poids repose en partie sur les bras étendus. Le plan de la figure est perpendiculaire à celui de la table.

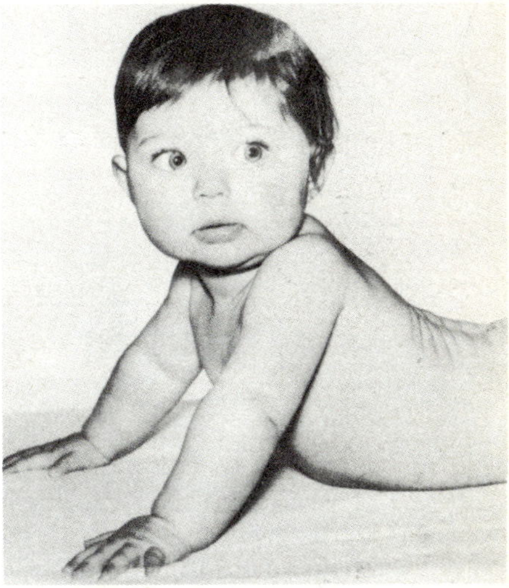

FIG. 31. — *24 semaines.*

Il prend appui sur ses mains, les bras étendus.

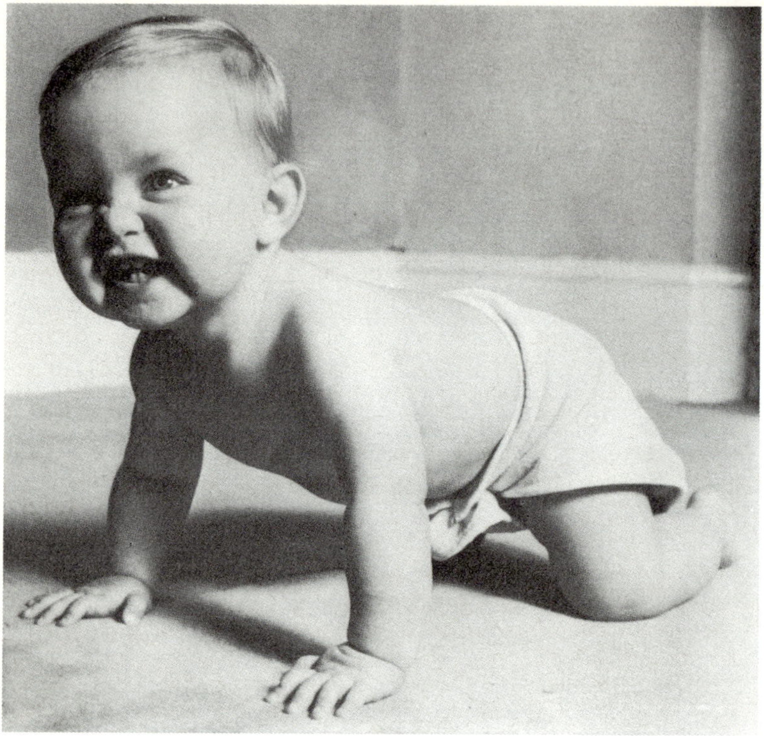

FIG. 32. — *44 semaines.*
Position de reptation à quatre pattes.

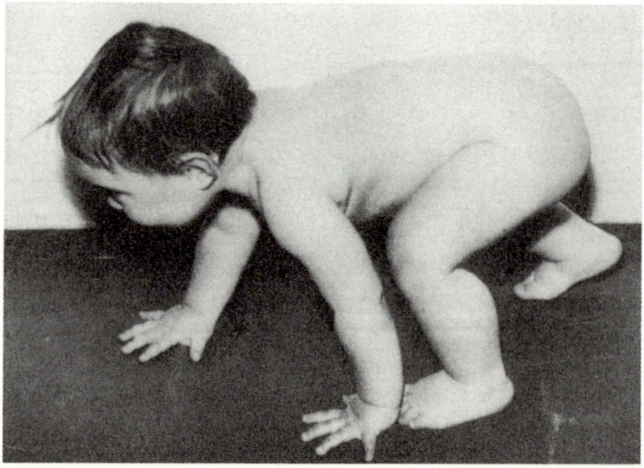

FIG. 33. — *De 33 à 52 semaines.*
Il marche comme un ours.

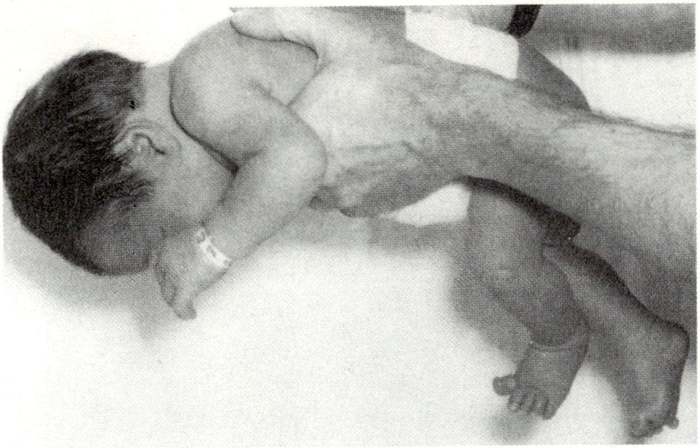

FIG. 34. — *Nouveau-né à terme en suspension ventrale.*

Noter la flexion des genoux et des coudes avec une certaine extension des hanches.

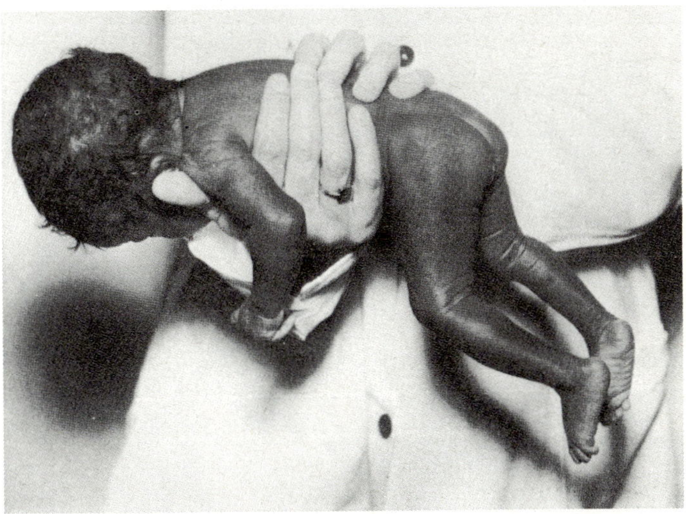

FIG. 35. — *Ce nourrisson de 6 semaines tient sa tête dans le plan du reste de son corps.*

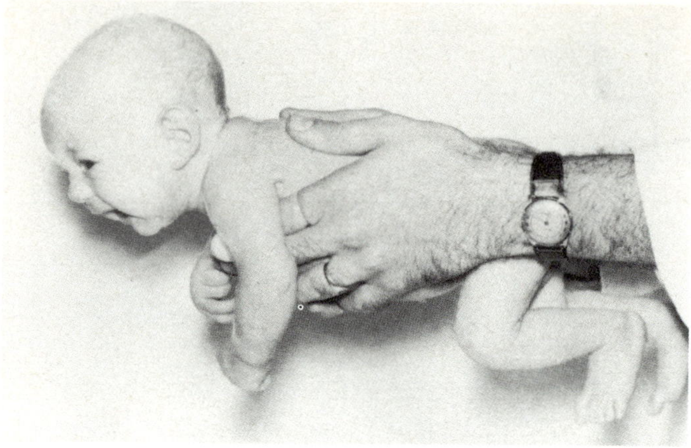

FIG. 36. — *Posture normale à 18 semaines.*
La tête est maintenue bien au-dessus du plan du corps.

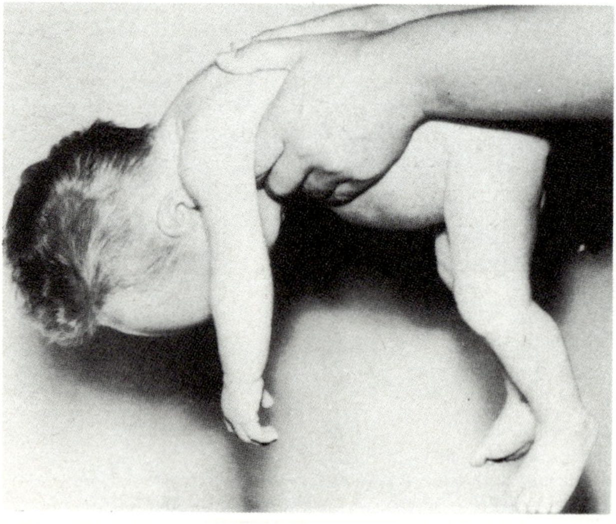

FIG. 37. — *Posture anormale d'un enfant de 6 semaines.*
La tête pend trop. Les bras et les jambes sont étendus. Pas d'extension des hanches (c'est un cas d'IMC).

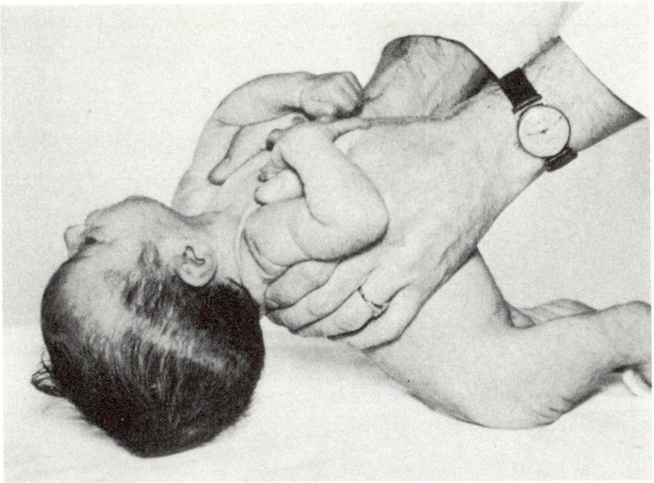

FIG. 38. — *Au cours des 4 premières semaines.*
Ballant complet de la tête quand on attire l'enfant vers la position assise.

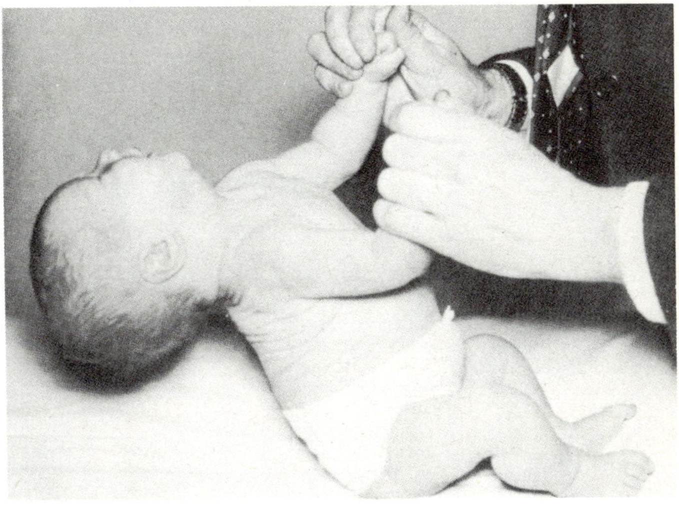

FIG. 39. — *Nouveau-né attiré à mi-chemin de la position assise.*
La tête pend.

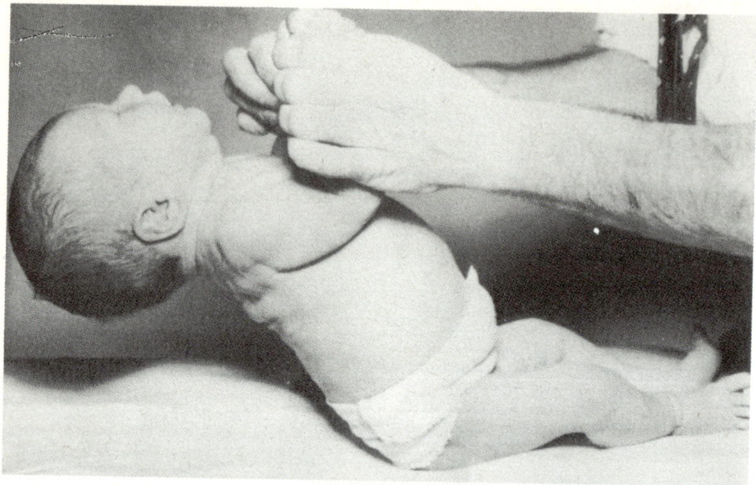

FIG. 40. — *Même enfant que la figure 39, photographié quelques secondes plus tard.*

Il soulève légèrement sa tête.

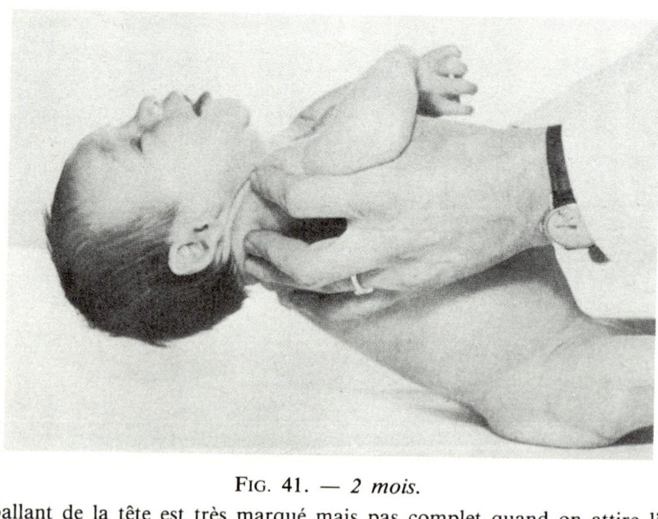

FIG. 41. — *2 mois.*

Le ballant de la tête est très marqué mais pas complet quand on attire l'enfant vers la position assise.

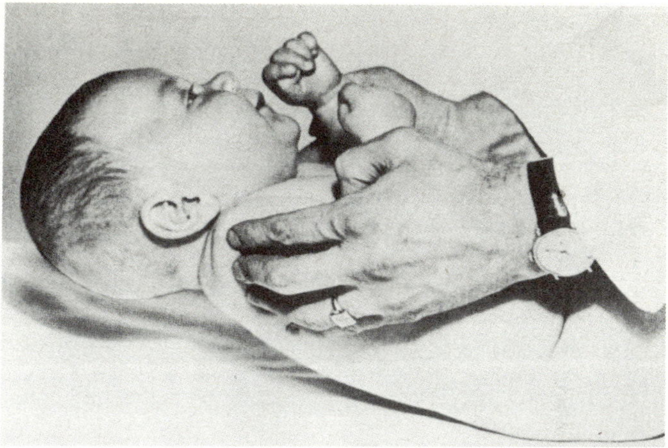

FIG. 42. — *4 mois.*
Il n'y a plus de ballant de la tête lorsqu'on attire l'enfant vers la position assise

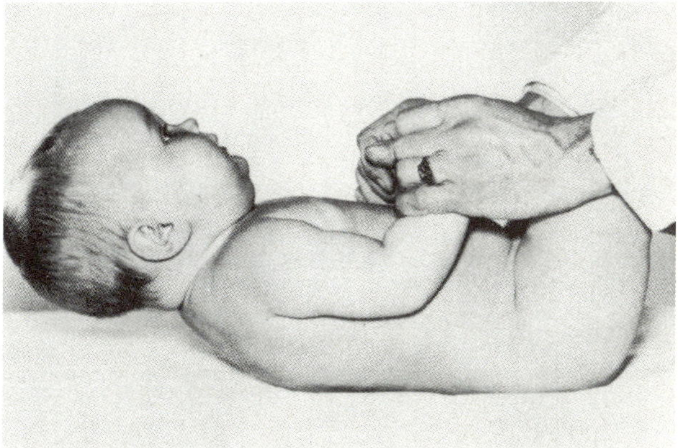

FIG. 43. — *5 mois.*
En décubitus dorsal il soulève sa tête quand il voit qu'on va le tirer.

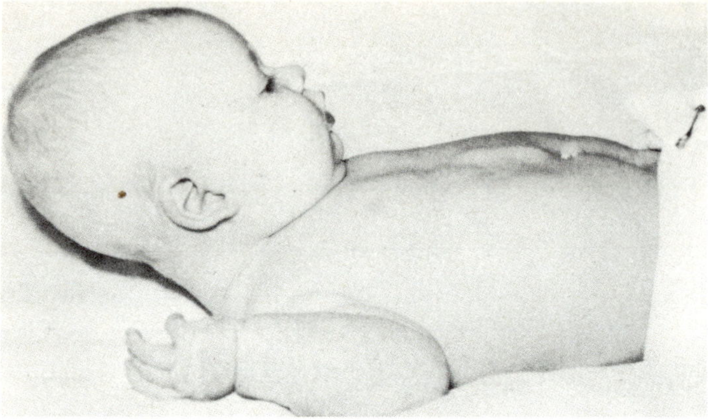

FIG. 44. — *6 mois.*
En décubitus dorsal il soulève spontanément sa tête.

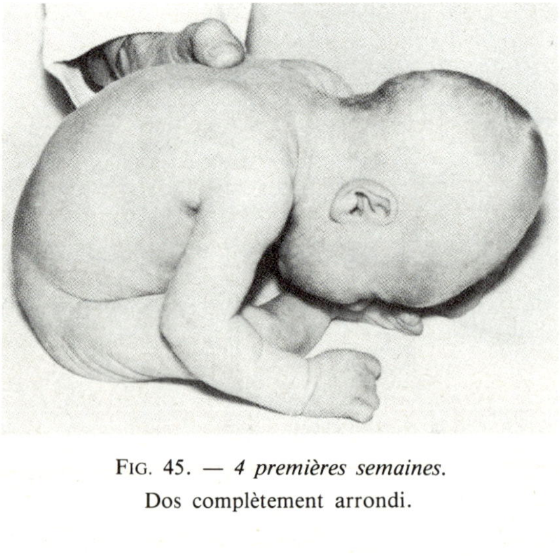

FIG. 45. — *4 premières semaines.*
Dos complètement arrondi.

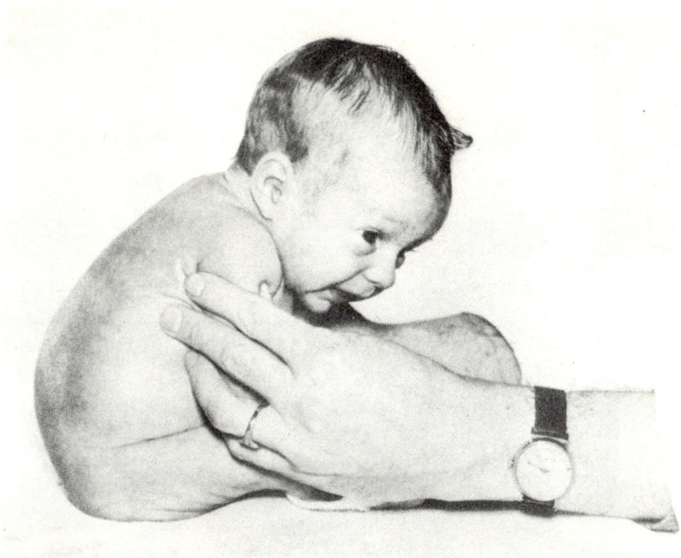

FIG. 46. — *De 4 à 6 semaines.*
Dos rond. Tête relevée par intermittences.

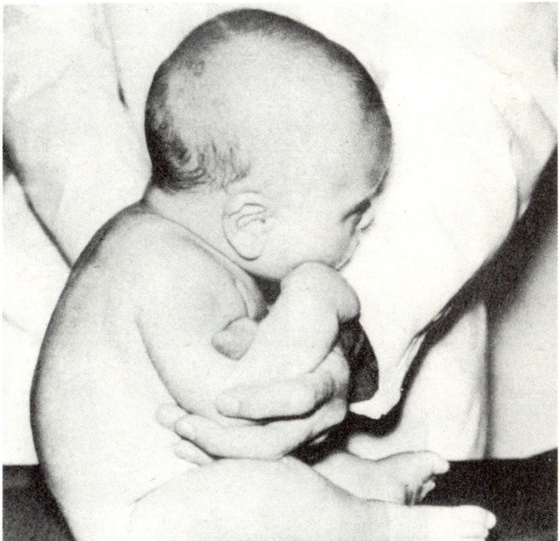

FIG. 47. — *8 semaines.*
Le dos est encore rond. La tête est bien relevée.

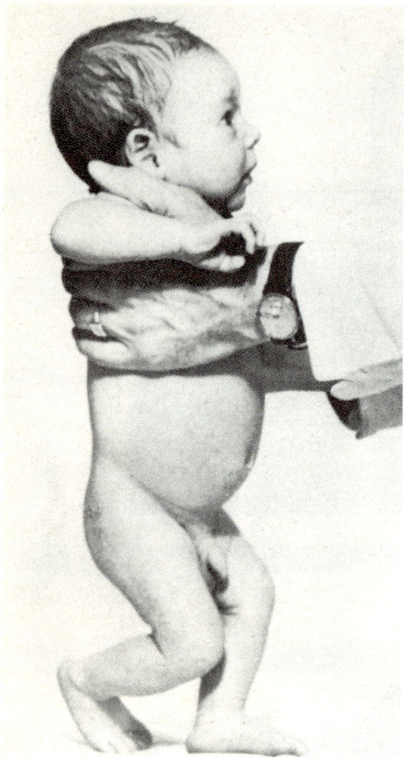

FIG. 52. — *Vers 12 semaines.*

Prend plus appui sur ses membres inférieurs.

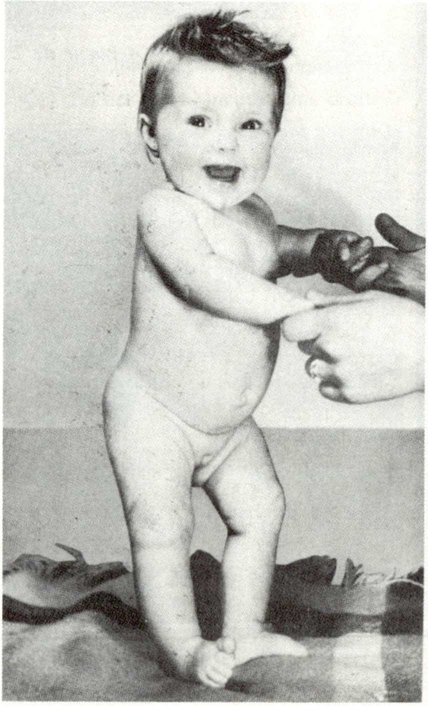

FIG. 53. — *24 semaines.*

Fait pratiquement reposer tout son poids sur ses jambes.

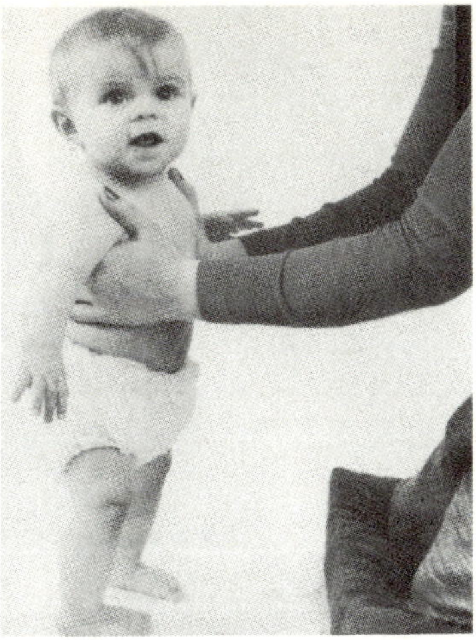

FIG. 54. — *28 semaines.*
Prend complètement appui sur ses jambes.

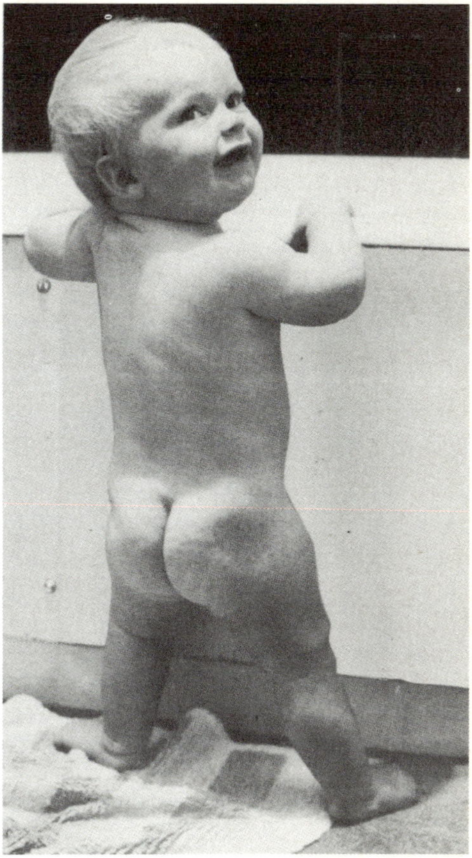

FIG. 55. — *48 semaines.*
Se tient et marche en se tenant à un meuble.

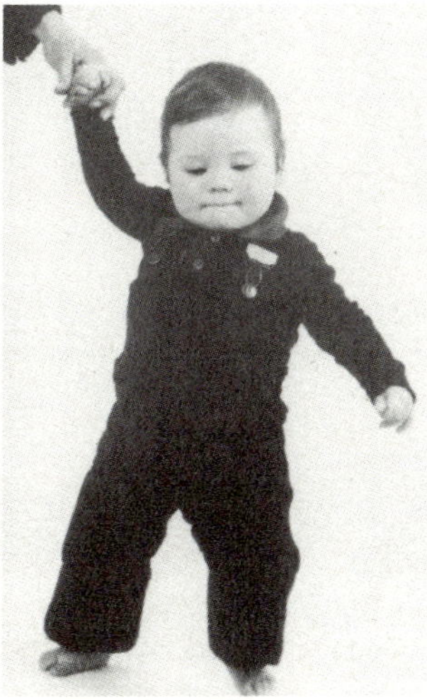

FIG. 56. — *52 semaines.*
Marche tenu par une main.

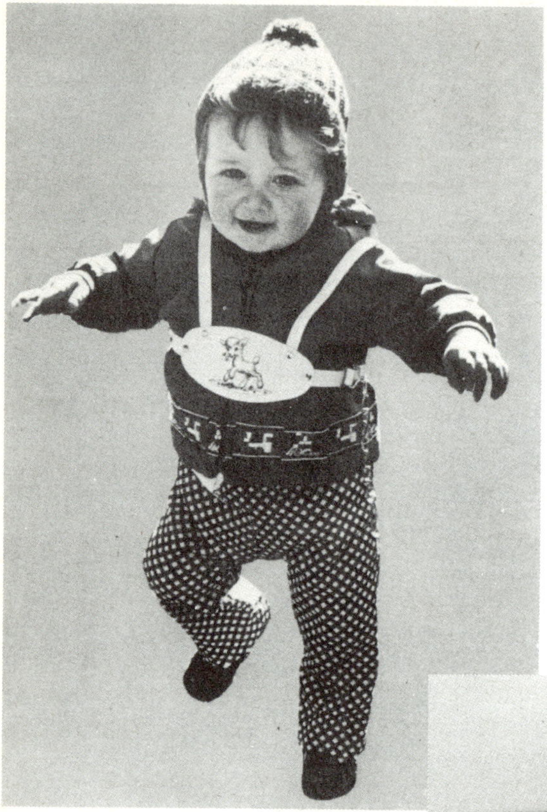

FIG. 57. — *13 mois.*

Marche sans aide, les bras écartés, les coudes fléchis, en élargissant son polygone de sustentation, en faisant des pas irréguliers.

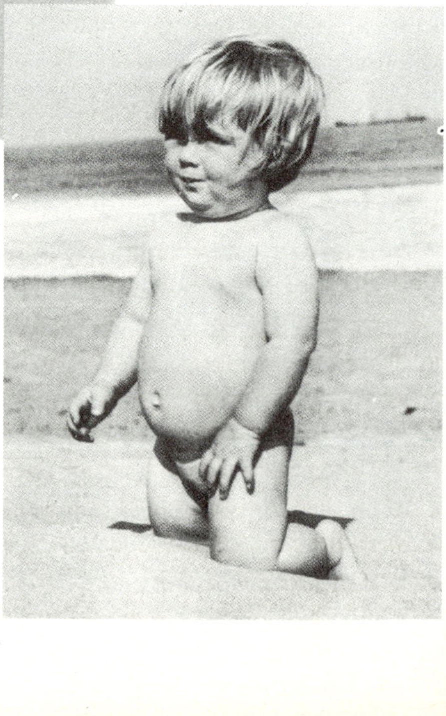

FIG. 58. — *15 mois.*

Reste à genoux sans appui.

MANIPULATION

Le réflexe de préhension primitive des 2 ou 3 premiers mois disparaît avant l'apparition de la préhension volontaire. A 4 semaines, les mains restent le plus souvent fermées mais à 12 semaines elles sont généralement ouvertes. On constate à ce stade que le nourrisson regarde un objet comme s'il voulait le saisir. Il garde un objet que l'on place dans sa main. A 16 semaines, il joint ses mains en jouant et tire sur ses vêtements. Il essaye d'attraper un objet mais dépasse le but. A 20 semaines, il peut saisir volontairement un objet. Il joue avec ses orteils. Sa préhension va ensuite passer par divers stades, depuis la préhension cubitale (le cube est sur le bord cubital de la paume de sa main) à la préhension radiale et enfin à la préhension entre le pouce et l'index dans le dernier trimestre de sa première année.

Jusqu'à 6 mois il saisit le cube sur le côté cubital de sa paume et de 24 à 32 semaines il le tient contre son éminence thénar à la base de son pouce. De la 32e à la 40e semaine, l'index, généralement aidé de l'auriculaire et de l'annulaire, presse le cube contre la partie inférieure du pouce ; et entre la 40e et la 50e semaine le cube est saisi entre la pulpe antérieure du pouce et des doigts. La rapidité avec laquelle le nourrisson laisse tomber le cube est un bon indice de la maturité de sa préhension : s'il le laisse tomber à plusieurs reprises en quelques secondes, sa préhension manque probablement de maturité. Il commence par être ataxique et par dépasser son but, mais il est vite capable d'atteindre un objet avec précision.

A 6 mois, il fait passer un objet d'une main dans l'autre et, comme il peut mâcher, il peut manger tout seul un biscuit. En décubitus dorsal il joue avec ses orteils. Il aime jouer avec du papier et porte tout à sa bouche. Il faut attendre 40 semaines pour qu'il puisse saisir entre son pouce et son index un petit objet de la taille d'une groseille. Il peut lâcher volontairement des objets mais il les jette vraiment surtout entre 12 et 13 mois (il lance délibérément des cubes un à un sur le sol). Il aura auparavant appris à donner un jouet à ses parents, refusant d'abord de le lâcher et le laissant ensuite. A partir de 44 semaines, il passe de longs moments à mettre des objets dans un panier pour les enlever ensuite. Vers 1 an, il cesse de porter les objets à sa bouche. A 13 mois, il peut construire une tour avec 2 cubes, mais il ne peut pas en construire une de 10 cubes avant d'avoir trois ans. A 15 mois, il sait prendre une tasse dans laquelle il boit et qu'il repose sans renverser son contenu. A 18 mois, il tourne en même temps deux ou trois pages d'un livre mais les tourne une à une lorsqu'il a deux ans. Il sait alors aussi enfiler ses chaussettes ; à deux ans et demi il enfile des perles et, à 3 ans, il peut boutonner ses vêtements et s'habiller et se déshabiller seul. Il peut dessiner et peindre.

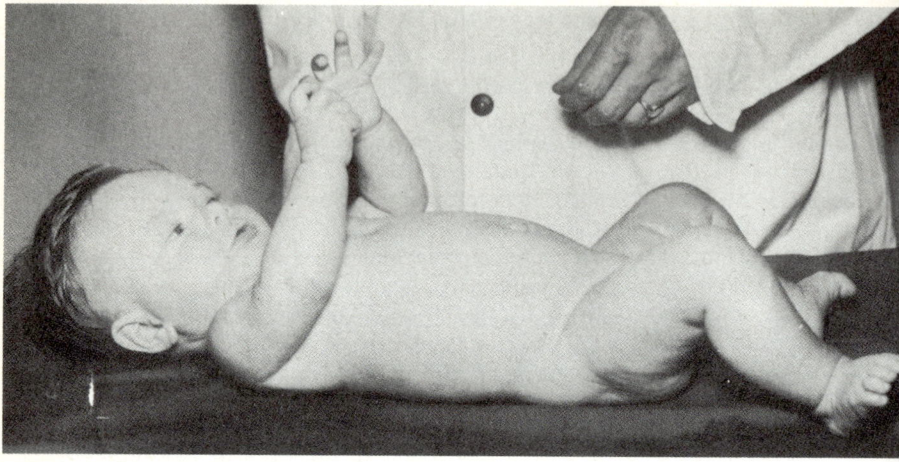

FIG. 59. — *De 11 à 20 semaines.*
Contemple ses mains.

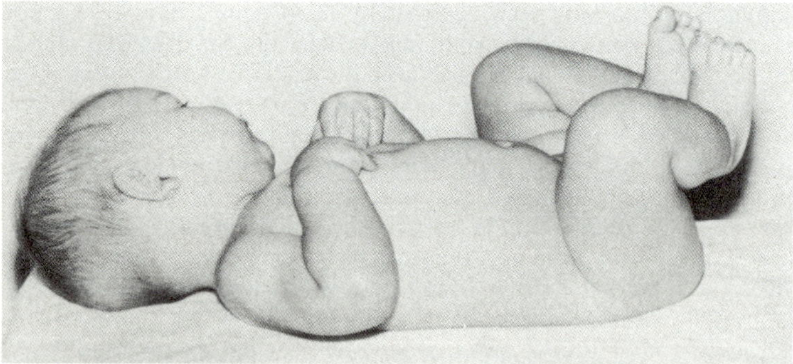

FIG. 60. — *De 12 à 16 semaines.*
Rapproche les plantes de ses pieds.

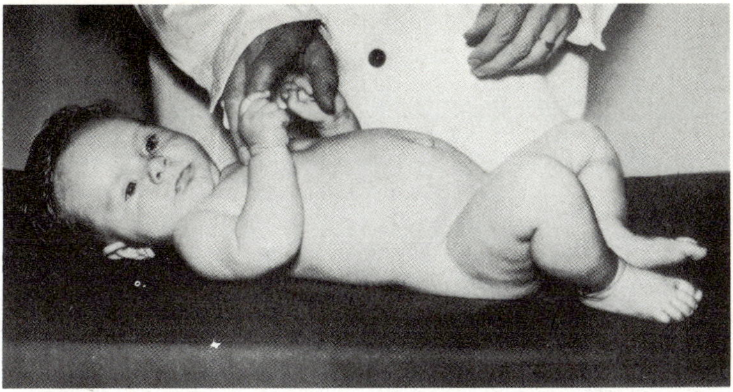

FIG. 61. — *16 semaines.*
Appuie les plantes de ses pieds sur la table.

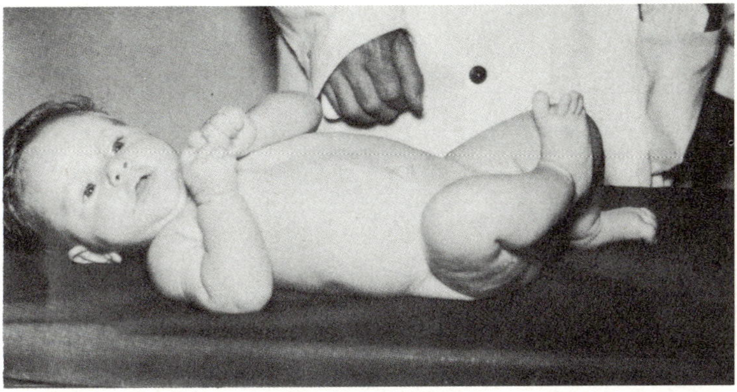

FIG. 62. — *16 semaines.*
Pose un pied sur le genou opposé.

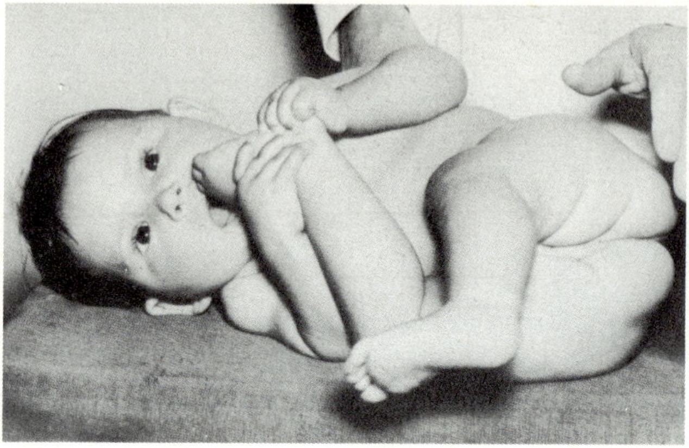

FIG. 63. — *20 semaines.*
Porte ses pieds à sa bouche.

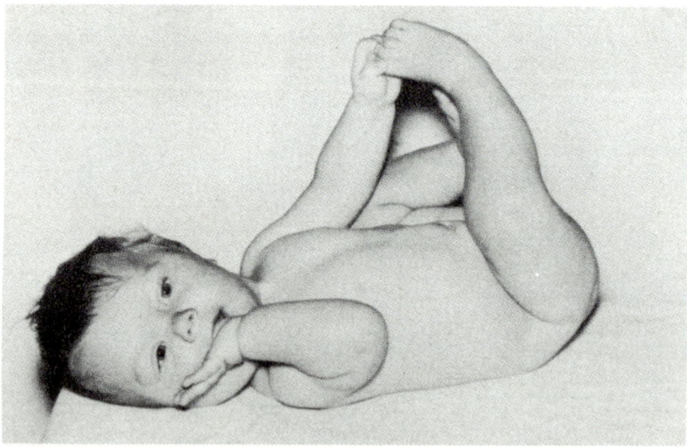

FIG. 64. — *20 semaines.*
Joue avec ses pieds.

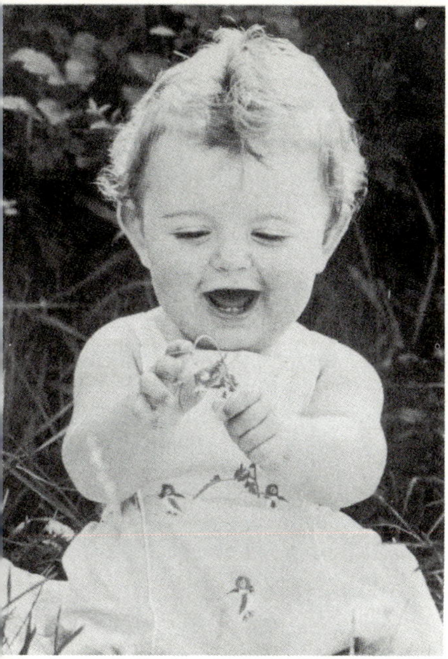

FIG. 65. — *6 mois.*
Manipulation. Il transfère les objets d'une main dans l'autre.

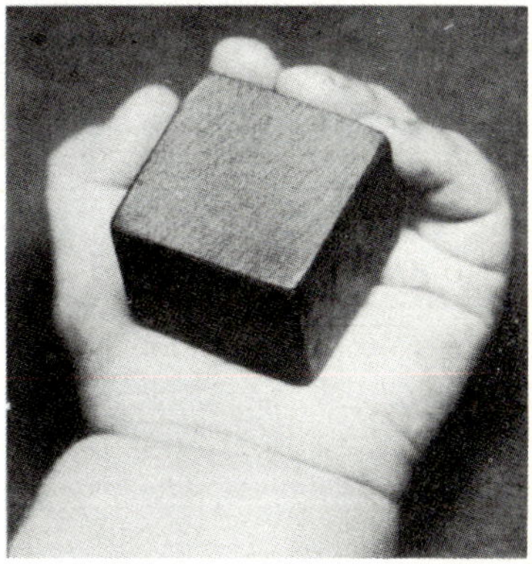

FIG. 66. — *6 mois.*
Préhension palmaire immature.

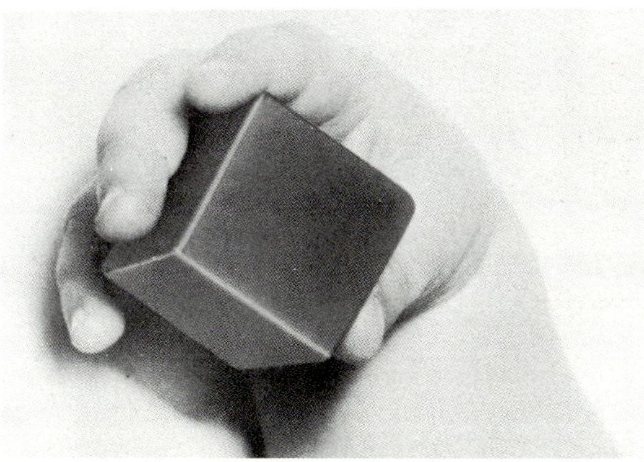

FIG. 67. — *8 mois.*
Préhension : stade intermédiaire.

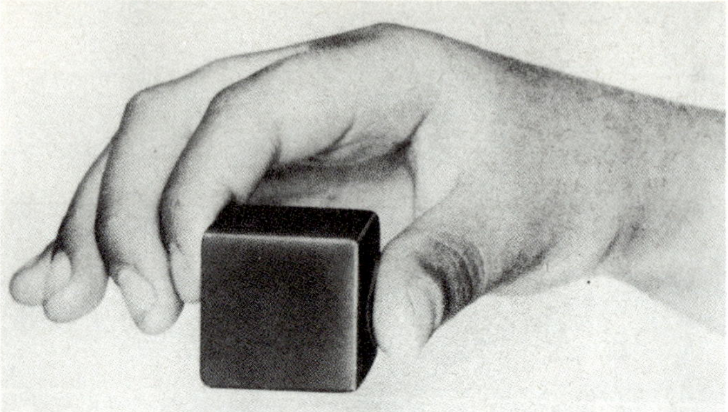

FIG. 68. — *1 an.*
Préhension à maturité.

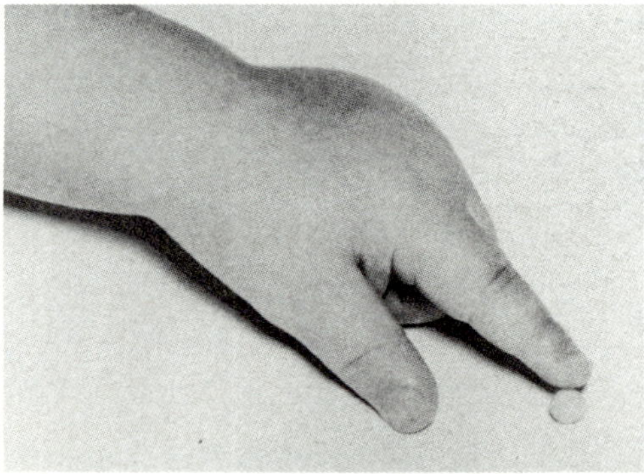

FIG. 69. — *40 semaines.*
Approche d'un objet par l'index.

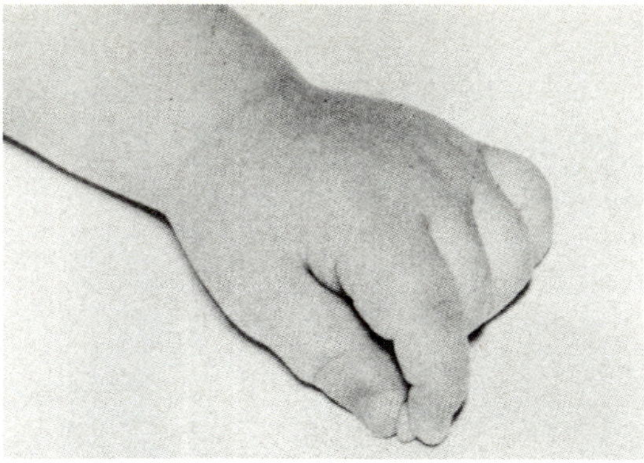

FIG. 70. — *40 semaines.*
Apposition pouce-index permettant de saisir un petit objet.

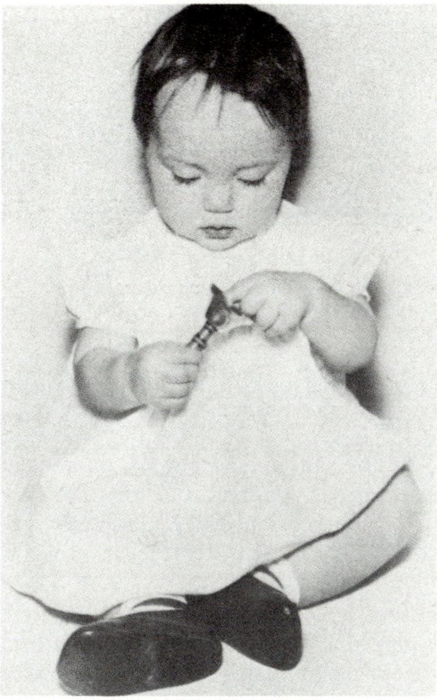

FIG. 71. — *40 semaines.*
Joue avec le battant de la cloche du bout de l'index.

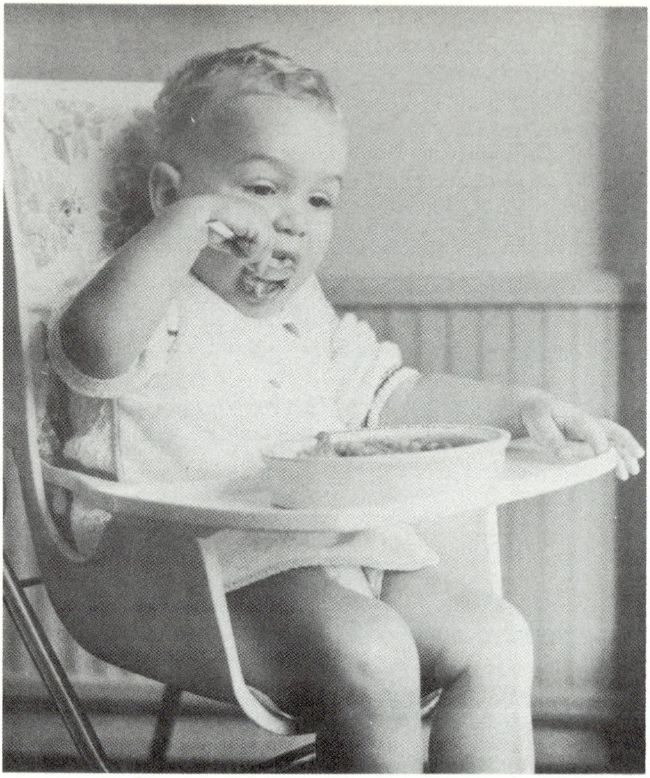

FIG. 72. — *10 mois.*
Mange seul. Noter la préhension immature de la cuillère.

L'UTILISATION DES YEUX ET DES OREILLES

On a décrit les réactions réflexes des yeux du nouveau-né. A la naissance le nouveau-né cligne des paupières en réponse à un son, à un mouvement ou à l'attouchement de sa cornée mais, en général, ne réagit pas à l'approche d'un objet. Il va bientôt présenter une réaction de défense en face d'un objet qui s'approche de lui.

Les pupilles réagissent à la lumière vers la 29ᵉ semaine de la gestation et le prématuré commence à tourner sa tête vers une lumière diffuse entre la 32ᵉ et la 36ᵉ semaine. Le prématuré de 26 à 30 semaines n'aime pas la lumière violente.

A la naissance, il a une perception visuelle et suit des yeux une personne qui se déplace. Il suit difficilement du regard sur 45° un anneau

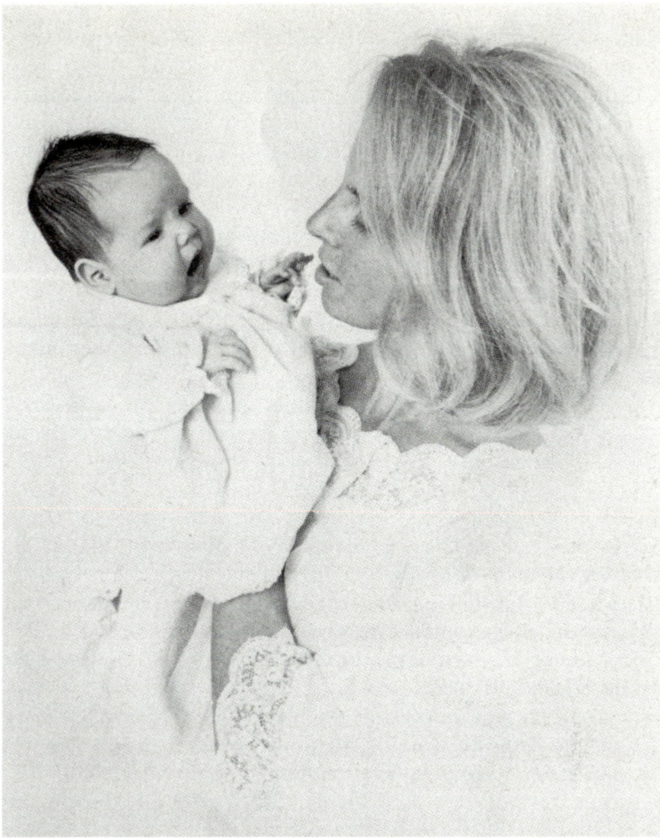

FIG. 73. — *4 semaines.*
Noter l'intensité du regard et la bouche ouverte pandant que sa mère lui parle.

qu'on fait danser à 25 ou 30 centimètres de lui. Son angle de vue est de 90° à 4 semaines et de 180° à 3 mois. L'amplitude de sa convergence est faible avant 6 semaines mais sa vision rapprochée est bonne à 3 mois. Vers 3 ou 4 semaines, il fixe intensément le visage de sa mère lorsqu'elle lui parle et il commence à lui sourire entre 4 et 6 semaines. Il sourit aussi à un carton qui figure un visage avec deux points pour représenter les yeux et sourit encore plus si cette image comporte six points. Vers 3 mois, il fixe son regard très exactement sur son biberon et, à 4 mois, il le fixe sur un cube de 1,5 cm (« préhension du regard »). Le nouveau-né ne peut pas coordonner les mouvements de sa tête et de ses yeux qui n'accompagnent pas une rotation passive latérale de la tête (« réflexe des yeux de poupée »). Ce réflexe disparaît vers 2 ou 3 mois.

Les yeux du nouveau-né ont tendance à se mobiliser séparément. La vision binoculaire débute à 6 semaines et est assez bien établie vers 4 mois.

Il est caractéristique que de 12 à 20 semaines, il contemple ses mains lorsqu'il est couché sur le dos mais ce regard sur les mains peut aussi s'observer chez l'enfant aveugle ; il s'agit en réalité d'un stade du développement qui n'exige pas de stimulation visuelle.

A 5 mois il s'excite en voyant préparer son repas et, à 6 mois, il rectifie sa position pour voir les objets en se penchant en arrière ou en s'aplatissant. Il faut attendre un an pour qu'il puisse suivre des yeux des objets qui se déplacent rapidement.

Mary Sheridan a examiné 100 écoliers de 5 à 7 ans et a constaté qu'une acuité visuelle de 6/9 doit être regardée comme suboptimale (avec la méthode Stycar).

Plusieurs études ont porté sur les facultés auditives du fœtus *in utero* : on contrôlait par échographie les réflexes de sursaut provoqués par une excitation vibro-acoustique chez des fœtus humain d'âge gestationnel connu [5]. Les premières réactions apparaissaient entre 24 et 25 semaines de gestation et se montraient constantes après 28 semaines. On a émis l'idée qu'on pourrait trouver là une base de diagnostic anténatal de la surdité. Le nouveau-né à terme entend et peut réagir à un bruit par un réflexe de sursaut, par des pleurs, en se calmant s'il pleurait, en clignant des paupières ou en suspendant momentanément sa respiration.

A 3 ou 4 mois, le nourrisson commence à tourner plus nettement sa tête vers l'origine d'un bruit.

Murphy a décrit la séquence de la localisation du son en créant un bruit à 40 cm environ de l'oreille du nourrisson.

1° Le nourrisson tourne sa tête du côté du son (à 3 mois).

2° Il tourne la tête vers le bruit et regarde dans la même direction (entre 3 et 4 mois).

3° Il tourne la tête latéralement puis l'abaisse si le bruit est produit au-dessous de son oreille (5/6 mois).

4° Il tourne la tête latéralement puis la relève si le bruit est produit au-dessus du niveau de son oreille (vers 6 mois) : la localisation vers le bas se fait donc avant la localisation vers le haut.

5° Il décrit un arc de cercle avec sa tête vers l'origine du bruit (entre 6 et 8 mois).

6° Il tourne sa tête en diagonale directement vers la source sonore (entre 8 et 10 mois).

Vers 6 mois, il peut imiter des sons et, à 7 mois, il répond à son nom. Entre 9 et 12 mois, il comprend le sens de plusieurs mots, dont les noms de membres de sa famille.

A un an, sa faculté de localiser un son est presque aussi bonne que celle de l'enfant plus âgé et de l'adulte. A partir de 9 mois, il apprend à contrôler et à adapter ses réactions aux bruits. Il peut retarder sa réponse ou la supprimer, il peut écouter de nouveau le son sans chercher à le localiser, ce qui représente un pas de plus vers la compréhension et le contrôle de son environnement.

COMPRÉHENSION GÉNÉRALE

Le permier signe de compréhension se manifeste dans les premiers jours lorsque le nouveau-né commence à regarder sa mère qui lui parle : il est tranquille, il ouvre et ferme sa bouche et agite sa tête de haut en bas. Vers 4 à 5 semaines, il commence à sourire et, 2 semaines plus tard, il vocalise. A 2 ou 3 mois (et même plus tôt), il peut imiter les mouvements de la bouche de sa mère et tirer la langue. Trevarthen [21] a fait remarquer que, pour ce faire, il doit avoir dans son cerveau un modèle de sa mère et que ce modèle doit être inscrit sur le système moteur de son propre visage. A 12 semaines, il montre un intérêt considérable pour son environnement et surveille les allées et venues autour de lui. Il peut refuser de rester seul dans le jardin et préférer l'activité de la cuisine. Il s'excite lorsqu'on lui présente un jouet. Il reconnaît sa mère et tourne sa tête vers une source sonore. Il peut détourner la tête quand on nettoie son nez avec du coton. Entre 12 et 16 semaines, il anticipe la tétée de son biberon ou du sein en ouvrant la bouche à leur approche. A 20 semaines, il sourit à son image dans le miroir et, peu après, il cherche un objet qu'il a laissé tomber. A 24 semaines, lorsqu'il est couché, il tend ses bras s'il voit que sa mère va le prendre. Il sourit et vocalise à l'intention de son image dans un miroir. A 6 mois, il imite quelqu'un qui tire la langue ou qui tousse. Il peut tousser pour attirer l'attention. Il s'amuse à « faire coucou ». A 32 semaines, il peut repousser la main de sa mère qui tient un coton-tige. Il cherche avec beaucoup de persévérance à atteindre des objets hors de sa portée. Il réagit quand on lui dit « Non ».

A 40 semaines, il peut tirer le vêtement de sa mère pour attirer son attention. Il fait « tip tap » et « au revoir ». Il refait un geste qui a fait rire. A 44 semaines, il aide à son habillage en tendant son bras pour une manche et son pied pour une chaussure ou en faisant passer un objet d'une main dans l'autre pour que sa main puisse entrer dans une manche. A 48 semaines, il commence à bouger sur le rythme des comptines. Il montre de l'intérêt pour les livres et pour le sens des mots. Entre 11 et 12 mois, il rit si sa mère pose un objet inhabituel sur sa tête. A 1 an, il peut comprendre une phrase telle que « où est ton soulier ? ».

Après un an, sa compréhension se manifeste dans d'innombrables domaines : il comprend ce qu'on lui dit, il obéit à un ordre simple, il montre de plus en plus d'intérêt pour ses jouets et ses livres, il parle de mieux en mieux. Ses activités ludiques sont de plus en plus complexes et imaginatives. Il commence à apprécier les formes et les couleurs et, à deux ans et demi, il peut assembler des puzzles simples. La différenciation de la droite et de la gauche ne se développe que vers 4 ans.

Les meilleurs objets de contrôle de sa compréhension sont le crayon et le papier, les livres d'images, des cartons illustrés représentant des objets courants et des planches prédécoupées.

PLAISIR ET MÉCONTENTEMENT

Tous les nourrissons expriment leur mécontentement avant de savoir manifester leur plaisir et tous savent dire « Non » avant de dire « Oui ».

Le premier signe de plaisir explicité par le nouveau-né au cours des premiers jours est le fait de se calmer lorsqu'on le prend dans les bras. Pendant ses tétées, il montre son plaisir en écartant ses orteils qu'il fléchit et étend. Le sourire qu'il arbore à 6 semaines quand on lui parle, est suivi de vocalisations une ou deux semaines plus tard. A 3 mois, il pousse des cris de joie et montre son plaisir par une réponse globale en mobilisant ses bras et ses jambes et en tremblant d'excitation. A 16 semaines, il rit tout haut. Il joue avec le hochet qu'on a placé dans sa main. Il sourit quand on le fait s'asseoir.

Après 5/6 mois, il est content de ses nouvelles possibilités : s'asseoir, se tenir debout, marcher et manger seul. A partir de 6 mois, il aime les jeux, les comptines et la lecture qu'on lui fait. Il est chatouilleux dès 4 ou 5 mois et commence très vite à rire lorsqu'il voit un doigt s'approcher pour le chatouiller. En grandissant, il aime de plus en plus les jeux et la société.

ALIMENTATION ET HABILLAGE

Le petit nourrisson ne peut habituellement pas appliquer étroitement ses lèvres sur l'aréole d'un sein ou sur une tétine ; le lait coule donc le long de ses commissures buccales, il déglutit de l'air et a des « renvois » : ceux-ci se raréfient avec la maturation puisqu'il peut obtenir une meilleure adhérence de ses lèvres.

Au cours des 4 premiers mois, le nourrisson a tendance à repousser du bout de sa langue tous les aliments que l'on y dépose et il faut donc placer les aliments à l'arrière de sa langue. Il peut appliquer ses lèvres sur le bord d'une tasse lorsqu'il a 4 ou 5 mois et l'alimentation à la tasse est alors plus rapide qu'au biberon.

A 6 mois, il atteint l'étape importante de la mastication, en même temps qu'il peut tenir les objets, ce qui lui permet de manger un biscuit. Il aime tenir son biberon.

Dès après 6 mois, il peut commencer à tenir sa cuillère, et certains nourrissons mangent uniquement à la cuillère à 9 à 10 mois, bien que l'âge moyen de cet exploit soit de 15 mois. Au début il met ses doigts dans les aliments et en gâche beaucoup, soit volontairement, soit accidentellement.

Lorsqu'on le laisse boire à la tasse, il la laisse tomber dès qu'il a bu ce qu'il voulait. Toutefois, si on lui donne l'occasion d'apprendre, il se sert parfaitement bien de la tasse à 15 mois. Un enfant de deux ans et demi à trois ans peut se servir d'un couteau et d'une fourchette.

L'âge auquel il s'habille seul est très variable et dépend surtout des possibilités que sa mère lui offre. Un enfant d'intelligence moyenne peut s'habiller seul à 3 ans, à condition de lui montrer le devant et le derrière et de lui donner la chaussure qui convient au pied. Il faut aussi l'aider pour les boutonnages difficiles. Vers 4 à 5 ans, il doit savoir nouer ses lacets de souliers et être donc complètement indépendant.

OUVERTURE DE LA BOUCHE EN CAS D'OBSTRUCTION NASALE

Le petit nourrisson n'ouvre généralement pas spontanément la bouche lorsque son nez est obstrué avant d'avoir 4 ou 5 mois. Il faut bien connaître cette particularité. Par exemple, le nourrisson qui présente une atrésie des choanes suffoque et se cyanose jusqu'à ce qu'il ouvre la bouche pour pleurer ou qu'on ait procédé à une canulation.

LANGAGE

Il a été très étudié [16, 17].

Le nourrisson a de nombreux moyens de communication préverbale [10]. Il peut communiquer avec sa mère en la regardant pendant qu'elle parle et, par la suite, en souriant et en vocalisant en réponse. Il communique en pleurant, en souriant, en se blotissant contre sa mère, en s'accrochant à elle, en faisant fête, en fronçant les sourcils, en embrassant, en se raidissant pour résister, en détournant la tête, en tenant le bras de sa mère ou en le tirant, en montrant du doigt ou en prenant la main de sa mère qu'il pose près de l'objet qu'il désire. Il communique par des rires, des cris ou des accès de colère. A 5 ou 6 mois, il tend les bras pour être pris. Il communique aussi en fermant sa bouche ou en recrachant la nourriture qui lui est offerte. Sa réaction dépend de celle de sa mère, de ses manifestations de tendresse, du ton de sa voix, de sa conversation et de ses jeux.

Une à deux semaines après avoir commencé à sourire en réponse à sa mère, il commence à vocaliser, en commençant par les voyelles « a », « e » et « ou » auxquelles il ajoute au bout de 3 à 4 semaines les consonnes « m », « p » et « b » lorsqu'il est mécontent et « j » et « k » lorsqu'il est heureux.

De 12 à 16 semaines, il tient de longues « conversations » avec sa mère ; il commence à dire « gaga », « ng » et « ago ». A 4 mois, il pousse des cris de joie, rit tout haut et a du plaisir à souffler entre ses lèvres partiellement closes. Au cours de son deuxième trimestre, il ajoute des syllabes telles que « ma », « da », « ka », « re » et à 7 mois, arrive à combiner « mmmeu » (surtout s'il est mécontent) et « dadada », mais sans référence à ses parents. Il vocalise de nombreux sons hauts et bas ; il émet parfois un son nasal et les mouvements langue-lèvres se développent. A 7 ou 8 mois, il vocalise ou tousse pour attirer l'attention et, à 9 ou 10 mois il commence à imiter des sons, ce qui constitue une étape importante vers le langage. Vers 8 mois, il ajoute « d », « t », et « oua ». A 10 mois, il prononce un mot qui a un sens. Il réagit lorsqu'on lui dit « non » et obéit aux ordres donnés. Il réagit par une mimique appropriée aux rythmes des comptines, joue à « tip tap » et agite la main pour dire au revoir. A 12 mois, il imite les chiens, les vaches et l'horloge, et il peut dire deux ou trois mots qui ont un sens. Au début, il omet souvent le commencement ou la fin d'un mot et, entre 15 et 18 mois il s'exprime dans un jargon inintelligible mais expressif qui lui est propre avec des modulations, un phrasé et des inflexions dramatiques mais rarement un mot intelligible. Si on lui demande de répéter, il émet exactement les mêmes sons que la première fois. Il peut répéter « chéri » mais, en général, il ne réunit spontanément des mots en phrases que vers 21 à 24 mois. Il peut zézayer en substituant des lettres parce qu'il pousse sa langue entre ses dents en disant le « s ». Vers 3 ans, il parle sans arrêt, quelques substitutions de lettres et une répétition des syllabes sont fréquents.

Des méthodes de spectrographie sonore ont ouvert un nouveau champ de recherches sur les caractéristiques, le développement et le sens du langage [14, 15]. Karelitz et Rosenfeld [11] ont enregistré 1 300 nourrissons normaux et porteurs de « lésions cérébrales » au cours de leurs deux premières années. Ils ont décrit les pleurs du jeune nourrisson comme un staccato bref et répétitif, qui dessine un crescendo en réponse à un stimulus. Les pleurs du nourrisson qui grandit durent plus longtemps et peuvent devenir polysyllabique ; leur ton est plus varié et leurs inflexions sont plus plaintives et plus significatives lorsque le nourrisson a 6 mois. Des syllabes telles que « mmmum », de vrais mots et ultérieurement des phrases peuvent être entendus dans les pleurs.

L'enquête de Newcastle [18] portant sur 1 824 garçons et 1 747 filles a montré qûe 3 % d'entre eux avaient prononcé leurs premiers mots juste avant d'avoir 9 mois, 10 % à 10 mois, 50 % à 12 mois, 90 % à 18 mois et 7 % entre 10 et 22 mois.

Pour arriver à un langage, l'enfant doit apprendre quel est l'effet d'un son sur les autres sons [13]. Les pleurs, d'abord réflexes, deviennent volontaires quand la mémoire et la compréhension se développent. La pensée de l'enfant est beaucoup plus développée que son langage : s'il veut quelque chose, il peut le montrer bien avant qu'il ne puisse le formuler ; il comprend le sens de nombreux mots avant de pouvoir les articuler.

CONTRÔLE DES SPHINCTERS

Chez le nouveau-né la miction est un acte réflexe qui peut être stimulé par une manipulation ou par d'autres mesures non spécifiques. Le nourrisson vide en général son intestin ou sa vessie immédiatement après un repas. Il peut être conditionné à tout âge (à un mois par exemple) pour uriner lorsqu'on le met sur un pot, la vessie se vidant lorsque les fesses viennent au contact du pot. Le contrôle volontaire n'apparaît pas avant 15 à 18 mois lorsque l'enfant dit pour la première fois à sa mère qu'il a mouillé son pantalon. Il le lui dit ensuite juste avant d'uriner mais trop tard et, par la suite, il la prévient à temps. Vers 16 à 18 mois, il peut répondre « Non » si on lui demande s'il veut uriner. La miction est très urgente à ce moment et il faut lui offrir le pot dès qu'il veut uriner sinon il sera trop tard. En grandissant, il perd la sensation d'urgence, quoique, dans le cas de l'énurésie de type diurne primaire, l'urgence peut persister pendant quelques années. Vers deux ans ou deux ans et demi l'enfant peut baisser son pantalon et s'intalle sur le siège des cabinets sans aide. Il lui arrive d'oublier d'aller au cabinet lorsqu'il est occupé à jouer mais, par la suite, il se rappelle qu'il doit faire attention.

La plupart des enfants sont raisonnablement propres le jour à 18 mois ; 50 % des enfants le sont la nuit à 2 ans, 75 % le sont à 3 ans et 90 % le sont à 5 ans. On peut donc dire que près d'un enfant sur 10 va encore mouiller de temps en temps son lit à l'âge de 5 ans.

Le contrôle de l'intestin est habituellement acquis avant celui de la vessie.

LATÉRALITÉ MANUELLE

Parmi les gauchers célèbres, on compte Holbein, Durer, Lanseer, Ravel, Jean Sébastien Bach, le Révérend Charles Dodgson (Lewis Carroll) et Thomas Carlyle.

Gesell et Ames ont émis l'idée que la première indication d'une latéralité manuelle pourrait être la direction du réflexe tonique asymétrique du cou. La latéralité manuelle passe souvent d'un côté à l'autre au cours de la première année, avec une prédominance pour le côté gauche dans les premières semaines et pour la droite dans le deuxième semestre. La latéralité est généralement fixée vers 2 ans mais n'est souvent pas fermement établie avant 3 ou 4 ans.

Lorsque l'enfant a un âge suffisant, on peut le tester en le faisant dessiner, frotter avec un chiffon à poussière, lancer une balle, ramasser un objet sur le plancher, couper du papier avec des ciseaux, remonter une horloge ou placer un objet dans une boite. On met en évidence le pied dominant en lui demandant de donner un coup de pied dans un ballon. L'oreille dominante est reconnue si on appuie une montre au milieu de son front en lui demandant de l'écouter. On découvre quel est l'œil dominant en découpant un rond dans un carton et en demandant à l'enfant de regarder au travers.

Etre gaucher n'est pas exactement le contraire d'être droitier. Les droitiers utilisent en général continuellement leur main droite alors que la plupart des gauchers se servent à l'occasion de leur main droite et sont alors dits ambidextres. 30 % des droitiers préfèrent utiliser leur œil gauche lors des tests et 30 % des gauchers se servent de leur œil droit [1, 2, 20]. Près de 6 % des écoliers anglais sont gauchers [16] (dont 12 % dans des écoles spécialisées). Près de 4 % des femmes et 6 % des hommes sont gauchers.

On ne sait pas encore à quel point la latéralité manuelle est déterminée génétiquement et à quel point elle relève de facteurs environnementaux tels que l'imitation, l'instruction et la pression sociale [9]. La latéralité gauche est trois fois plus fréquente chez les jumeaux (qu'ils soient uni ou bivitellins) que chez les enfants uniques, et elle s'observe plus souvent chez les épileptiques, les psychotiques, les génies et les criminels. Elle est plus habituelle chez les enfants maladroits [6, 7]. Elle serait associée aux affections immunitaires, aux migraines et aux troubles de l'apprentissage [4]. On voit plus de gauchers chez les travailleurs manuels que dans les classes moyennes ou supérieures, et davantage chez ceux dont le niveau intellectuel est bas. Le nombre d'enfants gauchers est le plus faible si les deux parents sont droitiers, il est plus grand si un des parents est gaucher, et il est le plus grand si les deux parents sont gauchers, mais 84 % des enfants gauchers sont nés de deux parents droitiers, ce qui montre que la tendance familiale est faible [3]. On a évoqué la possibilité d'un facteur génétique pour la latéralité droite mais non pour la gauche. Les enfants déficients mentaux peuvent montrer un retard de maturation dans l'établissement de leur latéralité.

L'accord ne s'est pas fait sur la relation qui existe entre la latéralité et les difficultés de la lecture et les troubles de l'apprentissage en rapport. Il n'est pas prouvé que des gauchers ou des ambidextres soient spécifiquement retardés dans les tests verbaux [1, 2]. On sait maintenant que le fait d'habituer un enfant gaucher à utiliser sa main droite n'est pas en soi une cause de bégaiement si la façon d'enseigner n'est pas agressive. Zangwill [17] admettait un certain rapport entre la latéralité et le langage, mais d'autres auteurs ne partagent pas son avis. On ne constate pas de différence significative dans les capacités d'écriture des droitiers et des gauchers mais ces derniers peuvent rencontrer des difficultés mécaniques qui les lassent. Vernon a pensé que le rapport entre la latéralité et les difficultés de lecture était pour le moins discret.

En conclusion, la latéralité pose de nombreux problèmes qui ne sont pas encore résolus. Elle relève en partie de la génétique et en partie de l'environnement. Dans le passé, on a beaucoup exagéré son rôle dans les difficultés de lecture et d'écriture où elle n'a probablement pas grande importance. La latéralité gauche se retrouve plus souvent chez les enfants déficients mentaux sans que la raison en soit évidente.

LE NIVEAU MOYEN DU DÉVELOPPEMENT A DIFFÉRENTS ÂGES

J'ai réuni ici les principaux caractères du développement à différents âges et je les ai associés à divers tests simples du développement que j'ai surtout sélectionnés dans les travaux de Gesell.

A 4 SEMAINES

■ *Motricité globale*

Suspension ventrale. — (Maintenu en décubitus ventral par une main placée sous son abdomen), la tête se relève un court instant. Les coudes sont fléchis, les hanches partiellement en extension, et les genoux fléchis;

Décubitus ventral. — Bassin surélevé, genous ramenés complètement sous l'abdomen. Extension intermittente partielle des hanches et des genoux. Décolle brièvement son menton du plan du lit. La tête est surtout tournée d'un côté.

Attiré en position assise. — La tête pend presque complètement en arrière.

Maintenu en position assise. — Dos rond ; peut relever sa tête pendant un instant.

Décubitus dorsal. — Le réflexe tonique asymétrique du cou apparaît au repos.

Maintenu en position debout. — S'affaisse sur les genoux et les hanches. Marche automatique si on appuie la plante de son pied sur une surface plane.

■ *Mains*

Le plus souvent fermées.
Réflexe de préhension.

■ *Compréhension générale*

Contemple le visage de sa mère quand elle lui parle et s'il ne pleure pas. Ouvre et ferme sa bouche. Agite sa tête de haut en bas.

■ *Vision en décubitus dorsal*

Regarde un objet qui danse (un anneau enfilé sur un fil) s'il arrive dans son champ visuel (à un mètre de ses yeux) mais pas sur la ligne médiane. Ne peut le suivre qu'à moins de 90°.

■ *Son*

Il se calme quand il entend une cloche.

6 SEMAINES

■ *Motricité générale*

Suspension ventrale. — Tient un instant sa tête soulevée dans le même plan que le reste de son corps. Légère extension des hanches et flexion des genoux. Flexion des coudes.

Décubitus ventral. — Le bassin est surélevé mais les genoux ne sont plus ramenés sous l'abdomen. Extension intermittente des hanches. Menton soulevé par moments. Tête tournée d'un côté.

Attiré en position assise. — La tête pend moins complètement en arrière.

Maintenu en position assise. — Maintient sa tête par moments.

Maintenu en position debout. — La tête tombe en avant ; il peut la relever un court instant.

En décubitus dorsal. — Réflexe tonique asymétrique du cou noté par intermittences au repos.

■ *Mains*

Souvent ouvertes. Réflexe de préhension peut-être effacé.

■ *Compréhension générale*

Sourit à sa mère en réponse à ses avances.

■ *Vision*

Ses yeux fixent les objets et suivent les personnes qui se déplacent.

Décubitus dorsal. — Il regarde un objet tenu sur la ligne médiane et le suit du regard sur 90°.

8 SEMAINES

■ *Motricité générale*

Suspension ventrale. — Il peut maintenir sa tête dans le même plan que le reste de son corps.

Décubitus ventral. — La tête reste sur la ligne médiane. Il décolle de temps en temps son menton du plan du lit avec un angle de 45°.

Attiré vers la position assise. — Sa tête pend moins.

Maintenu en position assise. — Son dos est moins rond et sa tête est levée mais a tendance à tomber en avant.

Décubitus dorsal. — Sa tête est surtout tournée sur le côté. Le réflexe tonique asymétrique du cou apparaît au repos par intermittence.

Maintenu en position assise. — Peut maintenir sa tête levée un long moment.

■ *Mains*

Souvent ouvertes. — Réflexe de préhension très discret.

■ *Vocalisations*

Sourit et vocalise quand on lui parle.

■ *Vision*

Fixation, convergence et mise au point. Suit des yeux une personne qui se déplace.

Décubitus dorsal. — Suit des yeux au-delà de la ligne médiane un objet que l'on fait danser depuis le côté.

12 SEMAINES

■ *Motricité générale*

Suspension ventrale. — Conserve longtemps sa tête relevée au-dessus du plan du reste du corps.

Décubitus ventral. — Son bassin repose sur le lit. Il tient longtemps son menton et ses épaules soulevés au-dessus du plan du lit avec lequel le plan de sa figure fait un angle de 45 à 90° ; il fait porter le poids de son corps sur ses avant-bras.

Attiré en position assise. — Sa tête pend à peine.

Maintenu en position assise. — Sa tête tient presque totalement mais dodeline encore en avant.

Décubitus dorsal. — Le réflexe tonique asymétrique du cou a disparu.

■ *Mains*

N'a plus de réflexe de préhension.
Mains ouvertes détendues.
Tient pendant au moins une minute un hochet qu'on place dans sa main.
A l'air de vouloir saisir un objet mais on doit le lui placer dans la main.

■ *Vocalisation*

Piaille de plaisir.
« Parle » beaucoup quand on lui parle.

■ *Vision*

Décubitus dorsal. — Étudie les mouvements de ses mains (« regard des mains »).
Suit des yeux un objet qui danse d'un côté à l'autre (180°).
Regarde rapidement un objet placé sur la ligne médiane.

■ *Audition*

Il tourne la tête vers une source sonore.

16 SEMAINES

■ *Motricité générale*

Décubitus ventral. — Il décolle sa tête et son thorax du plan du lit avec qui le plan de sa figure fait un angle de 90°.
Il « nage » avec ses membres en extension complète.
Attiré en position assise. — Sa tête n'a plus qu'un léger retard en début de mouvement.
Maintenu en position assise. — Il maintient constamment sa tête.
Il regarde avec intérêt ce qui se passe autour de lui.
Sa tête oscille lorsque l'examinateur le fait brusquement pencher, ce qui prouve que son contrôle est encore incomplet.
Son dos n'est plus incurvé que dans la région lombaire.
Décubitus dorsal. — Sa tête reste sur la ligne médiane.

■ *Mains*

Il les joint pour jouer. Il conserve encore le regard des mains. Il tire ses vêtements sur sa figure pour jouer.
Il essaie d'atteindre un objet avec ses mains mais dépasse le but.
Il joue longtemps avec un hochet qu'on a placé dans sa main et le secoue mais ne peut pas le ramasser s'il le laisse tomber.

■ ***Compréhension générale***

Il s'excite en voyant préparer son repas, en voyant ses jouets et il présente une réaction massive de ses quatre membres et de sa respiration.

Il montre son plaisir quand on l'assied ; il aime être soutenu.

■ ***Vocalisations***

Il rit tout haut.

■ ***Vision***

Décubitus dorsal. — Il voit immédiatement un objet qui danse.

20 SEMAINES

■ ***Motricité générale***

Décubitus ventral. — Il s'appuie sur ses avant-bras.

Attiré en position assise. — Sa tête ne pend plus.

Maintenu en position assise. — Sa tête n'oscille plus lorsque l'examinateur le fait pencher.

Son dos est droit.

Décubitus dorsal. — Il porte ses pieds à sa bouche.

Maintenu en position debout. — Il assume presque tout son poids.

■ ***Mains***

Préhension volontaire des objets.

Joue avec ses orteils. Froisse du papier.

Éclabousse dans son bain. Porte les objets à sa bouche.

Saisit un cube à deux mains, le porte à sa bouche.

■ ***Vocalisation***

Il dit « gueu gueu ».

■ ***Compréhension générale***

Sourit à son image dans un miroir.

Tapote son biberon. N'a plus le regard des mains.

24 SEMAINES

■ *Motricité générale*

Position ventrale. — Prend appui sur ses mains et non plus sur ses avant-bras. Soulève son thorax et la partie supérieure de son addomen au-dessus du lit.

Soulève sa tête au-dessus du lit quand il voit qu'on va l'asseoir.

Reste assis soutenu dans une chaise haute.

Prend appui sur ses jambe si on le maintient en position debout.

Roule du décubitus ventral au décubitus dorsal.

■ *Mains*

Tient son biberon ; saisit son pied.

■ *Cube*

Préhension palmaire du cube.

Lâche un cube quand on lui en offre un autre.

■ *Alimentation*

Il boit dans une tasse qu'on porte à ses lèvres.

■ *Compréhension générale*

Lorsqu'il laisse tomber un jouet, il regarde où il est et cherche à l'attraper.

Il peut s'agiter en entendant marcher.

Il sourit et vocalise à son image dans le miroir.

Il tend les bras pour qu'on le prenne.

Il manifeste son plaisir et son mécontentement.

Il peut avoir peur des étrangers et jouer les « timides ».

Il n'aime pas qu'on lui prenne son jouet.

■ *Jeu*

Il rit lorsqu'on cache sa tête avec une serviette.

■ *Imitation*

Il imite celui qui tousse ou tire la langue.

28 SEMAINES

■ *Motricité générale*

Décubitus ventral. — Il s'appuie sur une seule main. Il reste assis en s'appuyant sur ses mains. Il roule du décubitus dorsal au décubitus ventral.

Décubitus dorsal. — Il soulève spontanément sa tête au-dessus du plan du lit.

Maintenu en position assise. — Il aime qu'on le fasse rebondir.

■ *Mains*

Il mange seul un biscuit. Il aime jouer avec un papier. Il attrape les objets d'une seule main.

■ *Cubes*

Il frappe un cube sur la table ; il le passe d'une main dans l'autre. Il garde celui qu'il tient si on lui en offre un autre.

■ *Alimentation*

Il sait mâcher. Il ferme étroitement ses lèvres si on lui offre plus qu'il ne veut manger.

■ *Compréhension générale*

Il imite des gestes simples. Il caresse son image dans le miroir. Il répond à son nom. Il cherche à établir un contact avec quelqu'un en toussant ou d'une autre façon. Il attend de réagir à la répétition d'un stimulus.

■ *Langage*

Syllabes « be, ba, da, ka ».

32 SEMAINES

■ *Motricité générale*

Reste assis un court instant sans appui sur le plancher. Adapte sa position pour atteindre un objet (se penche en avant). Prend facilement appui sur ses jambes lorsqu'on le soutient.

Peut rester debout en se tenant.

■ *Compréhension générale*

Montre de la persévérance pour atteindre des objets hors de sa portée. Il sait ce que veut dire « non ». Il cherche du regard les objets qui sont tombés.

■ *Imitation*

Il imite les bruits.

■ *Langage*

Il associe des syllabes « dada, baba ».

36 SEMAINES

■ *Motricité générale*

Décubitus dorsal. — Il recule en essayant de ramper. Il peut progresser en roulant. Il reste assis sur le plancher pendant 10 minutes. Il se penche en avant et reprend ensuite son équilibre mais ne peut pas se pencher sur le côté. Il se tient debout en se tenant à un meuble. Il se met debout par une traction.

■ *Main*

Il peut saisir entre le pouce et l'extrémité de l'index un objet de la taille d'une groseille.

■ *Cubes*

Il compare deux cubes en les rapprochant.

■ *Compréhension générale*

Il met ses bras devant sa figure pour empêcher sa mère de la laver.

40 SEMAINES

■ *Motricité générale*

Décubitus ventral. — Il rampe sur le ventre. Il rampe en se tirant en avant sur ses mains. Assis, il peut se coucher sur le ventre et revenir à la position assise. Il peut s'asseoir seul. Il conserve un équilibre valable en position assise. Il peut se tenir debout en se tenant à un meuble. Il se laisse tomber en se cognant.

■ *Mains*

Il désigne un objet avec son index.

■ *Cubes*

Il commence à « donner » les objets.

■ *Compréhension générale*

Il cherche des objets hors de son champ visuel. Il répond à des phrases telles que « où est papa ? ». Il tire sur les vêtements pour attirer l'attention. Il tend un objet à l'examinateur mais ne veut pas le lâcher. Il recommence une action qui a fait rire.

■ *Imitation*

Il fait « au revoir » ou joue à « tip tap ».

44 SEMAINES

■ *Motricité générale*

Décubitus ventral. — Il rampe en soulevant son ventre au-dessus du plan de la table. Debout, il lève un pied.

■ *Cubes*

Il commence à mettre des cubes dans une boîte et à les en sortir.

■ *Habillage*

Il tend son bras pour enfiler une manche ou un pied pour mettre un soulier.

■ *Compréhension générale*

Il refuse de donner un objet à l'examinateur ; il le lui offre mais ne le lâche pas. Il laisse tomber volontairement des objets pour qu'on les lui ramasse.

48 SEMAINES

■ *Motricité générale*

Lorsqu'il rampe sur le ventre, il pose parfois la plante de son pied à plat sur le lit. En position assise, il pivote et se retourne pour ramasser un objet. Il marche en se tenant aux meubles ou lorsqu'on le tient par les deux mains.

■ *Compréhension générale*

Il fait rouler une balle vers l'examinateur ; il accepte de donner un objet à l'examinateur ; il suit avec son corps les rythmes des comptines. Il s'intéresse aux livres d'images. Il secoue la tête pour dire « non ».

■ *Jeu*

Il joue à cache-cache en se couvrant le visage. Il joue à lever et baisser les bras.

■ *Langage*

Il peut dire un mot qui ait un sens.

1 AN*

■ *Motricité générale*

Position ventrale. — Il marche sur les mains et les pieds comme un ours. Il marche tenu par une seule main. Il peut se propulser sur les fesses et le mains.

■ *Mains*

Il ne porte plus les objets à sa bouche. Il commence à jeter les objets par terre.

■ *Compréhension générale*

Il peut comprendre la signification d'une phrase telle que « où est ton soulier ? ». Il embrasse quand on le lui demande. Il peut être timide.

■ *Langage*

Il dit deux ou trois mots qui ont un sens. Il connaît le sens de nombreux mots.

■ *Salivation*

Il ne bave plus.

* Voir détails au chapitre 12.

15 MOIS*

■ *Motricité générale*

Monte les escaliers à quatre pattes. S'agenouille sans aide. Marche seul (à partir de 13 mois). Peut se mettre debout sans aide. Il tombe en s'affaissant. Il ne peut pas faire demi-tour ou s'arrêter brusquement.

■ *Mains*

Il jette moins les objets par terre.

■ *Cubes*

Construit une tour de deux cubes. Tiend deux cubes dans une seule main.

■ *Balle*

Il ne peut pas la lancer sans tomber.

■ *Habillage*

Il aime enlever ses souliers.

■ *Alimentation*

Il mange seul, saisit sa tasse, boit et la repose. Il utilise sa cuillère mais la fait tourner avant d'arriver à sa bouche. Il sait manger sans aide.

■ *Crayon*

Il imite des gribouillages ou gribouille spontanément.

■ *Compréhension générale*

Il demande les objets en les montrant du doigt. Il ne bave plus. Il peut embrasser des images d'animaux. Il imite sa mère dans les travaux domestiques (balayage, nettoyage).

■ *Contrôle des sphincters*

Commence à dire à sa mère qu'il veut son pot. Signale que sa culotte est mouillée.

---

* Voir chapitre 12.

■ *Langage*

Il utilise un jargon avec quelques mots intelligibles.

■ *Constructions simples*

Il insère une pièce ronde sans qu'on lui ait montré comment faire.

18 MOIS*

■ *Motricité générale*

Monte et descend les escaliers en tenant la rampe et sans aide. Monte les escaliers si on le tient par une main. Se déplace en tirant un jouet ou en portant une poupée. S'assied seul sur une chaise. Commence à sauter sur les deux pieds.

■ *Cubes*

Empile trois ou quatre cubes.

■ *Balle*

Lance une balle sans tomber.

■ *Habillage*

Enlève ses gants, ses chaussettes, ouvre les fermetures éclair.

■ *Alimentation*

Se sert bien de sa cuillère sans la faire tourner.

■ *Crayon*

Griffonne spontanément, copie des bâtons.

■ *Compréhension générale*

Copie sa mère dans ses tâches domestiques ; ne jette plus les objets par terre.

■ *Parties du corps*

Il sait en désigner deux ou trois (nez, cheveux, yeux, etc.).

---

* Voir chapitre 12.

■ ***Ordres simples***

En comprend deux (donne la balle à maman, mets-la sur la chaise, apporte-la moi, pose-la sur la table).

■ ***Objets usuels***

En connait un (pièce, soulier, crayon, couteau, balle).

■ ***Images***

Montre du doigt si on lui dit « où est le... ? ».

■ ***Livres***

Tourne deux ou trois pages à la fois ; montre l'image d'une automobile, ou d'un chien ; fait preuve d'un intérêt soutenu.

■ ***Contrôle sphinctérien***

Propre le jour avec quelques accidents.

■ ***Langage***

Jargon avec de nombreux mots intelligibles.

■ ***Jeu de construction simple***

Empile trois blocs.

2 ANS*

■ ***Motricité générale***

Monte et descend seul les escaliers en posant les deux pieds sur chaque marche. Depuis l'âge de 21 mois, il sait marcher à reculons, si on le lui montre. Ramasse des objets sans tomber. Court. Donne un coup de pied dans un ballon sans être déséquilibré.

■ ***Mains***

Tourne les poignées de porte ; enlève un couvercle ; lave et sèche ses mains.

---

* Voir chapitre 12.

■ *Cubes*

En empile 6 ou 7 (5 ou 6 à 21 mois). Construit un train avec des cubes mais sans cheminée.

■ *Ballon*

Donne un coup de pied.

■ *Habillage*

Enfile ses souliers, ses chaussettes, son pantalon. Enlèves ses souliers et ses chaussettes.

■ *Crayon*

Copie des lignes verticales et courbes.

■ *Compréhension générale*

Attire ceux qui l'entourent pour leur montrer ses jouets (à partir de 21 mois).

■ *Parties du corps*

En désigne quatre.

■ *Ordres simples*

Il obéit à quatre ordres : donne la balle à maman, mets-la sur la chaise, apporte-la moi, mets-la sur la table (3 à 21 mois).

■ *Objets usuels*

En nomme de trois à cinq : pièces, soulier, crayon, couteau, balle.

■ *Images*

En désigne cinq : « où est le... ? » ; et en nomme trois : « qu'est-ce que c'est ? ».

■ *Livres*

Tourne les pages d'un livre une à une.

■ *Contrôle sphinctérien*

Propre la nuit si on le lève dans la soirée.

■ *Langage*

Demande à boire, à manger, à aller sur le pot. Répète des mots entendus (à partir de 21 mois). Utilise « je, moi, tu ». Fait spontanément des phrases de deux ou trois mots (entre 21 et 24 mois).

Parle sans arrêt.

■ *Encastrement simple*

Place tous les éléments (il en place deux ou trois à 21 mois). Lorsqu'on fait tourner le moule, en place trois correctement après avoir fait quatre erreurs.

■ *Jeu*

Habille sa poupée et la met au lit. Il joue de son côté, il regarde jouer les autres enfants et joue près d'eux mais pas avec eux.

2 ANS 1/2

■ *Motricité générale*

Il saute avec les deux pieds ; il marche sur la pointe des pieds si on le lui demande.

■ *Cubes*

En empile huit. Il construit un train avec une cheminée.

■ *Crayon*

Il tient le crayon correctement dans sa main au lieu de fermer le poing. Il copie des lignes verticales et horizontales. Il fait des croix de deux ou de plusieurs traits.

■ *Compréhension générale*

Il aide à ranger les objets. Il commence à percevoir les différences des sexes. Il connaît son nom et son sexe.

■ *Objets usuels*

Il en nomme cinq.

■ *Images*

Il en désigne sept : « où est le... ? » ; et en nomme cinq : « qu'est-ce que c'est ?.

■ *Chiffres*

En répète deux au cours d'un essai sur trois (par exemple, il répète huit, cinq).

■ *Formes colorées*

En place une.

■ *Contrôle sphinctérien*

Va seul au cabinet mais ne peut pas s'essuyer seul. Peut s'installer sur le siège.

■ *Sens des couleurs*

Nomme une couleur.

■ *Encastrement simple*

Il place les trois éléments en rectifiant les erreurs.

3 ANS*

■ *Motricité générale*

Il saute de la dernière marche de l'escalier. Il monte les escaliers en posant un pied sur chaque marche et les descend en posant les deux pieds sur chaque marche. Il se tient pendant quelques secondes sur un seul pied. Il chevauche un tricycle.

■ *Mains*

Il aide à mettre la table sans laisser tomber les assiettes.

■ *Cubes*

Il empile neuf cubes et copie la construction d'un pont.

■ *Habillage*

S'habille et se déshabille si on l'aide pour les boutons et si on lui montre quel soulier choisir. Il déboutonne les boutons du devant et des côtés de ses vêtements.

---

* Voir chapitre 12.

■ ***Crayons***

Il copie le dessin d'un cercle. Il copie une croix. Il dessine un homme à la demande.

■ ***Compréhension générale***

Il connaît quelques comptines. Il peut compter jusqu'à dix.

■ ***Images***

Il en nomme huit («qu'est ce que c'est ? »).

■ ***Chiffres***

Il en répète trois (un essai sur trois).

■ ***Formes colorées***

Il en place trois.

■ ***Formes géométriques non colorées***

Il en place quatre.

■ ***Ordres***

Il obéit à deux (mets la balle sous la chaise, à côté de la chaise, derrière la chaise, sur la chaise).

■ ***Couleurs***

Il en nomme deux.

■ ***Emboitages simples***

Adapte sans erreur ou corrige immédiatement.

■ ***Bonhomme incomplet de Gesell***

Il lui ajoute une ou deux parties.

■ ***Langage***

Pose sans arrêt des questions. Utilise les pronoms.

■ ***Jeu***

Habille et déshabille sa poupée, lui parle. Joue avec les autres enfants.

3 ANS 1/2*

■ *Cubes*

Copie un pont.

■ *Images*

En nomme dix.

■ *Chiffres*

En répète trois (deux essais sur trois).

■ *Ordres*

Obéit à trois ordres.

■ *Formes géométriques non colorées*

En place six.

■ *Test de Goddard*

Il le réalise en 56 secondes (le meilleur de trois essais).

■ *Jeu*

Il joue avec des compagnons imaginaires.

4 ANS*

■ *Motricité générale*

Il descend l'escalier en posant un seul pied sur chaque marche. Il saute sur un pied.

■ *Mains*

Il peut boutonner tous ses boutons.

■ *Cubes*

Il reproduit une porte.

---

* Voir chapitre 12.

■ ***Dessin***

Il reproduit une croix.

■ ***Compréhension générale***

Il demande s'il est grand. Il reconnaît la plus large de deux lignes. Il raconte des histoires exagérées. Il distingue la droite de la gauche.

■ ***Chiffres***

Il en cite trois (à chacun des trois essais).

■ ***Formes colorées***

Il les place toutes.

■ ***Formes non colorées***

Il en place huit.

■ ***Ordres***

Il obéit à quatre ordres.

■ ***Contrôle sphinctérien***

Il a son autonomie.

■ ***Test de Goddard***

Réalisé en 46 secondes (le meilleur des trois essais).

■ ***Test de Goodenough***

Quatre.

■ ***Bonhomme incomplet de Gesell***

Il ajoute trois morceaux.

■ ***Jeu***

Imagine des jeux avec sa poupée (joue à l'infirmière).

4 ANS 1/2*

■ *Cubes*

Reproduit une porte.

■ *Dessin*

Reproduit un carré.

■ *Chiffres*

En cite quatre (un essai sur trois).

■ *Formes géométriques non colorées*

En place neuf.

■ *Test de Goddard*

Réalisé en 40 secondes (le meilleur de trois essais).

■ *Test de Goodenough*

Six.

■ *Bonhomme incomplet de Gesell*

Lui ajoute six morceaux.

5 ANS*

■ *Motricité générale*

Il saute sur les deux pieds.

■ *Cubes*

Il ne sait pas faire un escalier.

■ *Habillage*

Il sait nouer ses lacets de souliers.

■ *Dessin*

Il reproduit un triangle.

---

* Voir chapitre 12.

■ ***Compréhension générale***

Il dit son âge ; il distingue le matin de l'après-midi ; il compare deux poids.

■ ***Formes géométriques non colorées***

Toutes.

■ ***Chiffres***

Il en répète quatre (deux essais sur trois).

■ ***Test de Goddard***

Réalisé en 35 secondes (le meilleur de trois essais).

■ ***Test de Goodenough***

Huit.

■ ***Bonhomme incomplet de Gesell***

Il ajoute six ou sept morceaux.

■ ***Couleurs***

En nomme quatre.

■ ***Ordres (triples)***

« Mets ça sur la chaise », « ouvre la porte » et « donne-moi ce livre ».

6 ANS*

■ ***Dessin***

Il reproduit un losange.

■ ***Chiffres***

En répète cinq.

■ ***Compréhension générale***

Il sait le nombre de ses doigts ; il nomme les jours de la semaine ; il distingue la droite de la gauche ; il compte jusqu'à 13 dans le désordre ; il reconnaît quatre pièces de monnaie.

---

* Voir chapitre 12.

■ ***Test de Goddard***

Douze.

■ ***Bonhomme incomplet de Gesell***

Il ajoute sept morceaux.

ÉTAPES ESSENTIELLES

■ ***Beaucoup de repères du développement sont importants mais la connaissance de ceux qui suivent est indispensable à tous ceux qui prennent soin des nourrissons.***

Naissance : Décubitus ventral : bassin surélevé, genoux ramenés sous l'abdomen.
Suspension ventrale : coudes fléchis, hanches partiellement étendues.

4 à 6 semaines : Sourit à sa mère. Vocalise 8 à 15 jours plus tard.

6 semaines : Décubitus ventral : bassin plat. Suspension ventrale : tient sa tête au niveau de son thorax.

12 à 16 semaines : Tourne la tête vers un bruit.
Tient un objet placé dans sa main.

12 à 20 semaines : Regarde ses mains.

20 semaines : Cherche et attrape des objets sans qu'on les mette dans sa main.
Fait passer des objets d'une main à l'autre.

26 semaines : Mâche.
Reste assis, les mains en avant pour se soutenir.
En décubitus dorsal, soulève spontanément sa tête.
Mange seul un biscuit.

9 à 10 mois : Touche du doigt.
Réunit le pouce et l'index.
Rampe.
Fait au revoir.
Aide à s'habiller en tendant le bras ou le pied et en passant un objet d'une main dans l'autre.

13 mois : Jette les objets par terre (cesse vers 15 mois).
Marche sans aide.
Mots simples.

15 à 18 mois : Imite les travaux domestiques.

15 mois : Mange seul si on le laisse faire : prend une tasse, boit et la repose sans aide.
Ne jette plus les objets et ne les porte plus à sa bouche.

18 mois : Commence à dire à sa mère qu'il est mouillé.

20 à 24 mois : Réunit spontanément deux ou trois mots.

2 ans : Propre le jour.

3 ans: Propre la nuit.
S'habille seul (sauf les boutons) si on le laisse faire.
Se tient debout un court instant sur un seul pied.

RÉFÉRENCES

[1] Annette M., Turner A. — Laterality and the growth of intellectual abilitis. *Br. J. Éduc. Psychol.*, 1974, **44**, 37.

[2] Bakan P. — The cause of left handedness. *New Scientist.*, 1975, **67**, 200.

[3] Barsley M. — *The left handed book*. Souvenir Press, London, 1966.

[4] Behan P.O. — Left handed. *Br. Med. J.*, 1982, **2**, 652.

[5] Birnholz J.C., Benacerraf B.R. — The development of human fetal hearing. *Science*, 1983, **222**, 516.

[6] Bishop, D.V.M. — Handedeness, clumsiness and cognitive ability. *Dev. Med. Child. Neurol.*, 1980, **22**, 569.

[7] *British Medical Journal.* — Left hand, right hand. Leading article, 1981, **1**, 588.

[8] Freedman D.G. — Smiling in blind infants and the issue of innate VS acquired. *J. Child. Psychol.*, 1964, **5**, 171.

[9] Grist L. — Why post people are right handed. *New Scientist.*, 1984, 16 August, p. 22.

[10] Illingworth R.S. — The development of communication in the first year and factors which affect it. In Murry I., Murry J. (Eds) *Infant communication : cry and early speech*. College Hill Press, Houston, 1980.

[11] Karelitz S., Karelitz R.E., Rosenfeld L.S. — In : Bowman P.W., Mautner H.V. (Eds) *Mental retardation*. Grune and Stratton, New York, 1960.

[12] Lundberg A., — Dissociated motor development. *Neuropädriatrie*, 1979, **10**, XX.1.

[13] Macnamara J. — Cognitive basis of language learning in infants. *Psychol. Rev.*, 1972, **79**, 1.

[14] Michelsson K. — Cry characteristics in sound spectographie cry analysis. In Murry T., Murry J. (Eds) *Infant communication : cry and early speech*. College Hill Press, Houtson, 1980, p. 85.

[15] Michelsson K., Wasz-Hockert O. — In Murry T., Murry J. (Eds) *Infant communication : cry and early speech*. College Hill Press, Houston, 1980, p. 152.

[16] Morley M.E. — *the development and disorders of speech in childhood*. Churchill Livingstone Edinburgh, 1972.

[17] Murry T., Murry I. — *Infant communication, cry and early speech*. College Hill Press, Houston, 1980.

[18] Neligan G., Prudham D. — Normals for four development milestones by sex, social class and place in family. *Dev. Med. Child. Neurol.*, 1969, **11**, 413.

[19] Robson P. — Shuffing, hitching, scooting or sliding — some observations in 30 otherwise normal children. *Dev. Med. Child. Neurol.*, 1970, **12**, 608.

[20] Seth G. — Eye-hand coordination and handedness. *Br. J. Éduc. Psychol.*, 1973, **43**, 35.

[21] Traverthen C. — Conservations with a two-month old. *New Scientist.*, 1974, **62**, 230.

[22] Zangwill O.L. — In : Dorfman A. (Ed.) *Language and language disorders, Child care in health and disease*. Year Book Publishers, Chicago, 1968.

6

VARIATIONS DES NORMES DU DÉVELOPPEMENT

VARIATIONS DES NORMES DU DÉVELOPPEMENT

« Quiconque, dit la vieille chimère, a divisé tout ce qui vit en chèvres et en moutons ignorait que nous autres individus neutres et non décrits, nous sommes plus nombreux que tout le reste et que vos moutons et vos chèvres ne sont que des caprices, surtout remarquables par leur rareté. »
— R.L. Stevenson — *Fable de la chimère.*

Lorsqu'on étudie le développement des nourrissons et des enfants, il est indispensable de se rappeler que tous les enfants sont différents. S'ils étaient identiques, l'étude de leur développement serait facile. Comme ils sont tous différents, et de bien des façons, leur étude est d'une grande difficulté. Nous pouvons tous dire quelle est la norme du développement pour un enfant d'un âge donné mais personne ne peut dire ce qu'est le normal car il est impossible de tracer une frontière entre le normal et l'anormal. Nous pouvons dire que plus l'enfant s'écarte de la moyenne et plus il a de chances d'être anormal.

Dans ce chapitre et dans le chapitre suivant j'ai décrit de nombreuses variations du mode habituel de développement en donnant des exemples pour insister sur certaines difficultés du diagnostic. Beaucoup d'exemples analogues ont été étudiés dans l'ouvrage d'Arnold Gesell *Biographies of child development* qui est maintenant épuisé.

Les différents types de développement sont :

1° moyen ;
2° moyen devenant supérieur ;
3° supérieur dans certains domaines ;
4° supérieur dans tous les domaines ;
5° moyen ou supérieur, se détériorant ou ralentissant ;
6° retardé dans tous les domaines ;
7° retardé dans tous les domaines, devenant moyen ou supérieur ;
8° retardé dans certains domaines ;
9° stagnation du développement.

Un enfant peut sembler ne faire aucun progrès pendant plusieurs semaines dans un domaine donné du développement tel que le langage, puis, sans raison apparente, il y manifeste des progrès rapides.

L'enfant vraiment moyen en tout est une exception. Certains enfants semblent d'abord simplement moyens pour s'avérer supérieurs par la suite : il se peut que les premiers tests de développement n'aient pas décelé les signes de cette supériorité ou que la maturation complète soit retardée. Certains enfants sont en avance ou en retard dans certains domaines, souvent du fait d'un caractère familial ou parce que le retard relève d'un facteur physique, tel qu'une surdité dans le retard du langage. Le cours du développement se ralentit chez certains enfants (les trisomiques 21) alors que d'autres montrent une détérioration tragique due à une carence affective grave, à une mauvaise éducation, à des affections dégénératives, à une psychose, à une encéphalite ou à des troubles métaboliques. Un retard dans tous les domaines évoque habituellement une déficience mentale mais peut parfois traduire simplement un retard de maturation.

VARIATIONS DE L'INTELLIGENCE

Le niveau le plus bas de l'intelligence est si faible qu'on ne peut pas le coter et qu'on n'en possède donc pas de chiffres précis. Nous nous sommes seulement limités à l'autre bout de l'échelle, au niveau tout à fait supérieur.

Bakwin et Bakwin [1] ont donné l'échelle suivante :

150 et plus	0,1
130 à 149	1,0
120 à 129	5
110 à 119	14
100 à 109	30
90 à 99	30
80 à 89	14
70 à 79	5
– de 70	1

Michael Smith [12] a donné les chiffres suivants pour le haut de l'échelle :

+ de 180	1 / 1 000 000
+ de 170	1 / 100 000
+ de 160	1 / 10 000
+ de 150	1 / 1 000
+ de 140	1 / 170
+ de 136	1 / 100
+ de 125	1 / 17

Les variations du niveau de l'intelligence mises à part, il existe de nombreuses variations importantes des normes du développement.

Les scores des tests d'intelligence varient, sans doute en partie du fait de facteurs qui leur sont inhérents, en partie du fait des différents aspects du développement que l'on teste lorsque l'enfant grandit, du fait aussi des différences de maturation de chaque enfant, et en grande partie du fait de l'environnement. Dans une étude portant sur 109 enfants londoniens de milieux socio-économiques divers [8], les mesures de QI effectuées de temps en temps de 6 mois à 17 ans, ont montré que, entre 3 et 17 ans, 50 % d'entre eux avaient varié d'au moins 10 points et 25 % d'au moins 22 points.

SUPÉRIORITÉ MENTALE

Il serait logique de supposer que, de même que le nourrisson déficient mental est retardé dans tous les domaines (excepté parfois dans les possibilités motrices de la station assise et de la marche) et qu'un diagnostic précoce n'en est pas très difficile, nous pourrions être capables de diagnostiquer l'opposé, c'est-à-dire la supériorité intellectuelle. Je n'en connais cependant aucune preuve statistique encore que notre étude faite à Sheffield sur l'adoption en soit évocatrice (Chapitre 1). En me basant seulement sur de nombreuses années d'impressions cliniques, je peux penser qu'il existe dès les premiers jours beaucoup de signes de supériorité mentale mais, jusqu'à présent, ils ne se prêtent pas, pour la plupart, à des cotations.

Gesell [6] a étudié en détail les premiers signes de supériorité. Il insiste sur le fait que la supériorité ne se manifeste pas toujours par un rythme plus rapide du développement, mais que les signes en sont visibles pour l'observateur minutieux, et qu'elle « se manifeste par une excellence dynamique, une intensification et une diversification du comportement plutôt que par une accélération évidente. Le niveau de maturité est moins affecté que la vivacité et l'énergie de la réaction. Le jeune nourrisson qui sera un surdoué ne se distingue cliniquement pas tant par une avance de son âge de développement que par plus de vivacité, d'attention et de dynamisme. Il exploite son environnement physique de façon plus variée et il est plus sensible et plus accessible à son environnement social ».

Je pense que l'étude du développement des réflexes conditionnels du nourrisson devrait apporter des indices utiles sur la maturation et le patrimoine intellectuel de l'enfant [20, 4, 11]. On sait qu'il est plus difficile de créer des réflexes conditionnels chez le nourrisson déficient mental que chez le nourrisson normal qui peut les acquérir plus tôt. La rapidité de l'accoutumance et de la désaccoutumance à divers stades du développement pourrait être significative.

Il serait peut-être bon d'étudier la date d'apparition de certaines habitudes. Une enquête sur l'âge auquel 140 nouveau-nés normaux et

79 nouveau-nés anormaux (IMC ou trisomie 21) [10] avaient commencé à sucer leurs doigts a montré que les nourrissons anormaux présentaient cette habitude nettement plus tard que les nourrissons normaux.

Une étude des caractères du développement du nourrisson subnormal pourrait peut-être éclairer le mode de développement du surdoué. L'avenir nous dira si ces conjectures sont valables.

Je pense que la valeur prédictive des réflexes primitifs et des réactions à venir ouvrirait un domaine utile à la recherche. Les réflexes primitifs sont en corrélation avec la maturation (Chapitre 4). Mon expérience personnelle me donne à penser que la disparition précoce du réflexe de préhension est un des premiers signes d'une avance de la maturation : je l'ai notée chez des enfants qui devaient par la suite montrer un QI anormalement élevé. Malheureusement et à de rares exceptions près [2, 3] les nouvelles méthodes sophistiquées d'examen des possibilités du nouveau-né n'ont pas été suivies par la suite d'examens du développement et la valeur prédictive de ces réactions n'a donc pas été vérifiée. Arnold Gesell faisait grand cas du « regard des mains » qui se retrouve chez le nourrisson né à terme, de 12 à 20 semaines (Chapitres 5 et 14) : il considérait que sa disparition après 20-22 semaines évoquait une déficience mentale. J'ai vu apparaître ce regard dès 8 semaines, bien avant que l'enfant ait 12 semaines, et je l'ai vu disparaître précocement chez des enfants qui, par la suite, devaient présenter un QI élevé. La disparition tardive de l'habitude de jeter les objets par terre, de porter tout à la bouche, peut-être de baver, et de se faire des croche-pieds, évoque une déficience mentale, et leur disparition précoce indique que le niveau d'intelligence sera élevé.

Le nouveau-né annonce peut-être qu'il sera un surdoué par ses yeux grands ouverts, vifs et intéressés, par un moindre besoin de sommeil que la normale de son âge, par une réaction immédiate à un bruit, et surtout par l'apparition précoce de sourires et de vocalisations de tonalités diverses. On constate un développement précoce de la manipulation (possibilité plus précoce de saisir un jouet, de le passer d'une main dans l'autre, de toucher du doigt ou de donner un objet à sa mère), ainsi que de la compréhension et de la mémoire (excitation en voyant préparer son repas, imitation, essais d'attirer l'attention en toussant ou en tirant la manche de quelqu'un, intérêt pris aux histoires et aux chansons avec mouvements appropriés, réponses à des ordres simples, détermination, concentration et langage).

J'ai vu un nourrisson de 10 mois réagir rapidement lorsque sa mère lui a demandé « montre-moi le livre de la chenille » : la petite fille a tâtonné dans une douzaine de livres dont elle a promptement sorti celui qu'on lui demandait ; elle a recommencé sa performance quand on lui a demandé « le livre sur les animaux de la ferme ». Ces réponses rapides à deux questions simples m'ont fait immédiatement réaliser que cette petite fille entendait bien, qu'elle avait écouté et compris ce qu'on lui demandait, qu'elle pouvait voir et comprendre ce qu'elle voyait, qu'elle avait de la mémoire, une bonne coordination œil-main et une bonne manipulation, qu'elle était intéressée et coopérative : aucun de ces items ne pouvait être coté.

Au cours de la deuxième année, l'examinateur peut observer les réponses à d'innombrables autres items pour lesquels il n'existe pas de cotations : par exemple le comportement ludique (l'imagination, les jeux inventés, les histoires inventées, le début précoce des imitations des tâches domestiques, les « blagues » où l'enfant remplace les noms des comptines par ceux de ses frères et sœurs (ce qui le fait rire) et le choix de camarades qui lui correspondent plutôt par leur âge mental que par leur âge réel. On peut observer une précocité de la mémoire, de la capacité de désigner des objets sur des images et de les décrire, de parler et de poser des questions intelligentes, de manipuler et d'agir. J'ai vu une petite fille de 22 mois, à qui sa mère demandait de trouver au milieu de 26 lettres la lettre A qui était cachée sous une autre lettre, la trouver et dire « la voilà, je l'ai cherchée partout ». Un brillant petit garçon de 24 mois demandait régulièrement « pourquoi » quand on lui demandait de faire quelque chose.

Gesell considérait que l'accélération évidente du langage avant 2 ans était un des signes les plus fréquents d'une intelligence supérieure alors que la motricité générale, traduite par le dessin et les tests de coordination, n'était pas nécessairement en avance. Avec Amatruda [6] il a écrit : « l'accélération prend une plus grande importance la 2e et la 3e année avec le développement du langage, de la compréhension et du jugement. Toutefois l'adaptation sociale personnelle et les caractéristiques de l'attention sont habituellement excellentes même au cours des premiers mois. Le produit fini mesurable peut ne pas être très en avance mais le mode de performance est supérieur. Le nourrisson surdoué est affectivement sensible à son environnement, il est vif et accepte intelligemment une nouvelle situation. Il établit une relation. Il agit en prévision de situations tests. Il fait preuve d'initiative, d'indépendance et d'imitation. Il réagit bien, même en dormant. Il est équilibré, réservé, averti et mûr. Son comportement global de la journée est plus riche, plus complexe et plus subtil que celui d'un enfant médiocre ».

Ils ont cité le cas de jumeaux dont le QI était de 180 et qui construisaient des phrases à 11 mois. Terman a décrit un nourrisson qui a marché à 7 mois, qui connaissait l'alphabet à 19 mois et dont le QI était de 188.

Les enfants surdoués apprennent habituellement à lire vers 3 ans. Francis Galton et Gauss ont lu plus tôt. De nombreuses célébrités lisaient couramment à 3 ans : John Ruskin, Walter Scott, Macaulay, Samuel Johnson, Charles Dickens, Coleridge, Voltaire, Dean Swift, Lloyd George et Edith Sitwell. Les enfants surdoués perçoivent précocement les différences, les ressemblances et les explications alternatives. Ils se découvrent plus tôt des passe-temps ou le goût des collections.

Des enfants dont le QI dépassait 150 avaient parlé plus tôt que de coutume. Stedman, dans une étude sur l'éducation des enfants surdoués, a constaté que la plupart étaient amicaux et coopératifs et non vaniteux ou égoïstes. Hollingworth a décrit 31 enfants dont le QI était supérieur à 180 : elle en avait vu 12 et les 19 autres avaient fait l'objet de publications : ils lisaient beaucoup, ils étaient grands et bien équilibrés et ils avaient une imagination fertile. Ils avaient certains problèmes : « apprendre à supporter gaiement les imbéciles », des difficultés physiques car leur développement intellectuel avait distancé leur développement physique, une tendance à la paresse et à se décourager facilement, et des problèmes de manque de maturité. Il leur était difficile de s'intéresser à l'école, d'éviter un négativisme en face des autorités et d'éviter une solitude due aux manques de contacts avec les enfants de leur âge. On peut penser que Michael-Smith a été trop loin dans son appréciation des difficultés des enfants surdoués lorsqu'il a inclus un chapitre sur eux dans son ouvrage intitulé *Approche de l'enfant handicapé.*

Voici deux observations personnelles de développement uniformément précoce, dont les promesses se sont pleinement réalisées à l'âge adulte. Les tests utilisés ont été essentiellement ceux de Gesell.

■ *Cas 1*

1er jour : Écoute et regarde intensément lorsqu'on lui parle.
3e jour : Sourit en réponse aux avances.
N'a pratiquement pas de réflexe de préhension.
9e jour : Contrôle précoce de sa tête.
Très intéressé par son entourage.
Extrême intérêt pour les autres enfants.
18e jour : Tourne souvent sa tête vers un bruit;
Tient presqu'indéfiniment un hochet placé dans sa main.
8 semaines : Regarde ses mains : « préhension du regard » (Gesell).
11 semaines : Sourit à son image dans un miroir.
14 semaines : Cherche un objet et le saisit.
19 semaines : Reste assis quelques secondes sans appui sur le plancher.
Tend les bras pour se faire porter.
Rit en jouant à cache-cache.
Passe rapidement les objets d'une main dans l'autre.
Tousse pour attirer l'attention.
23 semaines : Mâche bien.
Mange seul un biscurit.
Se tient debout en se tenant à un meuble.
Vocalisations précoces.
29 semaines : Recule en essayant de marcher à quatre pattes.
35 semaines : Rit en entendant des comptines connues.
Met ses mains sur ses pieds et ses orteils en écoutant une chanson qui lui est familière.
Met des cubes dans un panier et les en sort.
Se hisse pour se tenir debout.

Jette les objets par terre.

Rampe.

44 semaines : Quelques mots sensés. Ramasse sa poupée sur demande.

48 semaines : Se tient debout et marche sans aide.

Désigne deux objets à la demande sur une image. Dit huit mots qui ont un sens.

13 mois : Identifie de nombreux objets dans des livres et connaît sept parties de son corps.

Apporte des objets à la demande.

Fait semblant de manger des fruits qu'il voit dans un livre.

16 mois : insère sans erreur les trois formes du jeu découpé.

Place toutes les pièces du test de Goddard.

Fait des phrases.

20 mois : Connait plusieurs comptines.

Répond intelligemment à plusieurs questions : « où est ta brosse à dents » — « en haut dans la salle de bains ».

Décrit spontanément les images qu'on lui montre.

Compte deux objets.

Parle en utilisant des phrases de dix mots.

Répond aux questions.

Fait des blagues, traite son frère de coquin et rit.

24 mois : « Lit » des livres dans son jargon en décrivant chaque page ; remplace spontanément les noms de sa chanson par ceux de ses frères et rit.

26 mois : Formes géométriques : neuf correctes.

Test de Goddard réalisé en 76 secondes.

Sait compter jusqu'à quatre, deux fois sur trois.

Obéit à quatre ordres.

33 mois : Réalise le test de Goddard en 44 secondes.

Fait le test du dessin du bonhomme de Goodenough comme un enfant de 51 mois.

S'habille entièrement sans aide.

44 mois : Effecte le test du dessin du bonhomme de Goodenough comme un enfant de 78 mois.

Compte jusqu'à cinq correctement, trois fois sur trois (on n'a pas essayé 6).

Réalise le test de Goddard en 30 secondes.

Lit des manuels scolaires.

47 mois : Tient des conversations imaginaires à deux voix avec sa poupée (donne les réponses en changeant de voix).

49 mois : Définit une affirmation par « selon... »

Se souvient de faits survenus 18 mois auparavant.

Lit très facilement des livres simples.

62 mois : Réalise le test du dessin du bonhomme de Goodenough comme un enfant de 9 ans

Compte facilement sept chiffres.

■ *Cas n° 2*

3e jour : Sourit en réponse aux avances.
Pratiquement aucun réflexe de préhension.
Regarde intensément celui qui lui parle.
7e jour : En décubitus ventral soulève bien sa tête.
3 semaines : Suit des yeux des objets mobilisés sur 180°.
Très bonnes vocalisations.
9 semaines : « Accroche avec les yeux ».
Vocalisations évoluées (agneu).
12 semaines : Cherche les objets et les saisit.
Est chatouilleux.
14 semaines : Sourit au miroir.
Prend appui sur ses jambes.
Éclabousse dans son bain.
18 semaines : Tousse pour attirer l'attention.
Aime jouer à cache-cache.
22 semaines : Mâche.
Reste assis sans support sur le plancher.
Très bonne concentration.
24 semaines : Debout en se tenant aux meubles.
30 semaines : Rit aux éclats en jouant.
Tourne la tête en entendant son nom.
Se hisse seul à la position debout.
Associe des cubes ; les jette souvent par terre.
35 semaines : Très déterminé et concentré.
S'amuse à renverser le lait de sa tasse et rit très fort.
40 semaines : Tient un jouet et le donne.
Joue à tip tap : tend son pied pour un certain jeu.
44 semaines : Connaît la signification de nombreux mots.
Rampe pour chercher un objet qui a été demandé.
Mange seul et sait se servir de sa tasse.
Obéit aux ordres tels que « lève-toi, assied-toi ». Monte les escaliers en se traînant.

12 mois : Marche sans aide. Imite le meuglement de la vache ou le bruit du canard. Essaie d'enlever son cardigan sur ordre.

13 mois : Empile six cubes. Joue spontanément à cueillir des cerises sur une image et à les manger.

16 mois : Obéit à des ordres compliqués « va dans la cuisine et mets ce jouet sur le rayon des jouets ».

20 mois : Identifie les couleurs.
Sait sur quelle page du livre se trouve une comptine.
Fait des phrases compliquées.

21 mois : Test de Goddard en 55 secondes. Formes géométriques : toutes immédiatement correctes. Indentification immédiatement correcte d'images.

24 mois : Demande « pourquoi » quand on lui demande de faire quelque chose.

30 mois : Compte jusqu'à cinq chiffres en trois essais sur trois.

Demande « ce qu'il dit » en regardant un livre.

Compte jusqu'à 25.

33 mois : S'habille complètement sans aide.

36 mois : Lit facilement des livres simples.

39 mois : Réalise le test de Goddard en 20 secondes.

Réalise le test du dessin du bonhomme de Goodenough comme un enfant de 6 ans (son premier dessin d'homme).

Cubes : il imite immédiatement une porte et fait un escalier avec 8 cubes.

50 mois : Capable de faire rapidement un puzzle de 78 pièces.

60 mois : Réalise le teste du dessin du bonhomme de Goodenough comme un enfant de 7 ans.

Réalise le test de Goddard en 16 secondes et un seul essai.

Répète 4 chiffres à l'envers (il dit 8-4-3-6-).

Ses performances ultérieures ont confirmé son QI très élevé.

Ce sont là deux exemples de développement nettement précoce. Ils ne sont absolument pas typiques de tous les enfants à QI très élevé dont le développement de tous les domaines semble simplement moyen au cours des premiers mois, encore que certains traits tels qu'une concentration anormalement intense, de l'intérêt pour l'entourage et une sociabilité, soient perceptibles par un œil averti.

Un des enfants prodiges les mieux connus serait Christian Heineken, né à Lubeck, et dont on a dit qu'il connaissait toute la Bible à 14 mois et que, à deux ans et demi, il savait l'histoire, la géographie, l'anatomie et 800 mots latins (il en apprenait chaque semaine plus de 150) : il pouvait lire l'allemand et le latin et parlait couramment l'allemand, le latin et le français. A 3 ans, il savait faire des additions, des soustractions et des multiplications et, dans sa quatrième année, il avait appris 200 chansons, 89 psaumes et 1 500 vers et maximes d'auteurs latins. Il mourut à 4 ans et 4 mois. Nous avons cité de nombreuses autres histoires de précocité intellectuelle chez l'enfant dans notre ouvrage *Lessons from Childhood.*

Au chapitre 2, j'ai énuméré quelques affections associées à des QI élevés ; ce sont la myopie, le rétinoblastome, l'hyperuricémie, l'hyperplasie surrénalienne et peut-être l'asthme. Les fillettes montrant une puberté précoce auraient des scores élevés aux tests verbaux mais pas aux tests de performance [5].

RETARD DE MATURATION (« DÉMARRAGE LENT »)

Certains enfants sont extraordinairement lents dans leur acquisition de certaines capacités telles que la station assise, la marche, la parole et le contrôle sphinctérien. Faute de mieux, j'en tiens pour responsable un retard de la maturation de la partie en cause du système nerveux.

On voit parfois des enfants retardés dans tous les domaines au cours de leurs premières semaines qui rattrapent la « normale » et se montrent par la suite d'un niveau intellectuel moyen sans incapacité mécanique ou autre. On peut les qualifier de « lents au démarrages » en supposant qu'il s'agit d'un large retard de la maturation du système nerveux. Ces cas sont rares mais ont leur importance du fait de la facilité d'un faux diagnostic de déficience mentale. En voici quelques exemples qui illustrent ces cas.

■ *Cas n° 1*

Petite fille née normalement à terme et en bonne forme pendant la période néonatale. A 13 semaines, elle laissait complètement pendre sa tête lorsqu'elle était en suspension ventrale ou attirée vers la position assise. Elle ne suivait pas du regard et n'a pas souri avant 18 semaines. Elle a semblé « s'éveiller » vers 17 semaines et a fait alors de rapides progrès. A 25 semaines, le contrôle de sa tête était celui d'un nourrisson de 16 semaines. Elle a pu être assise à 7 mois et demi comme un nourrisson normal, se tenir debout à 10 mois et marcher tenue par une main et dire 10 mots qui avaient un sens à 1 ans. A 5 ans, elle ne montrait aucune incapacité mécanique et son QI était de 122.

■ *Cas n° 2*

Ce petit garçon (poids de naissance 3 400 g) a présenté à la naissance une hémorragie cérébrale, une asphyxie de grade 3 (selon la classification de Flagg) et des convulsions néonatales graves. Son accouchement avait eu lieu à domicile et on n'avait pas de détails sur la durée de l'apnée qui a été traitée par oxygène environ une demi-heure après sa naissance. Trois heures plus tard, il respirait spontanément toutes les 30 secondes et on notait une respiration toutes les 20 secondes trois heures et demie après sa naissance. L'oxygène fut administré jusqu'au rétablissement d'une respiration normale, cinq heures après la naissance. Une ponction lombaire a ramené du sang hypertendu.

Les premières semaines ont montré un retard visible du développement et, à 4 semaines, sa motricité était celle d'un nouveau-né moyen. A 27 semaines, son développement moteur était celui d'un nourrisson de 4 mois. A 1 an, il se tenait debout et marchait sans appui, disait plusieurs mots sensés, ne présentait aucune incapacité mécanique et était normal sous tous les rapports. Je possède un enregistrement cinématographique de son évolution, du retard évident jusqu'à la normalité.

■ *Cas n° 3*

Cette petite fille est née normalement à terme et n'a présenté aucune anomalie de la période néonatale. Elle pouvait saisir volontairement des objets à 6 mois mais n'a pas pu rester assise sans appui jusqu'à 1 an et n'a pas pu marcher sans aide avant 3 ans. A 1 an, elle disait des mots sensés. Elle n'a pas pu boutonner ses boutons jusqu'à l'âge de 6 ans. Le diagnostic posé était celui de lésion obstétricale minime, décrite par Gesell, du fait de signes neurologiques discrets et non spécifiques.

Ses progrès furent ensuite bons mais il est intéressant de noter que, bien qu'elle pût courir vite, monter à bicyclette, jouer au hockey et prendre pleinement part aux sports, elle avait tendance à mal se débrouiller en éducation physique, les mouvements de ses mains étaient lents et elle ne pouvait dactylographier que 50 mots à la minute. Elle était la première de sa classe dans une école technique et à passé son CAP à 17 ans.

■ *Cas n° 4*

Cette petite fille (poids de naissance 3 685 g) a présenté une hémorragie cérébrale lors de son accouchement à terme, plusieurs ponctions lombaires ayant du être exécutées en raison de vomissements sévères provoqués par une hypertension intracrânienne. Une perfusion intraveineuse avait été indispensable le 4e jour du fait de la déshydratation due aux vomissements. Les ponctions lombaires ramenaient chaque fois du liquide d'abord hémorragique puis xanthochromique. Le développement moteur était très retardé mais j'avais été frappé par le fait que, à 7 semaines, l'enfant commençait à s'intéresser à son entourage et à sourire. A 9 semaines, elle contrôlait sa tête comme un nouveau-né, à 16 semaines comme un nourrisson de 6 semaines et à 24 semaines comme un enfant de 13 semaines. A 28 semaines, elle commença à chercher et à attraper des objets et le contrôle de sa tête était celui d'un enfant de 24 semaines. Elle put rester assise quelques secondes sans appui à 8 mois, se hisser seule à la position debout à 10 mois et boire seule à la tasse à 14 mois. Elle a marché seule à 18 mois et a construit des phrases à 21 mois. A 6 ans, son QI était de 100 et on ne notait aucun trouble mécanique. Il faut noter qu'elle a présenté un épisode épileptique à l'âge de 8 ans.

■ *Cas n° 5*

Après avoir examiné un enfant de 18 mois en raison d'un retard uniforme de son développement, j'écrivis ce qui suit au médecin de sa famille : « Je pense que ce petit garçon est normal mais je n'en suis pas sûr et désire le revoir dans 6 mois. L'ennui est qu'il est retardé en tout. Il ne s'est pas assis avant 1 an ; il ne marche pas encore ; il a été en retard pour attraper des objets (9 mois), pour taper dans les mains (16 mois), pour faire au revoir (18 mois) et il n'aide pas encore sa mère à l'habiller. C'est cependant un enfant vif et intéressé. Il a refusé de coopérer pour les tests mais j'en ai vu assez pour affirmer que sa manipulation n'est pas inférieure à celle d'un nourrisson de 10 à 11 mois. Son périmètre crânien est normal (47 cm). Je pense qu'il s'agit simplement d'une lenteur de démarrage dont le diagnostic est toujours difficile et nous verrons si le temps nous donne raison. »

A 2 ans, l'enfant commença à construire des phrases ; ses performances à l'encastrement étaient celles d'un enfant de 3 ans. A 4 ans, ses résultats aux tests de développement se situaient nettement au-dessus de la moyenne et il était normal.

■ *Cas n° 6*

Voici un fragment de lettre adressée au médecin de famille d'une enfant de 22 mois qui m'avait été envoyée pour un retard uniforme de son développement : « Ma première impression a été que cette petite fille était normale intellectuellement et qu'elle faisait preuve d'une concentration normale et d'intérêt pour son entourage. Elle est cependant retardée dans tous les domaines : elle ne marche ni ne parle ; elle n'a pas de contrôle sphinctérien ; elle ne mange pas seule ; ce n'est que récemment qu'elle a commencé à tendre son bras pour enfiler une manche ; elle ne désigne pas les objets sur les images ; quand je lui ai donné des cubes de 2 cm, elle les a tous jetés par terre comme un enfant de 13 à 15 mois. Elle est donc uniformément retardée. Son périmètre crânien est cependant normal, ce qui, joint à l'intérêt qu'elle montre et à la notion de retard de la marche et du langage dans sa famille,doit inciter à une extrême prudence pronostique. J'ai dit à sa mère que je ne pouvais pas affirmer qu'elle rattraperait la normale, que le temps serait juge, mais que certains faits permettaient d'espérer. Je la reverrai dans 6 mois ».

Cette petite fille a marché seule à 25 mois, elle a commencé à construire des phrases à 33 mois et, à ce moment, sa performance au jeu d'encastrement était celle d'un enfant de 3 ans. A 49 mois, elle était normale, son langage était évolué et elle pouvait compter jusqu'à 130. Elle ne présentait aucun handicap.

De nombreux chercheurs ont remarqué une amélioration inattendue chez certains enfants retardés mentaux. Une détérioration est rare à moins qu'elle ne se produise en association avec une épilepsie (en particulier les spasmes infantiles) ou à moins qu'il n'existe une affection familiale dégénérative ou certains syndromes rares : une amélioration inespérée peut se produire peut-être à la suite d'un changement d'environnement, du traitement d'une maladie, du soulagement de problèmes affectifs, ou de la disparition de problèmes nocifs (tels qu'une malnutrition) qui retardent le développement. Il est difficile de prédire la réversibilité de dégats provoqués par des facteurs défavorables de l'environnement. Mis à part les cas d'affections dégénératives du système nerveux, on a plutôt tendance à sous-estimer le potentiel d'un enfant qu'à le surestimer. On voit plus généralement des enfants très retardés au cours des premières semaines faire des progrès rapides et atteindre un niveau beaucoup plus élevé que celui qui était prévu, tout en restant au-dessous de la normale. Cette amélioration inattendue évoque parfois une infirmité motrice cérébrale, ce qui montre bien la difficulté pronostique de son développement intellectuel. En voici deux exemples :

■ *Cas n° 1*

Cette petite fille née à terme commença à sourire à 6 mois, à attraper les objets à 9 mois, à acquérir le contrôle de ses sphincters et à dire des mots isolés à 23 mois, à manger et à marcher seule et à aider à son habillage à 29 mois. A 3 ans, elle construisait des phrases. A 5 ans, son QI était de 90. Elle présentait une IMC discrète du type ataxique.

■ *Cas n° 2*

Petit garçon né à terme (poids de naissance 2 385 g).

Premiers 12 mois : Aucun signe d'intérêt pour rien ; couché presqu'immobile ; ne donne pas de coups de pied ; aucune réaction aux approches.

1 an : Commence à s'intéresser ; essaie d'atteindre les objets.

26 mois : Début des convulsions généralisées.

39 mois : Uniquement des mots isolés. Diagnostic d'IMC de type spastique.

7 ans : QI de 81. Diagnostic de quadriplégie spastique. Enfant vif et intéressé. Parfois convulsions.

MÉNINGITE OU ENCÉPHALITE. DIFFICULTÉS PRONOSTIQUES

Il est impossible de prédire l'issue d'une encéphalite ou d'une méningite grave avant qu'un laps de temps suffisant ne se soit écoulé et ne permette d'observer le rythme de l'amélioration.

Voici une observation remarquable en ce qu'elle illustre l'erreur toujours possible dans le bilan de ce genre d'enfant :

Guérison inespérée d'un état de rigidité décérébrée relevant d'une méningite tuberculeuse. — Cette petite fille avait été admise au Children's Hospital de Sheffield à l'âge de 2 ans et 5 mois. Le diagnostic clinique et biologique était celui de méningite tuberculeuse. A l'admission l'enfant était somnolente et irritable et, en dépit d'une antibiothérapie intense intrathécale et intramusculaire, son état se détériora progressivement et elle devint inconsciente. Trois mois après son admission, elle était dans un état de coma profond et de rigidité décérébrée. Elle ne semblait ni voir ni entendre. Elle présentait des mouvements bizarres des membres, du bruxisme et une extrême spasticité avec opisthotonos et une cachexie. Une encéphalographie gazeuse montra une hydrocéphalie modérée. Après en avoir discuté avec ses parents, on abandonna le traitement et l'enfant fut ramenée chez elle.

Elle montra alors une amélioration remarquable et tout à fait inattendue si bien que, 5 mois après sa sortie, on décida de reprendre le traitement pour éviter une rechute. Elle guérit complètement, tant physiquement que mentalement.

A 7 ans et demi, elle pesait 38,1 kg et mesurait 129,5 cm. Son fond d'œil, sa vision et son audition étaient normaux et on ne notait pas de séquelles neurologiques. Ce cas est un exemple parfait de l'extrême prudence que l'on doit apporter au pronostic dans les premiers jours qui suivent une attaque d'encéphalite ou de méningite, même si à ce moment l'avenir parait aussi sombre que possible.

Je me suis un peu étendu sur ces cas qui sont très importants. Il peut arriver qu'un enfant retardé dans tous les domaines du développement au cours des premières semaines puisse atteindre un niveau normal d'intelligence. Il est possible que ce fait puisse se produire dans le cas d'un « traumatisme obstétrical » (pris au sens le plus large du terme) et que le cerveau auparavant normal puisse retrouver un fonctionnement tout à fait normal. Le tableau clinique peut aussi être du à un retard de maturation du système nerveux, pour des raisons inconnues qui sont peut-être familiales. Le problème a été étudié par Edith Taylor dans son ouvrage sur l'évaluation des enfants atteints d'IMC [13] ; elle a décrit un enfant athétosique qui, à 15 mois, ne pouvait pas s'asseoir, n'utilisait pratiquement pas ses mains, ne mâchait pas, et ne pouvait avoir qu'un régime semi-liquide du fait de ses difficultés de déglutition et de régurgitation. Il avait un faciès inexpressif mais passait pour être vif et observateur. A 12 ans, son QI était de 103.

La prévision du développement implique donc la nécessité de toujours envisager l'éventualité d'un retard de maturation et d'une amélioration inespérée, et d'étudier *le rythme du développement.* On s'appuie pour cela en partie sur l'histoire du développement antérieur et en partie sur les résultats d'examen répétés.

ARRÊT TEMPORAIRE ET INEXPLIQUÉ DU DÉVELOPPEMENT

Des accalmies du développement de certaines capacités telles que le langage ont déjà été signalées. Il peut arriver qu'on assiste à une baisse plus générale ou à un arrêt du développement sans raison apparente. En voici des exemples :

■ *Observation*

Cette petite fille est née normalement à terme et s'est développée normalement jusqu'à 8 semaines, ayant commencé à sourire à 5 semaines et à montrer une bonne motricité. Elle eut un « rhume » à 8 semaines et devint somnolente, inerte et indifférente à son entourage. Elle fut hospitalisée à 10 semaines. Elle ne prenait aucun intérêt à son entourage et on se demanda si elle était aveugle ; elle était somnolente et apathique mais ne montrait aucun autre signe anormal. Une ponction sous-durale et une recherche de toxoplasmose restèrent négatives. Une encéphalographie gazeuse semblait évoquer une atrophie corticale mais l'électroencéphalogramme était normal. J'écrivis au médecin de famille que l'avenir me semblait extrêmement sombre : bien qu'elle se fût développée normalement jusqu'à 8 semaines, elle était nettement et profondément retardée. L'enfant quitta l'hôpital pour être suivie à domicile.

A 14 semaines, elle était souriante et vive. A 7 mois, elle était un nourrisson normal et souriant qui vocalisait correctement. A 3 ans et 9 mois, ses tests de développement montraient un niveau supérieur à la normale dans tous les domaines.

Il est possible que l'arrêt inexpliqué de son développement ait été du à une encéphalite, mais on ne notait aucun signe neurologique et aucun autre signe de cette affection. Rétrospectivement le mauvais pronostic paraissait parfaitement justifié.

■ *Observation*

Cette enfant était née à terme, par le siège, et avec un poids de naissance de 3 175 g. Par suite d'une erreur technique dans le groupage sanguin, on ne s'attendait pas à une incompatibilité et elle présenta une discrète maladie hémolytique du nouveau-né qui réagit à trois transfusions banales. Elle commença à sourire à 6 semaines et à vocaliser tout de suite après. Elle se développa normalement jusqu'à 3 mois. Elle refusa alors le sein, cessa de jouer avec ses orteils et resta immobile pendant 4 mois sans remuer bras ou jambes et sans montrer aucun intérêt pour son entourage. Elle sembla alors s'éveiller, commença à chercher des objets avec ses mains à 9 mois, à s'asseoir sans appui, à marcher seule à 16 mois et à dire deux mots sensés. A 2 ans ses tests de développement étaient nettement au-dessus de la moyenne dans tous les domaines et elle parlait en construisant des phrases.

Elle réussissait bien dans une école ordinaire, juste avant ses 7 ans.

RÉSUMÉ DE QUATRE CAS CONSIDÉRÉS COMME RETARDÉS DANS LEUR PETITE ENFANCE ET MONTRANT PLUS TARD UN QI NORMAL

■ *Cas n° 1*

Cette petite fille est née normalement 6 semaines avant terme, pesant 1960 g. Elle commença à sourire à 4 mois, à saisir volontairement les objets à 6 mois, à imiter des bruits à 8 mois et à jeter les objets par terre à 11 mois ; elle pouvait alors dire un mot chargé de sens. A 1 ans, elle disait trois mots sensés mais le contrôle de sa tête était celui d'un nourrisson de 4 mois. A 17 mois, elle fut examinée par un spécialiste dans une autre ville afin d'être hospitalisée dans un centre pour IMC mais on posa alors le diagnostic de simple déficience mentale. A 22 mois, elle se tenait debout en s'accrochant à un meuble. Je notai que son QI n'était que légèrement inférieur à la moyenne. A 23 mois, elle restait assise sans appui et, à 25 mois, elle commença à marcher en se tenant aux meubles. Elle marcha sans aide à 4 ans et 2 mois. A ce moment son QI était de 118. Elle pouvait courir mais ne se montrait pas agile.

■ *Cas n° 2*

J'ai vu ce petit garçon lorsqu'il avait 11 mois. Il ne pouvait ni s'asseoir, ni mâcher mais disait des mots isolés. Je notai : « Il existe une dissociation frappante dans son développement et je pense qu'il montre une combinaison de retard mental avec un trouble physique. Il est essentiel de continuer à l'observer. »

A 4 ans, il était nettement athétosique avec un QI de 100.

■ *Cas n° 3*

Cet enfant avait été vu à 7 mois par un assistant qui avait diagnostiqué une hémiplégie spastique avec retard mental. A 7 ans, l'hémiplégie persistait mais le QI était de 100.

■ *Cas n° 4*

J'avais vu cet enfant à l'âge de 8 semaines pour des convulsions ayant duré trois semaines et j'avais pensé qu'il présentait un retard mental. Mise à part une encéphalographie gazeuse qui aurait évoqué une atrophie corticale, tous les examens restèrent négatifs. Il commença à vocaliser à 3 mois mais sa tête pendait complètement en suspension ventrale ou quand on l'attirait vers la position assise. A 10 mois, je notai « QI moyen ». A 9 ans, son QI était de 122 et on ne relevait aucun handicap physique.

MICROCÉPHALIE GRAVE AVEC DÉVELOPPEMENT INITIAL NORMAL

Je crois qu'un enfant microcéphale peut être relativement normal pendant ses premières semaines mais que le processus de son développement se ralentit ensuite : j'en ai vu plusieurs exemples et je possède des enregistrements cinématographiques de deux de ces enfants qui prouvent la normalité du début de leur développement.

■ *Cas n° 1*

Cette petite fille (voir la fig. 149) est née à terme et pesait 3 375 g. Elle présentait une microcéphalie évidente et il était impossible de mesurer convenablement son périmètre crânien (probablement entre 27,5 cm et 30 cm) ; l'examen radiographique écartait l'idée d'une craniosténose. Je l'ai examinée fréquemment et ai enregistré sur films ses progrès en raison de son développement rapide. A 26 jours, sa motricité était celle d'un nourrisson moyen de 6 à 8 semaines. Elle souriait et vocalisait à 4 semaines, et voilà la suite :

10 semaines : Rit souvent.
Essaie d'attraper les objets.
6 mois : Bien assise sans appui. Mâche depuis 1 mois.
8 mois : Rampe.
Fait des imitations.
10 mois : Joue aux marionnette.
Fait au revoir.
11 mois : Debout par traction. Jette les objets par terre. Aide sa mère à l'habiller.
Très active, intéressée.
Périmètre crânien : 37,5 cm.
13 mois : Se tient debout seule. Marche en se tenant aux meubles.
15 mois : Marche.
16 mois : Imite les activités domestiques. Périmètre crânien de 38,7 cm.
Se sert d'une tasse.
18 mois : Dit trois mots qui ont un sens.
33 mois : Périmètre crânien de 39,4 cm. 5 à 6 mots ; QI de 45.

Il s'est produit ensuite un ralentissement progressif du développement. Une sœur microcéphale est née par la suite et a suivi la même séquence de développement. Les deux enfants arrivées à l'âge scolaire avaient des QI inférieurs à 50.

DÉTÉRIORATION MENTALE

Le ralentissement du développement ou, ce qui est encore pire, la détérioration mentale s'observent au cours d'un grand nombre d'affections dont voici les plus importantes :

— Malnutrition du nourrisson.

— Carence affective grave : insécurité, mauvais traitements.

— Hyperbilirubinémie néonatale.

— Affections métaboliques (phénylcétonurie, autres aminoaciduries anormales, leucodystrophie métachromatique, syndrome de Lesch-Nyhan, lipidoses, mucopolysaccharidoses).

— Insuffisance thyroïdienne.

— Hypoglycémie, hypernatrémie.

— Aberrations chromosomiques.

— Saturnisme, autres intoxications, pollutions, toxicomanie.

— Irradiations du cerveau pour leucémie.

— Epilepsie et effets iatrogènes.

— Difficultés perceptives, troubles de l'apprentissage, problèmes affectifs et scolaires.

— Hydrocéphalie.

— Affections dégénératives du système nerveux, SIDA.

— Méningite, encéphalite, panencéphalite sclérosante subaiguë, tumeur du cerveau.

— Accidents vasculaires cérébraux. Hémiplégie infantile aiguë.

— Traumatisme crânien grave.

— Psychoses. Troubles graves de la personnalité.

— Mauvais enseignement. Effet d'échec.

Il est inexact de dire que les enfants trisomiques 21 « se détériorent » à la fin de leur première année. Leur développement se ralentit mais ils ne perdent pas les capacités déjà acquises.

CONCLUSIONS ET RÉSUMÉ

Ce chapitre, de même que le suivant, met en relief certaines difficultés majeures du diagnostic du développement.

Ils traitent des difficultés diagnostiques de la supériorité intellectuelle et j'en ai décrit les principaux traits.

Ce chapitre traite aussi des difficultés relevant d'une amélioration inespérée ou d'une détérioration mentale.

Il insiste sur l'importance des études en suivi.

RÉFÉRENCES

[1] Bakwin H., Bakwin R.M. — *Behaviour disorders in children*. Saunders, Philadelphia, 1972.

[2] Bierman-van Endenberg M.E.C. — Predictive value of neonatal neurological examination : a follow up study at 18 months. *Dev. Med. Chil. Neurol.*, 1981, **21**, 296.

[2a] Connolly K., Stratton B. — An exploration of some parameters in classical Conditioning in the neonate. In Stone L.J., Smith H.T., Murphy L.B. (Eds) *The competent infant*. Tavistock Publications, London, 1974, p. 385 (See pp. 374-402).

[3] Dubowitz L.M.S., Dubowitz V., Palmer P.C. et al. — Correlation of neurologic assessment in the preterm newborn infant with outcome at one year. *J. Pediatr.*, 1984, **105**, 452.

[4] Fitzgerald H.E., Brackbill Y. — Classical conditioning in infancy : development and constraints. *Psychol. Bull.*, 1976, **83**, 353.

[5] Galatzer O., Beth-Halachmi N., Kauli R., Laron Z. — Intellecutal function of girls with precocious puberty. *Pediatrics*, 1984, **74**, 246.

[6] Gesell A., Amatruda C.S. — In : Knobloch H., Pasamanick B. (Eds.) *Developmental diagnosis*, 2nd Ed. Harper and Row, Maryland, 1974.

[7] Gesell A., Amatruda C.S., Castner B.M., Thompson H. *Biographies of Child Development*. Hamilton, London, 1930.

[8] Hindley C.B., Owen C.F. — The extent of individual changes in IQ for ages between 6 months and 17 years in a British longitudinal sample. *J. Child. Psychol. Psychiatry.*, 1978, **19**, 329.

[9] Illingworth R.S., Illingworth C.M. — *Lessons from childhood. Some aspects of the early life of unusual men and women*. Livingstone, Edinburgh, 1966.

[10] Kravitz H., Boohm J.J. — Rhythmic habit patterns in infancy : their sequence, age of onset and frequency. *Child. Dev.*, 1971, **42**, 399.

[11] Lobb H., Hardwick C. — Eyelid conditioning and intellectual level : effect or repeated acquisition and extinction. *Am. J. Ment. Deficiency*, 1976, **80**, 423.

[12] Michal-Smith H. — *Management of the handicapped child.* Grume and Stratton, New York, 1957.

[13] Taylor E.M. — *Psychological appraisal of children with cerebral defects*. Harvard University Press, Cambridge Mass, 1959.

7

VARIATIONS INDIVIDUELLES DU DÉVELOPPEMENT

Ce chapitre va traiter de ces variations et de leurs raisons.

VARIATIONS DE L'ACTIVITÉ MOTRICE

Les nourrissons et les enfants montrent d'énormes variations de leur activité motrice. Chacun sait que les nourrissons minces et actifs sont susceptibles de progresser davantage que ceux qui sont gros, placides et moins actifs.

VARIATIONS DU DÉVELOPPEMENT MOTEUR GÉNÉRAL

Il existe des variations normales considérables de l'âge de la station assise, de la marche, et d'autres signes du développement moteur. De nombreux enfants dont le développement est retardé n'en présentent aucune raison apparente alors que, chez d'autres, on note divers facteurs tels qu'une atteinte du tonus musculaire ou une arriération mentale. La myélinisation de la partie appropriée du système nerveux est probablement un facteur important qui décide de l'âge de la station assise et de la marche, généralement selon un mode familial.

■ *Développement moteur précoce*

Certains enfants apprennent à s'asseoir et à marcher anormalement tôt. Près de 3 % des enfants marchent sans appui à 9 mois. On retrouve souvent dans la famille une même précocité du développement moteur. Celle-ci peut souvent être mise en évidence dès la troisième ou la quatrième semaine, et une station assise précoce peut être prédite dès la sixième semaine avec une certaine fiabilité. Afin de pouvoir le démontrer, j'ai fait des enregistrements cinématographiques de nourrissons qui montraient un développement moteur précoce pendant leurs huit premières semaines, et j'ai montré la valeur prédictive de ces premiers tests en filmant de nouveau ces nourrissons lorsqu'ils étaient plus âgés afin de montrer le développement anormalement précoce de la station assise et de la marche.

La précocité du développement moteur n'est pas évocatrice d'une supériorité intellectuelle. J'ai vu un petit garçon qui était capable de se traîner activement à quatre mois et demi (et non pas de ramper), et de se mettre facilement debout à cinq mois et demi. Je notai à ce moment qu'à mon avis son QI n'était pas supérieur à la moyenne. A 6 mois, il marchait en se tenant aux meubles et, à 8 mois, il marchait seul. A 4 ans et demi, il n'arrivait pas à s'habiller seul et ne pouvait ni dessiner ni compter. A 5 ans, son Qi était de 88. J'ai vu un autre petit garçon marcher seul à 8 mois : son QI à 6 ans était de 103.

De nombreuses enquêtes ont fait penser que le développement moteur des nourrissons noirs est généralement plus précoce que celui des nourrissons blancs [7]. Cette précocité ne touche pas l'adaptation, la motricité fine, le langage ou la sociabilité. Geber et Dean [20] ont affirmé que les nourrissons africains de 3 ou 4 semaines se comportent comme les enfants européens ; ils peuvent ensuite rester assis quelques secondes sans appui à 3 ou 4 mois et au moins pendant une demi-heure à 5 mois. A 7 mois, ils se tiennent debout sans aide et ils marchent seuls à 9 mois. On ignore si cette précocité se retrouve dans certaines tribus ou si elle concerne tous les enfants africains.

La précocité du développement moteur des nourrissons ougandais a été étudiée par Mary Ainsworth [2] : elle a pensé qu'elle avait un certain rapport avec la relation étroite mère-enfant et que les facteurs socioculturels en étaient responsables. D'autres auteurs ont émis la même idée [61]. Cependant cinq enquêtes européennes longitudinales, menées en Angleterre, en Belgique, en France, en Suède et en Suisse, n'ont montré aucune différence sociale ou sexuelle de l'âge de la marche. Les travaux de Super [56] sur les Kipsigis du Kenya ont prouvé que la précocité du développement moteur décrite par d'autres auteurs dans différentes régions de l'Afrique était culturellement déterminée ; les nourrissons Kipsigis apprenaient à s'asseoir un mois plus tôt que les nourrissons américains mais leur mère leur faisaient faire des exercices qui fortifient leurs muscles (et ont peut-être d'autres effets) : à 1 mois, elles les faisaient sauter sur leurs jambes ; à 5 ou 6 mois, elles les asseyaient dans un trou creusé dans le sol qui les soutenait par derrière ; et ensuite elles les exerçaient constamment à marcher en étant tenus. Ces nourrissons ne montraient de précocité que dans les compétences qui leur étaient particulièrement enseignées. Lorsqu'on comparait avec des nourrissons de même fond culturel et génétique qui vivaient dans les maisons d'européens à Nairobi en recevant une moindre « formation » (qui était cependant supérieure à celle de la moyenne des petits Américains), la chronologie de la station assise et de la marche était intermédiaire entre celles des Kipsigis ruraux et des Américains. Les nourrissons Kipsigis commençaient à ramper plus tard que les Américains car on ne les y poussait pas alors que ceux de la tribu Teso, dressés à ramper, étaient beaucoup plus précoces. Les travaux de Super ont été confirmés par ceux de Solomons de Mexico [55]. Un « dressage » spécial de ce genre ne peut être efficace que si le système nerveux est mûr : le développement moteur dépend par conséquent d'une combinaison de facteurs de maturation et de culture.

RETARD DU DÉVELOPPEMENT MOTEUR

Voici les facteurs qui interviennent habituellement dans ce retard.

■ *Facteurs familiaux*

L'âge de l'apprentissage de la marche est souvent un trait familial qui dépend probablement du rythme familial de la myélinisation de la moelle épinière.

■ *Facteurs environnementaux*

Les enfants élevés dès leur toute petite enfance dans un orphelinat seront probablement retardés dans leur développement moteur comme dans d'autres domaines, peut-être par suite d'un manque de pratique. Les mères qui empêchent volontairement leurs enfants de se tenir sur leurs jambes de peur de leur voir du rachitisme, des genoux cagneux ou des jambes en cerceau, affaiblissent les jambes et retardent le début de la marche.

On a émis l'idée que le retard moteur apparent des enfants chinois et japonais de Hong-Kong avait une origine culturelle : ces enfants étaient maintenus couchés sur le dos, étroitement langés [18].

■ *Caractère*

Le caractère de l'enfant a un impact sur l'âge où il va marcher car un enfant méfiant et très prudent (ou celui qui a perdu confiance après être tombé) peut être retardé dans son apprentissage. Une petite fille de 4 ans extrêmement retardée dans son apprentissage de la marche ne montrait aucune difficulté mécanique et avait un QI normal.

Elle a marché pendant un an tenue par un seul doigt avant de réunir assez de courage pour marcher seule. Lorsqu'un enfant de ce genre marche pratiquement sans aide, il est évident que son pouvoir de locomotion est à maturité et qu'il aurait pu marcher plus tôt, s'il avait eu assez confiance. Des semelles de souliers glissantes suffisent pour faire tomber un enfant de 12 mois et retarder le début de sa marche.

■ *Déficience mentale*

La plupart des enfants arriérés mentaux (mais pas tous) apprennent tard à s'asseoir (Chapitre 14). Les trisomiques 21 apprennent à marcher plus tard que les autres enfants déficients mentaux d'un niveau intellectuel comparable : il est possible que leur hypotonie en soit responsable.

D'une façon générale, on peut dire qu'un enfant dont le QI est inférieur à 20 peut apprendre à marcher s'il n'a pas d'IMC ; celui dont le QI est de 20 à 40 et qui n'a pas d'IMC pourra certainement apprendre à marcher.

■ *Anomalies du tonus musculaire*

La marche est retardée dans le cas de l'hypertonie musculaire de l'IMC. Certains enfants qui en sont atteints ne marcheront jamais. Il est inutile d'analyser l'âge moyen auquel des enfants porteurs de différentes formes d'IMC apprennent à s'asseoir et à marcher car il faut tenir compte d'un facteur supplémentaire qui est l'intelligence et qui a une influence profonde sur le développement moteur.

Dans la forme spastique de l'IMC, l'enfant hémiplégique apprendra probablement à marcher plus tôt que le diplégique ou le quadriplégique, surtout si son QI est satisfaisant. Il arrive qu'un enfant hémiplégique doté d'un bon QI puisse apprendre à s'asseoir et à marcher à l'âge habituel. Le diplégique dont le QI est normal pourra s'asseoir dans les délais prévus mais sa marche sera considérablement retardée. J'ignore quels facteurs autres que le QI décident de l'âge où un enfant diplégique pourra s'asseoir sans appui : il peut s'agir de la spasticité des muscles postérieurs de la cuisse et des muscles du tronc, de la force d'extension, et de l'existence et de la force du réflexe tonique du cou. J'ai vu des enfants atteints de diplégie grave être assis sans appui à l'âge habituel (7 mois). Il est courant de voir un enfant diplégique dont le QI est bon s'asseoir normalement ou avec un peu de retard alors que sa marche est très retardée mais que son développement est normal dans tous les autres domaines. J'ai vu un enfant modérément diplégique mais dont le QI était normal pouvoir marcher sans aide à 18 mois. L'enfant atteint de quadriplégie spastique est presque toujours en retard pour s'asseoir et pour marcher et son QI est habituellement inférieur à celui de l'enfant hémplégique ou diplégique.

L'enfant athétosique montre généralement un retard de la station assise et de la marche, mais ce retard n'est pas constant si le QI est normal.

L'enfant hypertonique est presque toujours un déficient mental profond qui ne marchera jamais.

L'enfant ataxique montre généralement un retard de la marche.

L'enfant hypotonique est en retard pour s'asseoir ou pour marcher et, si son affection est grave, il ne pourra jamais y parvenir : il présente probablement d'autres lésions concomitantes. L'enfant dont l'hypotonie congénitale est bénigne apprendra très tard à s'asseoir et à marcher. J'ai vu plusieurs cas où la marche n'a été possible qu'entre 4 et 6 ans.

L'hypotonie congénitale bénigne montre habituellement un déficit du développement moteur en général alors que celui d'autres domaines est normal (sourire, mâcher, manipuler) et que la station assise et la marche sont retardées. L'enfant qui devient hypotonique à la suite d'une maladie grave ou d'un rachitisme montrera un retard de son développement moteur général qui fera ensuite des progrès quand la maladie sous-jacente guérira.

L'enfant qui présente un myéloméningocèle avec atteinte grave des membres inférieurs ne marchera peut-être jamais si on n'a pas recours à des techniques orthopédiques sophistiquées telles que des transplantations musculaires.

■ *Obésité*

Il est probable que l'obésité ne retarde pas la marche si elle n'est pas très importante [33], encore que les avis diffèrent à ce sujet. J'ai vu un enfant fortement obèse qui pesait 25,4 kg à 15 mois marcher seul à 10 mois.

■ *Affections neuromusculaires*

Les enfants atteints d'une dystrophie musculaire pseudo-hypertrophique de Duchenne montrent généralement un retard de la marche [11]. Selon Gardner-Medwin [19], 50 % des cas n'ont pas commencé à marcher à 18 mois, et il conseille de doser la créatine phosphokinase de tous les garçons qui ne marchent pas encore à cet âge. Une autre étude portant sur 31 garçons atteints de cette affection a montré que l'âge moyen du début de la marche était 17,2 mois (de 11 à 34 mois). Ce retard se voit facilité par le faible QI moyen des enfants affectés. Dans la dystrophie musculaire congénitale [39], on note une asthénie progressive des muscles proximaux, englobant ceux de la face et du cou, et un retard de la marche : la créatine phosphokinase est normale ou légèrement augmentée.

Une petite fille m'avait été adressée à l'âge de 12 mois pour un retard de la marche. Son développement avait suivi un cours normal à tous points de vue jusqu'alors. Elle pouvait joindre rapidement le pouce et l'index et rester solidement assise, mais elle ne s'appuyait pratiquement pas sur ses jambes ; on ne retrouvait pas les réflexes rotuliens. Le diagnostic posé fut celui d'amyotrophie spinale et fut vérifié par les réactions électriques, l'électromyogramme et la biopsie musculaire.

■ *Progression saccadée*

Ce mode particulier de progression sur une main et une fesse peut retarder la marche car l'enfant apprend à se déplacer rapidement de cette façon. Le retard qui lui est dû n'est pas grave.

■ *Cécité*

Il faut enseigner la marche aux enfants aveugles. Une étude portant sur 12 enfants a montré que deux d'entre eux rampaient avant d'avoir appris à marcher. Un enfant aveugle peut voir son développement moteur retardé parce qu'on ne lui donne pas les mêmes chances qu'à un enfant normal : ses parents ont si peur qu'il se blesse qu'ils ne le laissent pas s'exercer à marcher.

■ *Cause inconnue*

Un retard considérable du développement relève habituellement d'une raison valable mais ce n'est pas toujours le cas. J'ai vu au moins 20 enfants sans aucun handicap physique ou mental qui étaient incapables de marcher sans aide avant d'avoir deux ans et même davantage. On ne retrouvait aucune cause apparente. Tous ces enfants furent suivis et se révélèrent normaux.

■ *Observation*

Cette petite fille née normalement à terme pouvait saisir volontairement les objets à 4 mois, boire seule une tasse de lait à 10 mois et construire des phrases à 12 mois. Elle restait assise à 9 mois mais ne put marcher sans aide avant 4 ans. Son QI à 5 ans était d'environ 125. Elle ne présentait aucun handicap physique.

D'autres enfants ont marché seuls à 24 mois (QI normal), à 24 mois avec une élocution précoce en longues phrases, à 25 mois avec un QI juste normal, et à 30 mois avec un QI de 108.

Il peut arriver que le retard de la marche relève d'une luxation congénitale de la hanche.

AUTRES VARIATIONS DU DÉVELOPPEMENT MOTEUR

Un de mes confrères de Sheffield [27] a signalé que la tendance actuelle aux États-Unis de placer les jeunes nourrissons en décubitus ventral pour dormir et pour jouer semblait modifier le mode de développement en décubitus dorsal et ventral. Les nourrissons semblaient plus avancés en décubitus ventral que ceux qui sont couchés sur leur dos pour dormir et pour jouer. On a émis l'idée que le rapport de la posture avec les variations du développement mériterait une étude plus approfondie.

On ignore pourquoi certains nourrissons occultent le stade de la reptation.

REPTATION ET MARCHE ANTÉRIEURES A LA POSITION ASSISE

Voici un exemple curieux de développement moteur inhabituel.

■ *Observation*

Cette petite fille (poids de naissance 1 080 g) avait 19 mois lorsqu'on l'a examinée pour la première fois. Elle avait été adressée parce qu'elle ne pouvait pas s'asseoir alors qu'elle avançait en rampant et marchait facilement si on la tenait par une main ou si elle se tenait aux meubles.

Elle avait pu chercher et saisir des objets à partir de 4 mois. Elle avait commencé à dire des mots sensés à 9 mois. Elle pouvait saisir une tasse, y boire et la reposer sans aide à partir de un an, date à laquelle elle avait commencé à marcher en se tenant aux meubles.

C'était une petite fille vive et intéressée qui parlait bien dans son jargon ; elle marchait facilement en se tenant au bord du bureau. En position assise et bien que le contrôle de sa tête fût total, son dos restait très rond mais on ne notait pas de spasme des muscles postérieurs. Elle tombait constamment en arrière. La préhension de chacune de ses mains était normale ; ses réflexes rotuliens étaient normaux et on ne relevait pas de clonus du pied ni de raccourcissement d'une jambe. Les muscles vertébraux étaient normaux et il n'y avait pas de signes d'anomalies vertébrales ou médullaires. Le diagnostic clinique fut celui d'un raccourcissement congénital du grand fessier ou des muscles de la loge postérieure de la cuisse.

Un autre enfant qui avait rampé avant de pouvoir s'asseoir avait souffert d'une carence affective en étant élevé dans un orphelinat. Cette anomalie du développement s'expliquait par le fait qu'il pouvait ramper sans aide mais qu'il avait besoin d'être aidé pour s'asseoir et que le personnel de l'orphelinat n'avait pas le temps de s'occuper de cela.

Un autre enfant qui avait présenté cette variation avait une hypotonie congénitale.

PRÉHENSION ET MANIPULATION

La préhension volontaire peut débuter dès 3 mois mais le fait est rare. Il est inhabituel qu'un nourrisson normal né à terme ne puisse pas saisir un objet lorsqu'il a 6 mois.

Le développement ultérieur de la manipulation ne dépend pas seulement de l'intelligence de l'enfant mais de ses aptitudes car il pourra montrer des possibilités précoces plus grandes que celles d'autres enfants d'intelligence comparable.

L'utilisation des mains est plus tardive dans les cas de déficience mentale, de cécité, d'hypotonie ou d'hypertonie grave (IMC).

SOURIRE

L'âge le plus précoce où j'ai moi-même vu un enfant sourire en réponse à des avances a été de 3 jours ; le sourire est ensuite rapidement devenu plus fréquent. Il s'agissait d'un nourrisson uniformément précoce qui tenait et jouait avec un hochet pendant quelques minutes à 20 jours, et qui, à 3 semaines, suivait du regard un objet sur 180 °. Il présenta par la suite un QI élevé. Bien qu'il soit difficile de dater avec précision le premier sourire, la séquence des aspects notables du développement montra dans ce cas (et dans deux autres cas que j'ai vus) que la datation était correcte. Comme pour tous les aspects du développement il faut tenir compte d'une prématurité.

Söderling [54] a étudié l'âge du premier sourire chez 400 nourrissons normaux nés à terme. Les résultats sont les suivants :

1er sourire	*Pourcentage*
avant 2 semaines	0
A 2-3 semaines	11
A 3-4 semaines	49
A 4-5 semaines	21
A 5-6 semaines	19

Il faut remarquer que les mères prennent pour des sourires tous les mouvements de la face et ont l'idée extraordinaire que l'enfant sourit alors qu'il souffre de gaz intestinaux. Les mères chatouillent la plage péribuccale de leurs bébés pour les faire sourire et la réaction réflexe (réflexe des points cardinaux) peut être prise à tort pour un sourire.

Quelques nourrissons normaux nés à terme atteignent leur 8e semaine sans avoir souri mais c'est très rare et la plupart des nourrissons nés à terme qui n'ont pas commencé à sourire à 8 ou 10 semaines s'avéreront être déficients mentaux. Un enfant aveugle sourira peut-être avec du retard parce qu'il ne peut pas voir les avances de sa mère. Un enfant autiste tardera à sourire à sa mère parce qu'il n'est pas capable de répondre (et que probablement il ne la regarde pas). J'ai cependant vu un nourrisson né à terme qui n'a pas commencé à sourire avant d'avoir 8 ou 10 semaines, qui ne montrait aucun retard dans les autres domaines, et qui par la suite s'est révélé être normal.

On m'avait adressé une enfant avec le diagnostic de déficience mentale parce qu'elle ne souriait pas à un an. C'était un cas de syndrome de Mobius avec diplégie faciale congénitale et un QI de 75. On se heurterait à une difficulté analogue avec un nourrisson atteint de dystrophie myotonique.

RETARD DE LA MATURATION VISUELLE

Sa cause la plus fréquente est la déficience mentale car l'enfant est alors retardé dans tous les aspects de son développement, sauf parfois dans la station assise et la marche. J'ai vu de nombreux nourrissons être pris pour des aveugles du fait du retard de leurs réactions visuelles, mais dont le retard était simplement une partie de leur retard général dû à leur déficience mentale. La pupille optique pâle du petit nourrisson normal est alors prise pour une atrophie optique et la cécité est diagnostiquée à tort mais avec assurance.

Le retard de la maturation visuelle est un trait rare de quelques nourrissons normaux [15, 23, 30]. J'ai décrit le cas d'un petit garçon que j'avais vu pour la 1re fois juste avant qu'il ait 4 mois parce qu'il semblait ne pas voir. Il ne souriait pas à sa mère, ne regardait pas son visage et n'accommodait pas. Il avait commencé à vocaliser à 7 semaines et à tourner la tête vers une source sonore à 12 semaines. L'examen le montrait d'un développement supérieur à la normale à tous les points de vue. L'examen ophtalmoscopique pratiqué par moi et par deux ophtalmologues ne décela aucune anomalie et on ne notait pas de nystagmus. On posa un diagnostic présomptif de retard de maturation visuelle et les parents furent avertis qu'il ne fallait pas être optimistes, encore que la rareté de cette affection rendit toute certitude impossible. A 5 mois, l'enfant montra qu'il voyait et, à 6 mois, il suivait des yeux une lumière et commençait à regarder un anneau qui dansait. A 10 mois, il était normal à tous points de vue. A 5 ans, il prouva que son intelligence était supérieure à la normale en entrant en classe préparatoire normale. Il présentait un léger strabisme qui nécessitait le port de lunettes mais sa vision était normale.

J'ai aussi examiné une petite fille qui, apparemment, n'avait rien pu voir pendant ses premiers 6 mois. Elle présentait un spasmus nutans. L'ophtalmologue ne décela aucune anomalie. Elle commença à voir vers 6 mois et s'avéra être normale à un an. A l'âge scolaire, elle fit preuve d'une intelligence supérieure à la normale et d'une vision normale.

Il n'est pas possible de dire si ces enfants étaient réellement incapables de voir ou s'ils ne pouvaient pas interpréter ce qu'ils voyaient (agnosie visuelle). De toute façon, l'absence de nystagmus irrégulier est importante car elle indique un retard éventuel de la maturation visuelle. On m'a parlé d'un petit Canadien [34] qui avait été apparemment aveugle jusqu'à 6 mois et avait ensuite rapidement récupéré. Son QI était normal mais il avait conservé une certaine gêne du langage et une faiblesse de sa perception. L'EEG et les potentiels visuels évoqués étaient normaux. Une autre publication [41] faisait état de 4 enfants, tous d'intelligence normale, qui n'avaient montré aucune fixation visuelle jusqu'à 11 à 16 semaines ; l'électrorétinogramme et les potentiels évoqués visuels corticaux étaient normaux. Les 4 enfants étaient devenus normaux entre 4 et 9 mois.

Une enquête menée à Londres [10] a décrit 16 cas étudiés au Moorfield Eye Hospital à l'aide de tests sophistiqués. On a pensé [24, 37] que la cause pouvait être une lésion ischémique périnatale ou un retard de la formation dendritique et synaptique du cortex occipital, avec peut-être un retard de la myélinisation du nerf optique. Les nourrissons affectés auraient été pour la plupart des prématurés ou des enfants petits pour les dates.

L'ENFANT AVEUGLE

Si la cécité apparaît très vite après la naissance, les muscles périoculaires (l'orbiculaire des paupières, le muscle sourcilier et le muscle frontal) n'interviennent pas dans l'expression de la face et restent rigides et inertes. Si l'enfant devient aveugle un certain temps après sa naissance, l'expression de son visage est normale.

Les enfants aveugles peuvent présenter divers maniérismes tels que chercher à s'enfoncer un doigt dans l'œil, qui débutent au cours de la 1re année et disparaissent vers 5 ou 6 ans [48a]. Ils peuvent produire des battements rapides et symétriques des mains, une hyperextension ou une flexion de la tête, des torsions ou des balancements du corps, des sauts en arrière et en avant, ou des grimaces.

Le bilan du développement d'un enfant aveugle est difficile à réaliser : il a été étudié ainsi que les tests utilisés par les Bakwins [4] qui ont privilégié chez l'enfant de plus de 3 ans le « Interim Hayes Bint Intelligence Test ». Une maladresse apparente peut relever de tests mal exécutés, de manque d'expériences passées, de mauvaises possibilités d'apprentissage ou de surprotection. Le QI moyen de l'enfant aveugle est inférieur à celui de la population normale (voir Chapitre 15).

On peut s'attendre à ce que l'enfant aveugle montre un retard du sourire [7] : non seulement il ne reçoit pas le stimulus du sourire de sa mère mais c'est un enfant « à risque » de retard mental qui est retardé dans les étapes de son développement.

Les enfants aveugles peuvent présenter ce que Gesell a appelé « le regard des mains » qui apparaît chez le nourrisson normal entre 12 et 24 semaines et qui est probablement un phénomène de développement sans rapport avec la vision.

Certains enfants peuvent recouvrer la vue après avoir été complètement aveugles. Lorber [38] a signalé ce fait après une cécité prolongée due à une hydrocéphalie et à une méningite tuberculeuse ou purulente.

RETARD DE LA MATURATION AUDITIVE

Il relève le plus souvent d'une déficience mentale. J'ai examiné de nombreux nourrissons que l'on avait pensé être sourds à cause du retard de leurs réponses auditives mais dont le retard de maturation auditive était simplement dû à leur déficience mentale.

Certains enfants d'intelligence normale semblent être sourds pendant quelques semaines ou quelques mois et réagissent ensuite normalement aux sons. Ingram [31] en a étudié plusieurs cas. Il a émis l'idée qu'il pourrait s'agir d'une lésion prénatale du nerf auditif ou de ses connections centrales et que la guérison se produit par la suite. Il a constaté que certains nourrissons présentant un ictère nucléaire ne réagissent pas aux bruits avant d'avoir 4 ou 5 mois, et que certains nourrissons porteurs d'une lésion cérébrale semblaient être sourds pendant leurs premières semaines mais entendaient par la suite, tout en se montrant retardés pour reconnaître les voix de leurs parents et de leurs frères et sœurs, ainsi que pour comprendre ce qu'on leur disait. D'autres ont montré de la difficulté à percevoir les sons et un retard du langage : ils sont lents à réagir aux bruits, à les différencier ou à percevoir leurs sens. Ingram a parlé d'« imperception auditive ».

MASTICATION

L'âge de son début chez le nourrisson normal varie assez peu, parfois dès 5 mois, mais presque tous les nourrissons nés à terme savent mâcher à 7 mois. On note un retard si un nourrisson suffisamment mûr ne se voit donner que des aliments épaissis sans rien de solide à mordre. Le retard de la mastication relève le plus souvent d'une déficience mentale.

ALIMENTATION ET HABILLAGE

L'âge auquel les enfants commencent à manger et à s'habiller seuls ne dépend pas seulement de leur intelligence et de leur habileté manuelle mais des occasions qui leur sont offertes, ainsi que de leur personnalité et de leur désir d'indépendance. Lorsqu'une mère persiste à donner à manger et à habiller un enfant bien après qu'il ait l'âge de le faire lui-même, elle retarde son développement dans ce domaine.

CONTRÔLE SPHINCTÉRIEN

Il est sujet à d'importantes variations individuelles. Il est difficile de dater son début car il faut distinguer le dressage précoce du contrôle volontaire. Je ne crois pas que ce dernier puisse débuter avant que l'enfant ait 12 mois.

De nombreux enfants ne peuvent pas contrôler leur vessie pendant plusieurs années. Des examens minutieux ne décèlent aucune anomalie encore que certains auteurs ne soient pas de cet avis. Dans une enquête du National Child Development portant sur 12 000 enfants, on constata que 10,7 % d'entre eux se mouillaient parfois encore entre 5 et 7 ans, et 4,8 % à 11 ans [14]. D'autres chercheurs ont obtenu les mêmes chiffres [42, 60]. Lorsqu'un enfant n'a jamais été propre la nuit et qu'il a passé depuis longtemps l'âge de l'acquisition de la propreté, on retrouve habituellement le même inconvénient dans les antécédents familiaux. C'est ce qu'on appelle habituellement l'énurésie primaire et il est presque certain qu'elle relève essentiellement d'un retard de la maturation du système nerveux qui n'est cependant pas le seul facteur car l'énurésie primaire est plus répandue dans les classes sociales défavorisées que dans les classes dirigeantes. La qualité de l'attention familiale intervient. La plupart des enfants continuent à avoir des besoins pressants à l'âge scolaire. Il est normal pour un enfant de 18 à 24 mois d'avoir un besoin urgent et de ne pas pouvoir s'empêcher d'uriner, mais cette urgence disparaît quand il grandit. L'enfant énurétique primaire conserve cette urgence pendant plusieurs années. Il est inhabituel qu'un enfant se mouille le jour et pas la nuit [6], ce qui accompagne généralement l'urgence de la miction.

L'équipe de Newcastle[42] a constaté un rapport très net entre l'incidence de l'énurésie et le niveau bas de la classe sociale, la carence affective, les mauvais soins physiques, la dépendance sociale, l'instabilité conjugale, le crime parental et le manque de surveillance familiale. Je suis d'accord avec la conclusion que Miller [43] a tirée du travail de Newcastle « la corrélation sociale est telle qu'il est raisonnable de penser que l'énurésie se produit surtout chez un enfant dont le mode de maturation est lent si cet enfant vit dans une famille où il ne reçoit pas les soins suffisants pour acquérir un conditionnement adéquat. Nous ne pensons pas qu'une énurésie persistante puisse relever au début de difficultés psychologiques majeures, tout en reconnaissant qu'elles peuvent agir en s'imbriquant ». « L'énurésie n'est pas seulement un trouble du développement d'un enfant donné mais aussi le reflet des relations et des attitudes familales. » D'autres preuves du facteur maturation ont été apportées par Weir [50] dans une étude menée à Londres sur les enfants de 3 ans qui mouillent leurs lits : on ne relevait pas de lien avec la classe sociale, les conditions d'habitation, les familles de mère célibataire, l'importance de la famille, le poids de naissance, l'état de santé, les stress familiaux ou les problèmes de comportement de l'enfant.

La période sensible ou la période critique de l'apprentissage peuvent avoir de l'importance [36] : une mauvaise éducation ou la survenue d'un stress psychologique au moment où l'enfant peut, pour la première fois, contrôler sa vessie prennent une grande importance. La maturation qui est probablement génétiquement déterminée s'est produite vers 5 ans chez presque tous les enfants, mais, quand l'enfant est prêt du point de vue du développement à contrôler sa vessie, des stress psychologiques tels qu'un dressage trop énergique pendant la période sensible vont retarder ce contrôle. L'enfant déficient mental tarde généralement à acquérir ce contrôle, probablement du fait du retard de maturation. La paresse intervient aussi quand le logement est pauvre et que le seul cabinet se trouve à l'extérieur.

Lorsqu'un enfant qui avait été propre la nuit commence à se mouiller (énurésie secondaire), la cause en est presque toujours psychologique mais peut être une pollakiurie ou une polyurie, surtout si le contrôle de la vessie était récent. Il faut généralement incriminer un manque de sécurité, une séparation d'avec les parents, une jalousie ou un traumatisme affectif.

L'acquisition de la propreté peut être retardée par un « dressage » trop énergique qui force l'enfant à rester sur son pot lorsqu'il veut s'en aller, et qui le punit s'il n'a pas réussi à faire ce qu'on attendait de lui, ce qui fait intervenir son négativisme normal. Il peut arriver à associer l'idée du pot avec une sensation désagréable et à créer un réflexe conditionnel antagonisant.

Les causes organiques du retard du contrôle sphinctérien ont une grande importance. La survenue d'une pollakiurie ou d'une polyurie, surtout pendant la période sensible de l'apprentissage, peut provoquer une incontinence. On a voulu attribuer l'énurésie primaire à une faible capacité vésicale. Une étude [51] menée sur 126 enfants énurétiques a montré une relation significative entre les troubles psychiatriques et le faible volume vésical. On a pensé qu'il n'est pas utile de distinguer l'énurésie primaire de l'énurésie secondaire du fait de leur imbrication si fréquente.

Une incontinence urinaire qui se traduit par un goutte à goutte constant chez un garçon évoque une obstruction urétrale alors que, chez la petite fille, elle traduit l'abouchement dans l'urètre ou le vagin d'un uretère ectopique. Dans les deux sexes l'incontinence peut relever d'un myéloméningocèle mais n'a jamais de rapport avec un spina bifida occulta. Les causes chirurgicales de l'énurésie ont été étudiées en détail par Smith en Australie [53], ce sont l'épispadias, le diverticule de l'urètre antérieur, l'agénésie des muscles abdominaux, l'ectopie vésicale, le lipome de la queue de cheval, l'agénésie du sacrum et la diastématomyélie. Le diagnostic de « vessie neurogène » se base sur l'écoulement goutte à goutte de l'urine, la distension de l'anus, l'anesthésie périnéale et la possibilité d'exprimer l'urine par une compression suspubienne. Une touffe de poils sur la ligne médiane est évocatrice d'une diastématomyélie. L'agénésie du sacrum peut être impossible à diagnostiquer sans examens radiographiques car la seule absence d'un ou de deux segments ne donne habituellement pas de signes extérieurs : par contre l'agénésie d'au moins trois segments laisse un vide que l'on perçoit à la palpation. Cette possibilité sera évoquée par la notion d'un diabète maternel.

En me basant sur les publications que j'ai mentionnées, sur les enquêtes de Kolvin, MacKeith et Meadow [36], et sur ma propre expérience, je pense que l'incontinence urinaire est liée à de nombreux facteurs dont plusieurs s'imbriquent : la maturation du système nerveux, le conditionnement, la nature, la qualité et la chronologie des méthodes d'éducation, la période sensible ou critique, l'ego et le caractère de l'enfant et de la mère, l'ignorance de la mère du développement normal et de ses variations, les stress psychologiques, les facteurs sociaux, la paresse, la capacité vésicale, une polyurie, et des affections organiques.

LANGAGE

Le développement du langage dépend d'une série de facteurs génétiques, auditifs, environnementaux, intellectuels et constitutionnels qui interfèrent entre eux, et on peut donc s'attendre à ce qu'il présente des variations importantes chez l'enfant [44]. Si un enfant normal peut commencer à dire des mots ayant un sens vers 8 mois et peut même construire spontanément des phrases vers un an, on voit beaucoup d'enfants supérieurement intelligents ne commencer à parler que vers la 3e ou la 4e année et avoir encore un langage défectueux à 4 ans. Les filles parlent plus tôt que les garçons.

Morley [44] dans son échantillon de 114 enfants de 1 000 familles de Newcastle sur Tyne a constaté que 73 % des enfants utilisaient des mots sensés vers un an (la limite inférieure à 8 mois et la limite supérieure à 30 mois) et que 40 % avaient comméncé à assembler des mots autrement que par imitation vers 18 mois (la limite inférieure à 10 mois et la limite supérieure à 44 mois). 89 % de ces enfants assemblaient des mots à 24 mois, mais le langage de 10 % d'entre eux n'était pas intelligible à 4 ans. 17 % présentaient des troubles importants de l'articulation à 4 ans et 14 % à 5 ans. Les QI de tous ces enfants se situaient dans la normale. Bien que basés sur un petit échantillon dans une seule ville, ces chiffres donnent une bonne idée des variations du développement du langage chez l'enfant normal. Des défauts tels que le bégaiement s'observaient plus fréquemment dans les classes sociales 4 et 5 et dans les foyers où la mère s'occupe peu de ses enfants.

Gesell et collaborateurs ont noté qu'un enfant normal de 2 ans peut avoir un vocabulaire de quelques mots ou disposer de plus de 2 000 mots.

RETARD DU DÉVELOPPEMENT DU LANGAGE ET APHASIE

■ *Analyse générale des causes*

Lorsqu'on analyse des problèmes de langage, il est difficile de déterminer la représentativité des cas. Un petit nombre seulement d'enfants retardés dans leur langage est adressé à une consultation d'orthophonie [5]. Morley [44] a analysé une série de 280 enfants qui avaient été adressés à son service d'orthophonie de Newcastle sur Tyne et a obtenu les résultats suivants :

Défauts d'audition	110
Aphasie expressive de développement	72
Arriération mentale	71
Infirmité motrice cérébrale	22
Retard psychogène	3
Aphasie réceptive de développement (imperception auditive congénitale)	2

Bien que je n'aie procédé à aucune analyse statistique, je suis persuadé que la cause de loin la plus fréquente du retard du développement du langage que l'on observe dans une consultation externe est la déficience mentale dont seuls quelques cas sont adressés à un service d'orthophonie. La deuxième cause par ordre de fréquence est d'ordre familial. En général l'aîné des enfants parle plus tôt que le dernier, peut-être parce que la mère dispose de plus de temps pour lui parler et lui lire des histoires. Les filles parlent plus tôt.

■ *Déficience mentale*

Il existe un rapport étroit entre l'intelligence et le langage sur qui la déficience mentale a un impact profond. Le développement du langage est relativement plus retardé que les autres domaines chez l'enfant arriéré mental qui fait moins attention à ce qu'on lui dit, qui ne se concentre pas, qui tarde à imiter, et qui est retardé dans l'expression et la compréhension des mots. Bien que ces enfants présentent des troubles de l'articulation probablement plus fréquents que chez les enfants d'intelligence normale, le principal problème réside dans le retard de l'apparition du langage et dans son emploi comme moyen d'expression. Les troubles habituellement observés chez l'enfant plus âgé sont le manque de pertinence des idées, l'écholalie (l'enfant répète la question au lieu d'y répondre), et la persistance (il répète les phrases qui viennent d'être dites).

Il serait utile de pouvoir prédire la probabilité d'un développement du langage chez un enfant arriéré profond. La plupart des trisomiques 21 arrivent pratiquement à parler. Karlin et Kennedy ont constaté que, sur 32 enfants dont le QI était inférieur à 20, 20 étaient complètement muets et 10 « baragouinaient avec parfois un mot sensé ». Sur 32 enfants dont le QI se situait entre 20 et 50, 7 étaient muets et 24 montraient un langage défectueux, alors que, des 249 dont le QI était de 50 à 70, aucun n'était muet.

Il arrive souvent qu'un enfant arriéré commence à dire clairement des mots isolés qu'il semble oublier ensuite et qu'on n'entend plus pendant plusieurs mois.

■ *Anomalies de l'audition*

Si l'anomalie est importante, l'enfant ne pourra pas apprendre à parler tant qu'on n'aura pas eu recours à des méthodes spéciales d'enseignement. Si le trouble est moins profond, il peut apprendre à proférer des sons tels que « be », « fe », « oua », qu'il peut voir exécuter mais pas le « g » le « l » et le « r » ; il les remplace par d'autres sons et dit « oua » pour « vois ».

Lorsque la surdité ne porte que sur les sons aigus utilisées dans le langage humain entre 512 et 2 048 doubles vibrations par secondes, l'enfant est retardé dans son apprentissage de la parole ou, plus généralement, son élocution pèche par l'omission de certains sons aigus (« s » et « f ») qu'il n'entend pas chez les autres. Il a tendance à supprimer les consonnes finales des mots. Il peut cependant réagir aux basses fréquences des chuchotements, des tintements et des claquements de mains qui sont des tests usuels de l'audition. Il peut entendre une automobile qui passe, une porte qui claque ou le bruit d'un avion, et va écouter la radio, si bien que ses parents (et souvent son médecin) ne peuvent envisager l'éventualité de sa surdité.

Si le trouble de l'audition survient après l'acquisition de la parole, le langage n'est pas très perturbé alors qu'il est très défectueux si un trouble relativement léger s'est produit au début du développement.

■ *Retard de maturation*

On pense habituellement que le développement du langage est fonction de la maturation du système nerveux. Aucun exercice ne peut donc faire parler un enfant avant que son système nerveux n'y soit préparé, et des exercices orthophoniques n'aideront pas un enfant déficient mental à parler, bien qu'ils puissent lui permettre de parler plus distinctement une fois que le langage s'est établi.

Chez l'enfant normal, la compréhension du langage parlé précède de beaucoup la capacité d'articuler. Un de mes petits patients âgé de 15 mois ne pouvait dire que 4 ou 5 mots sensés mais il pouvait désigner facilement à la demande 200 objets usuels dans des livres d'images. J'ai vu un autre enfant qui ne pouvait dire que 4 ou 5 mots à 2 ans et demi ; son père et sa sœur avaient parlé tard. Trois semaines plus tard, il parlait couramment en construisant des phrases de 5 mots. Einstein avait donné à ses parents des raisons de douter de son développement intellectuel car il ne parlait pas à 4 ans ; à 9 ans, son élocution manquait de facilité.

■ *Facteurs familiaux*

Lorsqu'un enfant montre un retard évident dans son apprentissage du langage alors que ses facultés auditives et son niveau intellectuel sont normaux, et qu'il ne présente aucun handicap mécanique tel qu'une IMC, on retrouve habituellement des antécédents familiaux analogues, surtout chez le père ou la mère. Il s'agit d'un retard familial de la maturation de la plage en cause du système nerveux.

■ *Liens avec la dyslexie*

Le retard du langage s'accompagne généralement de l'apparition ultérieure d'une dyslexie ou d'une dysgraphie.

■ *L'environnement*

Les manuels et les publications affirment habituellement qu'une surprotection joue un rôle important dans le retard du langage qu'elle rend inutile puisque tout est fait pour l'enfant avant même qu'il ne le demande. Je n'en ai jamais eu la preuve : s'il en était ainsi, on pourrait s'attendre à ce que le retard soit plus marqué chez l'aîné d'une famille qui sera probablement plus surprotégé que les autres enfants. Il n'en est rien et, en réalité, l'aîné parle généralement plus tôt que ceux qui le suivent.

Le langage est retardé chez les enfants élevés dans des orphelinats, ce qui pourrait être mis en évidence dès le deuxième mois par la variété et la fréquence des phonèmes que l'enfant émet. Ces enfants sont en retard dans l'acquisition du langage et dans la construction des phrases. Il est exceptionnel que, dans une famille, le manque de stimulation soit important au point d'induire un retard du langage.

Plusieurs auteurs ont signalé la relation entre la classe sociale et le développement du langage. Les classes supérieures montrent un meilleur contact parents-enfants, de meilleurs modèles d'élocution et une plus grande attente de la part des parents quant aux prouesses verbales. Il est connu que l'apparition du langage est plus précoce dans les classes sociales élevées que dans les classes sociales plus basses. Le langage et le vocabulaire sont considérablement retardés chez les enfants des taudis. Le rejet parental qui se manifeste par une désapprobation et des critiques constantes du langage et des autres formes de comportement peut amener l'enfant à cesser ses efforts pour parler, et il est logique de penser qu'un rejet profond peut induire un mutisme au moins partiel. Le retard de développement du langage est une conséquence habituelle des mauvais traitements de l'enfant.

On a pour habitude d'attribuer un retard du langage à la jalousie. On reproche une quantité de choses à l'enfant nouveau-venu mais je n'ai jamais vu la moindre raison d'imputer le retard du langage d'un frère aîné à sa jalousie.

De nombreux auteurs attribuent le retard du langage à la « paresse » en affirmant que l'enfant ne parle pas parce qu'il ne veut pas s'en donner la peine. Je n'en ai jamais vu d'exemple. J'ai vu les conséquences graves du conseil donné aux parents par leur médecin de famille qui préconisait d'enseigner à l'enfant à exprimer ses besoins sous le prétexte que son insuffisance de langage n'était que de la paresse. L'opposition qui en résulte induit des problèmes de comportement vraiment fâcheux. En fait les enfants ne parlent pas parce qu'ils ne le peuvent pas. Je suis de l'avis de Morley lorsqu'elle dit que la paresse est rarement (si même elle est jamais) à l'origine d'un retard du langage.

Les problèmes de langage tels que son retard, son manque de netteté ou le bégaiement peuvent par eux-mêmes engendrer des problèmes psychologiques, un sentiment d'insécurité et un rejet de la part des camarades. Il est facile d'attribuer les problèmes de langage à des difficultés psychologiques alors que, en réalité, les difficultés psychologiques proviennent des problèmes de langage.

Le lecteur trouvera une bonne étude du retard du langage dans les ouvrages de Rutter [49] et de Renfrew et Murphy [47].

■ *Psychose*

Un mutisme peut être une manifestation d'une schizophrénie. J'ai vu un cas de mutisme d'origine hystérique. Le mutisme est habituel chez l'enfant autiste. Dans le cas d'un mutisme électif, l'enfant ne parle qu'à sa famille et à un petit groupe d'intimes [35] : une étude de 24 cas a montré qu'il s'agissait d'un comportement immature associé à une forte incidence de troubles psychologiques familiaux et à un faible niveau intellectuel.

■ *Retard du langage des jumeaux et des triplés*

La raison qu'on en donne habituellement est explicitée par Jersild qui dit « le type de camaraderie que chaque jumeau apporte à l'autre implique qu'ils ont moins de raisons de faire appel à un langage pour communiquer ». Un certain retard peut être dû à leur création d'un langage qui leur est propre [49] ; si l'un des jumeaux meurt dans la petite enfance, le retard du jumeau survivant ne sera que marginal. Il faut noter que le bégaiement est cinq fois plus fréquent chez les jumeaux que chez les enfants uniques, et que les jumeaux sont plus souvent gauchers [25]. Morley [44] a cependant constaté que le trouble du langage est rarement le même chez les deux jumeaux, qu'il peut survenir chez l'un et non chez l'autre, et que les deux jumeaux peuvent présenter chacun un trouble du langage de type et d'intensité différents. Il semblerait donc que d'autres facteurs interviennent. Le retard du langage serait plus marqué chez les jumeaux de la classe moyenne que chez ceux des classes « laborieuses », probablement à cause du fait que les mères ont moins de temps à consacrer à des jumeaux qu'à un enfant unique pour leur faire la lecture et leur apprendre le nom des objets. Il peut aussi se faire qu'un des jumeaux imite le langage de son jumeau au lieu d'imiter celui d'un adulte.

■ *Stagnation et accélération du développement du langage*

Beaucoup d'enfants traversent des phases au cours desquelles les progrès de leur langage semblent complètement arrêtés. L'acquisition active d'une faculté tend à en faire laisser une autre en suspens. L'enfant semble ne faire aucun progrès pendant quelques mois et soudain, sans raison apparente, il progresse rapidement. Ces phases de stagnation sont des sources d'angoisse pour les parents.

Lorsqu'un enfant apprend à parler, la netteté de son élocution peut diminuer s'il a une infection respiratoire, surtout dans le cas d'une obstruction nasale.

■ *Dominance latérale et latéralité croisée*

Leur rapport avec les problèmes de langage a été étudié au Chapitre 5.

■ *Défauts anatomiques*

Une fente palatine n'entraîne en soi qu'un banal retard du langage bien qu'elle engendre un manque de netteté si son traitement n'est pas correct. J'ai cependant montré ailleurs que le niveau intellectuel des enfants porteurs d'une fente palatine a tendance à être en moyenne légèrement inférieur à celui des autres enfants [28]. Une fente palatine peut aussi être une cause de retard parce que les consonnes p, b, t, d, k, et g, qui sont nécessaires à l'enfant pour former son premier vocabulaire, sont les plus perturbées par l'ouverture du palais, et l'activité « pré-langage » disparaît. Il ne faut pas oublier qu'une surdité se manifeste habituellement chez l'enfant porteur d'une fente palatine (généralement après l'acquisition du langage).

Une division sous-muqueuse ou des végétations adénoïdes engendrent un nasonnement. Une rhinolalie peut faire suite à une adénoïdectomie, peut-être par la suite de la diminution postopératoire de la mobilité du palais.

■ *Malocclusion dentaire*

Elle interfère avec le langage surtout s'il existe une micrognathie. Le frein de la langue n'a pas d'effet à moins d'être très marqué.

■ *Le langage de l'infirmité motrice cérébrale*

Les problèmes de langage sont fréquents dans l'IMC et se traduisent à la fois par un retard, une aphasie réceptive et une dysarthrie. Dunsdon a constaté des troubles du langage dans 70 % de ses cas et Floyer chez 46 % des enfants de Liverpool d'âge scolaire. Les troubles se retrouvaient chez 88 % des enfants athétosiques.

Les problèmes de langage de l'enfant porteur d'une IMC relèvent de plusieurs causes : un faible niveau intellectuel, des difficultés d'audition, une incoordination ou une spasticité des muscles de la parole et de la respiration, les effets de la prématurité et des grossesses multiples, des troubles corticaux, des facteurs psychologiques et, peut-être des problèmes de latéralité. Les troubles de l'audition sont courants, surtout chez les enfants atteints de la forme athétosique de l'IMC dont au moins 20 % montrent un trouble significatif. L'incoordination des muscles de la langue, du larynx et du thorax interfère avec l'articulation, surtout chez l'enfant athétosique. 30 % de tous les enfants atteints d'IMC sont des prématurés et près de 8 % sont nés de grossesses multiples — deux facteurs liés à un retard du langage. Les facteurs psychologiques sont importants car l'enfant infirme moteur cérébral manque des stimulations normales et du contact avec les autres. Il existe aussi d'autres facteurs liés à l'atteinte corticale de l'IMC.

Le langage n'est pas retardé par le frein de la langue, par la paresse ou par « tout ce qu'on fait pour l'enfant ». Un enfant ne parle pas parce qu'il ne peut pas parler.

APHASIE

Il est presque toujours impossible de tracer une frontière entre le normal et l'anormal. On observe de grandes variations de l'âge auquel le langage se développe chez l'enfant normal, et on ne sait pas bien quel stade de ce développement par rapport au QI peut être qualifié d'aphasie.

Il faut essayer de distinguer la forme réceptive de l'aphasie (telle que l'imperception auditive congénitale) de sa forme expressive. Alors que dans le premier cas l'enfant ne peut pas comprendre le langage écrit ou parlé, dans le second cas il comprend mais ne peut pas utiliser un langage qui ait un sens. Les deux formes se combinent souvent.

L'aphasie réceptive est plus commune chez le garçon : il peut entendre ce qu'on lui dit mais il ne comprend pas le mot parlé lorsqu'il est émis dans son périmètre auditif mais hors de sa vue (imperception auditive congénitale). L'enfant peut induire une confusion diagnostique en répétant sans les comprendre les mots qu'on lui dit.

BÉGAIEMENT

On prétend que de nombreux hommes célèbres bégayaient : Moïse, Aristote, Ésope, Démosthène, Virgile, Charles 1er, Robert Boyle, Aneurin Bevan, Lewis Caroll, Somerset Maugham, Charles Lamb, et Charles Darwin. Hippocrate, Aristote, Galien et Celsius ont étudié les causes de ce problème.

Si l'on en croit Jenks, Dieffenbach de Berlin a été un des premiers à essayer de guérir le bégaiement en sectionnant les muscles linguaux. Il a noté que Mme Leigh et le docteur Yates de New York avaient ouvert en 1830 un institut pour la correction des troubles du langage. Le bègue devait appuyer aussi fort que possible l'extrémité de sa langue contre ses incisives supérieures, faire une inspiration profonde toutes les six minutes et garder le silence pendant trois jours, durant lesquels il devait poursuivre sans interruption ses inspirations profondes et la pression de sa langue. Pendant la nuit, il plaçait sous sa langue des petits rouleaux de coton pour lui donner une bonne orientation pendant le sommeil. Un autre traitement consistait à faire parler l'enfant avec des cailloux dans la bouche ou avec un bouchon entre les dents.

Le bégaiement débute généralement entre 2 et 4 ans. 70 % des cas commencent à bégayer avant 14 ans et 95 % avant 11 ans. Environ 1 à 2 % des écoliers bégaient. Le bégaiement est trois fois plus fréquent chez les petits garçons que chez les petites filles, et beaucoup plus commun chez les grands garçons que chez les filles qui semblent en guérir plus facilement.

Près de 4 enfants sur 5 cessent spontanément de bégayer, et le bégaiement discret est plus susceptible de s'effacer que celui qui est très marqué. Près de 3 adultes sur 1 000 présentent un bégaiement durable [44]. Le QI moyen des bègues est légèrement inférieur à celui de ceux qui ne bégaient pas [3].

L'enfant normal qui apprend à parler bégaie habituellement ou achoppe sur les mots difficiles lorsqu'il excité ou fatigué. Ce bégaiement normal disparaît presque toujours à moins qu'on ne se moque de l'enfant ou qu'un des parents n'en soit agacé et demande à l'enfant de répéter, de parler clairement et distinctement, de respirer profondément avant de parler, en le rendant ainsi conscient et attentif à son élocution : le vrai bégaiement débute alors. Les parents ne doivent absolument rien faire ou dire ou manifester, ce qui ne servirait qu'à attirer l'attention de l'enfant. C'est l'histoire du mille-pattes qui vivait heureux jusqu'au jour où le crapaud lui demanda quelle patte venait après l'autre et qui en fut si désorienté qu'il finit dans un fossé en cherchant toujours la solution.

Plusieurs autres facteurs sont probablement en cause [12] :

1° Le facteur familial. — On n'en comprend pas bien le rôle. Il est possible que l'imitation intervienne ou qu'un des parents qui bégaie ou qui a bégayé fasse preuve vis-à-vis de l'élocution de l'enfant d'une angoisse injustifiée qui l'amène à bégayer.

2° Une dominance latérale et une latéralité croisée. — Sa signification est mal comprise, encore que de nombreux auteurs ont montré qu'il existe une plus forte incidence de latéralité croisée et d'ambidextérité chez les bègues que dans la population normale.

3° L'insécurité. — Bien qu'elle puisse intervenir dans le bégaiement, certains problèmes psychologiques peuvent être le résultat plutôt que la cause du bégaiement. Il semble bien toutefois que son rôle ait été prouvé à la condition qu'elle agisse avant la pleine acquisition du langage.

4° Facteurs constitutionnels. — Berry a comparé les antécédents de 500 bèques et de 500 témoins. Il a constaté que les bègues marchaient un peu plus tard que les témoins et qu'ils montraient plus souvent un retard du début du langage, surtout intelligible.

5° La personnalité de l'enfant. — Toutes choses égales d'ailleurs il est possible que l'enfant plus sensible ait plus de chances de bégayer que celui qui est plus placide.

Le traitement peut parfaitement réussir mais toutes les méthodes ont des échecs [8]. La première approche essentielle est de persuader les parents de cesser de critiquer l'enfant et de ne plus attirer son attention sur son défaut en ignorant le problème autant que possible ; ils ne doivent pas essayer de l'aider en disant à sa place les mots difficiles, et doivent chercher à éliminer les sources d'insécurité.

Une des meilleures méthodes de traitement est celle du langage syllabique rythmé où on apprend à l'enfant à prononcer toutes les syllabes de façon équidistante (é-qui-dis-tan-te). On peut aussi lui faire répéter les syllabes et les mots après l'orthophoniste. Les bègues parlent couramment lorsqu'ils ne peuvent pas entendre leurs propres voix et, dans la « rétroaction auditive retardée », une bande enregistreuse renvoie à l'enfant sa voix par des écouteurs après un bref délai de transmission de l'ordre de 0,2 seconde. Pour arriver à couvrir cette rétroaction déformée, l'enfant parle plus lentement et prolonge les sons [12, 16].

MANQUE DE NETTETÉ DU LANGAGE

J'ai déjà parlé de la dysarthrie et de l'élocution indistincte et nasale. Beaucoup d'enfants passent par un stade où ils remplacent les consonnes ou d'autres sons, ou ils répètent certains sons. Ils peuvent omettre certaines consonnes et leur langage est alors difficile à comprendre. Le défaut le plus courant est le zézaiement qui est habituellement produit par la protrusion de la langue entre les dents lorsque l'enfant prononce un « s ». 13,5 % des enfants d'un échantillon national n'étaient pas parfaitement intelligibles à 7 ans [44] (les garçons deux fois moins que les filles). Les enseignants disaient que 10 % d'entre eux étaient difficiles à comprendre, et de 10 à 13 % présentaient un défaut de langage à l'âge de 7 ans. Il semble qu'on puisse incriminer un manque de maturité dont l'explication reste cependant peu claire.

Le zézaiement mis à part, le manque de netteté disparaît généralement sans traitement quand l'enfant grandit et il est probable qu'un traitement orthophonique n'a pas de raison d'être, sauf pour le zézaiement. Les enfants apprennent en général à dire g, d, k, et t avant de pouvoir dire « r », « l », « oua » et « f ».

Tous les cas de retard ou de manque de netteté du langage posent l'indication d'un contrôle de l'audition. Ingram [32] considère qu'une forte proportion des difficultés habituelles du langage représente des stades de gravité d'un même problème plutôt que des problèmes séparés. Il a déterminé quatre stades :

1° *Léger* : dyslalie (dite maintenant « trouble phonologique »).

2° *Modéré* : acquisition tardive du langage avec trouble phonologique mais compréhension normale du langage.

3° *Sévère* : défaut à la fois de la compréhension et de l'expression. Cécité verbale congénitale.

4° *Très sévère* : imperception auditive vraie. Défaut de la compréhension associé à l'impossibilité de percevoir la signification du son.

Une enquête menée sur 43 survivants d'un syndrome de Reyer [46] a montré que 60 % d'entre eux présentaient au cours de leur convalescence une aphonie, un enrouement ou d'autres problèmes du langage.

PROBLÈMES PERCEPTUELS OU AUTRES DES ENFANTS ATTEINTS D'IMC

Nous ne ferons qu'évoquer certains troubles sensoriels intéressant l'appréciation spatiale et la représentation corporelle. Ils surviennent en particulier chez l'enfant infirme moteur cérébral, surtout dans le cas d'une atteinte de l'hémisphère droit et chez le jeune enfant qui n'a pas pu apprendre à manipuler des jouets ou d'autres objets du fait de son handicap physique.

Les enfants à risques de ces problèmes sont ceux qui étaient petits pour les dates, qui présentaient une hyperbilirubinémie néonatale [13] ou qui avaient été privés d'expériences sensorielles au cours de leurs premiers mois. Vernon [57] a étudié les difficultés que les Bantous rencontrent souvent dans la compréhension des images (voir au Chapitre 3). Ils peuvent être incapables de faire la liaison entre le dessin d'un objet mécanique et l'objet proprement dit, ou d'apprécier la profondeur d'une peinture. Des difficultés perceptuelles se retrouvent chez des enfants par ailleurs normaux : il existe parfois un facteur génétique.

Les principaux handicaps sont :

1° *Une difficulté à apprécier l'espace et la forme*, de telle sorte que l'enfant fait un score anormalement mauvais à la planche d'encastrement, ainsi que dans les tests de création ou de copie avec des cubes ou des bandes de carton. Le test de la « boîte aux lettres » peut aussi être difficile.

2° *Trouble de la représentation corporelle.* — L'enfant reproduit difficilement les mouvements des lèvres, de la langue et d'autres parties du corps. Ses dessins d'un homme (dessin du bonhomme de Goodenough) sont mal exécutés. Si on lui donne le contour d'un visage en lui demandant de placer les modèles en carton des yeux, des lèvres, du nez, etc., il a des difficultés à les situer dans la bonne position.

3° *Difficulté de l'estimation de la taille, de la profondeur, de la distance et du temps.* — L'enfant peut trouver difficile d'apprécier la profondeur en descendant un escalier, la taille en assortissant différents objets, la distance en sautant d'une ligne à l'autre sur le plancher, et le temps en battant la mesure. Lorsqu'il est plus âgé, il peut lui être difficile de se retrouver dans une page imprimée.

4° *Persévérance.* — Il trouve difficile de quitter un travail pour un autre. Lorsqu'il écrit, il répète la dernière lettre. Lorsqu'il compte des cubes, il ne s'arrête pas de compter au dernier cube de la rangée.

5° *Concentration.* — Elle est souvent très mauvaise par rapport au QI. L'enfant est anormalement distrait et a tendance à se laisser amuser par des détails sans importance tels que le numéro de la page d'un livre, un défaut du papier ou la robe de l'institutrice, ainsi que par un bruit dans son environnement.

6° *Hyperkinésie et autres comportements incontrôlés.* — Dans un bilan du développement il ne faut pas oublier la possibilité de ces troubles sensoriels car ils peuvent être à l'origine d'un score excessivement faible et d'une sous-estimation des capacités de l'enfant. Ils sont aussi responsables de très mauvaises performances à l'école maternelle et dans les classes qui suivent.

DIFFICULTÉ DE L'APPRENTISSAGE DE LA LECTURE (DYSLEXIE)

Il s'agit plus d'un problème de l'âge scolaire que de la période préscolaire mais il tire son origine de facteurs prénataux et préscolaires. Il est possible de déceler chez l'enfant d'âge préscolaire l'éventualité de troubles de l'apprentissage [13] : une mauvaise coordination, la rapidité des mouvements répétitifs, le développement moteur et sensoriel [62], la perception visuospatiale, la mémoire visuelle et comparative, les tests effectués avec des cubes, des formes géométriques et des dessins. Le retard du langage précède souvent les troubles de l'apprentissage. On teste la motricité en demandant à l'enfant de sauter, de sautiller, de taper dans ses mains et d'attraper une balle.

Le retard de l'apprentissage de la lecture fait partie du grand nombre des troubles de l'apprentissage dont la difficulté d'épeler, d'écrire, de parler, etc. [50, 52] et il est indépendant du QI. La difficulté de lire (dyslexie) peut se traduire par un âge de lecture d'au moins 2 ans audessous de l'âge mental.

Le retard de la lecture peut être simplement une variation normale, souvent familiale, dont la cause principale est la déficience mentale. Les enfants déficients mentaux sont habituellement plus retardés dans l'apprentissage de la lecture que dans les autres domaines de la scolarité. On relève habituellement les traits concomitants de la déficience de l'attention : l'agitation, la mauvaise concentration, la maladresse, l'impulsivité et l'agressivité.

Divers facteurs pré, péri et postnatals font courir à l'enfant le risque de troubles de l'apprentissage. Les facteurs pré et périnatals sont les aberrations chromosomiques [58], l'insuffisance placentaire, le retard de croissance intra-utérine, les viroses, la toxémie, l'hypoxie pré ou périnatale, la prématurité ou la postmaturité, le syndrome alcoolique fœtal ou le tabagisme pendant la grossesse, la malnutrition intra-utérine et l'hyperbilirubinémie néonatale.

Les facteurs postnatals sont les mauvaises conditions socio-économiques, la malnutrition, l'âge des parents, la pauvreté, le chômage, le manque de matériel de jeux préparant la lecture, l'absence de conversations à bâtons rompus avec l'enfant, les querelles domestiques, les mauvais traitements et les abus sexuels, les mères célibataires, et tout ce qui entraîne un sentiment d'insécurité. On peut aussi incriminer les effets des médicaments (les anti-épileptiques), le cannabis, l'inhalation de la fumée et peut-être la toxicomanie. Les facteurs scolaires comprennent l'enseignement médiocre, le manque de motivation et l'absentéisme.

A l'école l'enfant peut arriver à tellement se convaincre qu'il est incapable de lire qu'il ne fait plus d'efforts : ses enseignants peuvent alors le cataloguer comme mauvais lecteur et il le devient. C'est ainsi qu'il réalise lui-même ce qu'on attendait de lui [48].

De nombreux handicaps chroniques peuvent jouer un rôle : ce sont les défauts de la vision et de l'audition, le diabète sucré, l'hémophilie, l'otite moyenne chronique, l'hydrocéphalie, l'IMC, l'épilepsie, la phénylcétonurie et la myopathie de Duchenne.

Dans notre ouvrage sur les hommes et les femmes illustres [29], nous avons cité le problème de la dyslexie et des troubles associés de l'apprentissage chez plusieurs enfants destinés à la célébrité tels que Thomas Edison, Harvey Cushin, Yeats, et bien d'autres. Le docteur John Hunter qui a été un médecin anglais célèbre n'a pas pu lire avant d'avoir 17 ans, malgré tous les efforts de ses enseignants et sa famille en était très perturbée. Auguste Rodin avait des difficultés de lecture et d'écriture et avait été considéré comme le plus mauvais élève de l'école. Son père affirmait « j'ai un idiot comme fils » et son oncle le jugeait « inéducable ». Toute sa vie l'orthographe lui posa des problèmes, de même qu'au général Patton, à Woodrow Wilson, à William James, à Paul Ehrlich, à Hans Christian Andersen et à Gertrude Bell.

Il est remarquable (si c'est vrai) que la dyslexie soit dix fois plus courante en Occident qu'en Extrême-Orient (en Chine, on utiliserait 10 000 signes sur un total de 50 000). Makita [40] a affirmé que « les théories qui attribuent l'étiologie des troubles de la lecture à des anomalies cérébrales localisées, à une latéralité conflictuelle ou à une pression affective, peuvent être fiables dans certains cas mais la spécificité du langage courant qui est l'objet même de la lecture est le facteur le plus important de la formation du trouble de la lecture : ce trouble est un problème plus philologique que neuropsychiatrique ». « Il est impensable que les Américains et les Européens puissent présenter dix fois plus de malformations des circonvolutions cérébrales que les Japonais. On a peine à croire que les problèmes de prévalence hémisphérique ou de latéralité soient dix fois moins nombreux chez les Japonais que chez les Occidentaux. Il est tout aussi absurde de prétendre que les enfants japonais sont dix fois moins stressés [40]. L'impression que j'ai recueillie en Europe a été que le plus grand nombre de handicaps de lecture se rencontrait dans les pays anglophones, puis dans les pays germanophones, et enfin dans les pays latins comme l'Italie et l'Espagne ».

Ce qu'on appelle « handicap spécifique de lecture » ou « dyslexie spécifique » est un diagnostic qui ne devrait être posé qu'avec l'avis d'un psychologue confirmé. On retrouve presque toujours des antécédents familiaux du même genre ou tout au moins d'une partie du syndrôme. Il s'observe quatre fois plus souvent chez le garçon alors que d'autres formes de retard de lecture intéressent également les deux sexes. Si une dyslexie spécifique se manifeste chez un jumeau univitellin sur deux, elle apparaît aussi chez l'autre ; son incidence est moindre chez deux jumeaux bivitellins. Il existe des problèmes de latéralité (gauchers ou ambidextres), une tendance à lire de droite à gauche, à inverser les lettres comme le fait le jeune enfant normal (qui prend un « p » pour un « q ») ou à intervertir les symboles (prendre « ; » pour « ? »). Les mots sont souvent inversés (« sac » pour « cas »). Des lettres sont omises ou insérées à la fausse place. On peut noter une mauvaise discrimination auditive des sons (et les sons courants sont oubliés) ou une impossibilité de réunir dans le mot correct des lettres qui sont correctes prises séparément (« claque » au lieu de « caque »). On observe souvent une lecture en miroir.

Boden [9] a pensé que le diagnostic doit être établi :

1° par exclusion d'une déficience mentale, de troubles auditifs ou visuels, de causes affectives, de dyslalie, de carence affective et d'enseignement défectueux ;

2° sur des signes positifs : une latéralité croisée, une désorientation droite-gauche, une maladresse, une hyperactivité, l'échelle de Wechsler, le test d'efficience perceptivomotrice de Bender, le test du bonhomme de Goodenough ;

3° sur des signes spécifiques : l'analyse de la lecture et de l'épellation pour rechercher des inversions, des lettres étrangères, des omissions et des erreurs d'ordonnancement des lettres.

Le pronostic est incertain. Beaucoup d'enfants sortent sans aide de leurs difficultés, souvent avec quelques séquelles orthographiques. Holt [26], parlant d'enfants normaux sans handicaps spéciaux, a déclaré :

« Je suis certain que, à l'exception possible d'enfants de campagnes reculées, la plupart des enfants apprendraient à lire sans qu'on fasse rien pour cela. » Les méthodes thérapeutiques de la dyslexie spécifique cherchent à associer à la fois les sens visuel, auditif et proprioceptif, à faire lire lentement un mot, à étaler le mot en grosses lettres et à faire palper à l'enfant des lettres découpées en plastique. Différentes enquêtes [5, 21, 22] ont cependant montré que les cours spéciaux de lecture n'avaient guère d'effet durable. D'après Gittleman [21], aucun programme d'enseignement ne s'est montré susceptible d'induire une amélioration significative des capacités de lecture d'un enfant présentant des difficultés de l'apprentissage. On pense actuellement [22] que la concentration sur les troubles du langage a plus de chances d'être efficace que la concentration sur les difficultés perceptivo-sensorielles.

Quelle que soit la technique de rééducation employée, il est essentiel que les enseignants et les parents soient parfaitement conscients de la nature du problème et sachent qu'il est indépendant de la volonté de l'enfant qui n'est ni capricieux ni stupide. Ils peuvent être soulagés de savoir que bien des personnes éminentes ont eu le même problème.

La précocité de la lecture peut traduire un niveau anormalement élevé d'intelligence chez un enfant qui vit dans une bonne ambiance familiale où ses parents lui ont très tôt fait la lecture, montré des images, donné des jouets éducatifs (images à associer, puzzles, dominos d'images ou planches d'encastrement) et lui ont donné l'opportunité de développer son sens visuospatial.

MULTIPLICITÉ DES FACTEURS INTERFÉRANT AVEC LE DÉVELOPPEMENT

On est souvent confronté à des facteurs retardateurs qui rendent extrêmement difficile un bilan de développement. J'ai trouvé presqu'impossible de déterminer le niveau intellectuel d'un enfant athétosique qui était sourd et aveugle. Le retard de la marche d'un enfant infirme moteur cérébral relève habituellement d'au moins deux facteurs : le handicap physique dû à l'hypertonie et le retard mental. La vie dans une institution et la carence affective représentent souvent un troisième facteur.

Voici l'observation d'un cas qui illustre ce genre de difficulté :

■ *Observation*

Cette petite fille m'avait été adressée à l'âge de 28 mois pour un retard de la marche. Elle était née à terme avec un poids de naissance de 3 630 g. On manquait d'éléments sur son développement antérieur mais il semblait qu'elle avait pu s'asseoir à 16 mois, taper dans ses mains, tendre ses bras pour enfiler une manche et faire au-revoir vers 22 mois. Elle ne disposait que d'un seul mot sensé ; elle pouvait à peine tenir une tasse et ne contrôlait pas ses sphincters.

■ *L'examen*

Il s'agissait d'une petite fille brillante, intéressée par son entourage, modérément concentrée et coopérant bien aux tests de développement qu'elle réalisait comme un enfant de 18 à 24 mois. Son QD était d'environ 60. Elle présentait une diplégie spastique discrète et a mis très longtemps à apprendre à marcher. Ses frère et sœur qui étaient par ailleurs normaux n'avaient commencé à parler qu'à 3 ans et 3 ans 1/2.

Dans ce cas, la diplégie spastique et le retard mental ont retardé l'acquisition de la marche, et le retard mental est probablement un trait familial qui a entraîné le retard du langage. On ne pouvait pas faire état du développement du langage pour apprécier le QI du fait du retard familial en ce domaine. Compte tenu de sa vivacité, j'ai avancé un pronostic réservé, en disant qu'on pourrait l'éduquer et qu'il se pourrait qu'elle arrive à de bien meilleurs résultats que son niveau actuel ne le donnait à penser.

RÉSUMÉ ET CONCLUSIONS

1° Les enfants sont tous différents, aussi bien dans le rythme de leur développement global que dans la vitesse et le mode de développement de chaque domaine.

2° Le développement moteur peut être précoce. Les enfants de certains groupes ethniques noirs montrent une très grande précocité motrice. La survenue de la station assise et de la marche peut être considérablement retardée sans cause apparente, certains enfants normaux ne peuvent pas marcher avant 2 à 4 ans.

Les causes connues du retard du développement moteur sont :

des facteurs familiaux ;

des facteurs d'environnement (carence affective, manque d'occasions de s'exercer) ;

la personnalité (une timidité excessive) ;

la déficience mentale ;

l'hypotonie et l'hypertonie, les lésions médullaires importantes ;

les troubles neuromusculaires ;

la cécité.

Il n'est certainement *pas* dû à une luxation congénitale de la hanche.

3° Les variations du développement moteur fin (manipulation) sont beaucoup moins nombreuses, sauf si elles s'accompagnent d'arriération mentale ou d'IMC.

4° On peut observer un retard de la maturation visuelle et auditive.

5° L'âge de la mastication varie peu, sauf dans le cas d'une arriération mentale.

6° L'âge auquel les enfants apprennent à manger et à s'habiller tout seuls est affecté par leur intelligence, par leurs aptitudes, par les occasions d'apprendre qui leur sont offertes et par les difficultés mécaniques.

7° L'acquisition de la propreté est retardée par :
— une déficience mentale,
— des facteurs familiaux,
— des facteurs psychologiques (stress, paresse),
— une éducation trop stricte ou trop laxiste,
— l'ego et la personnalité de l'enfant et de la mère,
— une polyurie, une pollakiurie, une affection organique.

8e Le langage est retardé par :
— un niveau intellectuel bas,
— des facteurs génétiques,
— des défauts de l'audition,
— un retard de maturation et des facteurs familiaux,
— un environnement médiocre,
— une gémellité,
— des psychoses,
— un trouble de la dominance latérale,
— une infirmité motrice cérébrale,
— des problèmes relevant d'une dyslexie et d'une aphasie.

Il n'est *pas* retardé par le frein de la langue, par la jalousie, par une surprotection. La fréquence des accalmies du développement est mise en relief.

Le bégaiement est étudié rapidement ; il est surtout dû :
— aux efforts des parents pour faire parler distinctement l'enfant dont ils ignorent que le langage apparemment hésitant est normal ;
— à des facteurs familiaux dont l'imitation ;
— à des problèmes de latéralité ;
— à un sentiment d'insécurité ;
— à des facteurs constitutionnels ;
— à la personnalité de l'enfant.

Il est probable que le bégaiement se développe par la combinaison de ces facteurs au cours des premiers mois de la formation du langage. Les causes connues du manque de netteté du langage sont la fente palatine, la division sous-muqueuse, la malocclusion dentaire, les végétations adénoïdes, et l'infirmité motrice cérébrale.

9° La capacité de lire est retardée par :
— un faible niveau intellectuel,
— des facteurs affectifs,
— des facteurs environnementaux,
— un retard de la maturation,
— un enseignement défectueux,
— des difficultés visuelles, auditives et spatiales,
— des facteurs génétiques (dyslexie spécifique) ou des troubles spécifiques de l'apprentissage.

10° On a insisté sur la fréquence de l'association de facteurs retardateurs.

RÉFÉRENCES

[1] Abercrombie M.L.J. — Perceptual and visuomotor disorders in cerebral palsy. *Clinics in Developmental Medicine N° 11.* Heinemann, London, 1964.

[2] Ainsworth M. — *Infancy in Uganda.* Johns Hopkins Press, Baltimore, 1967.

[3] Andrews G., Harris M. — The syndrome of stuttering. *Clinics in Developmental Medicine N° 17,* Heinemann, London, 1964.

[4] Balwin H., Balwin R.M. — *Clinical management of behavior disorders in children.* Saunders, Philadelphia, 1966.

[5] Belmont I. et Birch H.G. — The effect of supplemental intervention on children with low reading readiness scores. *J. Spec. Educ.*, 1974, **8**, 81.

[6] Berg I. — Day-wetting in children. *J. Child Psychol Psychiatry*, 1979, **20**, 167.

[7] Biescheuvel S. — Symposium on current problems in the behavioural sciences in South Africa. *S. Af. J. Sci.*, 1963, August, 375.

[8] Boberg E., Shea R. — Stuttering — recent developments in theory and therapy. *Can. Med. Assoc. J.,* 1978, **119**, 357.

[9] Boder E. — Developmental dyslexia : prevailing diagnostic concepts and a new diagnostic approach. In Myklebust, H.R., *Progress in learning disabilities.* Grune and Stratton, New York, 1971.

[10] Cole G.F., Hungerford J., Jones R.B. — Delayed visual maturation. *Arch. Dis. Child.*, 1984, **59**, 107.

[11] Crisp D.E., Ziter F.A., Bray P.F. — Diagnostic delay in Duchenne's muscular dystrophy. *J. Am. Med. Assoc.*, 1982, **247**, 478.

[12] Curlee R.F., Perkins W.H. — *Nature and treatment of stuttering*, University of South California, Philadelphia, 1985.

[13] Denhoff E., Hainsworth P.K., Hainsworth M.S. — The child at risk for learning disorders. *Clin. Pediatr. (Phila.)*, 1972, **11**, 164.

[14] Essen J., Peckham C. — Nocturnal enuresis in childhood. *Dev. Med. Child Neurol.*, 1976, **18**, 577.

[15] Foley J., Gordon N. — Recovery from cortical blindness. *Dev. Med. Child Neurol.*, 1985, **27**, 383.

[16] Fransella F. — Stuttering. Some facts and treatment. *Br. J. Hosp. Med.*, 1976, **16**, 70.

[17] Freedman D.G. — Smiling in blind infants and the issue of innate VS acquired. *J. Child Psychol.*, 1964, **5**, 171.

[18] Fung K.P., Lau S.P. — Denver developmental screening test. Cultural variables. *J. Pediatr.*, 1985, **106**, 343.

[19] Gardner-Medwin D., Bundey S., Green S., — Early diagnosis of Duchenne muscular dystrophy. *Lancet*, 1978, **1**, 1102.

[20] Geber M., Dean R.F.A. — Le développement psychomoteur et somatique des jeunes enfants Africains en Ouganda. *Courrier*, 1964, **14**, 425.

[21] Gittleman R. — Children with reading disorders : efficacy of reading remediation. *J. Child Psychol. Psychiatry*, 1983, **24**, 193.

[22] Gittleman R. Controlled trials of remedial approaches to reading disability. *J. Child Psychol. Psychiatry.*, 1985, **26**, 843.

[23] Gordon N. — Visual agnosia in chilhood, *Dev. Med. Child Neurol.*, 1968, **10**, 377.

[24] Harel S., Holtzman M., Feinsod M. — Delayed visual maturation. *Arch. Dis. Child.*, 1983, **58**, 298.

[25] Holley W.L., Churchill J.A. — In : *Perinatal factors affecting human development.* WHO Scientific publications *N° 185*, 1969.

[26] Holt J. — *The underachieving school.* Pelican, London, 1974.

[27] Holt K.S. — Early motor development. Postural induced variations. *J. Pediatr.*, 1960, **57**, 571.

[28] Illingworth R.S., Birch L.B. — The intelligence of children with cleft palate. *Arch. Dis. Child.*, 1956, **31**, 300.
[29] Illingworth R.S., Illingworth C.M. — Lessons from childhood. Linvingstone, Edinburgh, 1966.
[30] Illingworth R.S. — Delayed visual maturation. *Arch. Dis. Child.*, 1961, **36**, 407.
[31] Ingram T.T.S. — Personal Communication, 1960.
[32] Ingram T.T.S: — Delayed development of speech with special reference to dyslexia. *proc. Roy. Soc Med.*, 1963, **56**, 199.
[33] Jaffe M., Kosakov C. — The motor development of fat babies. *Clin. Pediatr.* (Phila.). 1982, **21**, 619.
[34] Jan J.E. — *Delayed visual maturation.* Personal communication.
[35] Kolvin I., Fundudis T. — Elective mute children : psychological development and background factors. *J. Child Psychol., Psychiatry*, 1981, 22, 219.
[36] Kolvin I., Mac Keith R.C., Meadow S.R. — Bladder control and enuresis. *Clinics in Developmental Medicine. Nos 48 and 49.* Heinemann, London, 1973.
[37] *Lancet.* Leading article. Delayed visual maturation. 1984, **1**, 1158.
[38] Lorber J. — Recovery of vision after prolonged blindness in children with hydrocephalus or following pyogenic meningitis. *Clin. Pediatr.* (Phila.), 1967, **6**, 699.
[39] Mac Menamin J., Becker L.E., Murphy E.G. — Congenital muscular dystrophy. *J. Pediatr.*, 1982, **100**, 692.
[40] Makita K. — The rarity of reading disorders in Japanese children. In: Chess S., Thomas A., *Annual progress in child psychiatry and child development.* Brunner Mazel, New York, 1969.
[41] Mellor D.H., Fielder A.R. — Dissociated visual development : electrodiagnostic studies on infants who are slow to see. *Dev. Med. Child Neurol*, 1980, **22**, 327.
[42] Miller F.J.W., Court S.D.m., Walton W.S., Knox E.G. — *Growing up in Newcastle-upon-Tyne.* Oxford University Press, London, 1960.
[43] Miller F.J.W. — Child morbidity and mortality in Newcastle upon Tyne. *N. Engl. J. Med.*, 1966, **275**, 683.
[44] Morley M.E. — The development and disorders of speech in chilhood. Linvingstone, Edinburgh, 1972.
[45] Peckham L.S. — Speech disorders in a national sample of children aged seven years. *Br. J. Dis. Commun.,* 1973, **8**, 2.
[46] Reitman M.A., Casper J., Coplan J. et al. — Motor disorders of voice and speech in Reye's syndrome survivors. *Am J. Dis. Child.*, 1984, **138**, 1129.
[47] Renfrew C., Murphy K. — The child who does not talk. *Clinics in Developmental Medicine, N° 13.* Heinemann, London, 1964.
[48] Rosenthal R., Jacobson L.F. — Teacher expectations for the disadvantaged. *Scienfific American*, 1968, **218**, 19.
[48a] Roy F.H. — Ocular autostimulation. *Am. J. Ophthalmol*, 1967, **63**, 1776.
[49] Rutter M., Martin J.A. — The child with delayed speech. *Clincis in Developmental Medicine N° 43.* Heinemann, London, 1972.
[50] Rutter M. (Ed) — *Developmental neuropsychiatry* (Symposium on learning disorders). Churchill Livingstone, London, 1984.
[51] Shaffer D., Gardner A., Hedge B. — Behavior and bladder disturbance of enuretic children : a rational classification of a common disorder. *Dev. Med. Child Neurol.*, 1984, **26**, 781.
[52] Shaywitz S., Shaywitz B., Grossman H.J. — Learning disorders. Pediatr. *Clin. N. Am.*, 1984, **31**, 277.
[53] Smith E.D. — Diagnosis and management of the child with wetting. *Austr. Paediatr. J.*, 1967, **3**, 193.
[54] Söderling B. — The first smile. *Acta Paediatr.* (Uppsala), 1959, **48**, Suppl. 117.78.

[55] Solomons H.C. — The malleability of infant motor development. *Clin Pediatr.* (Phila.), 1978, **17**, 836.

[56] Super C.M. — Environmental effects on motor development. The case of African infant precocity. *Dev. Med. Child Neurol.*, 1976, **18**, 561.

[57] Vernon P.E. — *Intelligence and cultural environment*. Methuen, London, 1969.

[58] Walzer S.X. — Chromosome abnormalities and cognitive development. *J. Child Psychol. Psychiatry*, 1985, **26**, 177.

[59] Weir K. — Night and day wetting among a population of three year olds. *Dev. Med. Child Neurol.*, 1982, **24**, 479.

[60] White M. — A thousand consecutive cases of enuresis. *Medical Officer*, 1968, **120**, 151.

[61] Williams J.R., Scott R.B. — Growth and development of Negro Infants. IV. Motor development and its relationship to child rearing practices in two groups of Negro infants. *Child Dev.*, 1953, **24**, 103.

[62] Wolff P.H., Gunnoe C., Cohen C. — Neuromotor maturation and psychological performance : a developmental study. *Dev. Med. Child Neurol*, 1985, **27**, 344.

8

L'ANAMNÈSE DU DÉVELOPPEMENT

J'ai déjà montré que, à mon avis, l'anamnèse constitue une partie essentielle du diagnostic du développement. Si je ne l'ai pas relevée moi-même en détail, je répugne à donner une opinion sur le développement d'un enfant, et c'est en cela que je diffère le plus des psychologues qui cherchent à baser leur diagnostic et leurs prévisions du développement uniquement sur un examen objectif. Je pense que cette volonté d'être vraiment scientifique en ne faisant appel à rien si ce n'est à des méthodes objectives engendre une considérable imprécision car elle ignore l'information vitale qui a un retentissement profond sur le bilan de l'enfant. Le relevé des antécédents doit englober tous les facteurs pré, péri et postnatals susceptibles d'affecter le développement.

IMPORTANCE DE L'ANAMNÈSE

Elle est une partie essentielle du diagnostic du développement pour les raisons suivantes :

1° *L'anamnèse des facteurs pré et périnataux peut avoir une grande importance pour le bilan et pour la compréhension du développement de l'enfant* (Chapitre 1 et 2). Elle doit porter sur les « facteurs à risque » du développement physique et mental, dont ceux des handicaps — cécité, surdité, luxation de la hanche, infirmité motrice cérébrale et déficience mentale. Elle doit inclure les affections génétiques importantes telles que les affections dégénératives du système nerveux, et celles qui sont partiellement génétiques comme la schizophrénie et les psychoses maniaques dépressives. L'existence dans la famille d'individus gauchers, ambidextres ou présentant des troubles spécifiques de l'apprentissage prend une importance moindre mais néanmoins significative.

2° *Prématurité.* — On distinguera le nouveau-né dont le petit poids de naissance correspond à la gestation de celui qui est petit pour les dates, habituellement après un retard de croissance intra-utérine. Cette distinction prend une grande importance lorsqu'il faut décider si l'on tient compte d'un accouchement prématuré lorsqu'on rapporte les performances lors des tests à l'âge de l'enfant. Il est évident que, si un nourrisson est né prématurément, il lui a manqué un stade du développement intra-utérin, et il faut en tenir compte. Si, par exemple, il était prématuré de 3 mois et si son bilan a été effectué 6 mois après sa naissance, il doit être comparé non avec un nourrisson moyen de 6 mois mais avec un nourrisson de 3 mois. On n'attendra pas d'un enfant né 8 semaines trop tôt qu'il sourie à 4 ou 6 semaines comme un nourrisson né à terme, mais à 4 à 6 semaines + 8 = 12 – 18 semaines [1]. Le tableau ci-dessous montre la différence que la correction à l'âge réel établit dans le calcul du quotient de développement.

16 semaines après la naissance	*Niveau de développement (semaines)*	*QD*
A terme	16	100
Prématuré de 6 semaines (âge réel = 10 semaines)	16	160
A terme	10	62
Postmature de 4 semaines	16	?

Il est donc clair que, si on ne tient pas compte de la prématurité, on peut faire des erreurs considérables lorsqu'il s'agit d'un jeune enfant. Bien des psychologues n'ont pas fait cette approche. On me demande constamment quel est le délai de la prématurité et quel est le temps nécessaire à un prématuré pour rattraper la normale. J'ai toujours l'impression que ces questions sont particulièrement sottes. Pour répondre à la première question, il est évident que plus l'enfant est prématuré et plus il faut tenir compte de sa prématurité : lui reconnaître deux mois de moins dans son développement intra-utérin a une grande importance au cours de ses premières semaines et n'en a pratiquement pas lorsqu'il a 10 ans. Quant à la seconde question, le prématuré « ne rattrape pas » ; il ne se développe pas plus rapidement que l'enfant né à terme, et il n'est pas « retardé » simplement parce qu'il lui a manqué deux mois de développement intra-utérin.

Une étude comparative à 12, 15 et 18 mois du développement moteur d'enfants nés à terme et de prématurés, réalisée au moyen des échelles du développement moteur de Peabody [3], a montré qu'il n'y avait pas de différence entre les deux groupes à la seule condition qu'on tienne compte de la prématurité.

Il n'est pas certain qu'on doive prendre en considération la postmaturité qui est rare de nos jours du fait de ses risques : elle s'accompagne si souvent d'une insuffisance placentaire qu'il n'est peut-être pas juste de permettre un accouchement postmaturé.

3° *L'anamnèse doit inclure les facteurs environnementaux qui affectent le développement* (Chapitre 3). — Par exemple, lorsqu'on fait le bilan du développement moteur d'un nourrisson de 6 mois, il est très important de savoir si on donne à celui-ci l'occasion de s'appuyer sur ses jambes. Il faut aussi mettre en lumière des mauvais traitements, ou même une carence affective moins grave et une absence de la relation normale mère-enfant si souhaitable lorsqu'on veut procéder à un examen valable. Si on évalue les capacités de manger et de s'habiller seul ou d'être propre, il faut d'abord savoir si la mère en a donné l'occasion à l'enfant.

4° *Maladies importantes — malnutrition.* — Elles peuvent avoir une grande importance pour le développement de l'enfant, et donc pour ses performances lors des tests de développement.

5° *L'évaluation du rythme du développement.* — C'est une information essentielle qu'il faut obtenir de la mère lors du premier entretien et qui permet de se faire une idée exacte de l'évolution du développement. Elle prend une importance particulière lorsqu'il s'agit d'un enfant qui s'est développé normalement jusqu'à un certain point et dont l'état s'est ensuite détérioré. L'anamnèse peut aussi évoquer un démarrage lent ou une maladie, suivis d'un « rattrapage », ou des progrès subits qui sont habituels lorsqu'un enfant apprend à parler.

6° *Le mode familial de développement.* — On peut retrouver des antécédents familiaux de précocité ou de retard du développement moteur, du contrôle sphinctérien, ou du langage. Il serait stupide d'attribuer un score très bas à un enfant pour son retard de la marche alors que d'autres membres normaux de sa famille ont montré le même trait.

7° *L'interrogatoire doit compléter et confirmer les observations proprement dites.* — Une mère observatrice peut remarquer de nombreuses possibilités que l'on ne perçoit pas nécessairement pendant un court examen, surtout si l'enfant se montre peu coopératif parce qu'il a sommeil ou pour d'autres raisons. Par exemple, si je montre une image à un enfant, je demande habituellement à sa mère si elle pense qu'il connaît l'objet en question.

Il est bon de savoir si l'opinion de la mère sur le développement de l'enfant concorde avec celle de l'examinateur, ce qui n'est pas toujours le cas. On voit parfois un enfant dont la mère affirme qu'il a pu chercher et saisir des objets depuis des mois alors que, à l'examen, il révèle une préhension tellement immature qu'on ne peut croire ce que dit sa mère. Par contre, on voit parfois un enfant dont on dit qu'il ne peut pas s'asseoir et qui conserve la position assise comme un nourrisson de 8 à 9 mois.

L'ESSENTIEL DE L'ANAMNÈSE

Le premier point est que chacun comprenne ce que l'autre veut dire. Il faut demander les détails dans un langage simple et poser les questions de façon précise en fonction de l'âge de l'enfant et d'une estimation approximative de son âge mental. Par exemple, si on relève les antécédents du développement d'un nourrisson de 10 mois apparemment normal, il serait inutile de demander l'âge de son premier sourire et de ses premières vocalises car sa mère ne se le rappellerait pas. Mais, si le nourrisson de 10 mois montre un retard évident, il peut n'avoir commencé que récemment à sourire et sa mère sera probablement plus précise.

Lorsqu'on relève les antécédents du développement, il ne faut pas se borner à demander s'il a certaines capacités mais *quand* il les a acquises, avec quelle fréquence et avec quel degré de maturité.

Je conseille de poser les questions suivantes :

1° *Votre enfant a-t-il commencé à sourire pendant que vous parliez ou pendant que vous lui parliez ?* Il ne suffit pas de demander « quand a-t-il souri pour la première fois ». Les mères peuvent prendre pour un sourire un mouvement de la face pendant le sommeil, une grimace de douleur due à un gaz, ou une contraction du visage provoquée par un chatouillement avec le doigt. Le premier sourire doit être le résultat d'une ouverture sociale. Si la mère dit que l'enfant n'a pas encore commencé à sourire, on lui demande « Vous regarde-t-il intensément quand vous lui parlez ? » Un nourrisson regarde très attentivement sa mère qui lui parle, ouvrant et fermant sa bouche et dodelinant de la tête bien avant la survenue du sourire. Le nourrisson moyen né à terme commence à sourire à 4 à 6 semaines.

2° *Fait-il des petits bruits et des sourires quand vous lui parlez ? ou bien, quand a-t-il commencé à faire des petits bruits et des sourires quand vous lui parliez ?* Les vocalisations débutent habituellement 1 à 2 semaines après le sourire.

3° *Sourit-il beaucoup ? ou est-ce seulement un sourire occasionnel ?* Cette question est importante s'il s'agit d'un enfant déficient mental. Alors que l'enfant normal qui commence à sourire à 4 semaines sourit beaucoup vers 8 ou 10 semaines, l'enfant déficient qui commence à sourire à 3 mois ne sourira peut-être qu'occasionnellement à 6 mois.

4° *Tient-il dans sa main le hochet ou le jouet que vous y posez et joue-t-il avec lui ? quand a-t-il commencé à le faire ?* Le nourrisson moyen né à terme tient et joue avec le hochet placé dans sa main vers 3 mois. Il ne suffit pas de demander quand il a saisi l'objet pour la première fois. La mère peut confondre avec le réflexe de préhension qui doit disparaître avant l'apparition de la préhension volontaire.

5° *Tourne-t-il la tête quand il entend un bruit ? quand a-t-il commencé ?* (l'âge moyen est de 3 à 4 mois).

6° *Cherche-t-il à attraper un objet sans qu'on le lui mette dans la main ? quand a-t-il commencé ?* l'âge moyen est de 5 mois. Il est essentiel de vérifier que la mère ne parle pas de l'âge où il joue avec un hochet ou un jouet simplement placé dans sa main.

7° *Fait-il passer un jouet d'une main dans l'autre ? quand a-t-il commencé à... ?* l'âge moyen est 6 mois. On pourrait objecter qu'il est inutile de poser cete question à la mère puisque l'examinateur peut s'en rendre compte par lui-même mais, comme dans plusieurs autres questions, il est bon de comparer la version de la mère avec ses propres constatations.

8° *Quand est-il resté assis pour la première fois sans aide sur le plancher pendant quelques secondes sans rouler par terre ?* L'âge moyen est de 6-7 mois. Il est inutile de demander la date de la première station assise puisqu'un nouveau-né peut être maintenu en position assise. Un nourrisson normal peut rester assis soutenu dans son landau dès 2-3 mois. Il peut y rester non soutenu (sauf au niveau des fesses) plusieurs semaines avant de rester assis sur une surface dure sans support.

9° *Mâche-t-il un biscuit ?* il n'est pas question qu'il suce mais qu'il mâche réellement en mobilisant ses mâchoires. Quand a-t-il commencé ? Les mères pensent toujours aux dents quand on leur pose cette question.

10° *Marche-t-il à quatre pattes ? quand a-t-il commencé ?* Il faut que la mère fasse la différence entre la reptation où l'enfant se tire en avant avec ses mains alors qu'il est couché à plat et que ses jambes traînent derrière lui (9 mois en moyenne) et la vraie marche à 4 pattes (10 mois en moyenne).

11° *Dit-il des mots qui ont un sens ?* L'âge moyen est de 1 an. Que dit-il ? Il est inutile de demander seulement quand il a commencé à parler. Les mères ont tendances à interpréter le « meum » du nourrisson de 6 mois qui pleure comme un mot qui a du sens. Quand l'enfant de 7 mois associe des syllabes telles que « baba, bababa », elle prennent ces sons pour des mots. S'il est question de « baba », il faut savoir si ce mot est énoncé uniquement en présence du père, ou en son absence. Il est difficile de savoir quand un « mot » est vraiment un mot. Un enfant peut dire « chin » ou « jin » avant de dire « chien » mais on lui donne le bénéfice du doute s'il a vraiment essayé de dire le mot.

12° *A quel point comprend-t-il ce que vous lui dites ? sait-il désigner un objet dans un livre ? quand vous lui montrez un livre d'images peut-il désigner le chien, le cheval, la maison, etc. ?*

13° *Imite-t-il ce que vous faites : un bruit, un rire, tirer la langue ? quand a-t-il commencé ?* L'âge moyen est de 7 à 8 mois.

14° *Vous aide-t-il à l'habiller ? quand a-t-il commencé ? que fait-il ?* Le nourrisson moyen de 10 mois tend son bras pour une veste, son pied pour un soulier, ou fait passer un jouet d'une main dans l'autre pour pouvoir enfiler une manche.

15° *Joue-t-il à taper dans les mains ? quant a-t-il commencé ? fait-il au revoir ? quand a-t-il commencé ?* L'âge moyen est de 10 mois.

16° *Réunit-il des mots pour faire des petites phrases ? quand a-t-il commencé ?* Cette approche est différente de celle qui imite des exclamations comme « oh chéri ». Il faut savoir quand l'enfant commence spontanément à réunir des mots. L'âge moyen est de 21 à 24 mois.

17° *Marche-t-il en se tenant aux meubles ? quand a-t-il commencé ?* L'âge moyen est de 10 mois.

18° *Marche-t-il vraiment tout seul ? quant a-t-il commencé ?* L'âge moyen est de 13 mois. Un enfant de 9 mois environ peut marcher tenu par la main.

19° *Vous dit-il quand il veut aller sur le pot ? quant a-t-il commencé ?* l'âge moyen est de 18 mois.

20° *Est-il normalement propre le jour si vous le prenez à temps ? quand a-t-il été assez fiable le jour ?* L'âge moyen est de 2 ans.

21° *Est-il normalement propre la nuit ? quand l'est-il devenu ?* L'âge moyen est de trois ans.

Il est essentiel de distinguer le conditionnement du nourrisson à aller sur le pot, qui peut débuter à n'importe quel moment à partir de 3 à 4 semaines et le contrôle volontaire qui ne débute que vers 18 mois lorsque l'enfant dit à sa mère qu'il s'est mouillé, puis qu'il va se mouiller, et enfin quand il le lui dit à temps.

22° *Peut-il se servir d'une tasse, en la prenant, en y buvant et en la reposant sans renverser son contenu ? quand a-t-il commencé ?* L'âge moyen est de 15 mois, mais on note de nombreuses variations en fonction des occasions d'apprendre qui lui ont été données. Il faut aussi s'assurer que la mère parle bien d'une tasse ordinaire et non d'une tasse spécialement fermée avec juste un orifice.

23° *Vous imite-t-il dans vos travaux ménagers ? quand a-t-il commencé ?* L'âge moyen est de 15 mois.

24° *Peut-il s'habiller tout seul, mis à part les boutons du dos ? quand a-t-il pu le faire ?* L'âge moyen est de 3 ans, si on lui a donné l'occasion d'apprendre, faute de quoi le retard est notable.

25° *Combien de temps joue-t-il avec un seul jouet ?* On peut ainsi apprécier le pouvoir de concentration de l'enfant mais il faut le distinguer du jeu obsessionnel avec un seul jouet, de l'enfant déficient, ou du refus de l'enfant psychotique de se séparer de son jouet favori.

26° Lorsqu'on évoque une déficience mentale, *comment le situez-vous du point de vue de la compréhension générale par rapport à ses frères et sœurs lorsqu'ils avaient son âge, son langage mis à part (s'il est retardé) ? comment les autres se comportent-ils, chez vous et à l'école ?* Il va de soi qu'en posant cette question, on doit déterminer si les frères et sœurs semblent normaux.

Il est particulièrement inutile de demander quand l'enfant a commencé à tenir sa tête car la réponse n'apportera rien. Un nourrisson peut tenir sa tête un court instant dans la position assise lorsqu'il n'a que quelques jours. Il la soulève spontanément lorsqu'il a 5 à 6 mois et qu'il est en décubitus dorsal.

D'autres questions sont moins importantes :

— Est-il intéressé quand il voit préparer un repas ?

— Combien de temps dort-il ? cette question est importante chez les arriérés mentaux qui dorment souvent de façon excessive.

— Peut-il rouler complètement de son ventre sur son dos — non pas de son dos sur son ventre ; il s'agit bien de rouler complètement. Il faut distinguer entre rouler du décubitus ventral au décubitus dorsal (en moyenne à 5 mois) et l'inverse (en moyenne à 6 mois). Il est encore plus important de vérifier que la mère parle bien d'une rotation complète sans arrêt sur le côté par un bras qui empêche le mouvement.

— Quand l'enfant a-t-il commencé à vous tendre un jouet pour vous le donner (à distinguer de le tendre sans vouloir le lâcher) ?

— Peut-il se hisser à la station debout ? quant a-t-il commencé ? (âge moyen 8 à 9 mois). Cela dépend des occasions qui ont été offertes.

Si on évoque la possibilité d'un trouble de l'audition, on demande :

— Entend-il ? qu'est-ce qui vous fait penser qu'il entend.

— Aime-t-il que vous lui chantiez des chansons ?

— Réagit-il à la musique ? a-t-il des comptines préférées ?

— Entend-il la sonnerie du téléphone, les avions, les pas de son père ?

— Arrive-t-il de la chambre voisine si vous l'appelez sans qu'il vous ait vue ?

LA FIABILITÉ DE L'INTERROGATOIRE

Je suis pas d'accord avec ceux qui affirment que les renseignements donnés par la mère ne sont absolument pas fiables [2]. Il est évident que plus on remonte dans le temps et moins les données sont fiables mais on ne remonte généralement pas très loin. Une enquête faite à Londres a conclu que « le relevé systématique des antécédents du développement sera probablement inexact et générateur d'erreurs cliniques » mais elle se basait sur des réponses à des questions portant sur des points vieux de plusieurs mois et années ; elle excluait les enfants handicapés physiquement ou mentalement (dont les déviations à partir de la moyenne sont les plus marquées) et elle posait des questions auxquelles on ne pouvait pas espérer de réponses précises. Les détails du développement d'un arriéré mental de 10 ans n'ont pas d'importance, mais on doit connaître les détails qui concernent un nourrisson.

C'est toujours le médecin qui doit apprécier la fiabilité de ce qu'on lui raconte au sujet d'une maladie (ou d'autre chose) et il doit se faire une opinion quant aux souvenirs de la mère : invente-t-elle ses répliques, ou essaye-t-elle de faire croire que son enfant était normal alors qu'il ne l'était pas, ou cite-t-elle simplement les âges auxquels elle pense qu'un enfant aurait montré les capacités en question ? Dans ce cas, on reprend la question d'une façon différente après un laps de temps pour voir si les réponses coïncident.

On peut vérifier une date par une autre. On vérifie la vérité de l'âge du sourire en demandant quand les vocalises ont débuté : si la mère dit que l'enfant a souri à 3 semaines mais n'a pas vocalisé avant d'avoir 3 mois, une des deux réponses est presque certainement fausse. Les vocalises apparaissent 1 à 2 semaines après le sourire.

RÉSUMÉ

Une anamnèse détaillée est une partie essentielle du diagnostic du développement.

On évitera des erreurs courantes, en particulier les imprécisions en ce qui concerne le sourire, le langage, la marche ou le fait de tenir sa tête ou de faire porter son poids sur ses jambes.

RÉFÉRENCES

[1] Crow B.M., Gowers J.I. — The smiling age of preterm babies. *Dev. Med. Child Neurol.*, 1979, **21**, 174.

[2] Hart H., Bax M., Jenkins S. — The value of a développmental history. *Dev. Med. Child Neurol.*, 1978, **20**, 442.

[3] Palisano R.J. — Use of chronological and adjusted ages to compare motor developement of healthy preterm and full term infants. *Dev. Med. Child Neurol.*, 1986, **28**, 180.

9

LE PÉRIMÈTRE CRÂNIEN

La mesure du périmètre crânien maximum est une partie essentielle de l'examen d'un nourrisson. Le développement de la tête est fonction de celui du contenu du crâne. Si le cerveau ne se développe pas normalement jusqu'à sa totale extension la tête reste petite, et un périmètre crânien anormalement petit est donc un indice d'une déficience mentale. D'autre part, une obstruction à la circulation du liquide céphalorachidien va accroître le volume du contenu du crâne et un périmètre crânien anormalement grand peut être le premier indice d'une hydrocéphalie. Plusieurs enquêtes ont été menées sur le rapport du périmètre crânien du nourrisson avec l'intelligence à venir [8] : l'une d'elles qui portait sur 334 garçons d'âge scolaire [13] a montré que toutes les mesures physiques correspondaient à au moins 273 scores psychométriques. Le périmètre crânien a été le meilleur prophète du QI de l'échelle de Wechsler dans une classe sociale donnée, et a montré un rapport significatif dans les classes 1 à 4. Une étude sur l'avenir de 127 nourrissons de petits poids de naissance [5] rapporté aux scores de Bayley effectués par la suite a prouvé que le périmètre crânien à la naissance était « la variable unique la plus importante pour l'avenir neuro-comportemental ».

Les tableaux III, IIIb et IIIc montrent les mesures du périmètre crânien par comparaison avec le poids de naissance et l'âge gestationnel [10] étudiées sur 300 nouveau-nés, et le tableau IV indique les chiffres que nous avons recueillis à Sheffield pour le périmètre crânien et le poids de nourrissons nés à terme.

Les figures 74 et 75 sont les graphiques tirés de l'ouvrage de Nelhaus [7] établi d'après 14 publications internationales postérieures à 1948 : on ne relevait pas de différences significatives raciales, nationales ou géographiques dans les mesures du périmètre crânien.

On a parlé d'une tendance à des variations séculaires des dimensions de la tête [9], mais on ne peut pas dire si ces changements ont un rapport avec les variations de la taille des enfants.

Le périmètre crânien doit être en rapport avec la taille du nourrisson : celui qui est grand aura probablement une tête plus volumineuse que celui qui est petit et celui qui est petit aura une tête plus petite que celui qui est grand. On peut s'étonner de ce que tant de travaux sur les rela-

TABLEAU IIIa. — MESURES DU PÉRIMÈTRES CRÂNIEN PAR RAPPORT AU POIDS DU CORPS. D'APRÈS USHER R., MCLEAN F. [11].

Poids (g)	*PC (cm)*	*DS*
501-1 000	23,2	1,63
1 001-1 500	26,6	1,0
1 501-2 000	30,0	1,14
2 001-2 500	32,0	0,94
2 501-3 000	33,7	0,72
3 001-3 500	34,7	0,78
3 501-4 000	35,4	0,89
4 001-4 500	36,2	0,70

TABLEAU IIIb. — MESURES PAR RAPPORT A L'ÂGE GESTATIONNEL. D'APRÈS USHER R., MCLEAN F.

Gestation (semaines)	*Poids (g)*	*PC (cm)*
24-26	853	23,2
27-28	1 115	25,8
29-30	1 261	26,7
31-32	1 632	29,2
33	1 943	31,3
34	2 095	31,8
35	2 382	32,3
36	2 482	32,8
37	2 961	33,6
38	3 231	34,7
39	3 310	34,7
40	3 477	34,7

TABLEAU IIIc. — COURBES TEMPÉRÉES DES MESURES PAR RAPPORT A L'ÂGE GESTATIONNEL. D'APRÈS USHER R., MCLEAN F.

Gestation (semaines)	*PC moyen (cm)*	*Poids de naissance moyen (g)*
26	24,0	933
28	25,6	1 113
30	27,6	1 373
32	29,6	1 727
34	31,4	2 113
36	33,0	2 589
38	34,3	3 133
40	35,1	3 480

tions entre les dimensions de la tête et l'intelligence ne tiennent pas compte de la taille du nourrisson : elles n'ont alors aucun sens. A Sheffield, nous avons mesuré le périmètre crânien de 670 nourrissons [2, 4] par rapport à leurs poids (tableau IV) et nous avons recherché la meil-

TABLEAU IV. — CHIFFRES OBTENUS A SHEFFIELD : PC ET POIDS (A TERME).

	Garçons (environ 360)		*Filles (environ 310)*	
	PC (cm)	*Poids (g)*	*PC (cm)*	*Poids (g)*
Naissances	34,8	3 180	35,0	3 180
6 semaines	38,9	4 860	37,8	4 500
6 mois	44,4	8 520	43,2	7 840
10 mois	46,7	10 460	45,5	9 380

leure mesure de référence du périmètre crânien : le poids, le périmètre thoracique, la longueur de la colonne vertébrale et la hauteur assise, mesurés à la naissance, à 6 semaines, à 3 mois et à 6 mois. Nous avons constaté que le périmètre crânien avait un rapport très net avec le poids du corps, et qu'il correspondait aussi au périmètre thoracique.

Les positions du périmètre crânien et du poids sur leurs diagrammes respectifs doivent à peu près se correspondre, encore que des facteurs familiaux puissent intervenir. On peut noter la tendance des membres

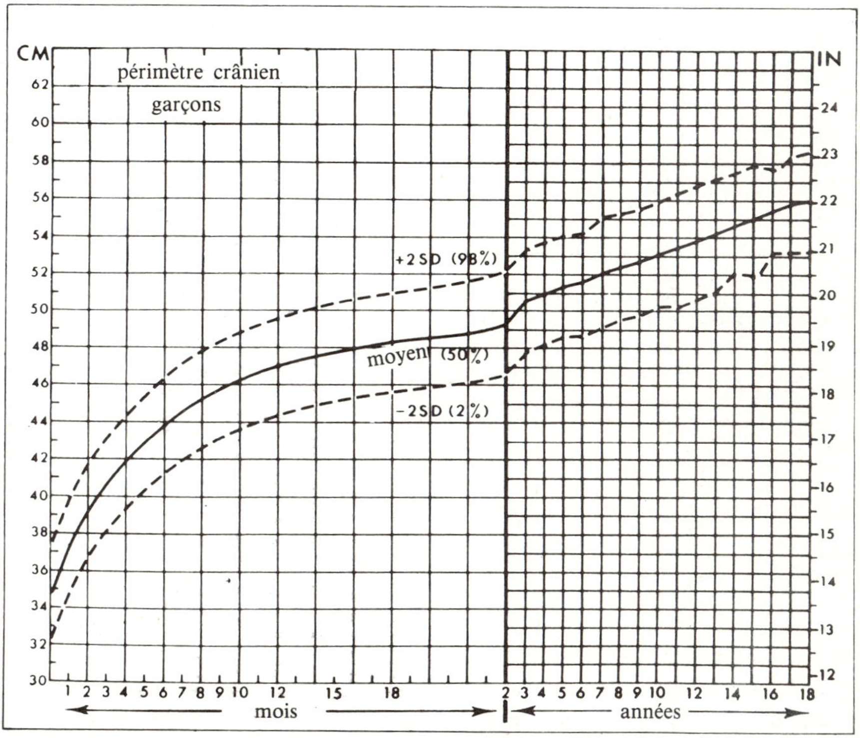

FIG. 74. — *Graphique composite établi pour des garçons de la naissance à 18 ans.*

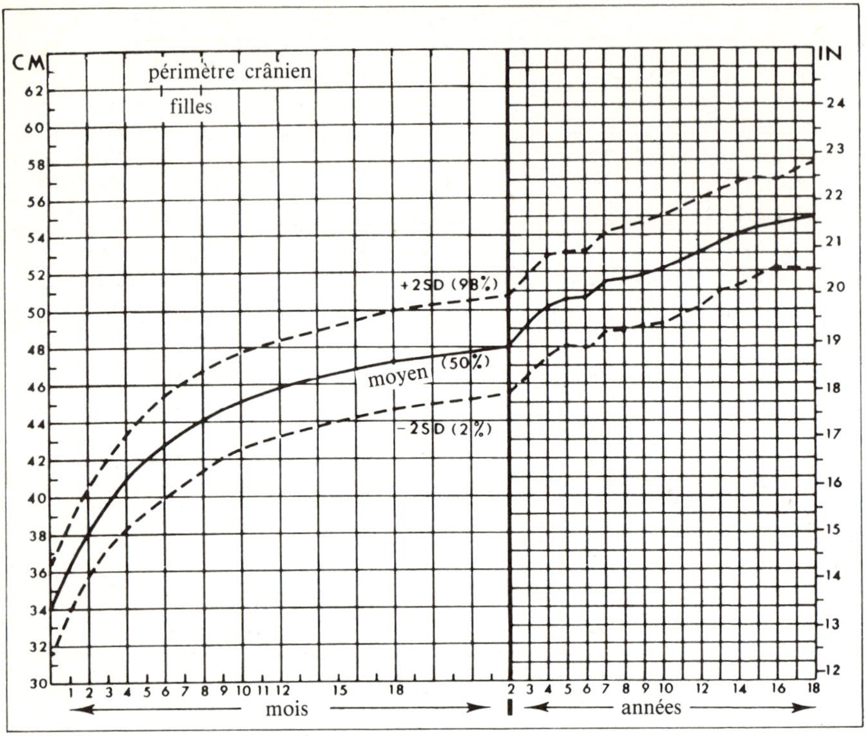

FIG. 75. — *Graphique composite établi pour des filles de la naissance à 18 ans.*

d'une même famille à avoir une tête anormalement petite ou anormalement grosse bien que normale. Une brusque poussée de croissance (fig. 79 et 80) s'accompagnera probablement d'une augmentation de la taille de la tête : un faux diagnostic d'hydrocéphalie pourrait alors être posé. Un périmètre crânien strictement normal peut évoquer une déficience mentale si le poids en centiles est excessif (fig. 81 et 82).

Dans les cas douteux, il est essentiel de procéder à des mesures en série. Même si une tête est un peu petite par rapport au poids, les points placés en série sur le graphique peuvent indiquer que sa croissance est normale, et il n'y a certainement pas à se faire du souci si une tête anormalement petite correspond au poids (fig. 76) et si son rythme de croissance est normal. Toutefois, si les mesures en série montrent que sa croissance se ralentit (fig. 77), une déficience mentale grave est presque certaine.

L'examen de la tête ne se borne pas à la mesure du périmètre crânien ; on doit automatiquement palper la fontanelle et apprécier son degré d'ossification.

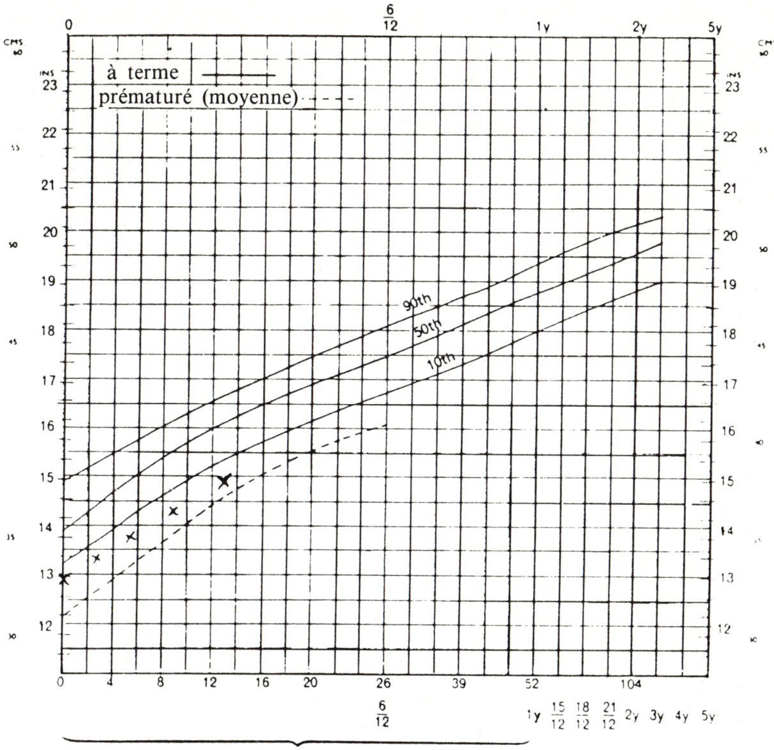

FIG. 76. — *Enfant normal avec une petite tête.*

La forme de la tête a son importance mais ne doit pas suffire à émettre un pronostic défavorable. La vilaine forme de la tête de Napoléon avait fait penser qu'il serait celui de la famille qui réussirait le moins bien, et Mirabeau était considéré comme le vilain petit canard de sa famille à cause de son énorme tête [3].

Une certaine asymétrie de la tête est banale et normale. Beaucoup de nourrissons préfèrent être couchés sur un côté plutôt que sur l'autre et leur tête s'aplatit de ce côté alors qu'elle bombe de l'autre. Cette asymétrie disparaît lorsque l'enfant grandit.

Des asymétries très importantes relevant d'une craniosténose, d'un hypertélorisme, etc., ont une toute autre importance. La tête d'un enfant microcéphale va en s'effilant vers le vertex et montre souvent un front fuyant. Certains enfants peuvent présenter « une vilaine tête » que l'on sait par expérience être souvent liée à un faible niveau mental : c'est aussi le cas de l'occiput aplati qui, cependant est parfois un caractère racial.

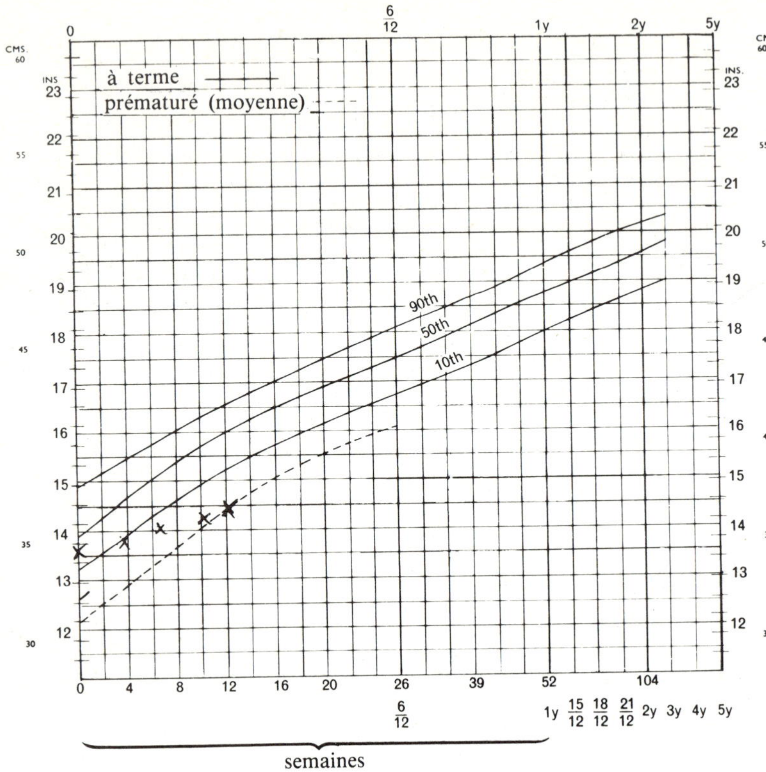

FIG. 77. — *Mesures d'un enfant microcéphale : insuffisance du développement de la tête.*

Un crâne peut être large latéralement et étroit d'arrière en avant. Dans ce cas le périmètre maximum est plus grand qu'on ne pourrait le supposer. Je pense que cette forme de tête est plus susceptible d'être associée à une déficience mentale.

MODIFICATIONS DE LA PÉRIODE NÉONATALE

La tête du petit nourrisson peut montrer un certain rétrécissement pendant la période néonatale, probablement par suite du déplacement du sodium et de l'eau hors de la cavité crânienne et de la perte de poids [14]. Des chercheurs japonais[10] ont constaté que la taille de la tête des nourrissons normaux nés à terme et de ceux qui étaient petits pour les dates augmentait au cours de la première semaine et qu'elle

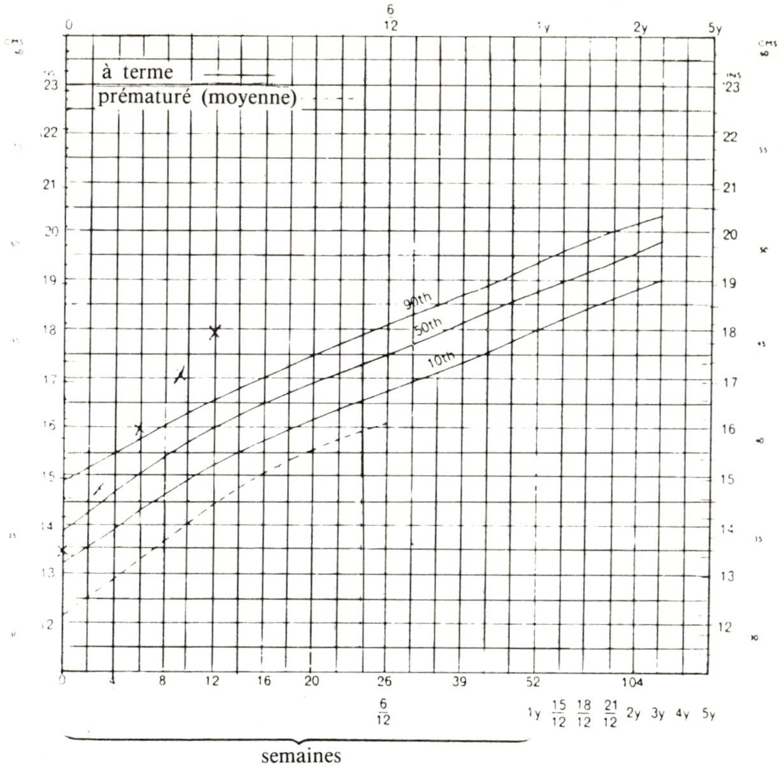

FIG. 78. — *Développement d'un hydrocéphale.*

diminuait ensuite chez les petits nourrissons dont les poids correspondaient aux dates. On notait une augmentation chez ceux qui étaient nés par le siège ou par césarienne, et l'augmentation était surtout marquée chez ceux qui avaient été accouchés par ventouse obstétricale.

UNE PETITE TÊTE

Ses causes habituelles sont :

— variation normale,
— enfant petit,
— caractère familial,
— déficience mentale,
— craniosténose.

Le terme « microcéphalie » qualifie habituellement une tête dont la taille est inférieur au 10e centile par rapport à l'âge gestationnel dans la

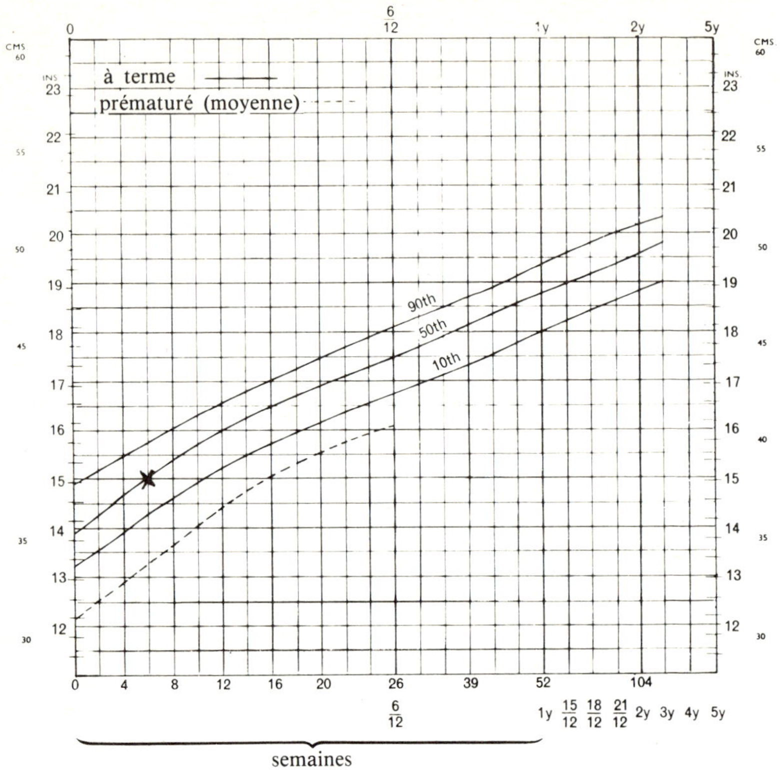

FIG. 81. — *Périmètre crânien apparemment « normal » accompagnant une augmentation précoce du poids.*

L'enfant était microcéphale.

ment évocateur d'une déficience mentale ; il peut s'agir d'un trait génétique.

UNE GROSSE TÊTE

Ses causes habituelles sont :
- — variation normale,
- — gros enfant,
- — trait familial,
- — hydrocéphalie,
- — macrocéphalie,
- — tumeur du cerveau,

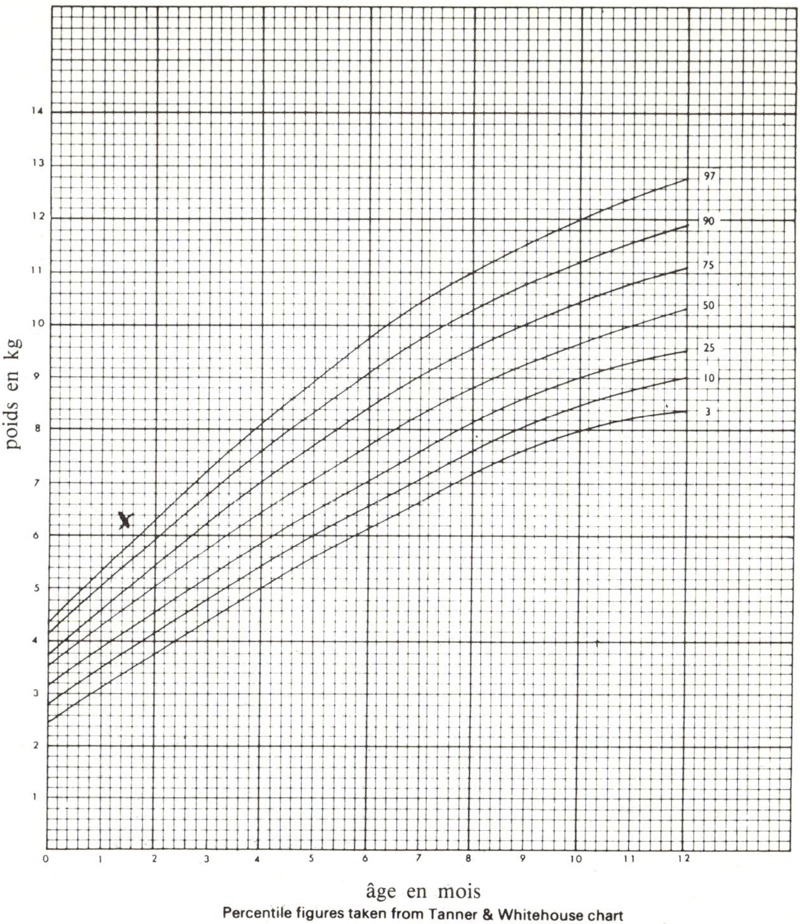

FIG. 82. — *Graphique pondéral de l'enfant de la figure 81.*

Le poids est très supérieur à la moyenne. Le périmètre crânien est petit par rapport au poids.

— épanchement sous-dural,
— thésaurismose,
— maladie de Canavan.

Une grosse tête qui relève d'une hydrocéphalie, d'un épanchement sous-dural, d'une tumeur du cerveau ou d'une macrocéphalie abrite un cerveau défectueux [6]. Les enfants achondroplasiques montrent une grosse tête surtout due à la macrocéphalie mais aussi à une légère dilatation des ventricules. En face d'un enfant dont la tête est anormalement grosse, une transillumination effectuée dans une chambre sombre constitue une bonne approche diagnostique avant de procéder à d'autres examens tels qu'une encéphalographie gazeuse ou une ponction sous-durale. La figure 78 représente le graphique caractéristique d'un cas d'hydrocéphalie.

Lorsqu'un nourrisson plus âgé ne se développe pas du fait d'une malnutrition, son cerveau souffre moins que le reste de son corps et sa tête semble relativement grosse : j'ai vu ainsi plusieurs faux diagnostics d'hydrocéphalie. Dean [1] a noté l'utilité du rapport entre le périmètre crânien et le périmètre thoracique dans le bilan de l'enfant sévèrement malnutri : normalement le premier est plus grand que le second jusqu'à 6 mois, pour être plus petit par la suite. Dean a constaté que, dans les cas de malnutrition, la mesure la moins affectée était celle du périmètre crânien et que la tête était presque toujours plus grosse que la normale par rapport au corps du nourrisson. Des chercheurs suédois [12] se sont montrés plus circonspects : ils ont mesuré par encéphalographie les dimensions des ventricules cérébraux d'enfants éthiopiens et ont constaté leur augmentation modérée mais significative dans les cas de kwashiorkor alors que le périmètre crânien montrait des chiffres peu convaincants.

Le prématuré montre une tête relativement grosse et j'ai vu alors poser de faux diagnostics d'hydrocéphalie.

Lorber et Priestley [4] ont procédé à une analyse des étiologies de la grosse tête chez 557 enfants.

RÉSUMÉ

La mesure du périmètre crânien maximum rapporté au poids est une partie essentielle de l'examen du développement de l'enfant au cours de ses deux premières années.

Ce chapitre a traité du diagnostic de la tête anormalement grosse ou petite, en tenant spécialement compte du facteur familial.

RÉFÉRENCES

[1] Dean R.F.A. — Effects of malnutrition, especially of slight degree, on the growth of young children. *Courrier de Centre de l'enfance*, 1965, **15**, 73.

[2] Illingworth R.S., Eid E.E. — The head circumference in infants and other measurements to which it may be related. *Acta Paediatr. Scand.*, 1971, **60**, 333.

[3] Illingworth R.S., Illingworth C.M. — *Lessons from childhood : some aspects of the early Life of unusual men and women*. Livingstone, Edinburgh, 1966.

[4] Illingworth R.S., Lutz W. — Measurement of the infant's head circumference and its significance. *Arch. Dis. Child.*, 1965, **40**, 672.

[5] Lipper E., Lee K., Gartner L.M., Grellong B. — Determinants of neurobehavioral outcome in low birth weight infants. *Pediatrics*, 1981, **67**, 502.

[6] Lorber J., Priestley B.L. — Children with large heads : a practical approach to diagnosis in 557 children, with special reference to 109 children with megalencephaly. *Dev. Med. Child Neurol.*, 1981, **23**, 494.

[7] Nellhaus G. — Head circumference from birth to 18 years. *Pediatrics*, 1968, **41**, 106.

[8] Nelson K.B., Deutschberger J. — Head size at one year as a predictor of four-year. IQ. *Dev. Med. Child Neurol.*, 1970, **12**, 487.

[9] Ounsted M., Moar V.A., Scott A. — Head circumference charts updated. *Arch. Dis. Child*, 1985, **60**, 936.

[10] Tamaru M., Kurosawa K., Yoshino S. — The fronto-occipital circumference, fronto-occipital diameters, biparietal diameters and head volume of newborn infants during the first week of life. *Acta Paediatr. Japonica.*, 1979, **21**, 30.

[11] Usher R., McLean F. — Intrauterine growth of live born Caucasian infants at sea level. *J. Pediatr.*, 1969, **74**, 901.

[12] Vahlquist B., Engsner G., Sjören I. — Malnutrition and size of cerebral ventricles. *Acta. Paediatr. Scand.*, 1971, **60**, 533.

[13] Weinberg W.A., Dietz S.G., Penick E.C., McAlister W.H. — Intelligence, reading achievement, physical size and social class. *J.Pediatr.*, 1976, **85**, 482.

[14] Williams J., Hirsch N., Corbet A., Rudolph A. — Postnatal head shrinkage in small infants. *Pediatrics*, 1977, **59**, 619.

10

ÉVALUATION DE LA MATURITÉ

Le terme de « prématuré » qualifiait autrefois tous les nouveau-nés dont le poids de naissance ne dépassait pas 2 500 g, quelle que fût la durée de leur gestation. Cette définition n'est plus acceptable car beaucoup de nouveau-nés pèsent moins de 2 500 g bien que nés à terme. D'autres, nés avant terme, sont plus petits que la moyenne pour la durée de la gestation. Actuellement il est habituel de qualifier de « prématurés » les enfants nés avant 37 semaines de gestation et « petits poids de naissance » ceux qui pèsent au maximum 2 500 grammes. Le poids du nourrisson petit pour les dates est de deux déviations standards (approximativement le 5e centile) au-dessous de la normale. Un poids de naissance faible par rapport à la durée de la gestation peut relever d'une malnutrition, d'anomalies placentaires, ou de facteurs héréditaires ou autres. Le comportement à la naissance du nouveau-né « petit pour les dates » est différent de celui du véritable prématuré de même poids de naissance et, comme le pronostic du développement physique et mental à venir est différent, il convient de reconnaître les caractères physiques et neurologiques distinctifs.

Un enfant peut être à la fois « petit pour les dates » et prématuré. Par exemple, un nouveau-né de 36 semaines de gestation peut ne peser que 1 590 g. Le poids de naissance moyen rapporté à la durée de la gestation en Angleterre et au Pays-de-Galles est de [12] :

Gestation (semaines)	*Poids de naissance moyen (g)*	
	Garçons	*Filles*
28	1 360	1 330
32	1 950	1 880
36	2 940	2 840
40	3 460	3 330

Le poids de naissance moyen des enfants nés avant 30 semaines de gestation était [4] :

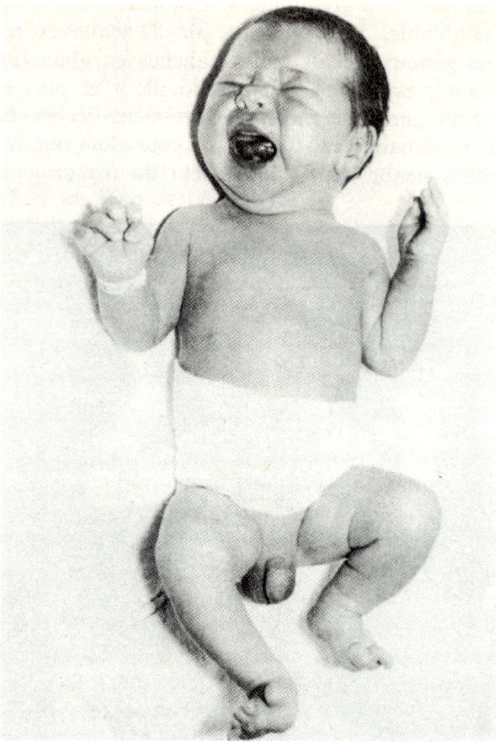

FIG. 84. — *Nouveau-né à terme en décubitus dorsal, attitudes en flexion.*

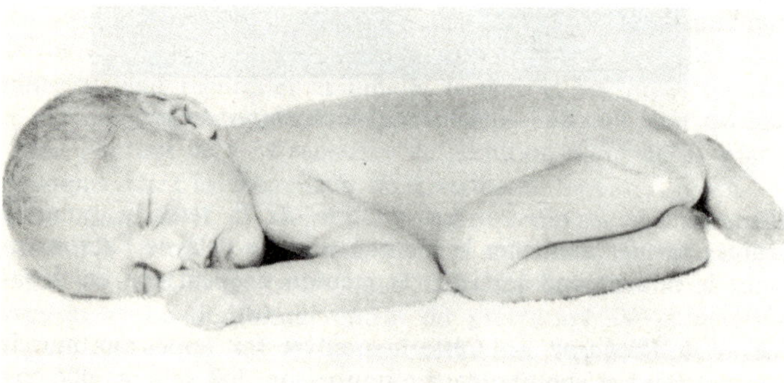

FIG. 85. — *A comparer avec la figure 86.*

Prématuré en décubitus ventral (9 semaines avant terme). Hanches en abduction mais fléchies ; le bassin est moins surélevé que chez le nouveau-né à terme.

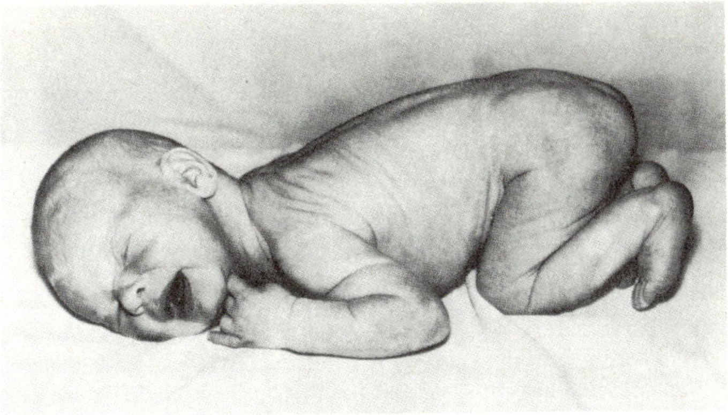

FIG. 86. — *Nouveau-né à terme en décubitus ventral (de 0 à 2 semaines).* Le bassin est surélevé, les genoux sont fléchis et ramenés sous l'abdomen.

terme atteint juste. Pour rechercher le signe postérieur de l'écharpe qui fait appel aux muscles grand pectoral et grand dorsal, on attire la main vers le côté opposé en la faisant passer en arrière du cou : on retrouve la même différence de portée entre le prématuré et le nourrisson à terme.

9° *Le réflexe de Moro.* — Il existe chez le prématuré sauf s'il est très petit, mais les bras ont tendance à retomber en arrière sur la table pendant la phase d'abduction parce que les muscles qui luttent contre la pesanteur sont plus faibles que chez le nouveau-né à terme.

10° *Flexion du poignet.* — Celle du prématuré de 28 semaines est incomplète et laisse une « fenêtre » entre la main et l'avant-bras, alors que celle du nouveau-né à terme est complète et la main vient au contact de l'avant-bras.

11° *Le réflexe de préhension est difficile à obtenir chez le prématuré de 28 semaines.* — On n'observe ni flexion du coude ni contraction des muscles de l'épaule alors que, chez le nouveau-né à terme, le coude et l'épaule prennent une part active à la réponse. Le réflexe de préhension est au maximum à 40 semaines.

12° *Le redressement du tronc (a été décrit par les auteurs français).* — Le jeune prématuré dont le dos est appuyé contre l'examinateur ne peut pas étendre son tronc. A 35 semaines de gestation, l'extension commence et, à 37 semaines, l'enfant peut étendre son tronc et son cou, comme c'est le cas d'un nourrisson à terme.

13° *Réflexe d'extension croisée* (Chap. 4). — Il est incomplet chez le jeune prématuré. Le prématuré de 28 semaines montre une flexion de la jambe opposée sans extension ou adduction ; celui de 32 semaines présente un certain degré d'extension après la flexion et, chez celui de 36 semaines, on note une légère adduction après l'extension.

14° *Extension du genou.* — Lorsque la hanche est fléchie au point que la cuisse vienne au contact avec le côté de l'abdomen, le genou du petit prématuré peut être mis en extension complète, mais cette extension est de plus en plus difficile à obtenir à mesure que la maturité dépasse les 28 semaines de gestation. Il lui manque 20° pour être complète chez le nourrisson à terme.

15° *Dorsiflexion du pied.* — Elle est incomplète chez le prématuré de 28 semaines et on note un hiatus assez large entre le pied et la face antérieure de la jambe. Chez le nourrisson à terme, le pied peut être amené au contact de la face antérieure de la jambe.

16° *La préhension réflexe du pied.* — Elle est beaucoup moins marquée chez le prématuré que chez le nourrisson à terme.

17° *La marche automatique.* — Ce réflexe est très faible chez le prématuré de 28 semaines mais il est facilement déclenché chez celui de 36 semaines et chez le nouveau-né à terme. Le prématuré de 32 semaines marche habituellement sur les orteils alors que le nouveau-né à terme pose son pied à plat sur le lit.

18° *Suspension ventrale.* — Dans ce cas, le jeune prématuré se laisse pendre, sans extension de la colonne vertébrale ou du cou et sans flexion des coudes, des hanches ou des genoux. Le nouveau-né à terme redresse davantage son dos, soulève un peu sa tête, fléchit ses coudes et ses genoux et étend légèrement ses hanches.

Claudine Amiel-Tison [2] a dressé un aperçu bref et clair de sa méthode d'évaluation de la maturité du nourrisson, surtout basée sur l'appréciation du tonus.

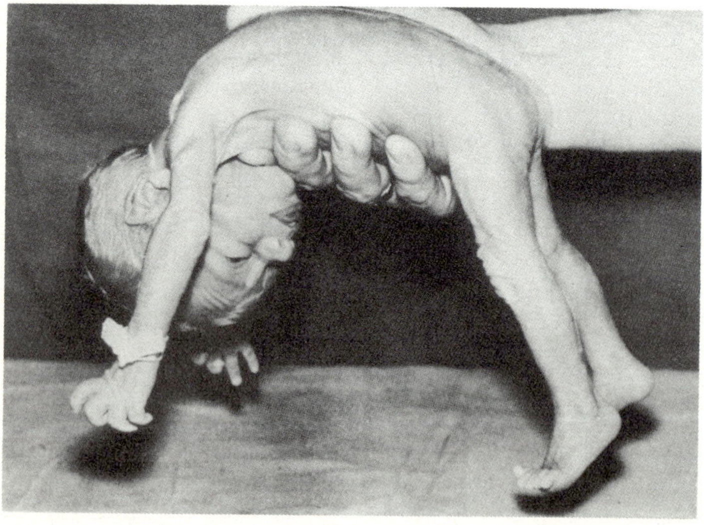

FIG. 87. — *Prématuré en suspension ventrale.*

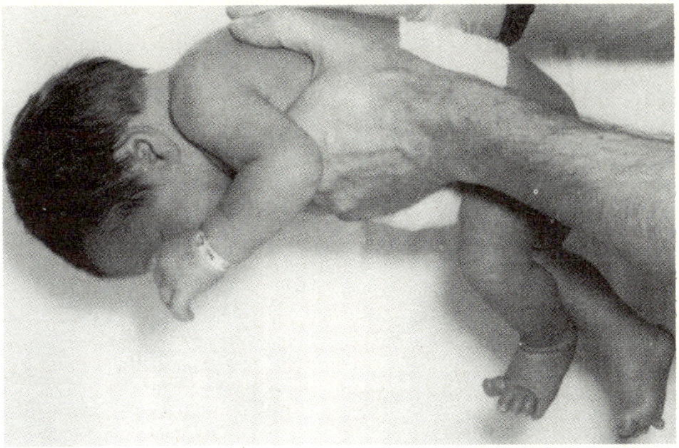

FIG. 88. — *Nouveau-né à terme en suspension ventrale.*

Robinson [20] a effectué 219 examens neurologiques de 62 nourrissons dont la période de gestation variait de 25 à 42 semaines. Il a constaté que les cinq tests les plus utiles de l'âge gestationnel étaient les réactions pupillaires à la lumière, régulièrement absentes à moins de 29 semaines et retrouvées après 31 semaines, le réflexe glabellaire qui n'existe pas avant 32 semaines et s'observe après 34 semaines, le test de la traction de la tête qui est positif après 33 semaines, le réflexe de redressement du cou qui provoque la rotation du tronc lorsque l'examinateur fait tourner la tête et qui s'observe entre 34 et 37 semaines, et la rotation de la tête vers une source lumineuse (de 32 à 36 semaines).

Farr s'est servi de 10 critères pour évaluer l'âge gestationnel : le degré d'activité motrice, la réaction de la pupille à la lumière, le degré de succion, la fermeture de la bouche pendant la succion, l'effet décapant de la langue, la résistance passive, le rebond de l'avant-bras, la préhension plantaire, la tonalité et l'intensité des pleurs. A notre avis, la réaction de la pupille à la lumière est difficile à susciter chez le nouveau-né.

L'expérience a montré qu'il existe des variations importantes de l'âge d'apparition de ces signes neurologiques. Il semble donc raisonnable de ne jamais baser son estimation sur un seul signe mais sur une combinaison de plusieurs signes. Par exemple, si on teste 10 valeurs, on calculera l'âge moyen de la maturation pour l'ensemble des 10 valeurs.

Parkin [16] a étudié les diverses méthodes d'évaluation de la maturité, dont la date des dernières règles, les premiers mouvements du fœtus, la taille de l'utérus, la cytologie vaginale, l'examen des cellules, de la créatinine et de la bilirubine du liquide amniotique, l'examen radiologique des centres d'ossification, la céphalométrie échographique fœtale, la mesure du périmètre crânien, la taille de l'enfant, le périmètre thoracique et les plis cutanés. Il a étudié la quantité de vernix caseosa, la texture d'un pli

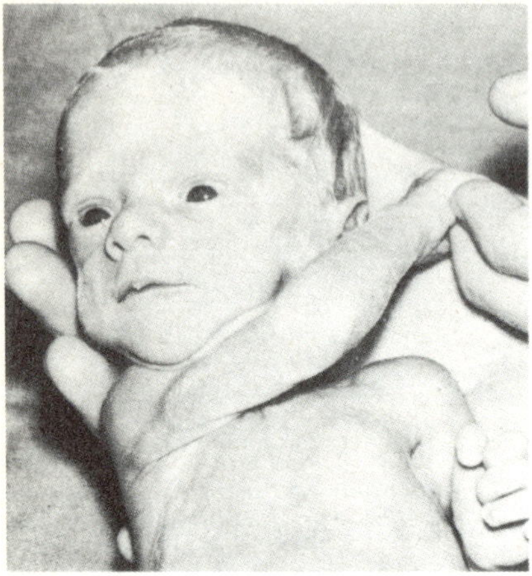

FIG. 89. — *Signe de l'écharpe chez un prématuré.*

Noter la position du coude et de la main.

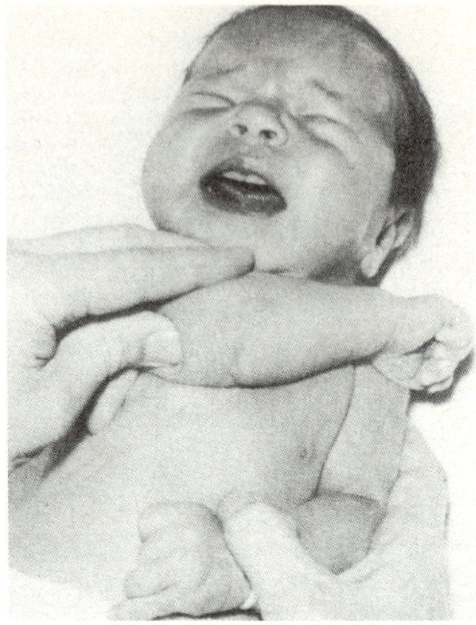

FIG. 90. — *Signe de l'écharpe chez un nouveau-né à terme.*

Noter la position du coude et de la main.

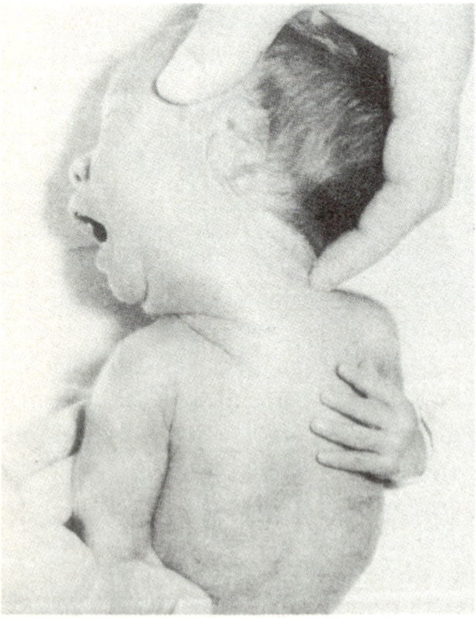

FIG. 91. — *Prématuré.*

Rotation de la tête : le menton dépasse la pointe de l'épaule.

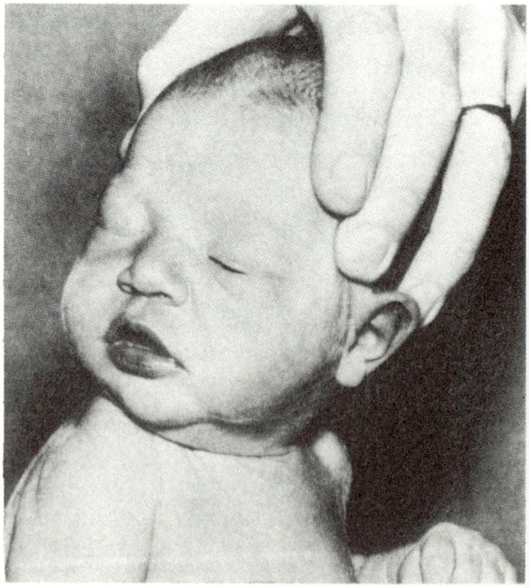

FIG. 92. — *Rotation de la tête chez un nouveau-né à terme.*

Le menton arrive au niveau de l'acromion.

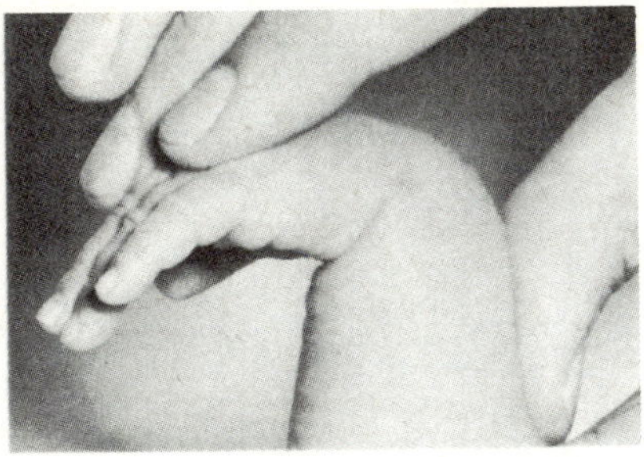

FIG. 93. — *Signe de la fenêtre chez un prématuré.*

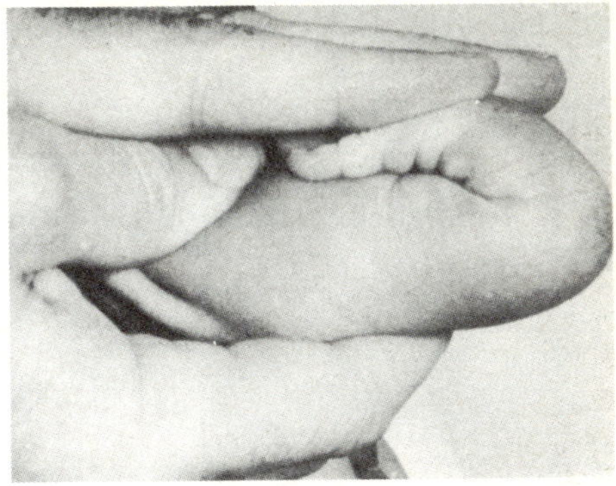

FIG. 94. — *Signe de la fenêtre chez un nouveau-né à terme.*

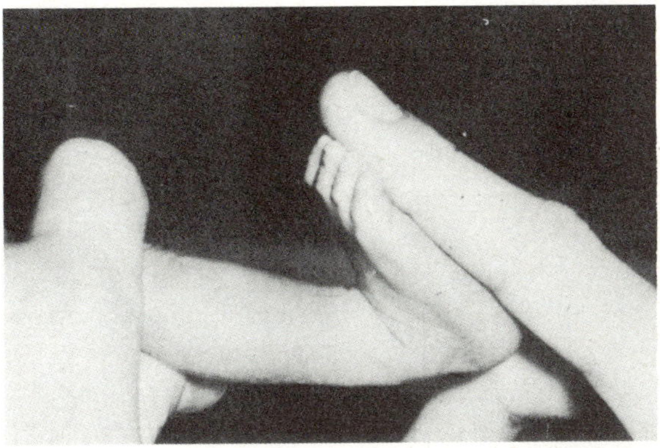

FIG. 95. — *Dorsiflexion du pied chez un prématuré.*

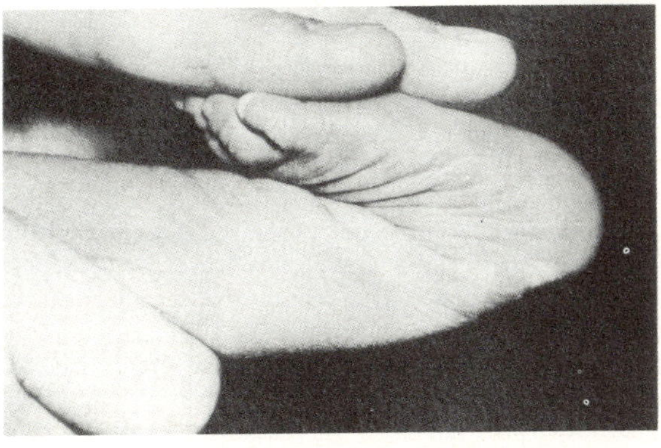

FIG. 96. — *Dorsiflexion chez un nouveau-né à terme.*

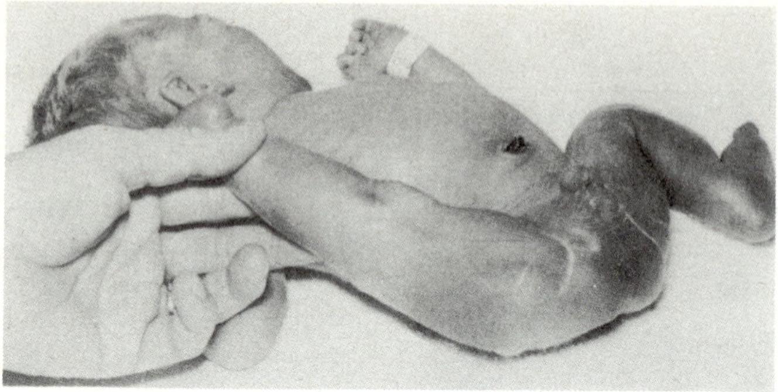

FIG. 97. — *Prématuré.*
Hanches fléchies, genoux en extension complète.

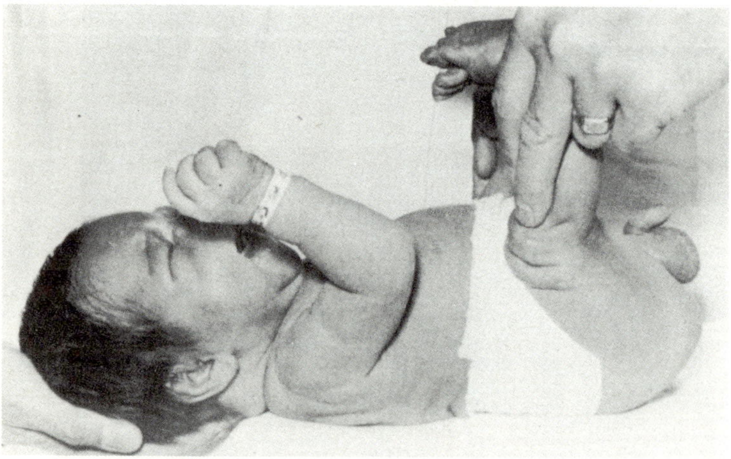

FIG. 98. — *Nouveau-né à terme.*
Hanche fléchie, extension limitée du genou.

cutané abdominal, la couleur de la peau, l'œdème, le lanugo, la longueur et la texture des ongles, la consistance des oreilles, la taille des seins, la position des testicules, la saillie des petites lèvres, la dureté du crâne et les sillons des plantes de pieds. Il a constaté que, si la peau était rose, il était peu probable que l'âge gestationnel soit inférieur à 36 semaines ; si elle était pâle, il était de 40 semaines ; si tout le vernix caseosa avait disparu, il était peu probable qu'il soit inférieur à 39 semaines, alors qu'il était au moins de 37 semaines si on notait des plages d'alopécie, au moins de 36 semaines si les testicules avaient terminé leur migration, et

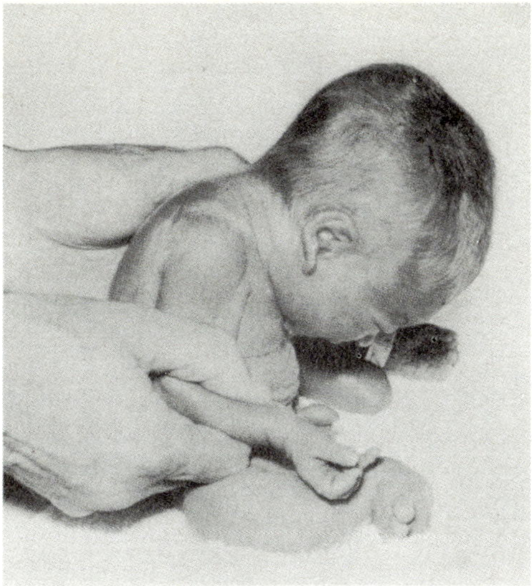

FIG. 99. — *Prématuré en position assise.*

au moins de 34 semaines si les seins étaient palpables. Les signes les plus utiles étaient la couleur et la texture de la peau, la taille des seins et la turgescence des oreilles, considérés dans leur combinaison. Parkin [16] et son équipe ont étudié 205 garçons et 187 filles dont la période de gestation allait de 177 à 317 jours et ont constaté que cette estimation se montrait précise à 15 jours près.

Il semble que le meilleur degré de précision soit obtenu par la combinaison de traits physiques et neurologiques. Dubowitz [6] a étudié les divers tests et a éliminé ceux qui étaient difficiles à réaliser (le réflexe pupillaire et le réflexe de redressement). Il a coté de 0 à 4 les divers items, ainsi que le montrent la figure 111 et le tableau III.

En voici les détails :

Posture. — Observée quand le nourrisson est tranquille en décubitus dorsal. Score 0 = bras et jambes étendus ; 1 = début de flexion des hanches et des genoux ; 3 = bras légèrement fléchis, membres inférieurs en flexion-abduction ; 4 = flexion complète des bras et des jambes.

Signe de la fenêtre. — L'examinateur fléchit la main sur l'avant-bras entre son pouce et son index (fig. 94 et 109) en appliquant une pression suffisante pour obtenir une flexion aussi complète que possible ; il mesure l'angle formé entre l'éminence hypothénar et la face ventrale de l'avant-bras, et le cote en fonction du diagramme. Il faut prendre soin d'éviter une rotation du poignet pendant cette manœuvre.

Dorsiflexion de la cheville. — L'examinateur provoque la dorsiflexion du pied sur la face antérieure de la jambe en appuyant son pouce sur la

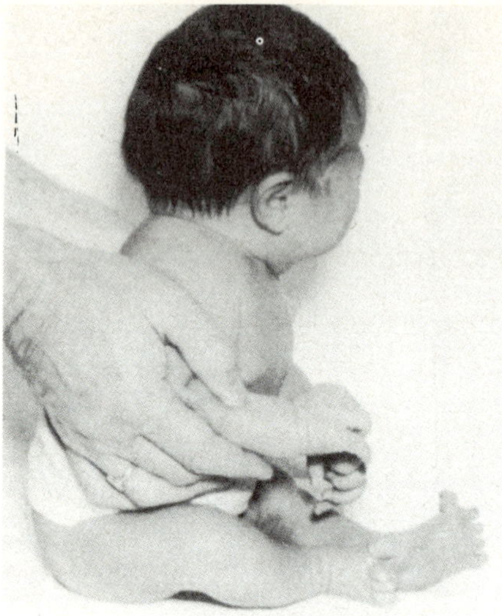

FIG. 100. — *Nouveau-né à terme en position assise.*

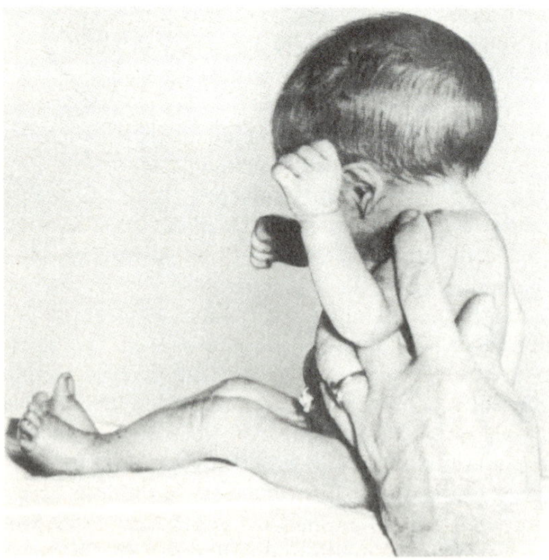

FIG. 101. — *Redressement du tronc.*

Le prématuré ne peut pas le redresser.

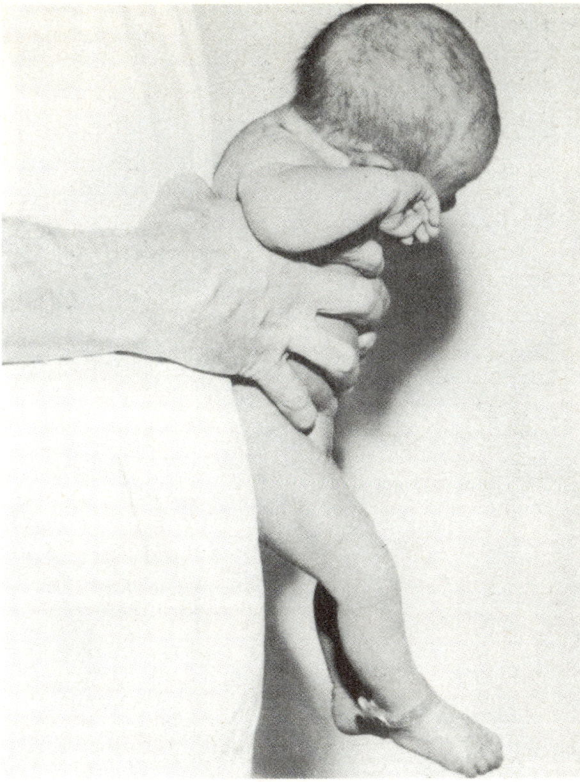

FIG. 102. — *Redressement du tronc.*
Le nouveau-né à terme le redresse.

plante du pied et ses doigts en arrière de la jambe (fig. 96 et 108) et en exerçant une pression suffisante pour obtenir une flexion aussi complète que possible ; il mesure alors l'angle formé par la face dorsale du pied et la face antérieure de la jambe.

Rebond du bras. — Le nourrisson étant en décubitus dorsal, on fléchit d'abord pendant 5 secondes les avant-bras que l'on étend ensuite complètement le long du tronc en tirant sur les mains avant de les relâcher. Le signe est positif si les bras se remettent brusquement en flexion complète (Score 2). Si la flexion est incomplète ou si la réponse est paresseuse, on attribue le score 1. Si les bras restent en extension ou n'exécutent que des mouvements désordonnés le score est de 0.

Rebond du membre inférieur. — Le nourrisson étant en décubitus dorsal, on fléchit complètement ses hanches et ses genoux pendant 5 secondes, puis on les étend en tirant sur les pieds avant de les relâcher.

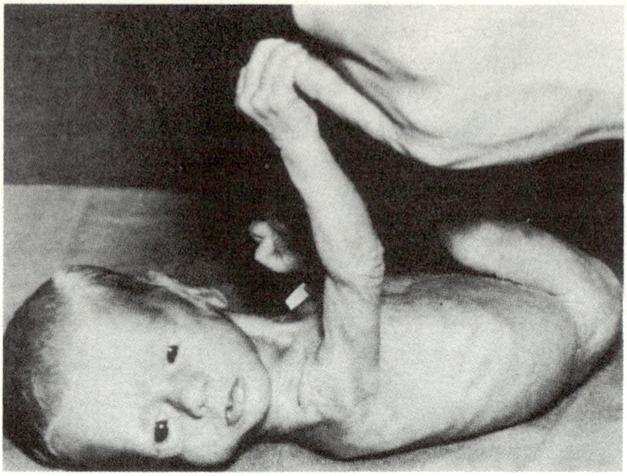

FIG. 103. — *Réflexe de préhension du prématuré.*

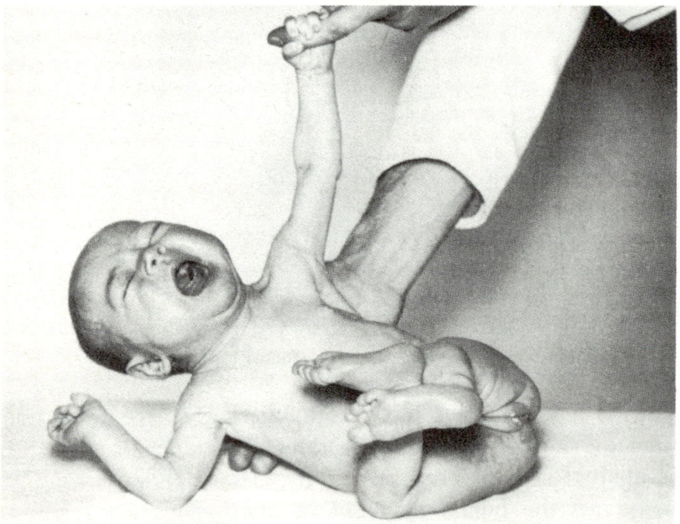

FIG. 104. — *Réflexe de préhension du nouveau-né à terme.*

Une réponse maximale se traduit par une flexion complète des hanches et des genoux (Score 2), une flexion partielle mérite le score 1, et des mouvements minimes ou l'absence de mouvements sont cotés 0.

Angle poplité. — Le nourrisson étant en décubitus dorsal, le bassin bien à plat sur le lit d'examen, l'examinateur maintient la cuisse en position genu-pectorale entre son index gauche et son pouce passé sous le

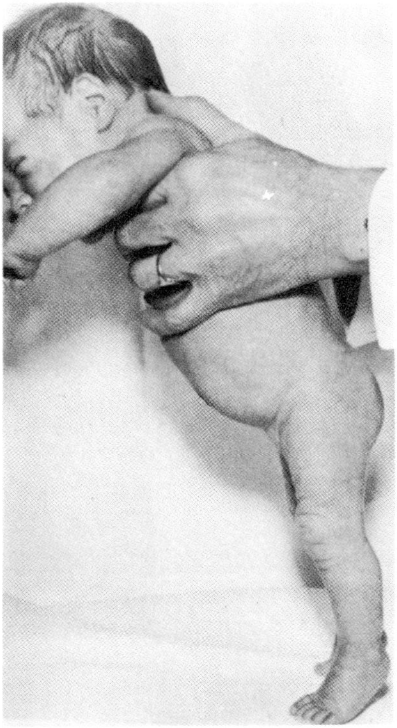

FIG. 105. — *Prématuré de 30 semaines de gestation et de poids de naissance de 1 443 g., photographié 9 semaines après sa naissance.*

Il se tient sur ses orteils.

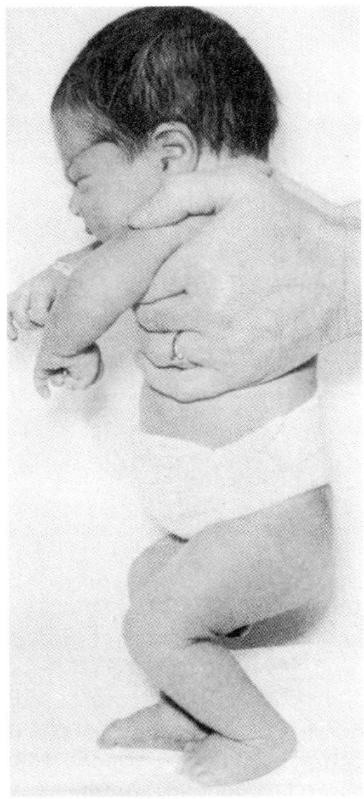

FIG. 106. — *Le nouveau-né à terme appuie la plante de ses pieds à plat sur la table.*

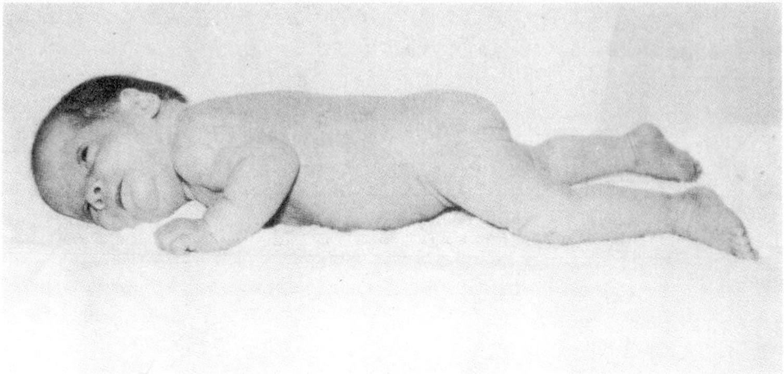

FIG. 107. — *Décubitus ventral du nourrisson de la figure 105.*
Comparer avec le nourrisson à terme de la figure 86 et comparer avec le prématuré de la figure 85 et avec le nourrisson de 6 semaines de la figure 25.

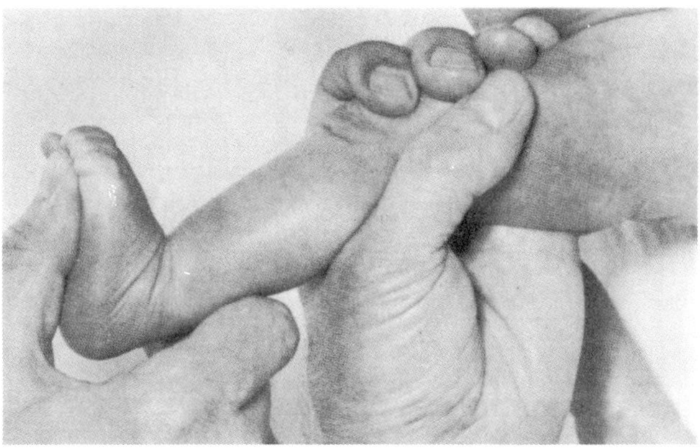

FIG. 108. — *Même nourrisson que sur la figure 105.*
Dorsiflexion du pied à comparer avec l'enfant à terme de la figure 96.

genou. Il étend alors la jambe par une pression douce de son index droit placé en arrière de la cheville, ce qui permet de mesurer l'angle poplité.

Manœuvre talon-oreille. — Le nourrisson étant en décubitus dorsal on rapproche le plus possible (sans forcer) son pied de sa tête et on observe la distance entre le pied et la tête ainsi que le degré d'extension du genou. On cote en fonction du diagramme. Le genou reste libre et peut glisser le long de l'abdomen.

Signe de l'écharpe. — On saisit la main du nourrisson qui est en décubitus dorsal et on essaie de l'attirer autour du cou en arrière aussi loin que possible vers l'épaule opposée. On facilite cette manœuvre en soule-

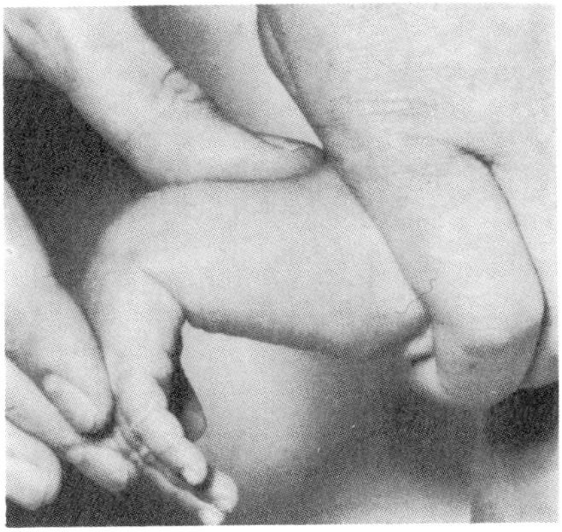

FIG. 109. — *Flexion du poignet chez le même enfant que sur la figure 105.*
Comparer avec l'enfant à terme de la figure 94.

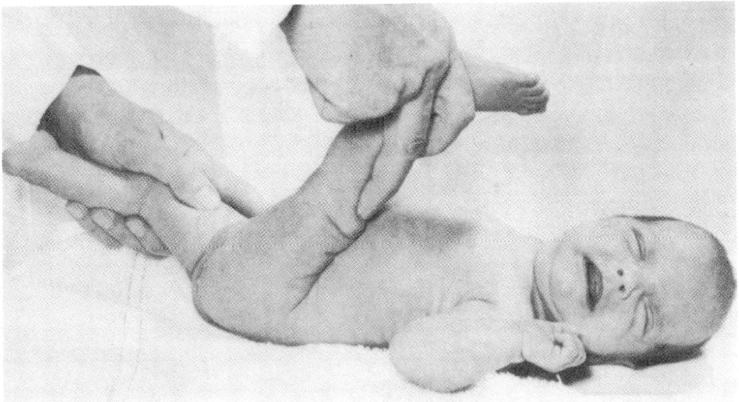

FIG. 110. — *Flexion de la hanche et extension du genou chez le même nourrisson que sur la figure 105.*
Comparer avec le nourrisson à terme de la figure 98.

vant le coude au-dessus du corps. On évalue la distance parcourue par le coude et on cote en fonction des figures. Score 0 = le coude atteint la ligne axillaire opposée ; score 1 = le coude se situe entre la ligne médiane et la ligne axillaire opposée ; score 2 = le coude atteint la ligne médiane ; score 3 = le coude ne peut pas atteindre la ligne médiane.

Ballant de la tête. — Le nourrisson étant en décubitus dorsal, on saisit ses mains (ou ses bras s'il est très petit) et on l'attire doucement vers la station assise tout en observant la position de sa tête par rapport à son

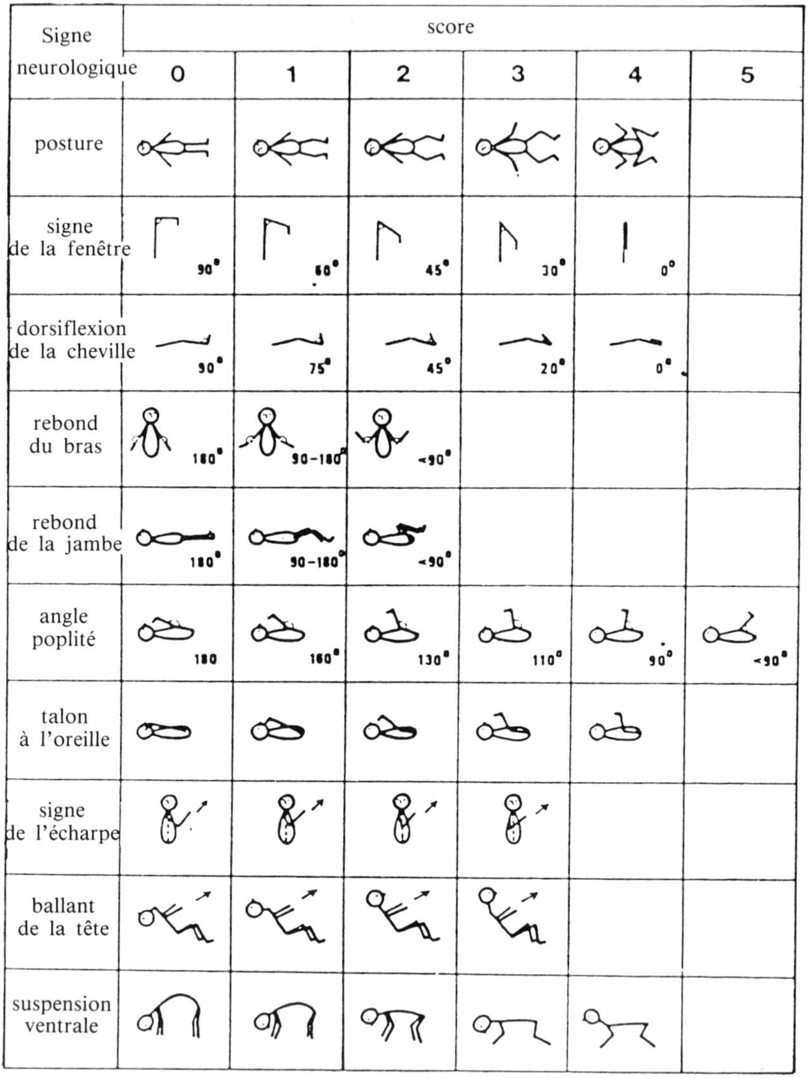

Signe neurologique	score 0	1	2	3	4	5
posture						
signe de la fenêtre	90°	60°	45°	30°	0°	
dorsiflexion de la cheville	90°	75°	45°	20°	0°	
rebond du bras	180°	90-180°	<90°			
rebond de la jambe	180°	90-180°	<90°			
angle poplité	180	160°	130°	110°	90°	<90°
talon à l'oreille						
signe de l'écharpe						
ballant de la tête						
suspension ventrale						

FIG. 111.

tronc et en cotant en conséquence. La tête d'un petit nourrisson peut d'abord être soutenue par une main. Score 0 = la tête prend complètement ; 1 = contrôle partiel de la tête ; 2 = l'enfant peut maintenir sa tête dans l'axe du corps ; 3 = il peut porter sa tête en avant de cet axe.

Suspension ventrale. — Le nourrisson est en décubitus ventral, sou-

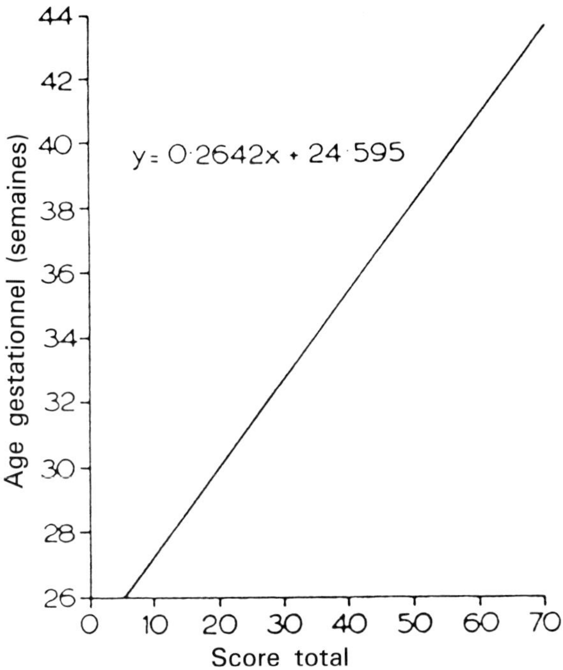

FIG. 112. — *Âge gestationnel en semaines*
Score total

tenu par une ou par les deux mains de l'examinateur. On observe le degré d'extension de son dos et la flexion de ses bras et de ses jambes, ainsi que la position de sa tête par rapport à son tronc. On cote en fonction des diagrammes. Si les scores diffèrent selon les côtés, on prend la moyenne.

Ce système de cotation s'est avéré fiable. Les internes en pédiatrie du « Jessop Hospital for Women » de Sheffield appliquent systématiquement cette méthode à tous les enfants nés dans cet hôpital (environ 3 000 par an), ce qui leur prend à peu près 10 minutes. Ces tests donnent une fiabilité de 95 % sur 15 jours.

D'autres chercheurs ont utilisé des tests ou des combinaisons de tests différents [9, 10]. Finnstrom a évalué la transparence de la peau, les sillons plantaires, la formation des mamelons, la consistance de l'oreille, la taille des seins, les cheveux et les ongles des doigts. D'autres [14] ont fait appel à quatre caractères : la capsule antérieure vascularisée du cristallin, les sillons plantaires, les mamelons et la consistance de l'oreille, et affirment une fiabilité de 95 % sur 11 jours. On a émis l'idée [23] que les tests de Dubrowitz ne sont pas fiables chez l'enfant malade, et [21] que les tests de Dubrowitz et Parkin ont tendance à donner des scores trop élevés chez des très petit prématurés.

AUTRES CRITÈRES

On a utilisé des réponses évoquées visuelles et auditives pour évaluer la maturité [7, 17, 22]. Les premières peuvent permettre d'identifier des nourrissons anormaux [17]. On a constaté que la latence lumineuse était inversement proportionnelle à l'âge de la conception, et il a été intéressant de noter que la fille à terme réagit plus vite à la lumière que le garçon à terme. Les travaux de Sheffield [5, 13] ont montré que la vitesse de conduction du nerf moteur donne une idée exacte de l'âge gestationnel jusqu'à 6 mois après la naissance.

Bishop et Corson [3] ont évalué l'âge de la conception par l'examen cytologique du liquide amniotique dont les cellules sont surtout des cellules fœtales desquamées sébacées et épithéliales. Le pourcentage des cellules lipidiques reflète le développement progressif des glandes sébacées qui se multiplient avec l'âge de gestation. Après avoir étudié 350 cas, ils ont conclu que, si ce pourcentage était inférieur à 2 %, 85 % des fœtus étaient prématurés alors que, si le pourcentage dépassait 20 %, tous avaient plus de 36 semaines de gestation. D'autres travaux se sont basés sur la maturité des systèmes enzymatiques et d'autres caractères biochimiques pour évaluer la maturité. La proportion de l'albumine et des gamma globulines dans la veine ombilicale serait plus faible chez les prématurés que chez les enfants nés à terme [3].

LE PRÉMATURÉ ARRIVÉ A TERME

Le prématuré qui est arrivé à terme (10 semaines après sa naissance pour celui qui est né à 30 semaines de gestation) est différent de l'enfant né à terme (fig. 105 à 110).

1° Maintenu en position de marche, il a tendance à marcher sur ses orteils alors que le nourrisson né à terme pose son pied à plat sur le lit d'examen, et sa marche automatique est moins régulière que celle du nouveau-né à terme.

2° Le tonus musculaire est moins marqué que chez le nouveau-né à terme.

3° La dorsiflexion du pied et la flexion du poignet sont moindres que chez le nouveau-né à terme mais l'extension du genou lorsque la hanche est fléchie est plus complète.

4° En décubitus ventral, il mobilise davantage ses jambes, relève mieux sa tête et se montre plus actif que le nouveau-né à terme. Il reste étendu à plat comme un nourrisson de 6 semaines né à terme. En décubitus dorsal, il exécute des mouvements plus variés et plus amples, il tient mieux sa tête [6] et il étend davantage ses membres que le nouveau-né à terme.

NOURRISSONS PETITS POUR LES DATES

Des chercheurs allemands [11] ont comparé le comportement de 22 nourrissons nés à terme mais petits par rapport à la durée de la gestation avec celui de 25 nourrissons nés à terme et de poids de naissance normal. Les examens ont été effectués entre le 3e et le 7e jour et ont mis en évidence les différences suivantes :

1° *Le réflexe de Moro.* — A la phase 1, les nouveau-nés de poids normal ne présentaient qu'une courte extension-abduction des bras, suivie d'une flexion-adduction marquée ; chez les nouveau-nés petits pour les dates, ce réflexe se caractérisait souvent par une plus large extension-abduction des bras qui n'étaient pas toujours suivie d'une flexion-adduction.

2° *Le réflexe tonique asymétrique du cou* était faible ou manquait chez les nouveau-nés de poids normal mais était constant et marqué dans l'autre groupe.

3° *Les mouvements désordonnés des bras* étaient faibles ou manquaient chez les enfants de poids normal mais s'observaient fréquemment chez les nouveau-nés petits pour les dates.

4° Les nouveau-nés de poids de naissance normal se tenaient debout sur la face latérale de leurs plantes de pieds et présentaient une marche automatique plus nette alors que les enfants petits pour les dates ne montraient pas de marche automatique et s'appuyaient sur la plante du pied toute entière.

D'autres chercheurs [1] ont comparé au moyen de l'échelle de Brazleton 10 nourrissons nés à terme et de petits poids de naissance avec 10 nourrissons nés à terme avec des poids normaux. Ils ont décrit le nouveau-né à petit poids de naissance typique comme présentant une hypotonie, de faibles niveaux d'activité, une mauvaise coordination main-bouche, de mauvaises réactions de défense, des mouvements limités saccadés en roue dentée, une flaccidité lorsqu'on l'attire vers la station assise et une faible disposition à ramper, marcher, ou têter. Une enquête menée sur 80 prématurés (de 27 à 35 semaines et de 765 à 2 490 g) examinés à 40 semaines d'âge gestationnel, et comparés avec 40 nourrissons accouchés à terme par le sommet et dont le poids correspondait à la gestation [15] a montré que les prématurés présentaient une flexion moindre en décubitus dorsal, une plus faible traction des bras, un rebond moins marqué des bras et des jambes, mais une meilleure orientation visuelle et auditive et une plus grande vivacité que les nourrissons à terme. Une autre étude [10] portant sur 118 nourrissons de petits poids de naissance pour 40 semaines d'âge gestationnel comparés à 76 nourrissons nés à terme, a montré que leurs réflexes des points cardinaux et de préhension étaient moins évidents.

RÉSUMÉ

Pour de nombreuses raisons il faut pouvoir évaluer la maturité ou la durée de la gestation d'un nouveau-né.

La maturité peut être estimée avec une précision remarquable grâce à une combinaison de signes neurologiques, mais non sur des signes isolés ; grâce à une combinaison de signes physiques mais non sur des signes isolés ; et grâce à la vitesse de conduction du nerf moteur. D'autres méthodes en sont encore au stade expérimental.

RÉFÉRENCES

[1] Als H., Tronick E., Adamson L., Brazleton T.B. — The behaviour of the full-term but underweight newborn infant. *Dev. Med. Child Neurol.*, 1976, **18**, 590.

[2] Amiel-Tison C. — Neurological evaluation of the maturity of newborn infants. *Arch. Dis. Child.*, 1968, **43**, 89.

[3] Bishop E.H., Corson S. — Estimation of fetal maturity by cytological examination of amniotic fluid. *Am. J. Obstet. Gynecol.*, 1968, **102**, 654.

[4] Brooke O.G., McIntosh N. — Birth weight of infants born before 30 weeks' gestation. *Arch. Dis. Child.*, 1984, **59**, 1189.

[5] Dubowitz V. — Nerve conduction velocity — an index of neurological maturity of the newborn infant. *Dev. Med. Child Neurol.*, 1968, **10**, 741.

[6] Dubowitz L., Dubowitz V. — The neurological assessment of the preterm and full-term newborn infant. *Clinics in Developmental Medicine No. 79.*, Heinemann, London, 1981.

[7] Engel R., Benson R.C. — Estimate of conceptual age by evoked response activity. *Biol. Neonat.*, 1968, **12**, 201.

[8] Farr V. — Estimation of gestational age by neurological assessment in first week of life. *Arch. Dis. Child.*, 1968, **43**, 353.

[9] Finnstrom O. — Studies on maturity in newborn infants. *Acta Paediatr. Scand.*, 1977, **66**, 601.

[10] Kurtzberg D., Vaughan H.G., Daum C. et al. — Neurobehavioral performance of low birthweight infants at 40 weeks conceptional age : comparison with normaL full-term infants. *Dev. Med. Child Neurol.*, 1979, **21**, 590.

[11] Michaelis R., Schulte F.J., Nolte R. — Motor behavior of small for gestational age newborn infants. *J. Pediatr.*, 1970, **76**, 208.

[12] Milner R.D.G., Richards B. — An analysis of birth weight by gestational age of infants born in England and Wales 1967-1971. *J. Obstet. Gynaecol. B.C.*, 1974, **81**, 956.

[13] Moosa A., Dubowitz V. — Assessment of gestational age in newborn infants : nerve conduction velocity versus maturity score. *Dev. Med. Child Neurol.*, 1972, **14**, 290.

[14] Narayanan I., Dua K., Gujral V.V. et al. — Assessment of gestational age in newborn infants. *Pediatrics*, 1982, **69**, 27.

[15] Palmer P.G., Dubowitz L.M., Verghote M., Dubowitz V. — Neurological and neurobehavioural differences between term and full-term newborn infants. *Neuropediatrics*, 1982, **13**, 183.

[16] Parkin J.M., Hey E.N., Clowes J.S. — Rapid assessment of gestational age at birth. *Arch. Dis. Child.*, 1976, **51**, 259.

[17] Placzek M., Mushin J., Dubowitz L.M.S. — Maturation of the visual evoked response and its correlation with visual acuity in preterm infants. *Dev. Med. Child. Neurol.*, 1985, **27**, 448.

[18] Rantakillio P. — Groups at risk in low birth weight infants and perinatal mortality. *Acta Paediatr. Scand.*, 1969, Suppl. 193.

[19] Robertson A. — Commentary — gestational age. *J. Pediatr.*, 1979, **95**, 732.

[20] Robinson R.J. — Assessment of gestational age by neurological examination. *Arch. Dis. Child.*, 1966, **41**, 437.

[21] Vogt H., Haneberg B., Finne P.H., Stensberg A. — Clinical assessment of gestational age in the newborn infant. *Acta paediatr. Scand.*, 1981, **70**, 669.

[22] Watanabe K., Iwase K., Hara K. — Maturation of visual evoked responses in low birth weight infants. *Dev. Med. Child Neurol.*, 1972, **14**, 425.

[23] White P.L., Fomufod A.K., Rao M. — Comparative accuracy of recent abbreviated methods of gestational age determination. *Clin. Pediatr.* (Phila.), 1980, **19**, 319.

11

L'EXAMEN NEUROLOGIQUE DU NOUVEAU-NÉ

VALEUR DE L'EXAMEN NEUROLOGIQUE

Il se passe rarement un jour dans un gros service obstétrical sans qu'un nouveau-né ne pose la question de sa survie immédiate et, s'il survit, du pronostic de son développement à venir. La pré-éclampsie, l'hypertension, l'hémorragie du prepartum, la prématurité, l'hypoxie fœtale et les difficultés de l'accouchement sont encore d'une banalité regrettable et tous ces éléments prédisposent aux anomalies fœtales. Les crises d'apnée et les convulsions sont fréquentes chez le nouveau-né et s'accompagnent d'une plus forte incidence d'anomalies que chez le nourrisson normal. La nervosité, la somnolence, l'hypotonie ou d'autres variations de la normale qui se produisent au cours de la période néonatale prouvent par la suite leurs effets sur l'enfant scolarisé avec son hyperactivité, sa mauvaise concentration et ses difficultés d'apprentissage.

L'examen neurologique est important pour l'étude des effets d'un traumatisme et de l'hypoxie sur le nourrisson, et des connaissances peuvent en être tirées pour les grossesses futures.

LE BILAN A LA NAISSANCE

La méthode d'évaluation du nouveau-né mise au point par Virginia Apgar (tableau VI) est mainteant d'un usage régulier. Il est utile d'établir ces scores en série : plus longtemps l'indice reste bas et plus le pronostic s'avère mauvais quant à la mortalité et aux séquelles neurologiques. Certains auteurs ont cependant trouvé que l'indice d'Apgar n'a pas de réelle valeur dans l'acidose fœtale et l'infirmité motrice cérébrale [25].

Brazelton [4] a décrit une série complexe d'observations pour le bilan du nouveau-né, portant sur 28 critères de comportement, cotés chacun en 9 points, et sur 18 réponses suscitées, chacune cotée en 3 points. Chaque score était basé sur la meilleure réponse du nouveau-né et non sur la réponse moyenne. Le test portait sur l'examen de l'enfant endormi et

TABLEAU VI. — ÉVALUATION DU NOUVEAU-NÉ UNE MINUTE APRÈS SA NAISSANCE (APGAR).

Score	*Rythme cardiaque*	*Respiration*	*Réactions aux stimulus*	*Tonus musculaire*	*Coloration*
2	100-140	Cri normal	Normale	Bon	Rose
1	100	Irrégulière superficielle	Moyennement déprimée	Moyen	Moyenne
0	Pas de battement	Apnée de + de 60 secondes	Nulle	Flasque	Cyanosée

Chaque item est coté comme indiqué. L'indice total = 8-10 : bon : 3-7 : moyen ; 0-2 : mauvais.

éveillé, sur sa vivacité, sa capacité de suivre des yeux, sa réaction à un bruit, son irritabilité, son intérêt pour l'examinateur, les mouvements passifs de ses bras, l'accoutumance, sa vigueur, son tremblement, sa possibilité d'être consolé, et ses réactions aux 20 réflexes primitifs ; l'examen demandait 25 à 35 minutes. Il conseillait d'observer le nouveau-né pendant 2 minutes afin de déterminer son état de conscience, la profondeur de son sommeil ou sa vivacité s'il était réveillé ; d'envoyer un éclair lumineux 3 à 10 fois sur les paupières fermées, d'utiliser un hochet et une cloche, d'essayer à 5 reprises de le piquer légèrement avec une épingle, de rechercher un clonus du pied, le réflexe de préhension plantaire, la réponse, le mouvement passif et le tonus de la plante du pied, l'orienta-

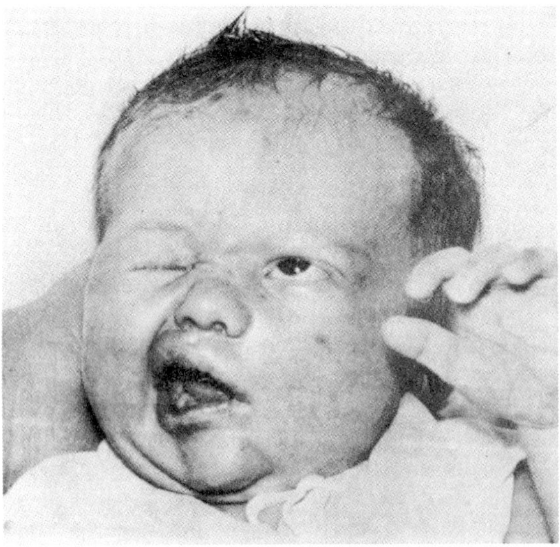

FIG. 113. — *Paralysie faciale.*

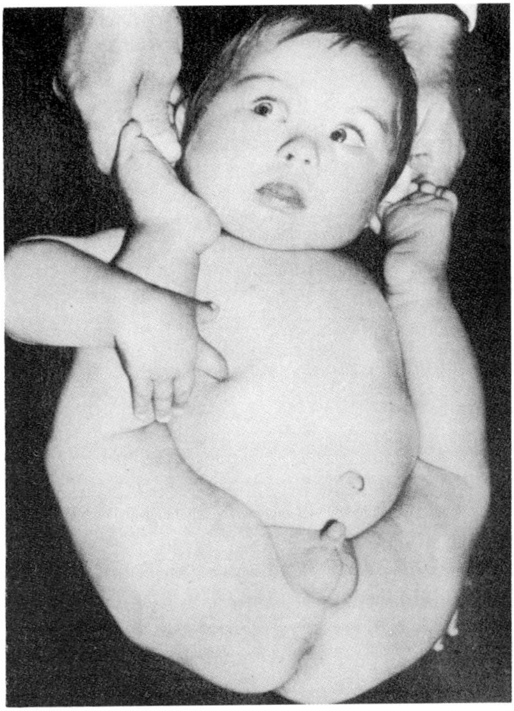

FIG. 114. — *Trisomie 21 montrant une hypotonie marquée.*

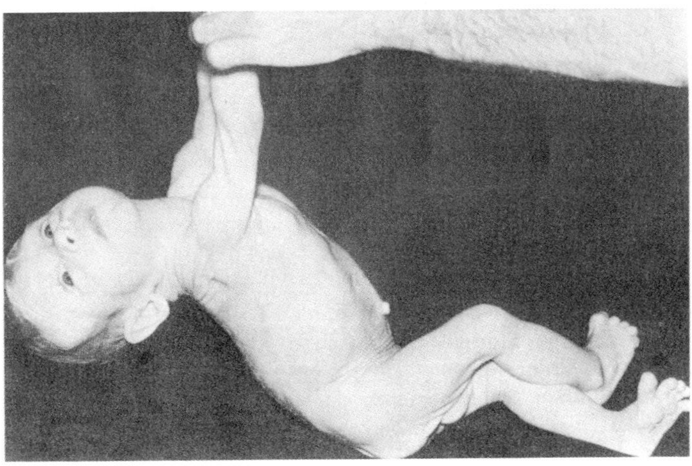

FIG. 115. — *Nourrisson de 8 semaines, déficient mental avec ballant très marqué de la tête.*

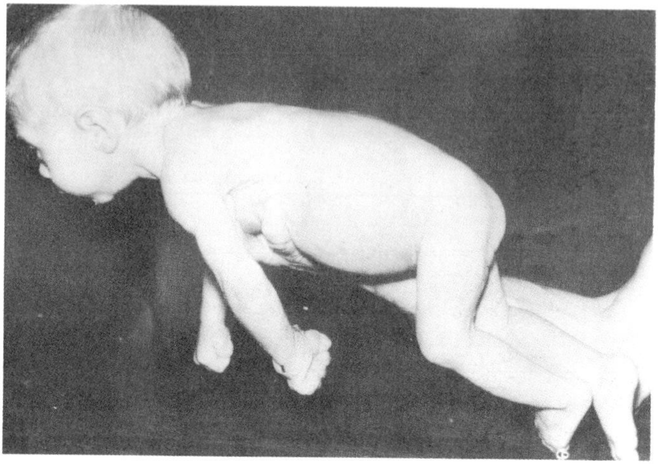

FIG. 116. — *Même enfant* avec une hypertonie des extenseurs donnant l'impression de bien contrôler sa tête en suspension ventrale.

tion visuelle et auditive, la préhension palmaire, la réaction au fait de l'attirer du décubitus dorsal à la station assise, la position debout et la marche, le réflexe de placement des membres, le réflexe de Galant, la suspension ventrale et le décubitus ventral, le réflexe de la percussion glabellaire, la réaction à l'enroulement, la réaction de défense (écarte le linge posé sur sa figure), le réflexe tonique du cou, le réflexe de Moro, la labilité de la couleur de la peau, et d'autres réponses recherchées.

Un examen aussi approfondi est indiqué pour la recherche mais, dans la pratique d'un service obstétrical chargé, il est impossible, sauf dans le cas de quelques nouveau-nés. Brazelton a décrit en détail l'examen et les tests qu'il conseillait mais il n'a pas expliqué les raisons de ce choix. Je me sens incapable de déterminer l'importance de plusieurs d'entre eux (le réflexe de Galant par exemple) du point de vue du développement, mais il a écrit que « actuellement cette méthode est un instrument de recherche » ; elle permet de coter l'état du nouveau-né mais elle n'indique pas la valeur de son score quant à la prévision des signes neurologiques futurs de l'enfant. En pratique et sans faire de recherche, il faut s'attacher aux tests importants qui donnent une information spécifique, neurologique ou touchant le développement.

Heinz Prechtl et Touwen de Groningen (Pays-Bas) ont mis au point une autre méthode d'évaluation du nouveau-né qui tient compte du tonus, de la puissance musculaire, de la mobilité, de la posture, de la vivacité, de l'irritabilité, des mouvements involontaires, de la résistance aux mouvements passifs et de l'amplitude des mouvements. Cet examen demande environ 30 minutes mais on utilise actuellement un test de dépistage basé sur cette méthode et ne demandant pas autant de temps [27]. Les diverses méthodes d'évaluation du nouveau-né ont été étudiées par Yang [28] et par Self et Horowitz [24].

Le Professeur Dubowitz m'a donné l'autorisation de reproduire en entier son mode d'approche : il recoupe en partie son modèle de bilan de la maturité mais il m'a conseillé de reproduire les deux modèles qui ont des applications différentes : l'un est destiné à l'évaluation de la maturité, et l'autre aux examens neurologiques de routine et à l'évaluation de la normalité (tableau VII).

CONDUITE DE L'EXAMEN

Elle doit être standardisée car de nombreux signes sont influencés par des facteurs internes et externes. Si l'on ne doit procéder qu'à un seul examen, il ne faudra pas l'effectuer avant au moins le 3e jour car les signes sont auparavant particulièrement variables. Toutefois un seul examen est insuffisant : Madame Saint-Anne Dargassies a noté qu'on recherche un seul critère de normalité pendant les 5 premiers jours, les critères de maturité entre le 6e et 9e jour, et les critères de la progression du développement entre le 10e et le 15e jour [22].

Environ 2 heures après sa dernière tétée, le nouveau-né est généralement assez éveillé pour réagir aux tests sans cependant se montrer irritable. On le place sur une table suffisamment large pour qu'il puisse rouler d'un côté sur l'autre sans risquer de tomber. La pièce doit être chaude, bien aérée et bien éclairée. Il est souvent bon d'effectuer l'examen en présence de la mère qui se sent rassurée et qui peut donner son avis sur chaque problème.

Pour la recherche ou pour évaluer des signes mineurs, il faut suivre l'approche standard, ce qui n'est pas possible dans l'existence chargée de tous les jours. L'examinateur doit alors choisir les parties les plus utiles de l'examen, s'occuper surtout des nouveau-nés à risques et ne pas se laisser aller à tirer des conclusions à partir de signes influencés par des facteurs extérieurs.

L'examen est mené de la façon suivante : observation, évaluation de la vivacité et du tonus musculaire, mise en évidence de certains réflexes, examen des nerfs crâniens et réalisation de tests particuliers.

OBSERVATION

Les renseignements fournis par une observation minutieuse justifient amplement le temps dépensé. L'examinateur doit s'entraîner à percevoir tout ce qui peut être important dès qu'on apporte le nouveau-né et pas seulement lorsqu'on le pose sur la table d'examen. Il faut surtout noter les particularités suivantes :

Tableau VII. — FORMULAIRES-TYPES DE BILANS. D'APRÈS LE MODÈLE DU PROFESSEUR DUBOWITZ.

Nom Hôp. N° Race Sexe	Date Age	Taille P.C.	Poids Age gestationnel	Stades 1.Sommeil profond, aucun mouvement, respiration régulière 2. Sommeil léger, yeux clos, quelques mouvements 3. Somnolence, yeux ouverts et/ou fermés 4. Éveillé, yeux ouverts, mouvement minimes 5. Complètement éveillé, mouvements vifs 6. Pleurs.		**STADE**	**COMMENTAIRE**	**ASYMÉTRIE**
ACCOUTUMANCE (≤ stade 3)								
Lumière 10 flashes lumineux toutes les 5 secondes. Arrêt : 2 réponses négatives consécutives	Aucune réponse	A. Cligne des paupières seulement au 1er stimulus. B. Réagit par un clignement tonique. C. Réponse variable	A. Arrêt du mouvement mais cligne après 2-5 stimuli. B. Arrêt complet 2-5 stimuli.	A. Arrêt du mouvement mais clignement persiste 6-10 stimuli. B. Arrêt complet 6-10 stimuli	A. Même réponse aux 10 stimuli B. Le nouveau-né est complètement vigilant. C. Sursaute + réactions constamment importantes.			
Hochet 10 stimuli toutes les 5 secondes	Aucune réponse	A. Léger mouvement au 1er stimulus. B. Réponse variable.	Sursaute ou mouvement 2-5 stimuli puis arrêt	Sursaute ou mouvement 6-10 stimuli puis arrêt	A B Cotés comme ci-dessus. C			
MOUVEMENT ET TONUS enfant déshabillé								
Posture* (au repos-prédominante)	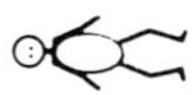	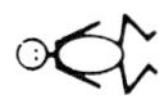	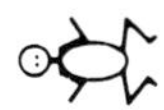 (hanches en abduction)	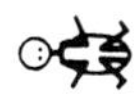 (hanches en adduction)	Postures anormales A. Opisthotonos B. Extension anormale de la jambe C. Réflexe tonique asymétrique du cou.			

Rebond du bras Enfant en décubitus dorsal ; tenir les 2 mains, allonger les bras le long du corps pendant 2 secondes puis lâcher	Aucune flexion dans les 5 secondes 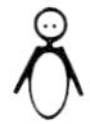 D G	Flexion partielle du coude 100° dans les 4-5 secondes  D G	Flexion du coude 100° dans les 2-3 secondes  D G	Flexion brutale du coude dès qu'on relâche, 60°  D G	Extension difficile. Les bras reviennent en arrière comme des ressorts.			
Traction du bras Enfant en décubitus dorsal, tête médiane. Saisir le poignet et amener lentement le bras à la verticale. Noter l'angle du bras et la résistance lorsque les épaules se décollent du lit.	Le bras reste complètement étendu. 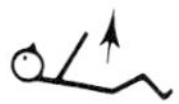 D G	Faible flexion qui ne dure pas. 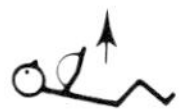 D G	Flexion du coude à 140°, conservée 5 secondes. 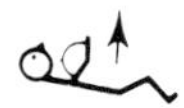 D G	Flexion durable à 100°. 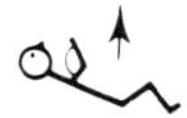 D G	Forte flexion à 100°, conservée. 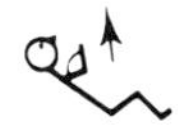 D G			
Rebond de la jambe Fixer les hanches pendant 5 secondes puis étendre les 2 jambes en tirant sur les chevilles ; tenir 2 secondes et lâcher	Aucune flexion dans les 5 secondes D G 	Flexion incomplète des hanches dans les 5 secondes D G 	Flexion complète des hanches dans les 5 secondes. D G 	Flexion complète et instantanée. D G 	On ne peut pas étendre les jambes qui reviennent comme des ressorts.			
Traction de la jambe. Décubitus dorsal. Saisir la cheville et tirer lentement à la verticale pour décoller les fesses 1-2 secondes. Noter angle et résistance du genou. Idem de l'autre côté.	Aucune flexion 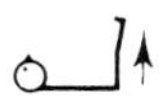 D G	Flexion partielle vite disparue 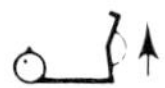 D G	Flexion du genou à 140-160°, conservée 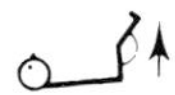 D G	Flexion du genou à 100-140°, conservée 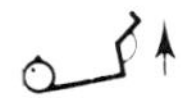 D G	Forte résistance. Flexion 100° 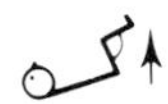 D G			

Angle poplité Décubitus dorsal. Amener genou et cuisse contre abdomen ; étendre la jambe en appuyant l'index en arrière de la cheville	D G 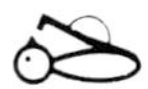 180-160°	D G 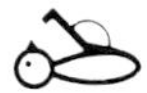 150-140°	D G 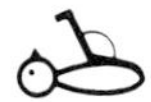 130°-120°	D G 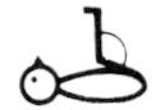 110-90°	D G 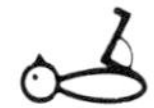 90°			
Contrôle de la tête (muscles post. du cou). Saisir l'enfant par les épaules position assise. Laisser la tête tomber en avant. Attendre 30 secondes.	N'essaie pas de lever sa tête. 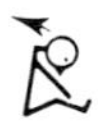	Essaie sans succès de lever sa tête. 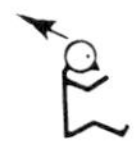	Relève sa tête en 30 secondes mais ne la maintient pas. 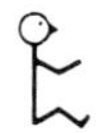	Relève sa tête en 30 secondes et la maintient. 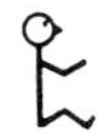	La tête ne peut pas être fléchie en avant. 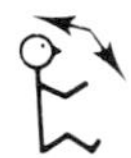			
Contrôle de la tête (muscles anté. du cou) Tenir les épaules et laisser la tête tomber en arrière. Attendre 30 secondes.	Idem ci-dessus 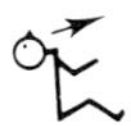	Idem ci-dessus 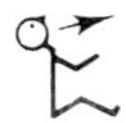	Idem ci-dessus 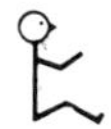	Idem ci-dessus 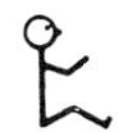				
Ballant de la tête. Tirer l'enfant par les poignets vers la station assise. Noter une flexion des bras.	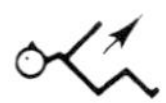	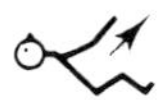	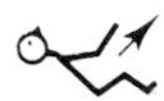	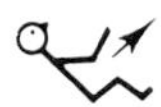				

Suspension ventrale Enfant tenu en suspension ventrale. Noter l'incurvation du dos, la flexion des membres et la position de la tête par rapport au tronc.	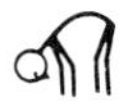	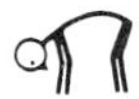	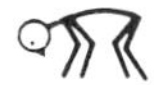	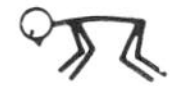	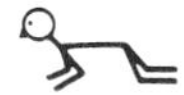			
Tête levée en décubitus ventral. Enfant en décubitus ventral, tête sur la ligne médiane.	Aucune réaction	Tourne sa tête d'un côté	Faible effort pour soulever sa tête qu'il tourne de côté.	Soulève sa tête, son nez et son menton.	Tient bien sa tête dans le prolongement de son corps.			
Mobilisation du bras en décubitus ventral. Décubitus ventral, tête médiane, bras étendus le long du corps, paumes en l'air.	Aucun effort	Léger effort et tortillement	Effort de flexion qui n'amène pas les poignets au niveau du mamelon.	Les poignets arrivent au niveau des mamelons sans vrais mouvements du corps.	Mouvement vigoureux du corps et les 2 poignets sont amenés en avant.			
Mouvement spontané du corps au cours de l'examen en décubitus dorsal, sinon les provoquer par une stimulation cutanée.	Aucune ou minime Provoqué	A. Paresseux. B. Incoordonnés. C. Surtout des étirements.	Mouvements lents alternant avec des mouvements désordonnés, athétosiques ou saccadés.	Mouvements des bras et jambes lents et/ou rapides et intenses.	Surtout A. Secousses. B. Mouvements athétosiques. C. Autres mouvements anormaux.			

Tremblements Rapides 6 sec. Lents 6 sec.	Aucun tremblement	Tremblements seulement aux stades 5-6.	Tremblements seulement pendant le sommeil ou après le réflexe de Moro.	Quelquefois au stade 4	Tremblements à tous les stades.			
Sursauts	Aucun	Uniquement après un bruit soudain, Moro ou choc sur la table.	Parfois spontanés	Spontanés chez 2-5	6 plus spontanés			
Mouvements anormaux	Aucun	A. Poings serrés, ouverts par moments B. Les mains ne s'ouvrent pas au Moro.	A. Parfois machonnement. B. Pouce plus ou moins en adduction.	A. Pouce constamment en adduction. B. Poings toujours serrés.	A. Mâchonnement continuel. B. Mouvements convulsifs.			
RÉFLEXES								
Réflexes tendineux Bicipital Rotulien Achilléen	Absent	Présent	Exagéré	Clonus				
Préhension palmaire Tête médiane. Insérer l'index dans sa main par la face cubitale et presser doucement la paume. Ne pas toucher la face dorsale de la main	Absente	Flexion faible et brève	Flexion d'intensité moyenne, maintenue plusieurs secondes	Forte flexion ; la contraction gagne l'avant-bras	Très forte préhension : l'enfant est facilement soulevé au-dessus de la table.			

Points cardinaux Décubitus dorsal, tête médiane, percuter latéralement chaque commissure buccale.	Aucune réponse.	A. Légère rotation partielle de la tête sans ouverture de la bouche. B. Ouverture de la bouche sans rotation de la tête.	Ouverture de la bouche du côté stimulé avec rotation partielle de la tête.	Rotation complète de la tête avec ou sans ouverture de la bouche.	Ouverture de la bouche avec rotation saccadée de la tête.			
Succion Décubitus dorsal appuyer la face palmaire de l'index contre le palais de l'enfant et juger de l'intensité du mouvement après 5 sec.	Aucune tentative	Faible mouvement de succion. A. Régulier B. Irrégulier.	Forte succion ; faible aspiration. A. Régulier. B. Irrégulier.	Succion forte et régulière en 5 mouvements continus. Bonne aspiration.	Crispation sans succion régulière.			
Marche (stades 4,5) Tenir l'enfant debout le cou droit et les pieds sur la table.	Absente		Ébauche d'effort des 2 jambes, non continu	Au moins 2 pas avec les 2 jambes.	A. Se tient comme une cigogne sans bouger. B. Marche automatique.			
Moro Une main soutient la tête sur la ligne médiane et l'autre le dos. Soulever l'enfant à 45° puis laisser tomber la tête de 10°. Noter si secousse. Répéter 3 fois.	Aucune réaction ou simple ouverture des mains.	Abduction complète des épaules et extension des bras. 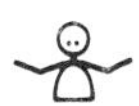	Abduction complète mais adduction partielle ou retardée. 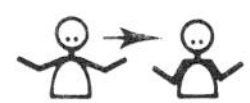 	Abduction partielle de l'épaule et extension des bras avec légère adduction A. Abd add B. Abd = add C. Abd add	A. Ni abduction ni adduction, uniquement extension B. Adduction marquée seulement. 			

ITEMS NEUROCOMPORTEMENTAUX								
Les yeux	Signe du soleil couchant Paralysie du nerf	Nystagmus passager Strabisme. Plus ou moins incoordination oculaire.	N'ouvre pas ses yeux.	Mouvements conjugués normaux des yeux.	A. Nystagmus persistant B. Incoordination fréquente C. Clignements rapides fréquents.			
Orientation auditive (Stades 3,4) Avec un hochet. Noter si sursaut	A. Aucune réaction B. Sursaut sans véritable orientation.	Éveillé, attentif, peut se tourner vers le stimulus en gardant les yeux fermés.	Alerte et tourne les yeux, la tête ne tourne pas forcément.	Éveil, tête tournée vers le stimulus, cherche du regard.	Se tourne et attentif aux stimuli chaque fois des 2 côtés.			
Orientation visuelle (stade 4) Avec une boule rouge	Ne localise et ne suit pas le stimulus	S'immobilise, fixe le stimulus, le suit sur 30° par secousses, ne le retrouve pas spontanément.	Suit horizontalement sur 30-60°, le perd et le retrouve Rapide coup d'œil vertical.	Suit des yeux et de la tête horizontalement et un peu verticalement. Fronce les sourcils.	Fixation soutenue, suit horizontalement, verticalement et en cercle.			
Vivacité (stade 4)	Inattention, réponses rares ou nulles à une stimulation directe	Brèves périodes d'éveil, réactions variables d'orientation	Si éveillé, intérêt moyennement soutenu. Un stimulus peut le mettre en éveil.	Vivacité soutenue, souvent orientée vers stimulus visuel mais non auditif.	Vivacité constante qui ne semble pas le fatiguer, vers les stimuli auditifs et visuels.			
Réaction de défense On pose une main ou un linge sur sa figure en obstruant en partie ses narines	Aucune réaction	A. Se calme. B. Réaction non spécifique avec long temps de latence.	Tourne latéralement son cou qu'il peut étirer.	Balaie avec son bras	Balaie avec son bras et violent mouvement du corps			

Pic d'excitation	Faible seuil pour tous les stimuli ; jamais > stade 3	Atteint brièvement les stades 4-5, mais surtout les stades faibles	Surtout stades 4 ou 5, peut atteindre 6 après stimulation mais redescend spontanément	Ateint stade 6 ; facile à consoler	A. Surtout stade 6 ; difficile ou impossible à consoler B. Surtout 4-5 ; impossible à consoler s'il atteint 6.			
Irritabilité (stades 3, 4, 5) Facteurs adverses : découvrir, déshabiller, forcer à s'asseoir, décubitus ventral, suspension ventrale, Moro, marche automatique	Pas de pleurs provoqués par l'un des stimuli	Pleure pour 1-2 stimulations	Pleure pour 3-4 stimulations	Pleure pour 5-6 stimulations	Pleure à chaque contrariété			
Consolable (stade 6)	Jamais au-dessus du stade 5 pendant l'examen donc pas nécessaire	Non nécessaire, se console spontanément	Consolé si on lui met la main sur le ventre, si on lui parle, ou si on l'enveloppe	Consolé si on le lange et si on le prend dans les bras ; parfois avec un doigt dans la bouche.	Inconsolable.			
Pleurs	Aucun	Pleurnicheries	Pleurs en réponse aux stimulations mais tonalité normale	Cris violent quand on le provoque ; ton normal	Pleurs aigus, souvent continus.			
* Noter toutes les asymétries Noter les anomalies (paralysie faciale, contractures). Les dessiner si possible. Enregistrement postprandial (temps ?) **Nom de l'examinateur**								

La posture

Le nouveau-né normal à terme repose sur le côté, les bras et les jambes fléchis. Placé en décubitus dorsal, il roule sur un côté ou sur l'autre. En décubitus ventral il tourne sa tête sur le côté pour respirer librement. Ses membres sont fléchis et son bassin est soulevé au-dessus de la table par ses genoux ramenés sous son abdomen. En suspension ventrale, la pesanteur est plus forte que le tonus des extenseurs et la tête, les bras et les jambes pendent vers le bas, généralement avec une légère flexion des coudes et des genoux et une certaine extension des hanches. Par contre, en suspension dorsale le tonus plus marqué des fléchisseurs antagonise les effets de la pesanteur et l'enfant prend une position d'extension incomplète.

Le nouveau-né étant en décubitus dorsal, si on étend son bras pour le relâcher ensuite, le bras reprend sa position en flexion. Si on fléchit le bras avant de le relâcher, le bras s'étend.

Lorsque le nouveau-né est suspendu la tête en bas par les chevilles, ses hanches et ses genoux sont fléchis, ses bras sont en flexion-adduction en travers de sa poitrine.

Une extension complète de ses membres inférieurs doit évoquer une hypertonie. La position « en grenouille » du jeune prématuré en décubitus dorsal doit faire penser à une hypotonie. On ne doit pas oublier que l'enfant né par le siège décomplété conservera probablement l'extension de ses membres inférieurs pendant la période néonatale.

Un opisthotonos est habituellement anormal mais, après une présentation de la face, la tête est généralement en hyperextension et le nouveau-né a l'air d'être en opisthotonos ; son tonus musculaire est cependant normal alors qu'un véritable opisthotonos s'accompagne d'hypertonie.

Une asymétrie de la posture est importante parce qu'elle peut relever soit d'une asymétrie du tonus musculaire (dans l'hémiplégie spastique), soit d'une fracture de la clavicule ou de l'humérus, soit d'une lésion du plexus brachial.

Les pleurs

Une infirmière expérimentée reconnaît toujours les pleurs aigus d'un nouveau-né anormal. Le pédiatre identifie facilement les pleurs rauques d'un crétin ou le cri de la maladie « du cri du chat ». Les pleurs peuvent complètement manquer, ou être exagérés et continus. Ces différentes éventualités peuvent traduire une anomalie.

Les mouvements

Ils sont spontanés ou provoqués. Les mouvements spontanés sont le tremblement, les saccades et les détentes brusques sans motif apparent. Le réflexe de Moro et le réflexe du sursaut sont des exemples de mouvements provoqués. Il est particulièrement important de noter la symétrie ou l'asymétrie des mouvements (une asymétrie est probablement significative).

Il est souvent difficile chez un nouveau-né de distinguer le mouvement normal de celui qui ne l'est pas. La convulstion du nouveau-né prend rarement l'aspect critique de celle de l'enfant plus âgé ou de l'adulte et apparaît généralement comme une simple secousse d'un membre ou une trémulation de la paupière ; la secousse peut se transmettre d'un membre à un autre ou à une autre partie du corps. La déviation conjuguée des yeux ou la raideur concomitante prouveraient l'élément convulsif. Ces mouvements doivent être distingués des détentes brusques du sommeil ou du réveil ou des tremblements généralisés du nourrisson affamé. Les tremblements normaux d'un membre, qui ne sont pas des mouvements cloniques convulsifs, peuvent être interrompus par la flexion du membre : ils peuvent être provoqués par des stimuli externes. Ils peuvent relever de la faim, d'une hypoglycémie, de la soif, d'une hypocalcémie, d'une hypernatrémie, d'une hypomagnésémie, d'une thyréotoxicose maternelle ou d'un état de manque.

Prechtl [19] affirme que l'enfant hyperexcitable présente des tremblements de forte amplitude et de basse fréquence, des réflexes exagérés et un seuil abaissé du réflexe de Moro. On peut obtenir un réflexe du sursaut marqué en percutant doucement son sternum et le réflexe de McCarthy en percutant son crâne près de la région susorbitaire. Certains de ces nourrissons sont hypercinétiques et pleurent constamment. Il attribue à l'enfant apathique un seuil élevé de stimulation des réflexes dont certains ne sont pas retrouvés. Ces nourrissons se mobilisent moins que les nourrissons normaux, offrent moins de résistance aux mouvements passifs et sont difficiles à éveiller. Leurs mouvements saccadés ou rythmiques rapides sont habituellement anormaux, encore que les tremblements occasionnels du menton soient normaux.

■ *État de veille et sommeil*

Les nourrissons anormaux présentent des périodes de sommeil excessivement longues.

■ *Autres signes*

Le pouce replié dans la paume de la main fermée est généralement un signe anormal.

Il faut observer les mouvements respiratoires dont l'irrégularité et les périodes d'apnée (crises de cyanose) sont souvent liées a une lésion cérébrale.

Le visage mérite un examen attentif : le nourrisson atteint d'un ictère nucléaire a une expression anxieuse et les yeux très ouverts. L'hydrocéphale montre un front proéminent, une fontanelle bombante, une distension des veines du cuir chevelu et un abaissement spontané des globes oculaires qui fait apparaître la partie supérieure de la sclérotique (signe du coucher de soleil), et qui peut s'accompagner de mouvements désordonnés des yeux. On notera une paralysie faciale.

On doit aussi tenir compte de la présence de malformations congénitales, de la couleur et de la présence de pigmentations ou de naevi de la peau.

ÉVALUATION DE LA VIVACITÉ

Les résultats de l'examen neurologique doivent être comparés avec l'état général, la vivacité et les réactions du nourrisson. On notera le degré de son activité spontanée, ses réactions à des stimuli légèrement douloureux (pincer le lobe de l'oreille ou le gros orteil), la qualité de son attention et l'intensité de son regard quand sa mère lui parle.

ACCOUTUMANCE

Dubowitz [9, 11] et Brazelton [4] la font entrer dans les tests visuels et auditifs, avec des stimuli sonores et lumineux répétés toutes les 5 secondes.

RÉFLEXES

On testera les réflexes bicipital, rotulien et achilléen qui sont d'une grande importance pour le diagnostic de l'IMC de type spastique. Ils varient considérablement selon les enfants et n'ont pas une grande importance en eux-mêmes, sauf s'ils sont asymétriques (Chapitre 16) mais ils ont une grande valeur diagnostique en conjonction avec d'autres signes.

Les réflexes primitifs ont été étudiés au Chapitre 4.

ÉVALUATION DU TONUS MUSCULAIRE

Le tonus musculaire est difficile à définir : c'est la légère tension du muscle, déterminée par des facteurs physiques, chimiques et nerveux, qui, tout en n'étant pas une contraction active, est responsable de la posture du corps, de l'amplitude des mouvements articulaires et de la qualité du muscle.

Elle s'évalue chez le nouveau-né et chez le nourrisson plus âgé de la façon suivante :

1° observation de la posture,

2° perception des muscles,

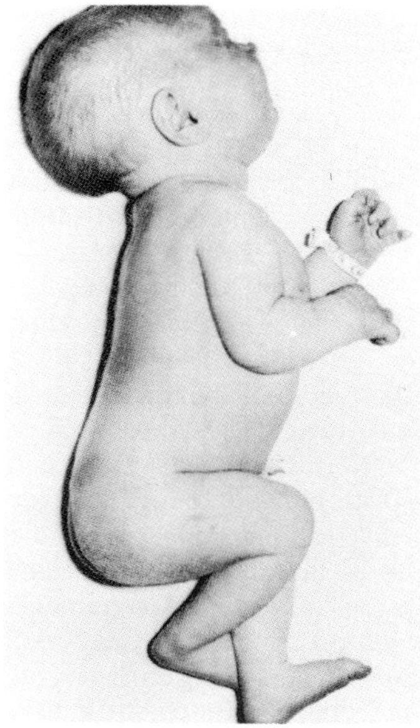

FIG. 117. — *Présentation de la face avec sa position caractéristique qui évoque un opisthotonos* mais le tonus musculaire est normal (âge = 4 semaines).

3° évaluation de la résistance aux mouvements passifs,
4° évaluation de l'amplitude des mouvements,
5° ébranlement des membres,
6° évaluation indirecte (réflexes tendineux, réponses plantaires et réflexe de Moro).

1° *Observation de la posture.* — On observe la posture au repos en décubitus dorsal, quand l'enfant est en suspension ventrale et quand on l'attire vers la station assise. L'enfant très hypertonique (voir la fig. 151) est étendu de façon caractéristique, les jambes étendues et le mains étroitement fermées, ce qui s'oppose aux membres fléchis du nourrisson normal (voir la fig. 150) et à la position « en grenouille » de l'enfant hypotonique. Chaque nourrisson serre, par moments, ses poings et il faut décider par l'observation s'il s'agit d'un trait constant. Vers 2 à 3 mois les mains sont habituellement largement ouvertes. Lorsque le tonus des extenseurs est excessif, le nourrisson redresse bien sa tête lorsqu'il est en suspension ventrale ou en décubitus ventral, mais il montre un ballant excessif de sa tête lorsqu'on l'attire vers la station assise : on perçoit à ce moment la résistance des muscles spinaux, fessiers et postérieurs des cuisses (Chapitre 16).

2° *Perception des muscles.* — On perçoit la consistance des muscles entre le pouce et l'index, ce qui prend surtout de la valeur dans le cas d'une hypotonie (par exemple dans la trisomie 21) : la consistance des muscles d'un trisomique 21 ou d'un nourrisson atteint d'une maladie de Werdnig-Hoffmann est très différente de celle d'un enfant normal.

3° *Évaluation de la résistance aux mouvements passifs.* — On évalue la résistance aux mouvements passifs en fléchissant ou en étendant le genou ou le coude, ou en mettant la hanche en abduction. On est facilement trompé par la résistance volontaire de l'enfant.

4° *Évaluation de l'amplitude des mouvements.* — Les articulations les plus importantes pour l'évaluation de l'amplitude du mouvement sont la hanche et la cheville. On peut aussi faire tourner, fléchir et étendre le cou, ou le pencher latéralement. On fléchit et on étend les coudes et les poignets, on recherche le signe de l'écharpe (en attirant la main en avant du cou vers ou au-delà de l'épaule). On évalue l'amplitude de l'articulation de la hanche en la fléchissant à un angle constant (90°) ou en la mettant en flexion complète puis en abduction. Normalement les genoux d'un nouveau-né touchent pratiquement la table d'examen mais l'abduction est de moins en moins marquée vers 6 semaines. L'abduction de la hanche diminue avec l'hypertonie et dans certaines autres affections alors qu'elle est augmentée dans l'hypotonie. La dorsiflexion de la cheville diminue dans l'hypertonie et augmente dans les cas d'hypotonie.

5° *Ébranlement des membres.* — En tenant le bras au-dessous du coude ou la jambe au-dessous du genou, on secoue rapidement le membre afin d'observer l'amplitude du mouvement du poignet ou de la cheville. Le mouvement est excessif dans le cas d'une hypotonie et réduit dans l'hypertonie ; il dépend surtout du réflexe d'étirement. Ce test bien exécuté se montre très sensible.

Un test analogue permet de vérifier le contrôle de la tête lorsque le nourrisson est plus âgé : l'enfant étant maintenu assis, on le bascule d'un côté à l'autre pour évaluer les mouvements latéraux de sa tête qui doivent être minimaux à 6 mois.

6° *Évaluation indirecte.* — Les réflexes tendineux, le clonus du pied et les réactions plantaires. Un réflexe rotulien exagéré accompagné d'une réponse plantaire en extension se retrouve constamment dans la forme spastique de l'IMC. Un clonus du pied durable signe une hypertonie mais n'est pas nécessairement anormal. La faible amplitude du réflexe de Moro chez l'enfant hypertonique a été décrite au Chapitre 4.

Dubowitz [11] ajoute la réponse à la traction et au rebond du membre qui est diminuée ou qui manque dans l'hypotonie.

Quelle que soit la méthode utilisée, il faut noter la symétrie du tonus musculaire car une asymétrie a plus d'importance qu'une hypertonie symétrique.

L'importance de l'hypotonie vient de son rôle essentiel dans le bilan du développement moteur : Dubowitz en a étudié les causes [11, 12]. La forme qui n'implique que les membres inférieurs peut relever d'un myéloméningocèle ou d'une diastématomyélie, et il faut envisager ces deux éventualités lorsqu'on examine le dos d'un enfant. On recherchera systématiquement aussi l'existence d'un sinus pilonidal. Un sinus de la région cervicale, dorsale ou lombaire, qui est parfois révélé par la présence d'une touffe de poils ou d'une tache pigmentaire, peut traverser l'espace sous-arachnoïdien et provoquer une méningite ou d'autres signes neurologiques, mais cette éventualité est très rare si le sinus se situe en haut du sillon interfessier. Il existe une forme rare d'IMC qui se manifeste dans les premières semaines par une hypotonie accompagnée de signes de déficience mentale.

Les enfants normaux montrent des variations considérables de leur tonus musculaire, et une hypertonie n'évoque donc pas forcément une affection organique.

Dubowitz [10] a étudié les signes physiques présentés par les nouveau-nés atteints d'une hémorragie ventriculaire : il a noté une hypotonie marquée, un angle poplité réduit, une faible mobilité et une incapacité à suivre du regard.

LES HANCHES

Jusqu'à ce que l'enfant ait deux ans, son examen systématique doit englober les hanches afin d'éliminer l'éventualité d'une luxation congénitale. Il ne s'agit pas exactement d'une évaluation du développement mais, si l'amplitude de l'abduction est limitée, il faut faire la différence entre ses deux causes principales : l'hypertonie et la luxation.

Certains facteurs augmentent le risque d'une luxation :

— des antécédents familiaux de luxation de la hanche ;

— des facteurs géographiques (la luxation est particulièrement fréquente dans le nord de l'Italie) ;

— un accouchement par le siège décomplété ;

— une hypotonie grave qui intéresse les membres inférieurs (dans le cas d'un myéloméningocèle) ;

— une affection spastique grave ; une arthrogrypose ;

— un oligohydramnios ; une grossesse multiple ;

— des pieds bots bilatéraux chez la fille ;

— un torticolis congénital (tumeur sternomastoïdienne) ; un emmaillotement serré.

On a beaucoup publié sur le diagnostic de la luxation congénitale de la hanche du nouveau-né et je reste perplexe devant la description des tests indiqués, en grande partie en raison de l'utilisation des termes « en haut, en bas, en avant et en arrière ». J'ai donc demandé à mon confrère orthopédiste J. Sharrard, FRCS, de bien vouloir décrire les principaux tests en terme simples que je puisse comprendre.

1° *Le test d'Ortolani.* — L'enfant est allongé en décubitus dorsal, les hanches fléchies à angle droit et les genoux fléchis et réunis. On porte lentement les hanches en abduction et, dans le cas d'une luxation, au

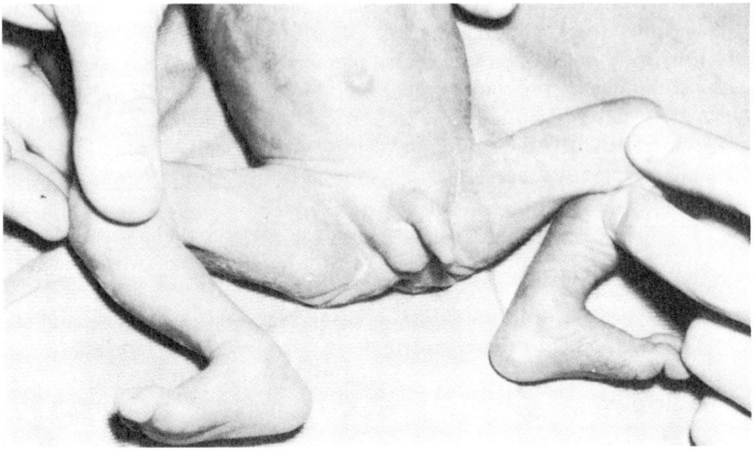

FIG. 118. — *Abduction de la hanche.*

moment où l'abduction est de 90°, la tête du fémur glisse en arrière dans l'acétabulum avec un ressaut visible et palpable. Un « clic » n'a pas d'importance chez le nouveau-né et il est peu propable qu'un ressaut soit perçu dans les trois premiers mois.

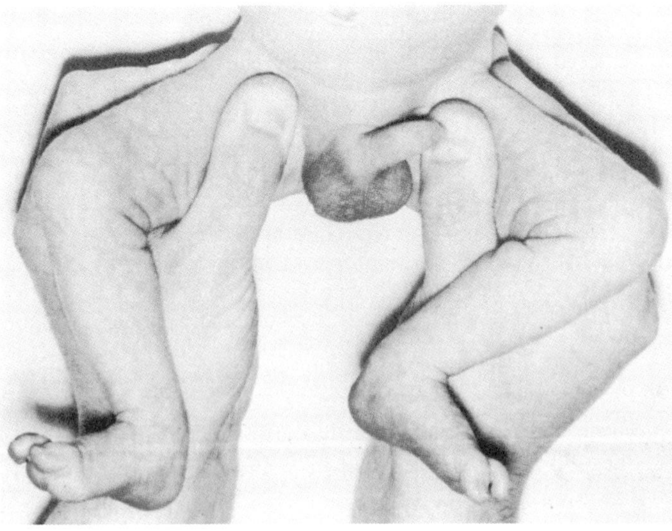

FIG. 119. — *Recherche d'une subluxation de la hanche (stade I).*

L'enfant est couché sur le dos, les hanches et les genoux fléchis. L'examinateur pose le médius de chacune de ses mains sur chaque grand trochanter.

2° *Le test de Barlow*

PREMIER TEMPS. — Le nourrisson est en décubitus dorsal, les hanches fléchies à angle droit et les genoux en flexion complète. L'examinateur place le médius de chacune de ses mains au-dessus des grands trochanters et applique ses pouces sur les faces internes des cuisses tout près de l'aîne. Il porte les hanches en abduction et, lorsqu'elles atteignent environ 70°, il exerce une pression avec chaque médius comme pour repousser les trochanters vers la symphyse pubienne. Rien ne se produit chez un enfant normal alors que, dans le cas d'une luxation, on perçoit le déplacement du grand trochanter et de la tête du fémur dans la direction de l'application de la force.

DEUXIÈME TEMPS. — Les hanches sont placées dans la même position que précédemment et le pouce qui est appliqué sur la partie supéro-interne de la cuisse exerce une pression en direction de la table d'examen. Rien ne se produit chez l'enfant normal mais, dans le cas d'une luxation de la hanche, on sent la tête du fémur qui se déplace pour se remettre en place immédiatement après que la pression ait pris fin.

Chez l'enfant de plus de 4 ou 5 semaines, le meilleur signe d'une luxation (ou d'une subluxation) de la hanche est la limitation de l'abduction, les hanches étant fléchies à angle droit. Une luxation unilatérale entraînera un raccourcissement apparent de la jambe.

Voici les principales causes de la limitation de l'abduction de la hanche :

1° *Variation normale.* — Les hanches de certains nourrissons normaux peuvent effectuer une abduction plus ample, en partie du fait de la tonicité musculaire mais aussi en fonction des ligaments de la hanche.

2° *Hypertonie des adducteurs.* — Là aussi il est impossible de tracer une frontière entre le normal et l'anormal, et de légères variations peuvent être dépourvues de sens. Tous les enfants porteurs de la forme spastique de l'IMC montreront une limitation de l'abduction du côté affecté.

3° *« Raideur » des aducteurs ou « raccourcissement congénital des adducteurs ».* — Ces termes sont employés par les chirurgiens orthopédistes pour expliquer une limitation de l'abduction sans luxation de la hanche.

4° Subluxation de la hanche.

5° Coxa vara.

6° Diverses affections de la hanche.

7° Anomalies ligamentaires, comme dans le cas de la trisomie 21.

8° Contracture musculaire, surtout chez les nourrissons hypotoniques et chez les enfants qui restent couchés dans la même position.

Quarante années d'expérience de l'examen des nourrissons m'ont rendu très circonspect dans le diagnostic de la subluxation de la hanche. Un nourrisson sur 20 à 50 qui ont 6 semaines présente une limitation de l'abduction d'une hanche. Malheureusement les experts orthopédistes ne sont pas d'accord sur l'importance de ces signes et sur leurs indications [15, 16]. Certains enfants font la preuve de leur subluxation,

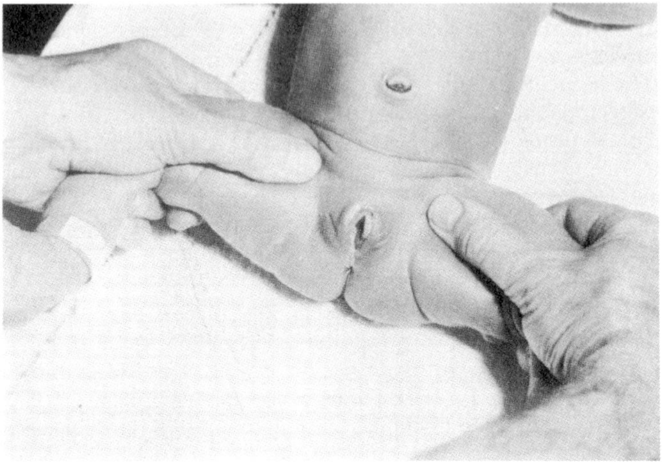

FIG. 120. — *Le pouce de chaque main vient s'appliquer sur la face interne de la cuisse, opposée au petit trochanter.*

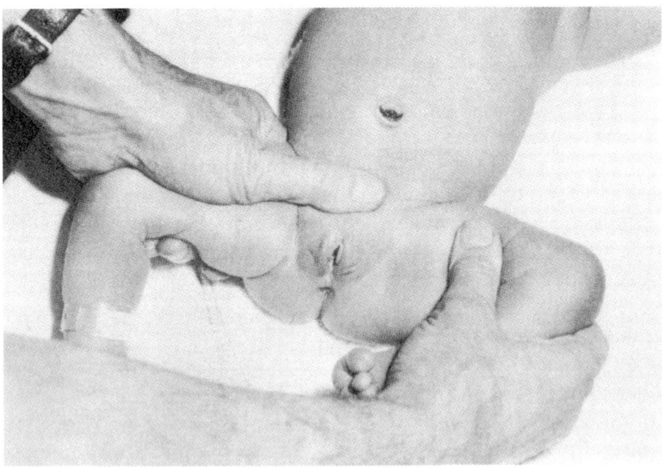

FIG. 121. — *En cas de doute, on stabilise le bassin entre un pouce placé sur le pubis et les doigts glissés sous le sacrum pendant qu'on étudie la hanche avec l'autre main.*

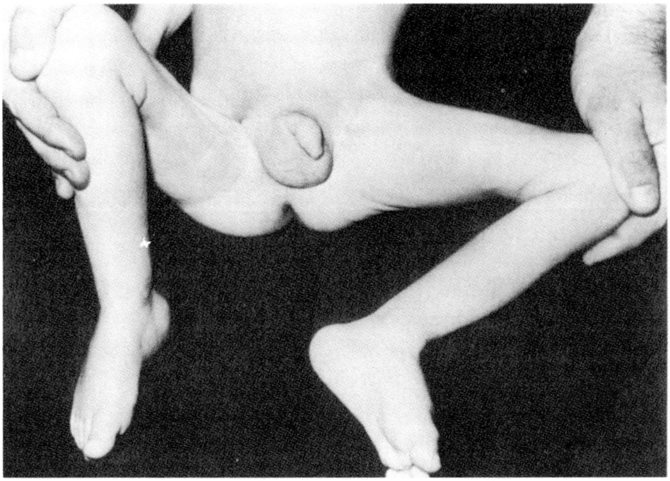

FIG. 122. — *Subluxation de la hanche gauche avec réduction de l'abduction.*

d'autres arrivent sans traitement à une abduction normale après quelques semaines d'observation. Certains chercheurs ont émis l'idée que la luxation pouvait se produire quelques semaines après la naissance. Des examens répétés de la hanche sont donc très importants au cours de la première année. On admet actuellement que le « clic » qui accompagne habituellement l'abduction de la hanche n'a pas d'importance [8, 20] mais le ressaut que l'on ne constate pas avant 3 mois traduit une luxation qui exige un traitement.

La question se complique du fait que jusqu'à 10 % des enfants porteurs d'une luxation de la hanche ne montrent aucune limitation de l'abduction [3, 15, 20].

Le diagnostic peut s'avérer très difficile, ce qui explique les nombreuses publications sur les diagnostics tardifs [3, 8, 15, 16, 20] telles que celle de Bjerkreim qui a étudié 815 cas « tardifs ». Lorsqu'un doute clinique persiste, le diagnostic se fait par l'échographie.

LA VISION

Se reporter au Chapitre 4 qui traite de la perception visuelle du nouveau-né.

Une partie essentielle de l'examen systématique du nouveau-né porte sur les yeux pour rechercher un nystagmus (qui traduit généralement un défaut de la vision), ou une opacité (une cataracte, un rétinoblastome ou, par la suite, une fibroplasie rétrolentale). On notera aussi d'autres anomalies telles qu'une anisocorie, une déviation conjuguée des yeux ou un strabisme. Le diagnostic d'une cataracte doit être précoce car son traitement doit avoir lieu vers 8 semaines [21]. L'œil est parfois petit et la pupille blanchâtre, mais il arrive que la cataracte soit postérieure et ne soit mise en évidence que par l'absence de reflet rouge à l'examen ophtalmoscopique. Un défaut de la vision sera évoqué par l'absence de fixation visuelle ou par un nystagmus.

Les facteurs de risque indicateurs d'une attention spéciale sont :
— des antécédents familiaux de cécité,
— une prématurité, surtout si elle est extrême,
— une rubéole survenue dans les trois premiers mois de la grossesse,
— une pré-éclampsie grave (risque de myopie),
— une déficience mentale,
— une infirmité motrice cérébrale,
— une hydrocéphalie,
— une craniosténose,
— une ophtalmie du nouveau-né,

André-Thomas a utilisé le test suivant pour évaluer la vision [1] : l'enfant est maintenu à la verticale et fait face à la partie sombre de la pièce. On le fait alors tourner sur l'axe de son corps vers la partie éclairée de la pièce vers laquelle sa tête et ses yeux se tournent plus rapidement. L'œil le plus rapproché de la fenêtre s'ouvre davantage. Finalement la tête et les yeux sont tournés vers le ciel. On fait encore pivoter l'enfant pour le détourner de la source lumineuse : sa tête et ses yeux ne suivent pas le reste de son corps tant que la lumière est perceptible et ils reprennent leur position originale dès que la lumière disparaît (voir aussi la réaction des yeux de poupée page 74 et 308).

Paine s'est servi d'une autre épreuve de rotation : le nourrisson fait face à l'examinateur qui le fait pivoter deux ou trois fois. Le nourrisson ouvre les yeux qui dévient dans le sens du mouvement aussi longtemps que dure la rotation, et il présente un nystagmus rotatoire en sens inverse quand le mouvement s'arrête. Les réponses sont incomplètes si les muscles oculaires sont hypotoniques ou si la vision est défectueuse. On peut aussi tester la vision en faisant tourner un cylindre peint de bandes verticales : la présence d'un nystagmus montre l'existence de la vision (nystagmus optocinétique).

L'équipe de Boston [4] a donné une bonne description des tests utilisés chez les nouveau-nés de 7 jours. Une à deux heures après la tétée, on testait les enfants au moyen d'une balle rouge brillant de 5 cm de diamètre, suspendue par un élastique à 15 ou 20 cm de leurs visages, et que l'on mobilisait lentement dans diverses directions. Un examinateur faisait pivoter le nouveau-né pendant que deux autres étudiaient la déviation horizontale et verticale de ses yeux, la persistance de la réponse, et les mouvements associés de la tête. La capacité de fixer, de suivre des yeux et de réagir au stimulus visuel était la preuve de l'intégrité de l'appareil visuel.

Les nouveau-nés ont tendance à fermer les yeux quand on veut les examiner, et chaque tentative pour ouvrir les paupières les fait fermer encore plus fortement. On leur fera ouvrir les yeux en leur donnant quelque chose à sucer ou en les faisant pivoter dans ses mains.

Des méthodes plus sophistiquées d'évaluation de la vision font appel aux potentiels évoqués visuels, à l'électorétinoscopie [18] et à la discrimination de bandes verticales de largeurs variées par rapport à un fond gris luminescent [14]. L'acuité visuelle peut être définie par la capacité de distinguer des bandes blanches et noires de différentes largeurs.

Le Chapitre 7 traite du retard de la maturation visuelle.

La façon de tester un strabisme chez un nourrisson est facile à décrire, mais il est beaucoup plus difficile d'affirmer la présence d'un strabisme quand le nourrisson ne se montre pas coopératif. Si on envoie un rayon lumineux en direction de l'œil en maintenant la tête en position médiane, le reflet lumineux doit occuper la même position dans chaque œil. Si on fait regarder la lumière par l'enfant et si on couvre un œil, celui-ci ne doit pas se mobiliser lorsqu'on le découvre. La présence d'un épicanthus ou d'une large racine du nez peut induire un faux diagnostic de strabisme, que l'on peut corriger en pinçant le nez de façon à effacer l'épicanthus. Le signe dit « du coucher de soleil » qui accompagne si souvent l'hydrocéphalie peut être normal.

AUDITION

Il faudrait évaluer l'audition de tous les nouveau-nés et des épreuves approximatives devraient faire partie de l'examen systématique des premières semaines et, en tout cas, vers 3 ou 4 mois (Chapitre 12). On dit souvent que tous les nouveau-nés à risque devraient être testés au cours de la période néonatale. Les facteurs de risques sont les viroses telles que la rubéole pendant la grossesse, l'emploi de médicaments ototoxiques, les antécédents de surdité congénitale et l'hypoxie périnatale grave (se reporter au Chapitre 12).

On a émis l'idée que la réponse audiométrique électrique du tronc cérébral devrait être recherchée chez tous les nouveau-nés au moment de leur sortie d'une unité de soins intensifs [23]. Ce test fournirait en quelques minutes une estimation précise du seuil des réponses aux clics, ce qui permettrait de distinguer facilement les nouveau-nés anormaux.

Le nouveau-né peut répondre à un bruit violent [13] par une réaction de sursaut, par une grimace, par un clignement des paupières, par des mouvements marqués, en se calmant s'il pleurait ou en pleurant s'il était calme, en ouvrant les yeux, en interrompant sa succion, ou en marquant une pause respiratoire. On peut noter un changement de son rythme cardiaque et une variation de son EEG. Il est souvent difficile de susciter une réponse à un bruit au cours de la période néonatale simplement par des moyens cliniques. On évalue l'orientation d'un son grâce à un hochet tenu à une distance de 25 cm au niveau de l'oreille [11] et en notant les mouvements des yeux ou de la tête en réponse. Une publication japonaise [13] a ajouté les mouvements de succion à la réponse à un bruit : ils sont plus marqués chez le prématuré que chez le nouveau-né à terme. L'audiométrie de la réaction de sursaut a montré que l'acuité auditive augmente progressivement avec le développement.

L'INTERPRÉTATION : PRONOSTIC

Plus on a l'expérience du bilan du développement et plus il paraît difficile à réaliser, surtout dans la période néonatale.

La plus grande difficulté réside dans le fait que les signes neurologiques anormaux mis en évidence au cours de la période néonatale ou des premières semaines peuvent disparaître complètement ou presque complètement (Chapitre 16). Par exemple, l'éventail du tonus musculaire varie beaucoup chez le nourrisson normal. Tout ce qu'on peut dire, c'est que plus un enfant s'écarte de la normale et moins il a de chances d'être normal. Une hypertonie marquée peut être un phénomène passager, tout comme une hypotonie, à moins qu'elle ne soit sévère. On accorde plus d'attention à l'asymétrie du tonus mais même une asymétrie prononcée, évocatrice d'une hémiplégie spastique, peut s'effacer en quelques semaines. Des réflexes rotuliens exagérés, et même un clonus du pied constant, ne signifient aucunement un défaut physique permanent. On tient davantage compte d'une combinaison de signes anormaux que d'un seul. Moi-même je n'accorde aucune attention à des réflexes tendineux exagérés chez un enfant par ailleurs normal, et je considère qu'un clonus soutenu du pied est juste l'indication d'un examen ultérieur (et je ne fais aucune allusion devant la mère à une éventuelle anomalie). Si cependant un nourrisson, en plus d'un clonus marqué du pied, présente un périmètre crânien petit par rapport à son poids, ou montre un retard du développement moteur, ou n'a pas encore commencé à sourire à sa mère à l'âge de 6 semaines (s'il est né à terme), j'évoque certainement la possibilité d'une anomalie. Je serais aussi influencé par des antécédents de facteurs de risque importants. Par exemple, si un nourrisson montre une hypertonie musculaire marquée en même temps qu'une hypoglycémie ou des convulsions, ou s'il a été prématuré, ou si c'est un jumeau, je serai beaucoup plus enclin à penser qu'il est anormal. Il ne faut par contre pas oublier que des nourrissons qui ont présenté une hypoxie sévère à la naissance seront probablement normaux dans les mois et les années à venir.

J'ai vu de nombreux exemples impressionnants de guérison après des symptomatologies absolument anormales au cours de la période néonatale :

1° Un nouveau-né qui présentait une paralysie supra bulbaire et dont la mère avait eu un hydramnios. Il montrait les signes d'une quadriplégie spastique avec un clonus du pied inépuisable, une exagération des réflexes tendineux, une hypertonie musculaire marquée et des poings étroitement serrés. Il fallut l'aspirer toutes les 10 à 15 minutes pendant les premières semaines de vie. Vers la 12e semaine, la spasticité s'était très atténuée et, à 6 mois, le seul signe résiduel était une approche légèrement anormale de la main vers un objet. A 10 ans il était normal tout en conservant un tremblement des mains, sans caractère et dans les limites normales. Sa scolarité à l'école publique fut dans les normes. Dans une communication sur la dysphagie [14], j'ai décrit d'autres exemples de la disparition complète d'une dysphagie relevant d'une paralysie bulbaire ou d'une incoordination des mécanismes de la déglutition.

2° Un enfant qui avait présenté les signes caractéristiques d'une hémiplégie spasmodique au cours de ses 3 premiers mois, et dont un bras était nettement contracturé et relativement immobile. A 12 ans le seul signe résiduel était une réaction unilatérale d'extension plantaire sans aucun autre symptôme.

3° Une hypertonie unilatérale sévère des premières semaines dont il n'est resté aucun signe à l'âge scolaire, à part une légère maladresse généralisée.

Un suivi de 79 nourrissons qui avaient présenté des signes neurologiques anormaux au cours de la période néonatale a montré que seulement 13 d'entre eux étaient anormaux à 18 mois [2] : toutefois l'absence de signes néonataux ne garantit pas la normalité future du nourrisson. Cette étude avait montré que 2 des 65 témoins s'étaient révélés être anormaux par la suite, tout en n'ayant auparavant présenté aucun signe net d'anomalie.

On ne peut jamais être certain que, lorsque les signes anormaux se sont effacés quelques semaines après la naissance, les tests affinés d'adresse manuelle, motrice ou spatiale, ne révéleront pas par la suite un certain degré d'anomalie.

Si l'enfant a présenté des convulsions néonatales, l'avenir dépend en grande partie de l'étiologie de ces convulsions : si elles relèvent d'une hypoglycémie, il est beaucoup plus probable qu'elles laisseront des séquelles que si la cause en est une hypocalcémie. L'hypoglycémie peut en soi être le signe d'un trouble cérébral sous-jacent. Une hyperbilirubinémie sévère est rare de nos jours mais, si elle se produit, le risque d'une anomalie à venir est grand.

SIGNES ANORMAUX. RÉSUMÉ [11, 20]

— Cri perçant ou suraigu.
— Apathie, somnolence excessive ; irritabilité, vigilance accrue.
— Position « en grenouille » dans les décubitus dorsal. Opisthotonos.

Extension anormale des membres inférieurs. Peu de mouvements spontanés. Mouvements asymétriques.

— Tremblements sans pleurs, surtout si l'enfant est aussi irritable. Crises d'apnée.

— Convulsions.

— Vomissements.

— Tête petite ou grosse par rapport au poids. Fontanelle bombante ; distension anormale des sutures.

— Yeux : nystagmus irrégulier ; déviation conjuguée ; myosis ou mydriase fixe ; opacité ; paralysie oculaire ; strabisme fixe ; signe du coucher de soleil ; mauvaise orientation du regard.

— Oreilles : mauvaise orientation du son.

— Réflexes : exagérés, absents, asymétriques. Sursaut exagéré ; Moro anormal ; surtout sans flexion ou adduction. Absence des réflexes buccaux. Succion et alimentation défectueuses.

Par la suite, persistance des réflexes de préhension, de Moro, et toniques asymétriques du cou, ainsi que de la fermeture des mains. Absence du réflexe nauséeux ou du réflexe tussigène, salivation (paralysie bulbaire).

— Tonus : hypotonie, hypertonie, asymétrie. Hypertonie des extenseurs.

— Retard marqué du développement (du décubitus ventral, de la suspension ventrale, de la traction vers la position assise).

L'EXAMEN MINIMUM

Il n'est pas toujours facile d'effectuer un examen complet, soit du fait de l'état du nouveau-né, soit par manque de temps.

Voici le minimum nécessaire du point de vue neurologique ou du développement :

— évaluation de la maturité,
— étude du cri,
— observation du visage (paralysie faciale, faciès particulier),
— yeux (cataracte, opacité due à un rétinoblastome, nystagmus),
— mouvements (qualité, quantité, symétrie),
— posture (extension excessive de la spasticité),
— palpation de la fontanelle antérieure et des sutures,
— évaluation du tonus musculaire,
— réflexes de préhension et de Moro,
— mesure du périmètre crânien par rapport au poids,
— examen des hanches,
— réflexes rotuliens, clonus du pied,
— examen du dos (sinus pilonidal ?),
— si possible évaluation de l'audition,
— si une hydrocéphalie semble possible, on procède à la transillumination du crâne.

RÉFÉRENCES

[1] André-Thomas, Chesni Y., Saint-Anne Dargassies. — The neurological examination of the infant. *Little Club Clinics in Developmental Medicine.*, N° 1, London, National Spastics Society, 1960.

[2] Bierman-van Endenburg M.E.C. — Predictive value of neonatal neurological examination : a follow-up study at 18 months. *Dev. Med. Chil. Neurol.*, 1981, **23**, 296.

[3] Bjerkreim I. — Congenital dislocation of the hip joint in Norway. *Acta Orthopaed. Scand.*, 1974, Suppl. 157.

[4] Brazleton T.B., Scholl M.L., Robey J.S. — Visual responses in the newborn. *Pediatrics*, 1966, **37**, 284.

[5] Brazelton T.B. — Neonatal Behavioral Assessment Scale. *Clinics in developmental medicine No. 88*, Heinemann, London, 1984.

[6] Cohen L.B., De Loache J.S., Strauss M.S. — Infant visual perception. In : Osofsky J.D. (Ed.) *Handbook of infant development*. Wiley, New York, 1979, p. 393.

[7] COle G.F., Hungerford J., Jones R.B. — Delayed visual maturation. *Arch. Dis. Child.*, 1984, **59**, 107.

[8] Cyvin K.B. — Congenital dislocation of the hip joints. *Acta Paediatr. Scand.*, 1977, Suppl. 263.

[9] Dubowitz L.M.S., Dubowitz V., Palmer P.G. et al. — Correlation of neurologie assessment in the pretern newborn infant with outcome at one year. *J. Pediatr.*, 1984, **105**, 452.

[10] Dubowitz L.M.S., Levene M.I., Morante A., Palmer P., Dubowitz V. — Neurologic signs in neonatal intraventricular hemorrhage : a correlation with real-time ultrasound. *J. Pediatr.*, 1981, **99**, 127.

[11] Dubowtiz L., Dubowitz V. — The neurological assessment of the preterm and full term new infant. *Clinics in Developmental Medicine No. 79*, Heinemann, London, 1981.

[12] Dubowitz V. — The floppy infant. *Clinics in DevelopmentAL Medicine*, Heinemann, London, 1969.

[13] Endo I. — Comparison of auditory acuities measured by startle response in full term and premature neonates. *Acta Paediatr. Japonica*, 1979, **21**, 31.

[14] Illingworth R.S. — Sucking and swallowing difficulty in infancy. Diagnostic problems of dysphagia. *Arch. Dis. Child.*, 1969, **44**, 655.

[15] Jones D. — An assessment of the value of the examination of the hip in the newborn. *J. Bone Joint Surg.*, 1977, **59B**, 318.

[16] Mackenzie I.G. — Congenital dislocation of hip. *J. Bone Joint Surg.*, 1972, **54B**, 18.

[17] Morante A., Dubowitz L.M.S., Dubowitz V., Levene M. — The development of visual function in normal and neurologically abnormal preterm and full term infants. *Dev. Med. Chil. Neuro.*, 1982, **24**, 771.

[18] Nelson L.B., Rubin S.E., Wagner R.S., Breton M.E. — Developmental aspects in the assessment of visual function in young children. *Pediatrics*, 1984, **73**, 375.

[19] Prechtl H., Beintema D.J. — The neurological examination of the full terme new born infant. A manual for clinical use. *Little Club Clinics in Developmental Medicine No. 12*, Heinemann, London, 1964.

[20] Ramsey P.L. — Congenital dislocation of the hip. *J. Pediatr. Surg.*, 1977, **12**, 437.

[21] Rice N.S.C., Taylor D. — Congenital cataract, a cause of preventable blindness. *Br. Med. J.*, 1982, **2**, 581.

[22] Saint-Anne Dargassies. — Le nouveau-né à terme. *Aspect neurol. biol. neonatal.*, 1962, **4**, 174.

[23] Schulman-Galambos C. — Assessment of hearing. In Field T.M. (Ed) *Infants born at risk*. SP Medical and Scientific Books, New York, 1979, p. 91.

[24] Self P.A., Horowitz F.D. — The behavioral assessment of the neonate : an overview. In : Osofsky J.D. (Ed.) *Handbook of infant development*. Wiley, New York, 1979.

[25] Sykes G.S., Molloy P.M., Johnson P. — Birth asphyxia. *Br. Med. J.*, 1982, **2**, 289.

[26] Touwen B.C.M. — Newborn alarm signals. In : Rose F.C. (Ed.) *Paediatric neurology*, Blackwell, Oxford, 1979.

[27] Touwen B., Eendenburg M., Bierman Van E., Jurgens-van der Zee A. — Neurological screening of full-term newborn infants. *Dev. Med. Chil. Neurol.*, 1977, **19**, 739.

[28] Yang R.K. — Early infant assessment : an overview. In : Osofsky J.D. (Ed) *Handbook of infant development*, Wiley, New York, 1979, p. 165.

12

L'EXAMEN DU NOURRISSON PLUS AGÉ ET DE L'ENFANT

L'EXAMEN CLINIQUE

Il est essentiel de procéder à un examen clinique complet car il faut pouvoir déceler le handicap physique susceptible d'affecter le développement et d'influencer par là-même les performances des tests. La mise en évidence d'un handicap va interférer avec l'approche prévisionnelle de l'accomplissement à venir.

EXAMEN DE L'AUDITION

Le Chapitre 11 a traité des tests de l'audition du nouveau-né. L'audition devrait être systématiquement contrôlée chez chaque nouveau-né, et plus certainement vers 3 ou 4 mois.

Les facteurs de risque qui augmentent la possibilité d'un défaut de l'audition sont :

— Une surdité évoquée par les parents.

— Un retard ou des défectuosités du langage.

— Des otites moyennes chroniques ou récurrentes.

— Une fente palatine.

— Une rubéole ou une infection à cytomégalovirus survenue au début de la grossesse.

— Des médicaments ototoxiques pris au cours de la grossesse.

— Des cas familiaux de surdité congénitale.

— Des syndromes rares : de Waardenburg-Klein (mèche blanche frontale, hétérochromie irienne et surdité), de Pendred (goître et surdité), de Treacher Collins, de Klippel-Feil, de Kallman, la néphrite congénitale de l'homme, la surdité avec arythmie cardiaque, l'hyperprolinémie, la rétinite pigmentaire, la lentiginose profuse.

— L'albinisme et les pili torti.

— La mucoviscidose.

— La trisomie 21.

— L'infirmité motrice cérébrale ; l'ictère nucléaire.
— La prématurité.
— l'hypoxie périnatale grave, surtout si elle s'accompagne d'acidose, de bouffées d'apnée, d'hémorragie cérébrale.
— La déficience mentale.
— Une méningite, les oreillons.
— Un traumatisme crânien.
— Des médicaments ototoxiques pris par l'enfant ; le recours aux instillations dans les oreilles.

Gesell et Amatruda [8] ont décrit les premiers signes cliniques de la surdité chez le nourrisson :

1° *Audition et compréhension du langage*
— Indifférence générale aux bruits.
— Absence de réponse aux mots prononcés.
— Réponses aux bruits (à la différence des voix).

2° *Vocalisation et production sonore*
— Monotonie.
— Manque de netteté.
— Rareté du rire.
— Pauvreté des jeux sonores expérimentaux et cris perçants.
— Recherche d'une sensation vibratoire par une vocalisation, par des chocs sur la tête ou par des tapements de pieds.
— Cris perçants destinés à exprimer le plaisir, l'ennui ou un besoin.

3° *Attention visuelle et compréhension réciproque*
— Augmentation de la vigilance et de l'attention visuelles.
— Promptitude à réaliser des gestes et des mouvements.
— Faculté d'imitation marquée dans les jeux.
— Gestes impulsifs.

4° *Rapports sociaux et adaptation*
— Comportement excessif vis-à-vis des chansons enfantines.
— Plus préoccupé des objets que des personnes.
— Pose des questions, expression parfois de surprise ou de contrariété sur le visage.
— Vigilance méfiante alternant avec des périodes de coopération.
— Vives réactions aux compliments ou aux marques d'affection.

5° *Comportement émotionnel*
— Accès de colère pour attirer l'attention sur lui-même ou sur un besoin.
— Tensions, colères et opposition secondaires au manque de compréhension.
— Entêtement fréquent, tendance à la taquinerie.
— Exaspération lorsqu'il n'arrive pas à se faire comprendre.
— Fureurs consécutives aux blessures d'amour propre.
— Impulsivité et initiatives regrettables.

Les nourrissons sourds gazouillent normalement et, de 9 à 18 mois, ils semblent commencer à parler en disant « mmum, dadada » mais ne font ensuite plus de progrès. Les nourrissons congénitalement sourds vocalisent, et leurs vocalisations se transforment en bruits spontanés et enjoués, ce qui traduit l'importance de la maturation du développement du langage. Les enregistrements de nourrissons nés de parents congénitalement sourds et de parents normaux n'ont pas montré de différences : les vocalisations, le gazouillis et les pleurs étaient identiques et ont été considérés comme des caractères du développement [13].

La réaction d'un nourrisson de 2 à 3 mois à un son implique qu'il se calme s'il pleurait ou qu'il pleure s'il était calme, le réflexe de sursaut et le clignement des paupières. Lorsqu'il a plus de 3 mois, il tourne la tête vers la source sonore (fig. 148) et, par la suite, on ne note pas seulement s'il tourne sa tête mais la rapidité avec laquelle il la tourne. Sheridan [20, 22] et Fisch [4] ont décrit un test de dépistage simple : l'enfant est sur les genoux de sa mère et la pièce doit être tranquille, avec peu de bruit ambiant.

Sheridan a décrit les tests appropriés aux divers âges à partir de 6 mois, en utilisant la voix chuchotée ou normale, le papier de soie, les hochets, les poupées parlantes, une tasse et une cuillère, des jouets et d'autres objets usuels. Les jouets employés pour les tests Stycar sont une chaise, une poupée, une automobile, un avion, une cuillère, un couteau et une fourchette. Les sons PS, PHTH sont aigus alors que le sons OO sont graves. Il faut éviter de souffler dans l'oreille en produisant les sons. Une répétition fréquente des sons entraîne une accoutumance et l'enfant ne répond plus. On ne doit pas l'examiner lorsqu'il est fatigué, affamé ou attiré par un autre centre d'intérêt. L'examinateur ne doit pas se tenir trop loin de l'enfant : il doit se trouver sur le côté mais hors du champ de vision. Pour le nourrisson de 6 mois, on produit le son à 40 cm de distance, au niveau de son oreille. Lorsqu'il est plus âgé, il n'est pas bon d'émettre les sons derrière lui mais, si on lui fait face en couvrant sa bouche avec sa main, il faut éviter de l'aider en élevant les sourcils ou par une autre mimique. Pour Sheridan, les tests cliniques du très jeune enfant sont plus précis que l'audiométrie. Lorsque l'enfant a dépassé l'âge mental de deux ans et demi, on peut le tester en lui demandant de désigner des jouets ou des images appropriées sur un carton (l'examinateur masque sa bouche pour éviter une lecture sur les lèvres).

Fisch [4] a fait la critique des tests d'audition :

1° Il n'existe pas une seule forme de test qui donne une image complète de la capacité auditive totale d'un individu.

2° Les tests d'audition sont des tests subjectifs qui exigent une coopération. Il n'existe pas d'appareil mécanique qui nous permettrait de tester un enfant sans d'abord obtenir sa confiance ou sa coopération. L'approche de l'enfant est décisive.

3° On ne peut pas tirer de conclusions à long terme ou prendre des décisions finales en se basant sur les observations faites lors d'un seul examen.

4° Un test ne doit pas être susceptible d'être associé par l'enfant à une expérience désagréable ou angoissante.

5° La réaction évidente d'un enfant à certains sons ou le fait qu'il comprenne les bruits familiers d'une conversation en tête-à-tête ne signifient pas qu'il ne puisse pas présenter une baisse auditive. Si on évoque une surdité, seul un examen complet peut être concluant.

Pour l'enfant plus âgé, la technique du Peep-Show de Dix et Hallpike peut être utilisée en association avec l'audiométrie du son pur. La méthode de Fisch [4] repose largement sur la création de réflexes conditionnés en habituant l'enfant à exécuter un mouvement donné (mettre un cube dans une tasse) lorsqu'on produit un son.

On peut effectuer une audiométrie complète dès que l'enfant a un âge mental de 3 ans. Beagley [2] a exposé des tests plus sophistiqués tels que l'audiométrie de l'impédance avec tympanométrie et mesure des seuils acoustiques, électrocohléographie et réponses évoquées du tronc cérébral [5]. Je n'en ai aucune expérience et je préfère ne pas en discuter.

Lorsqu'on constate que l'enfant peut entendre, il faut déterminer s'il peut comprendre ce qu'il entend. Il peut présenter une imperception auditive congénitale. Ainsi que Sheridan l'a dit, l'audition est la réception de sons par l'oreille et elle implique la cochlée, la 8e paire crânienne, le tronc cérébral et le centre auditif primaire du cortex. Écouter consiste à accorder son attention aux sons afin de comprendre ce qu'on entend, et implique un codage, de la mémoire, un facteur affectif et des expériences antérieures.

L'EXAMEN DE LA VISION

Au Chapitre 11, j'ai étudié les facteurs de risques d'un défaut de la vision et les tests de la période néonatale. Il faudrait que, après la période néonatale, on procède à un dépistage des affections susceptibles de détériorer la vision et qui sont le strabisme, le déséquilibre musculaire, la myopie, le glaucome ou le rétinoblastome.

Les principales causes de la cécité de l'enfant plus âgé sont les traumatismes, l'arthrite rhumatoïde, diverses étiologies de la cataracte, et des médicaments tels que la chloroquine ou les corticoïdes. On en trouvera la liste complète dans mon ouvrage *Common Symptoms of Disease in Children* [10].

Le Chapitre 11 a traité de la façon d'examiner les yeux du nouveau-né. Il est essentiel de procéder à un examen ophtalmoscopique dès qu'on évoque un trouble de la vision, mais ses résultats ne sont pas toujours faciles à interpréter. Lorsqu'un nourrisson est déficient mental et donc retardé dans ses réponses, il peut être extrêmement difficile de savoir s'il voit. L'examen ophtalmoscopique permet de voir la pupille pâle qui est normale pendant les premières semaines mais il est difficile de déterminer si cette pâleur est dans les limites normales.

Le Docteur Mary Sheridan a décrit la façon d'étudier la vision de l'enfant jeune ou handicapé [21, 22] et il faut se référer à ses travaux. Elle teste l'enfant de 21 à 36 mois au moyen de jouets miniatures (Test Stycar avec chaise, poupée, automobile, avion, cuillère, couteau et fourchette) dont il a un jeu et l'examinateur en a un autre. L'examinateur lève un jouet après l'autre à 3,5 m environ de l'enfant à qui il demande de lever le jouet correspondant. Les lettres de Snellen peuvent être utilisées à partir de 3 ans. Le test de Sheridan repose sur le fait que les premières lettres que l'on apprend à un enfant sont généralement A, I, V et E et ensuite R, T, L, P et N : l'enfant apparie les lettres de son jeu avec celles que l'examinateur tient à 3,5 m de lui. Dans leur revue des tests cliniques de la fonction visuelle, Bax et son équipe [1] ont étudié l'application de quelques tests de Sheridan. Ceux qui s'adressent aux nourrissons de plus de 6 mois utilisent des balles graduées de 0,3 cm à 2,5 cm pendant que l'enfant est installé sur les genoux de sa mère. On fait rouler des balles de tailles décroissantes sur un fond noir à 3 mètres de l'enfant. L'examinateur attire d'abord l'attention de l'enfant puis il observe ses capacités de suivre l'objet. On montre à l'enfant de 2 ans au moins 7 jouets (test Stycar) qu'il doit apparier avec ceux que tient l'examinateur. A partir de 2 ans et demi, l'enfant doit apparier des lettres.

Comme Sheridan l'a fait remarquer, il existe une différence importante entre regarder et voir. « Voir » est la réception par les yeux de modèles de lumière et d'ombre et la transmission de cette information sensorielle sous forme d'activité neurologique à la portion occipitale du cerveau. « Regarder » consiste à accorder son attention à ce qu'on voit afin d'en interpréter la signification, et cet acte dépend de la capacité d'intégrer l'information sensorielle reçue en messages chargés de sens. La compétence visuelle quotidienne implique voir et regarder et présuppose des occasions antérieures adéquates d'apprendre par expérience.

Il faut remarquer que l'hypermétropie qui se traduit par la difficulté de la vision rapprochée est plus commune que la myopie qui implique la difficulté de la vision éloignée. Il est souvent difficile de diagnostiquer un strabisme discret qui n'en a pas moins une grande importance.

La recherche de la vision des couleurs doit être effectuée par un spécialiste [7]. Selon Peiper [16], la possibilité d'une cécité des couleurs peut être complètement écartée dès le début de la troisième année. Les Gallachers [6] ont décrit un système de dépistage ainsi conçu « Cette évaluation simple et rapide utilise les plaques pseudo-isochromatiques HRR qui permettent de distinguer la cécité pour le rouge et le vert, la cécité pour toutes les couleurs, et la cécité pour le bleu-jaune. Des symboles de couleurs graduées (triangle, cercle, croix) avec une saturation croissante des teintes critiques permettent des évaluations qualitatives et quantitatives du déficit : l'enfant doit seulement dessiner le symbole avec un pinceau. »

Les tests d'ISHIHARA doivent subir quelques modifications pour être adaptables aux enfants. Près de 8 % des garçons et 0,4 % des filles ont une vision défectueuse du rouge et du vert.

ÉVALUATION DU LANGAGE

C'est l'affaire d'un spécialiste qui étudiera la compréhension verbale, le vocabulaire et la structure des mots. On peut consulter les publications de Ingram [11] et de Reynell [18, 19]. Le bilan du langage a été étudié par Silva [24] au moyen des échelles de Reynell qui portent sur la compréhension et l'expression verbales Silva a affirmé que la première ne demande pas de réponse verbale mais il évalue la compréhension du langage par l'enfant en lui présentant des jouets et en lui faisant faire signe ou donner une réponse non verbale. L'échelle d'expression verbale est faite de trois sous-échelles — structure du langage expressif (18 items), vocabulaire expressif (21 items) — nommer des objets simples, décrire une image, définir des mots ; avec un contenu de langage expressif (score maximum 20) où on demande à l'enfant de parler de 5 images.

Coplan et son équipe [3] ont cité 41 repères linguistiques à utiliser au cours des trois premières années dans l'évaluation de la capacité expressive auditive (premières vocalisations, mots isolés, usage du « moi » et du « tu », noms des objets et des pronoms), et de la capacité audio-réceptive (réaction à un son, reconnaissance du son, réponse à « Non », questions simples).

Celui qui n'est pas spécialiste doit observer si l'enfant ne dit que des mots isolés ou s'il réunit des mots en phrases, s'il parle aussi distinctement qu'il est d'usage à son âge ou si des substitutions infantiles persistent encore. Par exemple, le zézaiement banal qui est dû à la protrusion de la langue entre les incisives centrales au moment de la prononciation du « s » doit disparaître vers 4 ans et sa persistance poserait l'indication d'un traitement orthophonique avant l'entrée à l'école. De même un léger bégaiement est acceptable chez l'enfant de 2 ans et demi mais sa persistance marquée indique la nécessité de le traiter vers 4 ans.

En face d'un retard du langage, il est très important de déterminer si l'enfant comprend le langage parlé. La compréhension du langage précède de loin la capacité d'articuler. On suscite le plus facilement le langage en parlant à l'enfant (de ses jouets par exemple) ou en lui montrant les images d'un livre.

AUTRES POINTS DE L'EXAMEN CLINIQUE

L'examen clinique de routine implique la mesure du périmètre crânien rapporté au poids du corps (Chapitre 9), la palpation de la fontanelle antérieure et des sutures chez le nourrisson, l'inspection de la bouche, l'auscultation du cœur et des poumons, la palpation de l'abdomen et des testicules, et, au cours des 2 premières années, l'examen des hanches. On recherche les pouls fémoraux pour exclure l'éventualité d'une coarctation de l'aorte.

INVESTIGATIONS SPÉCIALES

Un bilan du développement effectué en routine n'en exige pas, bien qu'on élimine systématiquement une phénylcétonurie et une hypothyroïdie dans la période néonatale. Cependant, quand on découvre une anomalie, il faut si possible poser un diagnostic précis, non seulement dans un but thérapeutique mais pour des raisons génétiques (Chapitre 2). On procède à un EEG pour étudier certaines formes d'épilepsie ; on a aussi souvent recours à l'échographie et aux autres méthodes tomodensitométriques. La découverte d'une « atrophie corticale » peut provoquer des erreurs et n'avoir que peu ou pas de corrélation avec les résultats des tests de développement.

L'EXAMEN DU DÉVELOPPEMENT

Le Chapitre 6 a traité du développement normal du nourrisson et du jeune enfant. Ce chapitre va développer la technique des tests.

■ *Matériel nécessaire*

— 10 cubes de 2,5 cm,
— un clochette,
— une planche d'encastrement simple,
— une planche d'encastrement de Goddard,
— des formes géométriques colorées et incolores,
— des images,
— un livre à découper,
— des cartons portant des dessins de cercles, de croix, de carrés, de triangles, de losanges (qui peuvent être dessinés au moment de l'examen hors de la vue de l'enfant),
— un marteau à réflexes,
— du papier,
— des boulettes de papier ou de coton ou de laine de 8 mm qui peuvent être préparées au moment de l'examen.

Tout ce matériel est représenté sur les figures. Les différentes constructions exécutées avec les cubes sont aussi représentées (fig. 130-134).

L'EXAMEN QUI SUIT LA PÉRIODE NÉONATALE

Les données suivantes ont été établies d'après les travaux d'Arnold Gesell et ont été adaptées à l'intention d'une consultation de pédiatrie très chargée. Plus on s'écarte de la technique exacte des tests de développement et moins leur base stastistique est fiable. Je pense que les modifi-

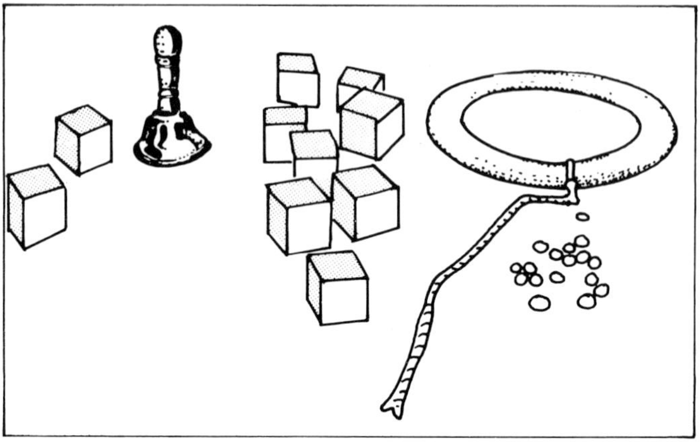

FIG. 123. — *Matériel de tests.*

Les cubes de 2,5 cm sont utilisés de 5 mois à 6 ans. Petites boulettes, anneau que l'on fait danser au bout d'une ficelle, clochette.

cations suggérées sont si discrètes qu'elles n'invalident pas les résultats, et une étude en suivi déjà décrite (Chapitre 1) ainsi que des centaines d'observations personnelles ont prouvé que les tests ainsi décrits ont une valeur prédictive.

Pour plus de détails le lecteur peut se reporter au *Developmental Diagnosis* d'Arnold Gesell et collaborateurs et à l'ouvrage écrit par Knobloch et son équipe [127].

Il faut accorder une attention particulière à la persistance de certains réflexes archaïques et d'aspects du comportement au-delà de l'âge auquel ils auraient dû disparaître. Par exemple, la persistance du « regard des mains » après 20 semaines, ou de l'habitude de porter les objets à la bouche, de baver ou de jeter les objets par terre après 15 mois, est une indication significative d'une déficience mentale.

■ *Âge des tests*

L'âge idéal (quand on peut le choisir) a une grande importance. Quand il s'agit d'une adoption, je pense que le meilleur âge est de 6 semaines à 6 mois et je serais plutôt enclin à formuler une opinion lorsqu'un enfant a 6 à 8 semaines que lorsqu'il a 3 ou 4 mois. D'autres chercheurs sont arrivés à la même conclusion (dont Cattell).

L'âge de 10 mois est un âge qui convient à une évaluation d'un nourrisson et, quand je ne suis pas certain du développement d'un enfant de 6 mois, j'essaie de le revoir à 10 mois : on dispose alors de nouveaux critères de développement : l'index tendu vers les objets, l'apposition pouce-index, la coopération de l'enfant à son habillage (il tend un bras pour

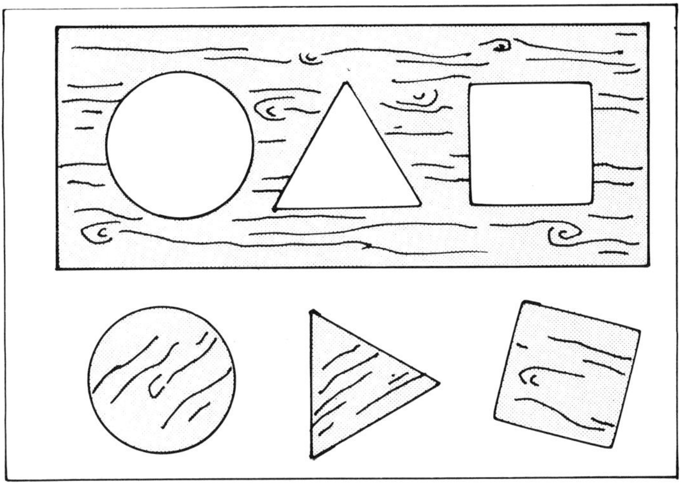

FIG. 124. — *Planche d'encastrement simple,* 36 cm × 16 cm.

enfiler une manche, un pied pour sa chaussure, il passe un objet d'une main dans l'autre pour enfiler une manche), la marche en rampant, la possibilité de se hisser à la position debout ou de marcher en se tenant aux meubles. Il imite sa mère (tape dans les mains, fait au revoir), et peut dire des mots qui ont un sens. L'enfant de 10 mois est à un excel-

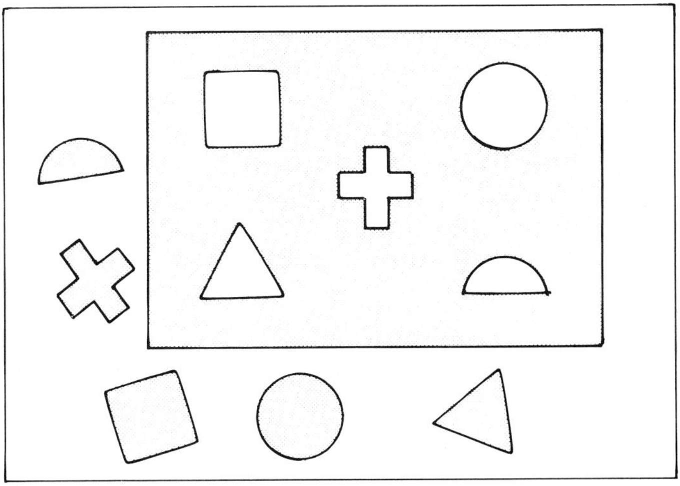

FIG. 125. — *Formes géométriques colorées.*
Carton rouge de 30 com × 50 cm, avec les morceaux découpés correspondants.

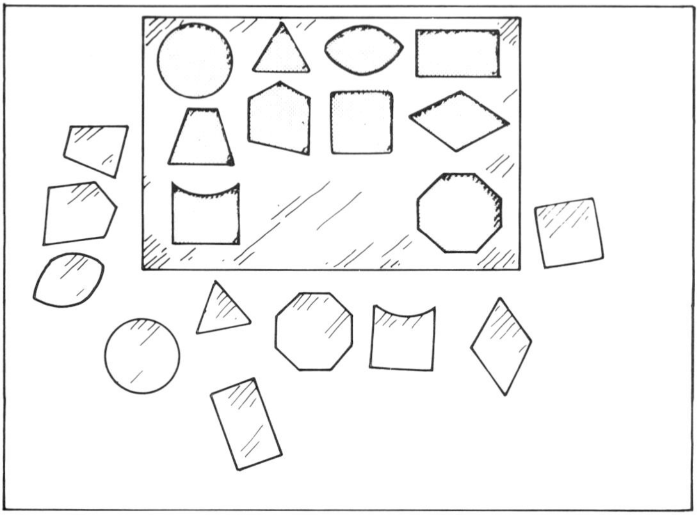

FIG. 126. — *Formes géométriques incolores.*
Le test est analogue au précédent mais non coloré et plus difficile.

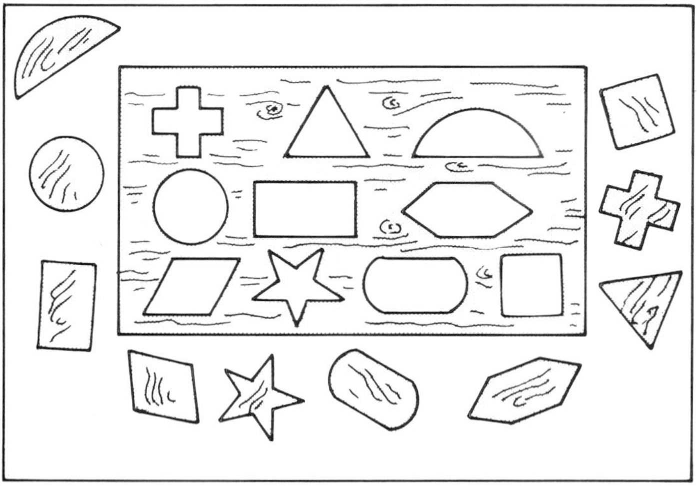

FIG. 127. — *Planche d'encastrement de Goddard.*

lent stade car, entre 12 et 24 mois (ou plus) il devient souvent timide, peu coopératif et difficile à tester.

Dans la mesure du possible j'évite de tester un nourrisson de 8 à 16 semaines ou de 8 à 9 mois.

■ *Conditions de l'examen*

Que ce soit pour un examen du développement ou pour un examen clinique, il convient que l'enfant soit d'aussi bonne humeur que possible. Au Service de pédiatrie de Yale, dirigé alors par Gesell, les assistantes sociales allaient à domicile se renseigner sur les horaires habituels de jeux de l'enfant et l'examen était programmé en conséquence. Malheureusement ces conditions idéales ne sont plus à la portée de pédiatres très occupés qui peuvent cependant faire en sorte que l'enfant ne soit pas affamé au moment de l'examen. On note s'il a sommeil pour le réexaminer avant de donner un avis définitif. On n'effectuera pas un examen du développement si l'enfant a faim, s'il est fatigué ou souffrant, s'il a présenté une convulsion une ou deux heures auparavant, ou s'il est sous l'influence d'un sédatif ou d'un anti-épileptique.

Je ne vois pas la nécessité d'utiliser une pièce spéciale. La plupart des pédiatres sont obligés d'examiner les nourrissons et les jeunes enfants au décours de leurs consultations habituelles. Je n'ai pas constaté que la présence d'étudiants ou de médecins était gênante. L'enfant ne doit pas se trouver près d'une fenêtre qui lui permettrait de voir des objets et des passants et il ne doit ni voir ni toucher des jouets autres que ceux de l'examen. J'effectue toujours mon examen en présence de la mère, ce qui me paraît naturel et normal.

Il arrive qu'une mère ne puisse pas s'empêcher d'aider son enfant à réaliser ses tests et il faut lui demander de laisser faire l'enfant et de ne

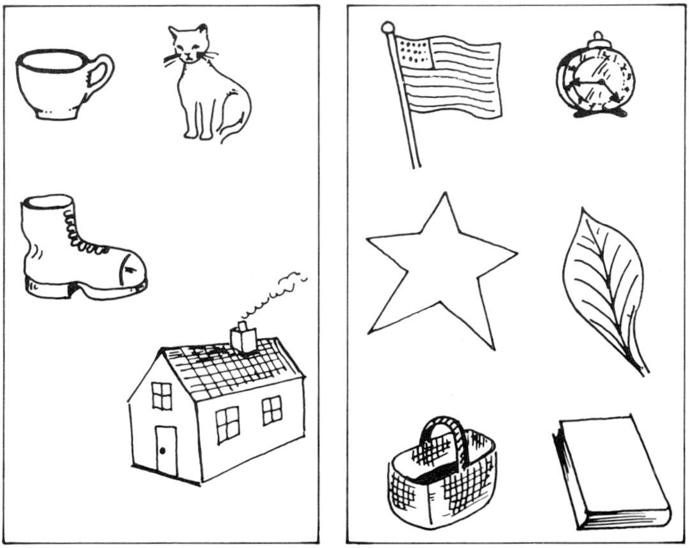

FIG. 128. — *Images d'objets courants à identifier.*

pas lui montrer une erreur (dans la planche d'encastrement par exemple). Il arrive qu'elle puisse lui demander de construire une tour avec des cubes s'il n'a pas envie de le faire pour l'examinateur. Si on n'est pas certain que l'enfant ait fait de son mieux, on peut demander à sa mère son opinion qui viendra confirmer celle de l'examinateur.

■ *Séquence des tests*

L'examen du développement doit toujours être effectué avant l'examen clinique au cours duquel l'enfant peut pleurer et refuser ensuite de coopérer. Souvent il est aussi préférable de procéder à cet examen avant de relever les antécédents car un jeune enfant (surtout s'il est retardé) est vite lassé, agité et moins coopératif.

Au cours de chaque test, on tient compte de l'intérêt, de la distraction, de l'intensité et de la durée de la concentration, des réactions sociales et de la vivacité des réponses de l'enfant que l'on observe constamment. Il faut en particulier rechercher des anomalies des mouvements (athétose, ataxie, spasticité ou tremblement), écouter et noter les vocalisations (leur nature et leur fréquence) et, par la suite, la qualité du langage.

Tous les tests doivent être effectués aussi vite que possible pour ne pas lasser l'enfant qui refusera de coopérer parce qu'il considérera que ces questions sont sottes. S'il ne semble pas s'intéresser à un test, il faudra le remplacer rapidement par un autre et, dès qu'un objet a été utilisé, il doit être retiré de sa vue. La séquence des tests n'est pas forcément

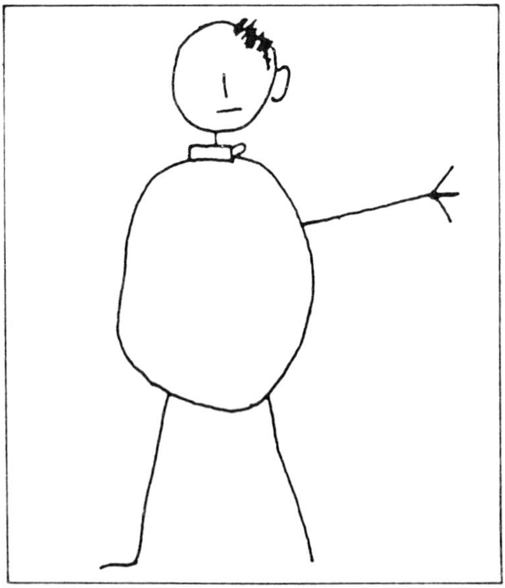

FIG. 129. — *L'homme incomplet.*

rigide. L'examen d'enfants jeunes ou retardés ne doit pas comprendre de longs tests. Je ne partage pas l'avis de ceux qui affirment que l'examen du développement du nourrisson demande beaucoup de temps.

Les nourrissons et les jeunes enfants pleurent facilement quand ils sont déshabillés ou allongés en décubitus dorsal ou ventral. Il faut donc commencer par recueillir le plus d'informations possibles dès que l'enfant entre dans la chambre, encore complètement habillé. On le déshabille ensuite et on lui enlève ses langes ; il ne doit pas avoir dans sa main de sucette ou d'objet qui rendent plus difficile d'apprécier son intérêt et sa coopération.

RÉSUMÉ : OBSERVATIONS ESSENTIELLES (1 A 3 MOIS)

1° Observer l'enfant sur les genoux de sa mère et, si possible, pendant que sa mère lui parle afin de voir s'il la regarde, lui sourit et vocalise. Noter son intérêt pour son environnement. Étudier la forme et la taille de sa tête. Ausculter son cœur (souffles ?).

2° Palper la fontanelle antérieure et éventuellement les sutures.

3° Tenir l'enfant en suspension ventrale. Observer le contrôle de sa tête et la position de ses membres. L'enfant normal étent ses hanches et fléchit ses genoux et ses coudes. L'enfant anormal laisse pendre ses bras et ses jambes et contrôle mal sa tête. Examiner ses yeux en recherchant une opacité ou un nystagmus qui évoqueraient un trouble visuel. Si les paupières sont fermées, on les fait ouvrir en faisant tourner l'enfant.

4° Placer l'enfant en décubitus ventral. Noter s'il soulève son menton au-dessus de la table et si son bassin est surélevé ou aplati. Rechercher l'existence d'un sinus pilonidal.

5° En décubitus dorsal : noter si les poings sont anormalement serrés. Rechercher une infection ombilicale éventuelle et palper l'abdomen. Examiner les hanches et leur abduction.

Évaluer la dorsiflexion des chevilles et recherche un clonus du pied. Secouer les membres et évaluer la résistance à la mobilisation passive (pour le tonus). Tester les réflexes rotuliens. Attirer vers la station assise afin de comparer le contrôle de la tête avec celui de la suspension ventrale et du décubitus ventral et noter la résistance à la traction (pour exclure une hypertonie des extenseurs).

Mesurer le périmètre crânien par rapport au poids. Étudier les réactions quand on froisse du papier au niveau de son oreille mais hors de sa vue ; noter les pleurs, le sursaut, le clignement des paupières, le retour au calme.

Tout ce qui précède, ainsi que l'inspection de la bouche (pour un éventuel muguet), l'auscultation du cœur, l'inspection de l'ombilic, et la palpation de l'abdomen et des testicules, ne demande pas plus de deux minutes. Il faudra plus de temps si un doute subsiste quand à la normalité. On tient pour acquis que les tests de dépistage ont été exécutés pour exclure une phénylcétonurie et une hypothyroïdie.

DE TROIS À SIX MOIS

La mère est assise à côté du bureau et tient son enfant sur ses genoux.

1° Noter la taille de la tête de l'enfant par rapport à son poids, ainsi que sa forme, l'expression du visage et les vocalises. Observer si les deux mains sont largement ouvertes (elles seront plus fermées si l'enfant est spastique).

2° Tester l'audition en froissant du papier hors de sa vue, au niveau de son oreille et à 45 cm de distance. Rechercher une opacité oculaire, un nystagmus ou un strabisme.

3° Si l'enfant est âgé de 3 à 4 mois, placer un hochet dans sa main et regarder s'il s'en amuse.

4° Poser un cube de 2,5 cm devant lui sur le bureau et observer s'il l'attrape et combien de temps il poursuit sa tentative. S'il le saisit, noter s'il le passe dans son autre main, et quand il le lâche (signe de maturité de la préhension). Dater le développement de sa manipulation : si par exemple il ne peut pas saisir un hochet mais le tient lorsqu'on l'a placé dans sa main et joue avec lui, ses capacités de manipulation ne sont pas inférieures à celles d'un nourrisson de 3 mois mais ne sont pas celles d'un nourrisson de 5 mois. L'écart diminue si on constate qu'il montre simplement le désir d'atteindre l'objet sans en faire l'effort (comme l'enfant de 3 à 4 mois) ou s'il cherche à l'attraper sans y parvenir (comme un enfant de 4 mois). S'il peut le saisir sans qu'on le place dans sa main, son niveau de développement n'est pas inférieur à 5 mois. S'il le passe d'une main dans l'autre, il n'est pas inférieur à celui d'un nourrisson de 6 mois. Ces données sont confirmées par la maturité de la préhension : le nourrisson plus jeune assure mal une prise palmaire qu'il relâche rapidement tandis que celui qui est plus âgé a une prise plus assurée qui fait appel à un plus grand nombre de doigts.

5° L'enfant nu est placé en décubitus dorsal. S'il soulève spontanément sa tête au-dessus du niveau de la table, son développement moteur ne peut pas être inférieur à celui d'un enfant de 6 mois. Il est possible qu'il n'ait pas atteint ce stade et qu'il soulève simplement sa tête parce qu'il voit qu'on va le prendre dans les bras.

6° Examiner les hanches et l'ampleur de leur abduction afin d'exclure l'éventualité d'une subluxation ou d'une anomalie du tonus musculaire. Vérifier les réflexes rotuliens, la dorsiflexion des chevilles et rechercher un clonus du pied.

7° Rechercher la vision des mains qui est un trait du développement perceptible pendant un temps assez court entre 12 et 20 semaines, après lequel il ne doit plus se retrouver chez un nourrisson né à terme.

8° Attirer l'enfant vers la position assise pour mettre en évidence en ballottement de la tête : dans ce cas, le développement moteur est inférieur à celui d'un nourrisson de 4 à 5 mois. Observer l'éventualité d'une résistance à la traction comme dans le cas de l'infirmité motrice cérébrale, et rechercher un spasme des muscles de la loge postérieure en soulevant l'enfant d'une main appuyée dans le creux poplité. Si on le penche en avant et s'il retombe constamment en arrière, on pensera à la forme spastique de l'IMC. En le maintenant assis, on le balance d'un côté à l'autre : sa tête doit à peine balloter s'il a 5 mois (ce test correspond à celui de la passivité lorsqu'on secoue les membres pour évaluer le tonus musculaire).

9° Attirer l'enfant jusqu'à la position debout pour noter s'il prend appui sur ses jambes, mais ne pas oublier que tout dépend des occasions de se mettre debout que sa mère lui a fournies.

10° Si le nourrisson a entre 3 et 5 mois, on l'examine en décubitus ventral.

11° Mesurer son périmètre crânien et le rapporter à son poids.

12° Observer constamment ses réactions, son intérêt, sa vivacité et sa concentration. S'assurer qu'on a suscité la performance maximum. Il ne suffit pas de chercher s'il peut attraper et saisir un objet, il faut déterminer la maturité de la préhension. On part du principe qu'une phénylcétonurie ou une hypothyroïdie ont été exclues.

DE SEPT A DOUZE MOIS

Le nourrisson est assis sur les genoux de sa mère à côté du bureau.

1° Observer sa figure, la forme et la taille de son crâne, son intérêt, sa vivacité et la qualité de ses vocalisations. Rechercher une opacité oculaire, un nystagmus, un strabisme.

2° Tendre à l'enfant un cube et noter la maturité de sa préhension et en particulier l'approche de son index qui montre que sa manipulation ne peut être inférieure à celle d'un enfant de 9 à 10 mois. Si le nourrisson est plus jeune, noter le passage d'un objet d'une main dans l'autre.

Dès que l'enfant a saisi un objet, on lui en offre un autre : le nourrisson plus jeune lâche le premier mais le plus âgé le garde. Noter si l'enfant rapproche deux cubes comme pour les comparer (âge moyen 9 à 10 mois). Offrir à celui qui a au moins 9 mois une petite boulette de papier : l'approche de son index fixe immédiatement le niveau de son développement.

3° Noter s'il peut saisir la boulette entre les extrémités de son pouce et de son index (apposition pouce-index = 9 à 10 mois en moyenne et l'approche de l'index s'accompagne presque certainement de l'apposition pouce-index). S'il ne peut pas saisir la boulette entre son pouce et son index, il va probablement « ratisser » avec toute la main.

4° Tester son audition en chiffonnant hors de sa vue du papier à hauteur de son oreille et à une distance de 40 cm. Essayer d'autres son (« oo », « ps »). Noter surtout la vitesse de la réponse de chaque côté. L'enfant retardé ou sourd aura des réactions lentes.

5° Asseoir l'enfant pour évaluer son développement moteur : noter s'il a besoin de ses mains comme supports ou s'il reste bien assis. Vérifier s'il peut pivoter sur ses fesses pour saisir un jouet.

6° Installer l'enfant en décubitus ventral pour voir s'il peut arriver à la position de reptation (9 à 10 mois) ou s'il appuie la plante de son pied sur la table pendant qu'il rampe (11-12 mois).

7° Mettre l'enfant debout et voir s'il prend appui sur ses jambes.

8° Placer l'enfant en décubitus dorsal. Examiner les hanches et l'amplitude de leur flexion, la vivacité du réflexe rotulien, et rechercher un éventuel clonus du pied.

9° Mesurer le périmètre crânien et le rapporter au poids. Demander à l'enfant de tendre un jouet pour voir s'il va le lâcher dans votre main (11 à 12 mois).

DE UN A DEUX ANS

1° Si l'enfant marche, étudier sa façon de marcher dans la pièce et évaluer sa maturité.

2° Pendant qu'il est sur les genoux de sa mère, on lui présente les 10 cubes de 2,5 cm et, s'il le faut, on lui montre comment les empiler pour construire une tour. Observer la précision avec laquelle il les empile et compter le nombre de cubes de la tour. Noter la présence de tremblements ou d'une ataxie. Observer son intérêt, sa vivacité, sa concentration, ses paroles, sa coopération.

3° Mettre 9 cubes en enfilade et poser un cube sur le premier pour faire un train. Demander à l'enfant d'imiter ce qu'on a fait et regarder s'il ajoute une cheminée. S'il fait un train, lui montrer comment construire un pont de trois cubes et lui demander d'imiter ce qui a été fait. Si on construit le pont pendant qu'il regarde, il « imite », tandis que si on le construit en le masquant par un carton, il « copie ». Les deux approches sont cotées différemment. Vérifier s'il porte encore un cube à sa bouche (ce qui devrait avoir pris fin entre 13 et 15 mois) ou s'il jette un cube après l'autre sur le plancher (ce qu'il ne devrait plus faire depuis qu'il a 15 à 18 mois) ou s'il bave.

4° On lui donne la planche à encastrer simple. On évalue approximativement sa maturité pour savoir si on ne lui donne que la boule ou les trois formes. S'il insère la boule, on la ressort, on lui dit de bien regarder et on fait tourner lentement la planche ; on note s'il insère exactement la boule ou s'il se trompe. S'il peut encastrer la boule, on lui offre les trois formes. S'il peut les encastrer, on fait tourner la planche comme

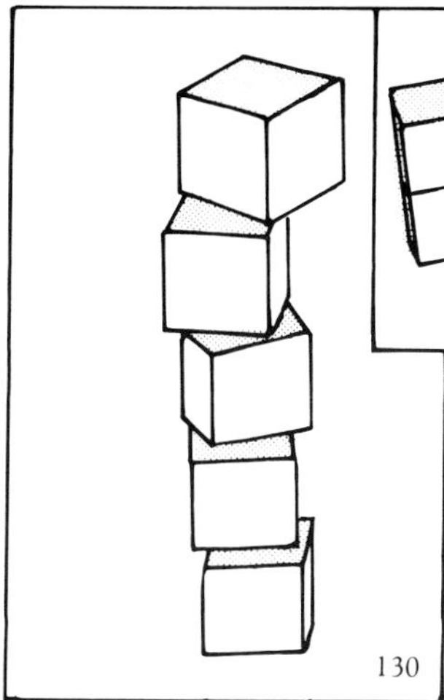

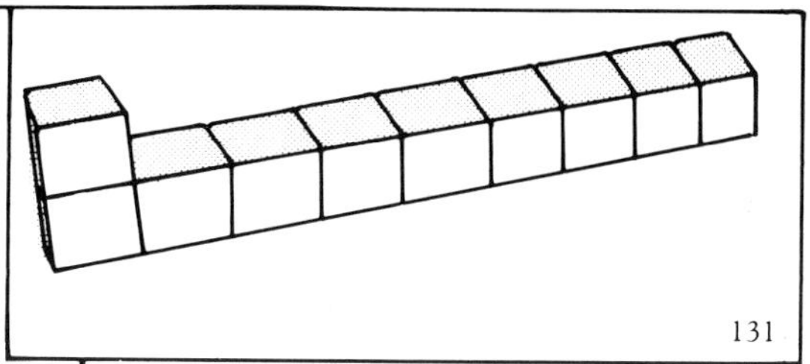

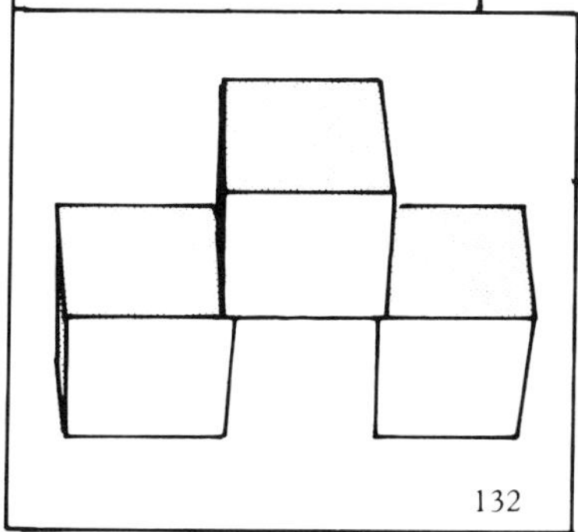

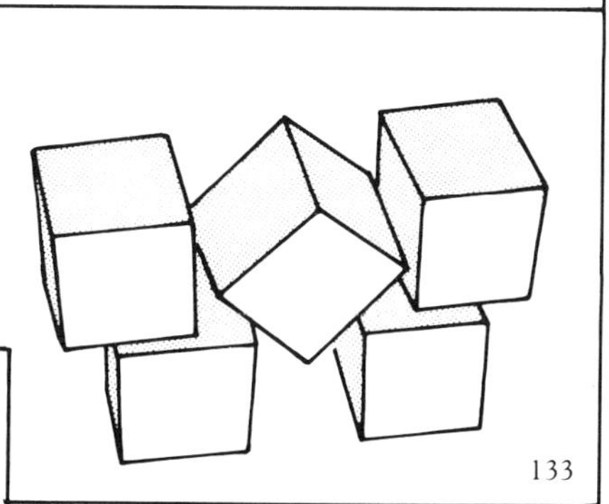

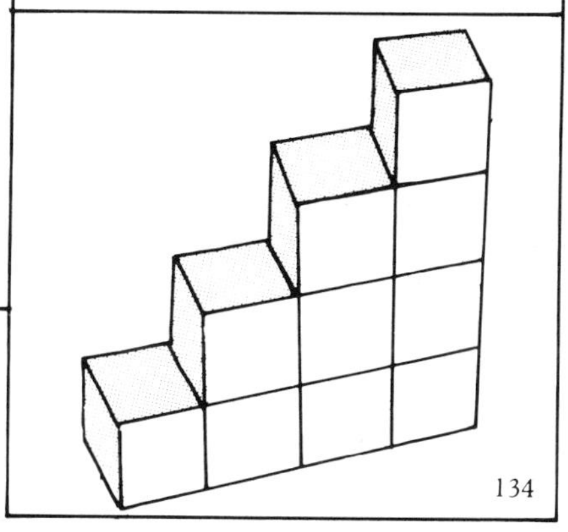

FIG. 130. — *Tour de cubes.*
FIG. 131. — *Train de cubes avec une cheminée.*
FIG. 132. — *Pont.*
FIG. 133. — *Porte.*
FIG. 134. — *Escalier.*

précédemment et, s'il le faut (ce qui est généralement le cas) on répète deux ou trois fois le processus de façon à être sûr d'avoir obtenu la meilleure performance.

5° On lui montre une image et on lui demande « où est le chat » ou « montre-moi le chat, le panier, l'horloge, etc. », ce qui constitue l'identification de l'image. Si on lui demande « qu'est-ce que ceci ? » en montrant le chat, il s'agit de « donner un nom » ce qui est plus difficile.

6° Vers la fin de ce stade, on lui donne un crayon et du papier. On lui demande d'« imiter » un trait vertical, un trait horizontal ou un cercle, en fonction de sa maturité. S'il est plus « mûr », on lui demande de « copier » ces traits (que l'on a exécutés en les cachant avec un carton). A noter que ces tests de dessin sont très variables en fonction des occasions qui lui ont été données d'apprendre. Si on ne lui a jamais montré comment tenir un crayon, il est peu probable qu'il réussisse ces tests. Tout doit se passer très vite avant que son intérêt ne fléchisse.

7° Tester son audition.

DE 2 A 5 ANS

Observer sa démarche quand il entre dans la pièce, ses marques d'intérêt pour son environnement et ses réactions.

S'il s'agit d'un jeune enfant de cet âge ou d'un enfant retardé, il est important de commencer les tests dès qu'il entre dans la salle d'examens, avant qu'il ne se lasse d'attendre que le relevé des antécédents soit terminé.

La séquence des tests peut ne pas suivre de règle : l'essentiel est de soutenir l'intérêt de l'enfant et d'effectuer rapidement chaque test en le remplaçant par un autre au premier signe de lassitude. Lorsqu'on soupçonne une maladresse ou une anomalie neurologique et que l'enfant a plus de 3 ans, on lui demande de se tenir sur un seul pied sans appui (l'âge normal de la station sur un seul pied pendant quelques secondes est de 3 ans). C'est une épreuve sensible d'une anomalie neurologique telle que l'hémiplégie.

Il est souvent plus facile de commencer par les cubes. En général les enfants de ce groupe d'âges commencent spontanément à construire une tour. On regarde les mouvements de leurs mains en recherchant une ataxie ou un tremblement, et on essaie de persuader l'enfant de saisir les cubes avec les deux mains pour s'assurer qu'il n'existe pas d'IMC. On note la précision avec laquelle il lâche les cubes ou il les pose l'un sur l'autre. On lui demande ensuite de construire un train, un pont, une porte ou un escalier, en fonction de l'évaluation approximative de son niveau et afin de pouvoir déterminer ses possibilités maximales. Si on lui demande un pont, une porte ou des escaliers, on les construit à l'abri d'un carton qui empêche l'enfant d'en voir l'élaboration. On lui demande ensuite de les copier.

On donne alors à l'enfant du papier et un crayon en lui demandant d'imiter un trait vertical, un trait horizontal, un cercle, une croix, un carré, un triangle ou un losange en fonction du niveau qu'il semble avoir atteint : il doit les dessiner après l'examinateur ou bien on lui demande de les copier.

On lui montre une image et on lui demande d'identifier ou de nommer les objets, en fonction de sa maturité.

Au début de ce stade, on lui montre la planche d'encastrement simple (décrite plus haut) et, lorsqu'il a trois ans (ou plus tôt s'il est surdoué), on chronomètre sa performance à la planche de Goddard en cotant le meilleur de trois essais. S'il peut encastrer correctement les trois formes dans la planche simple, on le fait essayer les formes géométriques et, s'il réussit, on le teste avec les formes incolores. Dans chaque cas, on lui demande où s'adaptent les formes qu'on lui tend l'une après l'autre. On ne lui dit jamais qu'il s'est trompé. J'ai toujours pour habitude de donner à un enfant une autre chance avec les formes qu'il a mal insérées.

On demande alors à l'enfant de répéter des chiffres. On lui demande par exemple « répète après moi, 9, 7, 8 » et on lui accorde trois essais. S'il peut répéter les 3 chiffres, on essaie avec 4 chiffres, puis 5, en lui accordant chaque fois trois essais avec des nombres différents. On lui demande aussi d'identifier les couleurs d'une image. Il faut lui soumettre les chiffres de façon équidistantes (et non comme un numéro de téléphone qu'on énonce 265-42, par exemple).

L'enfant de 3 à 4 ans doit effectuer le test du bonhomme de Goodenough : on lui donne un crayon et un papier en lui demandant de dessiner un bonhomme. Voir à la page 309 la façon de coter le test.

Il faut chaque fois obtenir la meilleure performance : on déterminera par exemple le nombre de chiffres qu'il peut répéter.

Pendant chaque test, on observe son pouvoir de concentration, sa façon de se laisser distraire, son intérêt, sa vivacité, et on étudie son langage. On note son degré de coopération.

Le paragraphe suivant recense les tests et les âges moyens de leur bonne réalisation.

CHRONOLOGIE DES TESTS

■ *Cubes de 2,5 cm*

(Total souhaité : 10).

16 semaines	Essaie d'attraper un cube mais dépasse le but.
20 semaines	Peut saisir volontairement. Prend des deux mains.
24 semaines	Préhension plus mûre. Laisse tomber un cube si on lui en donne un autre.
32 semaines	Cherche avec persévérance à atteindre un cube hors de portée.
36 semaines	Compare les cubes.
40 semaines	Approche de l'index. Commence à lâcher. Tend un cube à l'examinateur mais refuse de le lâcher.
44 semaines	Commence à mettre les cubes dans une boîte et à les en sortir.
52 semaines	Commence à jeter les objets par terre.
15 mois	Tour de 2 cubes. Tient 2 cubes dans une seule main.
18 mois	Tour de 3 ou 4 cubes.

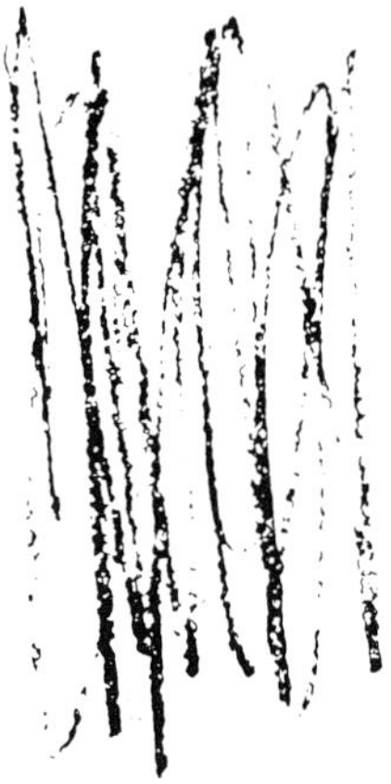

FIG. 135. — *1 an et 6 mois.*

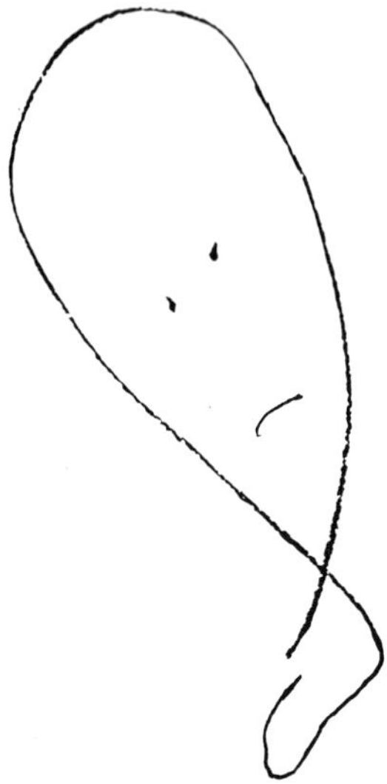

FIG. 136. — *2 ans et 3 mois.*

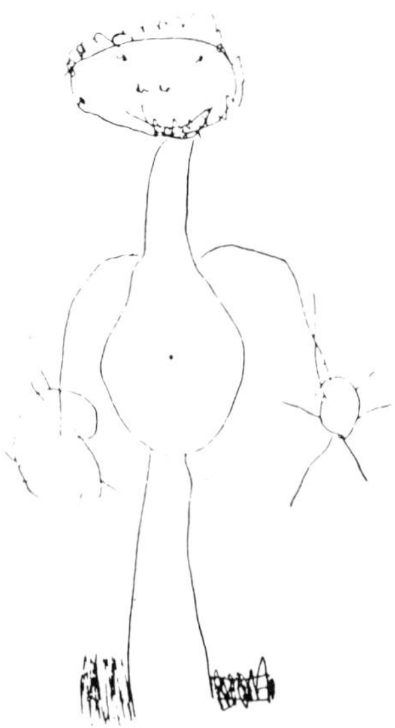

FIG. 137. — *2 ans et 11 mois.*

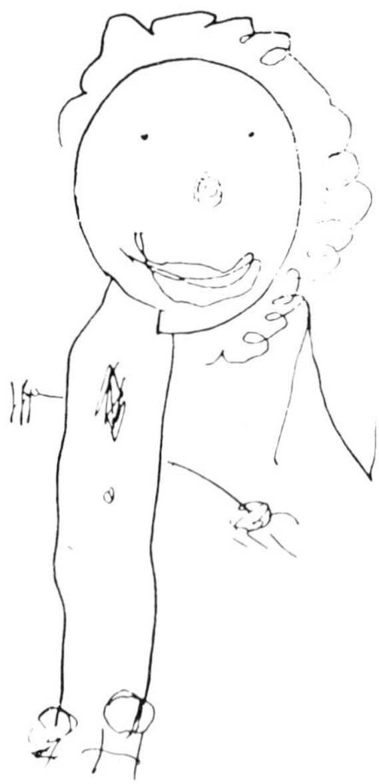

FIG. 138. — *3 ans et 4 mois.*

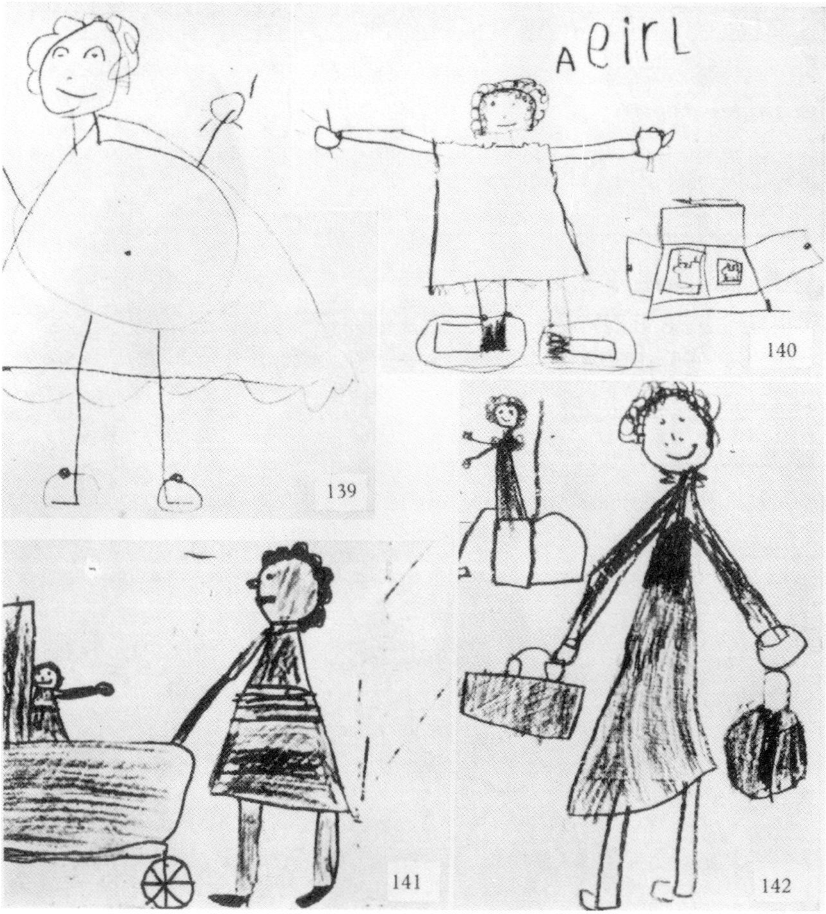

FIG. 139. — *4 ans et 3 mois.*
FIG. 140. — *4 ans et 3 mois* (petite fille avec placard à jouets).
FIG. 141. — *5 ans et 3 mois* (en couleurs).
FIG. 142. — *6 ans.*

2 ans 1/2	Tour de 8 cubes. Imite un train avec une cheminée.
3 ans	Tour de 9 cubes. Imite un pont.
3 ans 1/2	Copie un pont.
3 ans	1/2 Copie un pont.
4 ans	Imite une porte.
4 ans 1/2	Copie une porte.
5 ans 1/2	Ne peut pas construire un escalier.
6 ans	Réussit à faire un escalier.

Les cubes permettent d'obtenir d'autres renseignements et de déceler un handicap mécanique des mains (spasticité, athétose, ataxie, tremblement ou rigidité).

Ordres simples

« Donne cette balle à maman », « mets-la sur la chaise », « apporte-la moi », « mets-la sur la table »).

18 mois Deux.
2 ans Quatre.

Objets usuels

Pièce de monnaie, soulier, crayon couteau, balle).

18 mois En nomme 1.
2 ans En nomme de 2 à 5.
2 ans 1/2 En nomme 5.

Images

18 mois En désigne une (« Où est le... ? »).
2 ans En désigne 5. En nomme 3 (« Qu'est-ce ceci ? »).

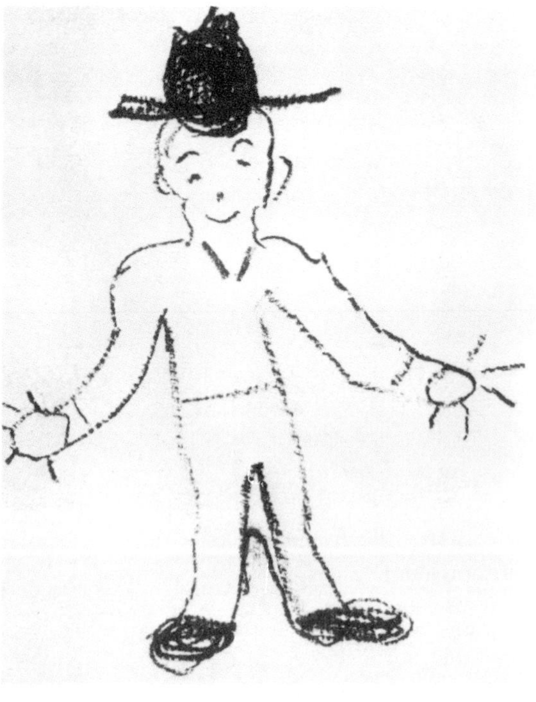

FIG. 143. — *7 ans et 5 mois.*

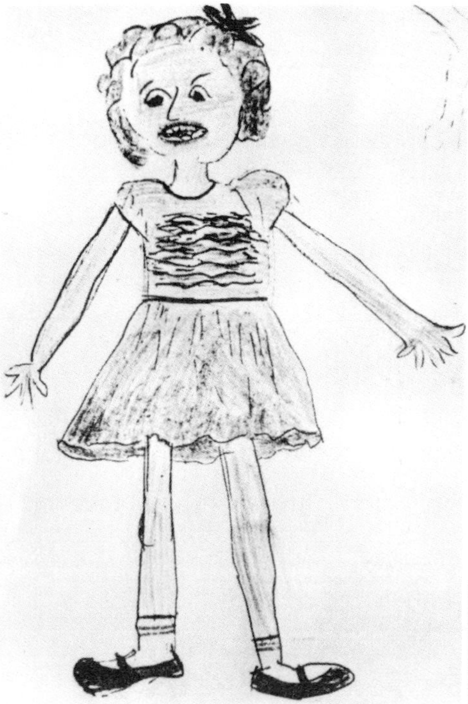

FIG. 144. — *8 ans et 11 mois (en couleurs).*

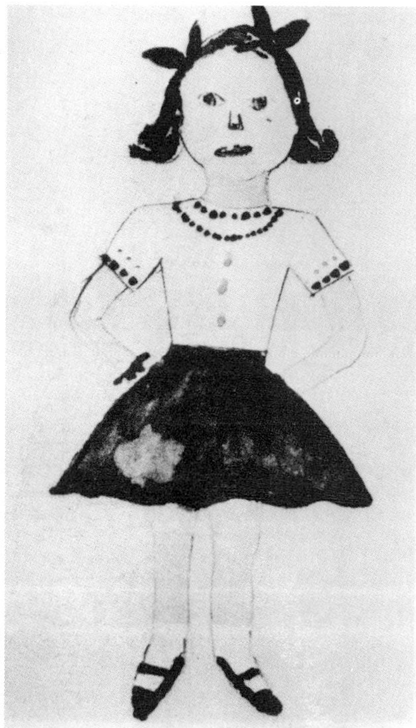

FIG. 145. — *9 ans et 9 mois (en couleurs).*

2 ans 1/2	En désigne 7. En nomme 5.
3 ans	En nomme 8.
3 ans 1/2	En nomme 10.

■ ***Couleurs***

3 ans : En nomme une.
4 ans : En nomme 2 ou 3.
5 ans : En nomme 4.

■ ***Dessin***

15 mois	Reproduit des gribouillages ou gribouille spontanément.
18 mois	Reproduit des traits.
2 ans	Reproduit des traits verticaux et circulaires.
2 ans 1/2	Fait une croix avec au moins 2 traits. Imite des traits horizontaux.
3 ans	Copie un cercle. Imite une croix. Dessine un homme.
4 ans	Copie une croix.
4 ans 1/2	Copie un carré.
5 ans	Copie un triangle.
6 ans	Copie un losange.

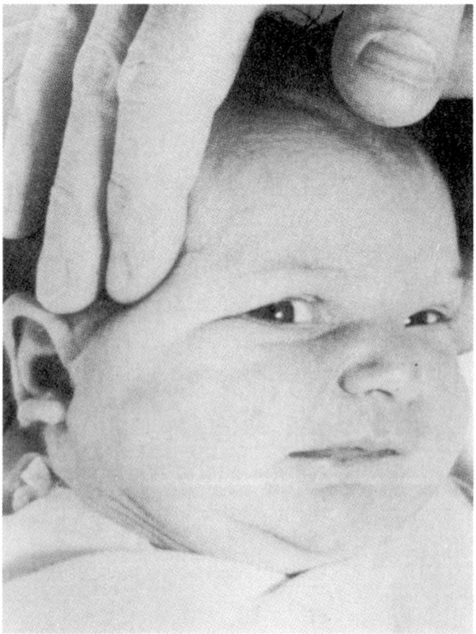

FIG. 146. — *Le phénomène des yeux de poupée* (voir Chapitre 11).

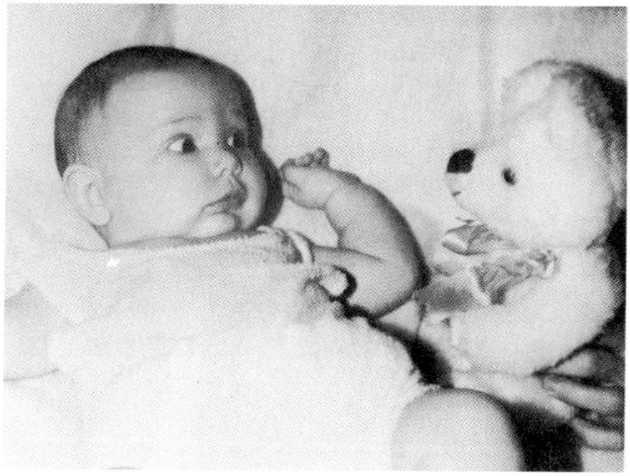

FIG. 147. — *Fixation et suivi des yeux* (voir Chapitre 5).

■ *Test du bonhomme de Goodenough*

L'examinateur demande à l'enfant de dessiner un homme, en prenant son temps et en faisant du mieux qu'il peut. Ce test est assez fiable et recoupe les tests de Binet ; il convient surtout pour les enfants de 3 à 10 ans.

On attribue un point pour chaque item du dessin. Tous les 4 points on ajoute 1 an à l'âge de base qui est de 3 ans ; si donc le dessin montre la présence de 9 items, on attribue 9 points et l'âge mental de l'enfant est de 5 ans 1/2.

Mode de cotation du « bonhomme de Goodenough »

1° La tête est présente.
2° Les jambes sont présentes.
3° Les bras sont présents.
4° Le tronc est présent.
5° Le tronc est plus long que large.
6° Les épaules sont indiquées.
7° Les bras et les jambes sont attachés au tronc.
8° Les bras et les jambes sont correctement fixés au tronc.
9° Le cou est dessiné.
10° Le contour du cou est en continuité avec la tête et le tronc.
11° Les yeux sont dessinés.
12° Le nez est dessiné.
13° La bouche est dessinée.
14° Le nez et la bouche ont deux dimensions ; on voit deux lèvres.

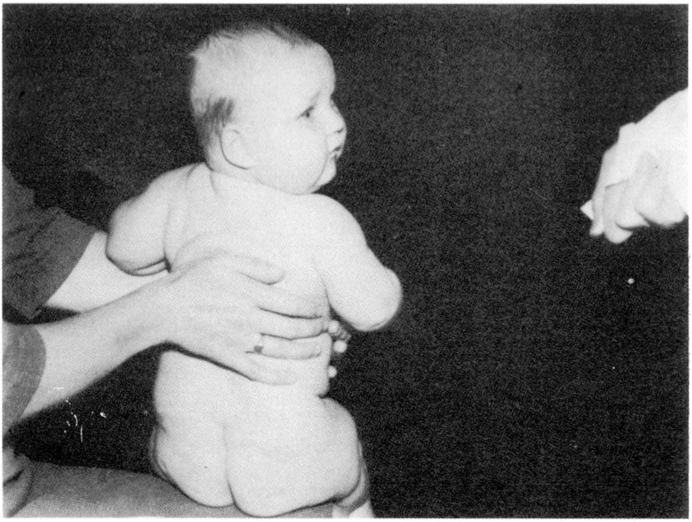

FIG. 148. — *Test d'audition.*

On froisse du papier en arrière de l'enfant, au niveau de son oreille. Ce nourrisson de 4 mois tourne la tête vers le bruit.

15° Les narines sont indiquées.

16° On voit les cheveux.

17° Les cheveux sont représentés autrement que par une simple circonférence.

18° On voit les vêtements.

19° Deux articles de vêtement ne sont pas transparents.

20° Plus de transparence, on voit les manches et le pantalon.

21° Au moins deux parties du vêtement sont nettement indiquées.

22° Costume complet sans erreurs.

23° Les doigts sont indiqués.

24° Le nombre correct de doigts est dessiné.

25° Les doigts sont dessinés en deux dimensions, plus longs que larges, avec un angle inférieur à 180°.

26° On voit l'opposition du pouce.

27° Les mains sont distinctes des doigts ou des bras.

28° Les articulations du bras sont visibles (coude, épaule, ou les deux).

29° Les articulations du membre inférieur sont dessinées (genou, hanche ou les deux).

30° La tête est dessinée dans ses justes proportions.

31° Les bras sont bien proportionnés.

32° Les jambes sont bien proportionnées.

33° Les pieds sont bien proportionnés.

34° Les bras et les jambes sont dessinés en deux dimensions.
35° On voit les talons.
36° Les traits de raccordement sont nets sans chevauchement.
37° Lignes nettes et raccords corrects.
38° La tête est mieux délimitée que par un simple cercle.
39° Le tronc est mieux délimité que par un simple cercle.
40° Les bras et les jambes sont dessinés sans étranglement au niveau de leurs raccords avec le tronc.
41° Les caractères sont symétriques et en bonne position.
42° Les oreilles sont dessinées.
43° Les yeux sont bien situés et bien proportionnés.
44° Les sourcils et les cils sont dessinés.
45° La pupille de l'œil est dessinée.
46° L'œil est plus allongé que haut.
47° De profil, l'œil regarde de face.
48° Le menton et le front sont dessinés.
49° On voit la projection du menton.
50° Le profil ne montre pas plus d'une erreur.
51° Le profil est correctement dessiné.

Ce score aurait tendance à être beaucoup trop faible chez les enfants qui ont présenté une hypoxie intra-utérine, et beaucoup trop élevé chez les schizophrènes.

■ *Test de l'homme incomplet de Gesell*

3 ans	1 ou 2 éléments.
4 ans	3 éléments.
4 ans 1/2	6 éléments.
5 ans	6 ou 7 éléments.
6 ans	8 éléments.

■ *Planche d'encastrement simple*

15 mois	Encastre la boule sans qu'on le lui montre.
18 mois	Empile 3 formes l'une sur l'autre.
2 ans	Encastre les 3 formes. Corrige après 4 erreurs.
2 ans 1/2	Encastre les 3 formes en corrigeant les erreurs.
3 ans	Encastre sans erreur ou en corrigeant immédiatement.

■ *Planche de Goddard*

(Le meilleur des trois essais).

3 ans 1/2	56 secondes.
4 ans	46 secondes.
4 ans 1/2	40 secondes.
5 ans	35 secondes.
6 ans	27 secondes.

7 ans 23 secondes.
8 ans 20 secondes.

■ *Formes géométriques colorées*

2 ans 1/2 En place une.
3 ans En place trois.
4 ans Les place toutes.

■ *Formes géométriques incolores*

3 ans En place quatre.
3 ans 1/2 En place six.
4 ans En place huit.
4 ans 1/2 En place neuf.
5 ans Les place toutes.

■ *Chiffres*

2 ans 1/2 Répète 2 chiffres, 1 fois sur 3.
3 ans Répète 3 chiffres, 1 fois sur 3.
3 ans 1/2 Répète 3 chiffres, 2 fois sur 3.
4 ans Répète 3 chiffres, 3 fois sur 3.
4 ans 1/2 Répète 4 chiffres, 2 fois sur trois.
5 ans Répète 4 chiffres, 2 fois sur trois.
6 ans Répète 5 chiffres.
7 ans Répète 3 chiffres à l'envers (« Répète ces chiffres à l'envers »).
8 ans Répète 6 chiffres, 1 fois sur 3.

■ *Ordres simples*

(« Mets la balle sous la chaise, à côté de la chaise, derrière la chaise, sur la chaise »).
3 ans Obéit à 2 ordres.
3 ans 1/2 Obéit à 3 ordres.
4 ans Obéit à 4 ordres.

■ *Livres*

15 mois Il est intéressé.
18 mois Il tourne 2 ou 3 pages à la fois. Il désigne un chat ou un chien sur l'image.
2 ans Il tourne les pages une à une.

■ *Les tests d'Oseretsky*

Je n'en ai aucune expérience personnelle mais j'ai pensé qu'un bref aperçu pourrait être utile. Ces tests ont été conçus en 1923 en Russie et ont représenté les seuls tests moteurs standardisés portant sur la coordination, la vitesse et les mouvements volontaires et involontaires. Ces tests exigent une heure par enfant mais une version abrégée pratique a été adaptée en Irlande du Nord [14]. Ces tests peuvent être mis en œuvre dès que l'enfant a 4 ans : on lui demande de rester debout les yeux fermés pendant 15 secondes, de toucher son nez alternativement avec chaque index en gardant les yeux fermés, de sauter les pieds joints 7 ou 8 fois de suite en 5 secondes, de mettre 20 pièces de monnaie dans une boite en 15 secondes, de décrire des cercles en l'air avec ses deux index, les bras tendus, pendant 10 secondes, et de serrer la main de l'examinateur avec chaque main séparément puis avec les deux mains.

LE BILAN DU DÉVELOPPEMENT DE L'ENFANT HANDICAPÉ

Il peut offrir de grandes difficultés mais il a aussi une grande importance puisqu'il faut pouvoir choisir la bonne forme d'éducation de ces enfants. Hauessermann [9] a effectué une étude approfondie de la méthode d'évaluation des enfants porteurs d'une infirmité motrice cérébrale. L'ouvrage d'Edith Taylor [25] apporte d'autres informations fiables. Parmelee et collaborateur [15] ont constaté que les tests de Gesell convenaient aux examens des enfants aveugles. Reynell [19], Reynell et Zinkin [19], et Sheridan [23] ont décrit une technique valable pour le bilan du développement du jeune enfant porteur d'un handicap visuel sévère.

Il faut modifier les tests à l'usage des enfants qui présentent des handicaps mécaniques ou autres, et tout écart de la méthode exacte décrite par son auteur invalide inévitablement les résultats jusqu'à un certain point. Ce problème est traité dans l'ouvrage de Hauessermann. Une étude menée à Sheffield et déjà citée (Chapitre 1) a montré qu'il était possible d'établir un bilan raisonnablement fiable du potentiel de développement des nourrissons atteints d'infirmité motrice cérébrale. Nous avions suivi des infirmes moteurs cérébraux que l'on avait pensé être des arriérés mentaux alors qu'ils étaient des nourrissons et dont nous avions évalué le QI à l'âge de 5 ans ou plus tard. Sur les 35 enfants considérés comme retardés mentaux au cours de leurs premiers 6 mois, 20 ont survécu et 19 se sont avérés arriérés mentaux par la suite. Sur les 40 qui avaient été dits retardés mentaux entre 6 et 12 mois, 29 ont survécu et 26 se sont montrés arriérés lors des examens en suivi ; et sur les 59 considérés comme retardés lorsqu'ils avaient été vus entre 12 et 24 mois, 52 ont survécu et le diagnostic d'arriération mentale a été confirmé chez 51 d'entre eux.

Il faut tenir compte des difficultés particulières auxquelles l'enfant handicapé est confronté. Par exemple, les tests basés sur la vision ne peuvent pas être utilisés pour un enfant aveugle, ceux qui font appel à l'audition ou au langage n'ont pas de sens chez l'enfant sourd, et ceux qui contrôlent la manipulation ne sont pas utilisables chez un enfant qui présente une quadriplégie spastique. Dans ce cas cependant, on montre les jouets-tests à l'enfant dont on observe les marques d'intérêt et le désir de les saisir. Un enfant intelligent de 9 mois, athétosique ou spastique, va réellement chercher avec beaucoup d'énergie à attraper un cube ou une clochette et, bien qu'il ne réussisse pas à les saisir, on pourra coter approximativement sa détermination. Par contre, un enfant déficient mental atteint d'une IMC ne montrera guère d'intérêt pour ces objets. Il faut se limiter aux tests applicables à l'enfant en cause.

Lorsqu'on examine des enfants atteints d'IMC, il est particulièrement important de penser aux difficultés perceptuo-sensorielles qu'ils éprouvent et aux retards de maturation plus fréquents chez eux que chez ceux qui montrent un retard mental simple, ce qui leur permettra peut-être de réussir plus tard beaucoup mieux qu'on n'aurait osé l'espérer en les examinant dans leur petite enfance. Toute prévision est extrémement difficile, surtout chez l'enfant athétosique, mais nous avons constaté que seules des erreurs occasionnelles seront commises, et il faut toujours penser qu'elles *peuvent* être commises.

Un bilan du développement doit englober un examen clinique et un examen du développement, avec la mesure du périmètre crânien rapporté au poids, et l'évaluation de la vision et de l'audition.

Il faut obtenir que les performances de l'enfant lors des tests soient les meilleures qu'il puisse réaliser.

Des variations physiques telles qu'une fontanelle largement ouverte, un retard d'apparition dentaire, un épicanthus ou un pli palmaire unique, ne doivent pas induire un diagnostic de déficience mentale.

Il ne faut pas seulement noter *si* un enfant fait preuve d'une certaine activité mais *comment* il l'exerce, et avec quel degré de maturité.

On observera la qualité de la vocalisation et les éléments impossibles à coter tels que la sensibilité, la vivacité et d'autres facteurs d'assurance.

Il est très important de noter la persistance du « regard des mains », et de l'habitude de jeter les objets par terre, de les porter à la bouche et de baver après l'âge normal de leur disparition.

RÉFÉRENCES

[1] Bax M., Hart H., Jenkins S. — Clinical testing of visual function of the young child. *Dev. Med. Chil. Neurol.*, 1981, **23**, 92.

[2] Beagley H.A. — *Audiology and audiological medicine.* Oxford, Oxford University Press, 1981.

[3] Coplan J., Gleason J.R., Ryan R., Burke M.G., Williams M.L. — Validation of an early language milestone scale in a high risk population. *Pediatrics*, 1982, **70**, 677.

[4] Fisch L. (Ed.) — *Research in deafness in children.* Blackwell, London, 1964.

[5] Galambos R., Despland P. — The auditory brain stem response evaluates risk factors for hearing loss in the newborn. *Pediatr. Res.*, 1980, **14**, 159.

[6] Gallacher J.R., Gallacher C.D. — Colour vision screening of preschool and first grade children. *Arch. Ophtalmol.*, 1964, **72**, 200.

[7] Gardiner P. — A colour vision test for young children and the handicapped. *Dev. Med. Chil. Neurol.*, 1973, **15**, 437.

[8] Gesell A., Amatruda C.S. — In : Knobloch H., Pasamanick B. (Eds) *Developmental diagnosis.* Hoeber, New York, 1974.

[9] Hauesserman E. — *Developmental potential of preschool children.* Grune and Stratton, London, 1958.

[10] Illingworth R.S. — *Common symptoms of disease in children.* 9 th Ed., Blackwell Scientific Publications, Oxford, 1987.

[11] Ingram T.T.S., Anthony N., Bogle D., McIsaac M.W. — *Edinburgh articulation test.* Churchill Livingstone, Edinburgh, 1971.

[12] Knobloch H., Stevens F., Malone A. — *Manual of child development.* Harper and Row, Hagerstown, 1980.

[13] Lenneberg E.H., Rebelsky F.G., Nichols I.A. — The vocalisations of infants born deaf. *Human Dev.*, 1865, **8**, 23.

[14] McMahon N. — *Osretesky tests of motor proficiency.* M. Phil. Thesis. University of Coleraine, Ulster, 1978.

[15] Parmelee A.H., Fiske C.E., Wright R.H. — The Development of ten children with blindness as a result of retrolental fibroplasia. *Am. J. Dis. Child.*, 1959, **98**, 198.

[16] Peiper A. — *Cerebral function in infancy and childhood.* Pitman, London, 1963.

[17] Phillips C.J., Smith B., Broadhurst A. — The draw-a-man test : a study in scoring methods, validity and norms with English children at 5 ans 11 years. *Clinics in Developmental Medicine*, n° 46, 1973.

[18] Reynell J. — *Developmental Language Scales.* Slough : National Foundation for Educational Research, 1969.

[19] Reynell J., Zindin P. — New procedures for the developmental assessment of young children with severe visual handicaps. *Chil.*, 1975, **1**, 61.

[20] Sheridan M.D. — Simple clinical hearing tests for very young or mentally retarded children. *Br. Med. J.*, 1958, **2**, 999.

[21] Sheridan M.D. — Vision screening of very young or handicapped children. *Br. Med. J.*, 1960, **2**, 453.

[22] Sheridan M.D. — The development of vision, hearing and communication in babies and young children. *Proc. Roy. Soc. Med.*, 1969, **62**, 999.

[23] Sheridan M. — The Stycar Panda test for children with severe visual handicap. *Dev. Med. Child. Neurol.*, 1973, **15**, 738.

[24] Silva P.A. — The prevalence, stability and significance of developmental language delay in preschool children. *Dev. Med. Child. Neurol.*, 1980, **22**, 768.

[25] Taylor E.M. — *Psyhological appraisal of children with cerebral defects*. Harvard University Press, Cambridge Mass, 1959.

13

INTERPRÉTATION

REMARQUES GÉNÉRALES

Le bilan d'un enfant va se baser en grande partie sur la précision de l'anamnèse et sur l'interprétation que l'on peut donner des résultats de l'examen clinique et de l'évaluation du développement.

Il faut connaître les raisons des variations du développement. Par exemple, en examinant un nourrisson de 6 semaines couché en décubitus ventral, il faut savoir qu'un nourrisson endormi revient à la position fœtale et a donc tendance à montrer un bassin surélevé et des genoux ramenés sous son abdomen, comme le fait un nouveau-né.

Lorsqu'on examine un nourrisson dont le développement est sujet à caution, il est bon d'évaluer approximativement les divers domaines du développement. Par exemple, si on voit que le nourrisson passe un objet d'une main dans l'autre, on peut dire que sa manipulation n'est pas inférieure à celle d'un enfant de 6 mois ; si on voit un nourrisson chercher à toucher un objet avec son index, on peut affirmer que son niveau est au moins celui d'un enfant de 10 mois ; et si l'enfant âgé de 21-24 mois construit des phrases, son niveau global d'intelligence doit être normal. Il arrive souvent que, pendant que j'examine un nourrisson, je me demande si une facette de son développement le montre supérieur au niveau d'un enfant de 13 mois.

Après avoir tiré ses conclusions, il est souvent utile de demander aux parents quel est à leur avis le niveau atteint par leur enfant par comparaison avec un enfant ordinaire : j'ai constaté que les parents sont presque toujours remarquablement exacts dans leurs appréciations.

IMPORTANCE RELATIVE DES DIVERS DOMAINES DU DÉVELOPPEMENT

Certains domaines ont plus d'importonce que d'autres pour l'établissement des bilans. Voici ce que j'en pense.

DÉVELOPPEMENT MOTEUR GLOBAL

On peut regretter que la partie du développement la plus facile à coter soit la moins fiable pour un bilan global. Il serait faux de vouloir dire que le développement moteur global n'a pas une grande utilité pour l'évaluation du développement mais il faut reconnaître ses limitations. Son insuffisance, traduite par le contrôle de la tête en suspension ventrale et en décubitus ventral, est habituellement le premier signe d'une anomalie chez un enfant déficient mental depuis ou avant sa naissance. La plupart des nourrissons déficients mentaux montrent un retard de la station assise et de la marche, mais les exceptions sont si fréquentes que ces critères n'offrent qu'une valeur limitée pour évaluer l'intelligence. Un enfant déficient mental peut apprendre à s'asseoir et à marcher à l'âge normal mais son activité désordonnée, ajoutée à d'autres caractères, permet d'éviter des erreurs d'appréciation.

Le tableau VIII représente les âges auxquels des enfants déficients mentaux, que j'ai examinés à l'hôpital pédiatrique de Sheffield, avaient pu rester assis pendant quelques secondes sans support. Aucun ne présentait une IMC ou un autre handicap mécanique ou une affection dégénérative qui aurait pu provoquer une détérioration. Les trisomiques 21 sont considérés séparément. Les cotations « déficient grave du point de vue éducatif » et « déficient modéré du point de vue éducatif » ont été établies d'après les tests de QI à l'âge scolaire.

TABLEAU VIII. — AGE DE LA STATION ASSISE SANS SUPPORT.

Age (mois)	*Déficients graves Total = 48*	*Déficients moyens Total = 28*	*Trisomiques 21 Total = 45*
6 à 7	8,3	10,7	6,7
8 à 9	14,5	39,3	31,1
10 à 11	2,1	7,2	26,6
12 à 17	35,4	39,3	22,0
18 à 23	15,0	3,6	
24 +	22,9	0	13,4

AGE DE LA MARCHE SANS APPUI.

Age (mois)	*Déficients graves Total = 59*	*Déficients moyens Total = 42*	*Trisomiques 21 Total = 37*
Inférieur à 12 mois	0	4,7	0
12 à 14	5,1	9,5	0
15 à 17	10,1	14,3	0
18 à 23	18,6	19,0	24,3
24 à 25	37,2	40,5	51,4
36 à 27	13,5	4,7	10,7
48 à 59	10,1	2,4	
60 +	5,1	4,7	13,5

On peut voir que l'âge de début de la station assise sans support a été normal (6 à 7 mois) chez 8,3 % des déficients graves, chez 6,7 % des trisomiques 21 et chez 10,7 % des déficients modérés. Par contre, cette capacité n'apparaissait pas avant 1 an chez 73,3 % des déficients profonds autres que les trisomiques 21, chez 35,4 % des trisomiques 21 et chez 42,9 % des déficients mentaux modérés. L'âge de la marche sans appui était normal (12 à 17 mois) chez 15,2 % des déficients profonds autres que les trisomiques 21 et chez 29,5 % des déficients moyens. Aucun trisomique 21 n'avait pu marcher aussi tôt. D'autre part ce n'était pas avant au moins l'âge de 2 ans que la marche était possible pour 65,9 % des déficients profonds, pour 75,6 % des trisomiques 21, et pour 52,3 % des déficients moyens.

On note des variations importantes de l'âge de la station assise et de la marche chez des enfants normaux qui marchent parfois sans aide à 8 mois ou au contraire attendent d'avoir 2 ou 3 ans et même davantage. La précocité de la marche n'est pas évocatrice d'un haut niveau intellectuel.

L'importance clinique du retard de la marche réside dans le fait qu'il doit rendre attentif à l'éventualité d'une IMC, d'une hypotonie ou d'une dystrophie musculaire, encore qu'il puisse se produire sans cause apparente. Une précocité anormale de la marche est importante en ce qu'elle exclut pratiquement l'éventualité d'une déficience mentale ou d'une IMC.

DÉVELOPPEMENT MOTEUR FIN (manipulation)

Les progrès de la manipulation sont un meilleur indice du niveau intellectuel que le développement moteur global : je n'ai pas observé de retard notable dans le développement de la manipulation chez les enfants normaux. Si je vois un nourrisson de 5 mois tendre la main et saisir un objet qui n'a pas été mis dans sa main, ou un nourrisson de 6 mois faire passer rapidement un objet d'une de ses mains dans l'autre, ou un enfant de 9 à 10 mois allonger rapidement son index vers un objet et saisir une boulette entre l'extrémité de l'index et celle du pouce, je dirai chaque fois que ce nourrisson est normal du point de vue mental. Je n'ai encore jamais vu d'exception à cette assertion pour cette période d'âge. Je n'ai jamais vu un nourrisson déficient mental présenter une manipulation normale pour son âge. Une précocité de la manipulation évoquerait pour moi un haut niveau d'intelligence, encore qu'on puisse admettre que certains enfants ont des aptitudes particulières et une habileté manuelle rare sans être particulièrement intelligents.

Si je devais choisir un matériel simple destiné à évaluer l'intelligence du petit enfant qui n'est plus un nourrisson, je prendrais un jeu de 10 cubes de 2,5 cm. Je n'ai jamais vu un enfant déficient mental réussir les divers tests avec des cubes : construire une tour, faire un train, un pont, une

lui en avait donné l'occasion. Ses réflexes rotuliens me semblèrent normaux. Il avait l'air vif. Je demandai aux parents nourriciers de me le montrer de nouveau 3 mois plus tard avant de décider une adoption.

Je le revis à 9 mois 1/2 : il avait commencé à 6 mois à mâcher et à rester assis sans support ainsi qu'à tousser pour attirer l'attention et à secouer sa tête quand sa mère lui disait « Non ». Il ne pouvait pas encore saisir une boulette entre le pouce et l'index mais sa préhension d'un cube avec chaque main était normale pour son âge. Il était vif, vocalisait bien et restait bien assis. Il avait commencé à jouer à taper dans les mains. Toutefois il ne s'appuyait pas sur ses jambes. Ses deux réflexes rotuliens étaient nettement exagérés et je notai un clonus du pied bilatéral. Le réflexe rotulien gauche était plus saccadé et les parents nourriciers me dirent avoir remarqué qu'il avait toujours mobilisé la jambe droite plus que la gauche. Le diagnostic posé fut celui de diplégie spastique avec un niveau normal de l'intelligence. Le cas fut complètement expliqué aux parents qui décidèrent sans hésitation de l'adopter malgré son handicap physique.

Ce cas a été intéressant du fait des signes minimes de diplégie spastique, découverts lors d'un examen de routine. Il n'y avait aucun signe évocateur et le seul trait du développement qui pût être diagnostique était le manque d'appui sur les jambes. Il est possible que l'incapacité de saisir la boulette ait été le seul signe d'une atteinte minime des membres supérieurs car, d'après le niveau de développement des autres domaines, il aurait acquis l'apposition pouce-index.

Voici une autre observation qui illustre l'importance de la comparaison d'un domaine du développement avec un autre.

■ ***Observation***. — Déficit mental avec caractères particuliers.

Cette petite fille de 14 mois m'avait été adressée car ses parents refusaient d'admettre le pronostic sombre porté par un pédiatre d'une autre ville.

Elle était née par césarienne en raison d'une souffrance fœtale 1 mois après le terme. Son poids de naissance était de 4 340 g. La grossesse avait été normale. Ses parents n'avaient pas d'autre enfant. Elle était née asphyxiée et avait présenté plusieurs convulsions au cours des trois premières semaines. Elle était restée 5 jours sous une tente à oxygène. Son état au cours de la période néonatale avait justifié un pronostic sombre quant à son développement futur.

L'anamnèse était ensuite assez peu claire. Elle n'avait jamais saisi un objet. Ses parents ne savaient pas si elle voyait : elle avait été examinée sous anesthésie par un opthalmologue qui n'avait décelé aucune anomalie oculaire. Elle semblait avoir tourné la tête vers une source sonore à 3 mois. Elle avait commencé à sourire à 3 ou 4 mois, à vocaliser vers 6 ou 7 mois et elle riait de bon cœur à l'heure actuelle. A 6 mois, elle avait commencé à tenir un hochet mis dans sa main. Elle avait commencé à imiter des sons (un rire, une chanson) à 8 mois et à imiter un rythme musical. Elle avait dit « dadada » à partir de 8 mois. Elle venait de commencer à jouer avec ses mains qu'elle tenait devant sa figure (regard des mains). Elle avait commencé à mâcher et à manger un biscuit à 11 ou 12 mois.

C'était une petite fille microcéphale dont le périmètre crânien était de 42,8 cm, ce qui était très peu par rapport à son poids de naissance. Sa fontanelle était fermée. Elle était obèse, pesait 14,5 kg et était grande pour son âge. Elle ne montrait aucun intérêt pour les jouets-tests mais souriait à sa mère qui lui parlait. Elle a émis des vocalisations complexes avec « ch » et « dada » qu'on aurait attendues d'un enfant de 10 mois. Sa préhension d'un cube placé dans sa main était immature. Elle tenait sa tête comme un enfant de 3 mois. En décubitus ventral, sa figure faisait un angle de 45° avec la table. Sa tête pendait lorsqu'on l'attirait vers la position assise et ballotait considérablement quand on la balançait d'un côté à l'autre. Ses cuisses montraient des plis asymétriques. Elle jouait longuement avec un hochet placé dans sa main mais ne cherchait pas à atteindre un objet. Elle ne s'appuyait pratiquement pas sur ses jambes et il était difficile d'évaluer son tonus musculaire du fait de son obésité, mais on avait l'impression d'une hypotonie et l'abduction de ses hanches était plus grande que normalement. Ses réflexes rotuliens étaient normaux mais on notait un clonus bilatéral non constant des pieds. Le fond d'œil était normal. La radiographie des hanches était normale et celle du crâne montrait des sutures normales. Les urines ne contenaient pas d'acide phénylpyruvique.

Il était bien difficile de porter un pronostic, ce qui fut expliqué aux parents qui étaient intelligents. Tout évoquait une dissociation. L'enfant était gravement retardée dans sa manipulation et son développement moteur et il n'était pas certain qu'elle voyait (encore qu'il soit difficile de savoir si un nourrisson très retardé peut voir tant qu'il n'est pas un peu plus âgé). D'autre part la mastication, l'imitation et les vocalisations n'étaient que modérément retardées, et le QI de l'enfant à ces points de vue aurait prouvé qu'elle pouvait faire partie des sujets éducables par la suite. On pouvait donc penser à une dissociation mécanique et le clonus non entretenu du pied évoquait la possibilité de la forme spastique d'une IMC, en n'excluant cependant pas une athétose secondaire. Le développement relativement satisfaisant du langage et de l'imitation donnait à penser que le QI ne serait peut-être pas aussi faible qu'un examen superficiel le laissait craindre.

La deuxième difficulté provenait du problème de la cécité et j'étais incapable de dire si l'enfant voyait ou non. Une cécité aurait expliqué certains aspects de l'anamnèse et de l'examen, et en particulier le manque total d'intérêt pour l'environnement ne correspondait pas au fait que l'enfant tournait la tête vers une source sonore dès l'âge de 3 mois.

La troisième difficulté résidait dans la notion des convulsions : il était très probable que des convulsions se produiraient par la suite, peut-être associées à une détérioration mentale.

Je donnai mon avis en disant que le pronostic était sombre et que l'enfant présenterait probablement une déficience profonde mais que, eu égard aux difficultés citées, son avenir pourrait être meilleur que prévu — avec toutefois la complication d'une IMC ou peut-être d'une cécité. Je demandai à la revoir au bout d'un an. Elle était retardée mais pas très gravement.

L'importance du développement du langage par rapport aux autres domaines a déjà été mentionnée. En général le fait que le langage est relativement plus précoce que le développement moteur devrait faire soigneusement rechercher un handicap mécanique tel qu'une hyper ou une hypotonie, bien qu'un retard occasionnel de la marche ait aussi été discuté. Une évaluation peut être particulièrement difficile lorsqu'un enfant montre un retard dans plusieurs domaine de développement.

■ ***Observation*** — Petit garçon de 36 mois présenté parce qu'il ne parlait pas et ne disait que « mum ». Son audition était normale ; son père était mort lorsqu'il était un petit nourrisson et on ne savait pas à quel âge il avait commencé à parler. L'enfant n'avait pas marché seul avant 18 mois (ce qui était aussi le cas de sa mère). Il ne contrôlait pas sa vessie qui était distendue, ce qui avait créé une incontinence goutte à goutte attribuée à une obstruction urétrale. L'enfant était donc retardé dans son langage, son développement moteur et son contrôle sphinctérien.

Avec les 10 cubes de 2,5 cm, il contruisit rapidement une tour bien faite, un train avec sa cheminée et un pont ; il ne fit aucune erreur d'encastrement à la planche simple : il identifia immédiatement les dix images sur le tableau ; il copia proprement le 0 et le + ; il était éveillé, attentif et coopératif. Son quotient de développement global se situait entre 100 et 115.

Cet enfant était retardé dans 3 domaines majeurs du développement et cependant il montrait un QD supérieur à la normale, ce qui fut vérifié par les contrôles en suivi.

Voici un exemple de la difficulté d'évaluer un enfant très irrégulier dans les divers aspects de son développement.

■ ***Observation.*** — J'ai vu cette petite fille pour la première fois lorsqu'elle avait 3 ans et 5 mois, et voici ce que j'écrivis au médecin de la famille : « Un pronostic fiable se heurte à plusieurs difficultés dont l'une est un retard de la marche chez son père et chez sa mère, et il ne serait pas étonnant que les enfants suivent leur exemple.

Son développement moteur a été retardé : ellle est restée assise sans appui à 14 mois et a marché seule à 22 mois. J'ai vu un certain nombre d'enfants normaux incapables de marcher avant d'avoir 2 ans. D'autre part son langage a été bon : elle a dit des mots isolés à moins d'1 an et a fait des phrases à 18 mois. Je n'ai jamais vu un enfant déficient mental capable de le faire. De plus, elle a commencé à être propre à 12 mois. Elle a cependant montré un retard pour se servir d'une tasse (elle vient de commencer), et elle ne réussit pas bien à s'habiller seule, mais je ne suis pas sûr que ses parents lui aient donné l'occasion de l'apprendre. Elle est à un âge difficile pour les tests du développement, mais j'ai pu conclure qu'elle était dans les normes pour un ou deux tests et retardée pour les autres. Il existe donc des dispersions considérables de ses performances qui rendent impossible un pronostic valable. Elle a l'air normale ; elle s'est bien impliquée dans une maison de poupée pendant que je parlais avec sa mère. La taille de sa tête est normale ; sa démarche est normale. J'ai expliqué que, lorsqu'une enfant apprend à marcher aussi tardivement, il faut s'attendre à ce qu'elle soit instable assez longtemps ensuite.

Je pense donc que Mary s'avérera être normale et non inférieure à la moyenne mais il est difficile d'en être certain à ce stade. J'aimerais la revoir dans un an pour juger de ses progrès. »

Je m'intéressais à ses progrès : à 4 ans elle lisait bien et, à 5 ans, on lui accordait un niveau de lecture de 9 ans 1/2. Ses professeurs affirmaient que sa manipulation, ses possibilités créatrices et physiques étaient excellentes.

FACTEURS DE RISQUES

Le terme « enfants à risques » s'applique aux enfants qui, pour diverses raisons pré ou postnatales, sont plus susceptibles que d'autres de présenter certains handicaps affectifs, sensoriels ou physiques. Par exemple, une petite fille née avec un pied bot bilatéral congénital a 40 % de chances de présenter une luxation de la hanche. Un enfant porteur d'une fente palatine a une très forte prédisposition à être sourd par la suite. En procédant à un examen du développement on notera les facteurs de risque mais sans exagérer leur importance. Par exemple, dans le cas d'une adoption, le fait que l'un des véritables parents ait été déficient mental est un facteur de risque mais ce n'est qu'un facteur parmi bien d'autres qui entrent dans l'établissement du bilan. Dans mes études en suivi de nourrissons que j'avais examinés en vue d'adoptions, il y en avait 22 que j'ai déclarés normaux en dépit du fait qu'un de leurs parents était un déficient mental reconnu ; le QI moyen de ces 22 enfants à l'âge de 7 à 8 ans a été de 100,1 (inférieur néanmoins au QI moyen de toute la série de nourrissons adoptés).

Un diagnostic du développement — ou un diagnostic d'IMC ou de déficience mentale — doit se baser sur une combinaison de facteurs et non sur un seul signe clinique. Si on examine un nourrisson de 6 mois et si son développement est dans les normes à tous points de vue, on ignorera le fait que sa véritable mère a été déficiente mentale, à moins qu'elle n'ait présenté une phénylcétonurie qui est une affection dégénérative héréditaire du système nerveux. Toutefois, s'il existe un doute quelconque, tel un manque d'intérêt pour le milieu ambiant ou un développement douteux de la manipulation ou une anomalie oculaire congénitale ou un périmètre crânien trop petit par rapport au poids, le facteur de risque de la déficience mentale maternelle vient s'ajouter aux possibilités que l'enfant ne soit pas normal. J'ai souvent entendu parler de nourrissons dont l'adoption avait été refusée parce que leur mère ou leur père était déficient mental : c'était une erreur tragique.

FACTEURS ENVIRONNEMENTAUX CULTURELS ET AUTRES : HANDICAPS PHYSIQUES

Personne n'a encore conçu de tests applicables à toutes les cultures. Certains facteurs culturels ont un impact considérable sur le bilan du développement. Le Chapitre 7 a traité de l'effet de pratiques culturelles africaines sur le développement moteur, et des conséquences possibles du décubitus ventral. Si un enfant n'a jamais eu l'occasion de tenir un crayon et de dessiner sur un papier, un test du « Bonhomme de Goodenough » n'aura pratiquement pas de sens. Le Chapitre 3 a décrit des déficits visuo-spatiaux chez les Bantous à la suite d'un manque précoce d'expériences sensorielles valables. En Israël, les enfants élevés dans un kibboutz montrent des QI moyens plus élevés que ceux des enfants juifs au Moyen-Orient élevés dans leurs familles. Lorsqu'on a utilisé le test de dépistage du développement de Denver en Asie du Sud [12], on a constaté que des petits Laotiens, Vietnamiens et Cambodgiens ne réussissaient pas certains tests, probablement du fait de facteurs culturels et pouvaient donc passer pour retardés dans leur développement.

Lorsqu'un enfant a souffert d'une carence affective, ou a été volontairement empêché de se tenir debout parce que sa mère craignait un rachitisme ou des jambes en cerceaux, ou a été paraplégique du fait d'un myéloméningocèle, ou ne peut pas parler parce qu'il est sourd, ou ne peut pas contrôler ses sphincters par suite d'une malformation anatomique ou d'un « dressage » aberrant, je trouve absurde de lui attribuer un score plus faible aux tests objectifs du développement, ce que font les psychologues. Par exemple, Ruth Griffiths ignore ces facteurs dans ses tests (et même un facteur aussi important que la prématurité) pour le bilan des nourrissons.

Il arrive que les difficultés de l'examen soient telles qu'il est impossible de prévoir l'avenir de l'enfant sans une observation plus approfondie. On ne peut pas prédire le développement futur d'un enfant qui a vécu dans un milieu nocif tel qu'un orphelinat ou qui a été gravement malade et qui paraît uniformément retardé. Il est essentiel de lui accorder une période d'observation après que tous ces facteurs aient été corrigés avant de pouvoir se faire une opinion valable. Si un enfant a été élevé dans un orphelinat et présente un niveau de développement inférieur à la moyenne, on ne le renverra pas dans cet orphelinat avant de le réexaminer : il serait probablement encore plus retardé. Il faut essayer de le placer dans un bon foyer où il sera choyé et stimulé, et on le reverra ensuite pour juger d'une éventuelle amélioration.

Il faut éviter l'erreur de diagnostiquer un déficit mental alors que la maladresse relève d'une carence affective. On m'a demandé d'évaluer le développement d'un nourrisson de 6 mois atteint d'une maladie coeliaque et j'ai refusé. On m'a demandé d'évaluer un enfant de 6 ans porteur d'une insuffisance rénale grave diagnostiquée pour la première fois pendant la période néonatale : il était rejeté par ses parents qui ne le désiraient pas chez eux, en partie du fait de ses hospitalisations prolongées. Il ne pouvait pas marcher, aussi à cause de son rachitisme rénal grave. J'ai refusé d'évaluer son intelligence.

On m'a demandé d'évaluer le développement mental d'un enfant de 21 mois porteur d'un diabète insipide néphrogénique. Il ne s'était pas développé et ne pesait que 8,8 kg. Il avait été hospitalisé à plusieurs reprises. Son niveau général de développement était celui d'un nourrisson de 12 mois avec peu de répercussions dans divers domaines, bien qu'il montrât un vif intérêt pour son environnement et pour les jouets, ce qui était important et donnait à penser qu'il pouvait avoir un niveau d'intelligence normal. Il était impossible d'évaluer son potentiel de développement sans faire des observations en série de son rythme de développement. Il a été suivi depuis lors : à 6 ans et 4 mois, il suit une scolarité normale dans une école ordinaire. Physiquement il est petit, mesure 1 mètre et pèse 12,4 kg.

Le pédiatre expérimenté doit résister à la tentation d'attribuer un score précis au quotient de développement de l'enfant. Il se trompe s'il se figure pouvoir distinguer un QD de 70 d'un QD de 71. Il peut juste situer l'enfant dans un rang approximatif de l'échelle du développement et tout essai d'être plus précis ne pourra qu'engendrer de l'imprécision.

L'ÉVENTAIL DE LA NORMALITÉ : RÉPARTITION EN CENTILES

Il serait pratique de pouvoir établir l'éventail des normes du développement mais c'est impossible car on ne peut pas tracer de frontière entre le normal et l'anormal. Chaque enfant est différent et l'enfant absolument normal dans tous les domaines du développement est vraiment rare. Il est par conséquent faux de dire qu'un enfant *doit* atteindre un repère donné à un âge donné.

Certains auteurs ont calculé la répartition en centiles de divers repères [13]. L'échelle de Denvers [5] indique les 25e, 50e, 75e et 90e centiles pour 105 items du développement dont la motricité générale, le langage, la motricité fine, l'adaptation et les caractères sociaux personnels, ce qui a été standardisé pour 1 036 enfants de 2 semaines à 6 ans présumés normaux. Ces repères sont établis sous forme graphique et les auteurs affirment que « la variation normale apparaît de façon frappante sur le graphique qui permet à l'examinateur de déterminer si l'enfant est dans les normes ». En réalité, il est absolument faux de suggérer que ces centiles indiquent si un enfant est normal ou ne l'est pas : j'ai vu des scores normaux d'enfants que, cependant, certains de ces repères montraient au-dessous de « la normale » (Chapitre 6 et 7).

L'enquête de Newcastle [13] a indiqué les 3e, 10e, 25e, 50e, 75e, 90e et 97e centiles pour quatre critères : la station assise sans support, la marche, le fait de dire des mots isolés et de faire des phrases. Les chiffres obtenus sont les suivants :

		Centiles						
Critères	*Nombre*	*3*	*10*	*25*	*50*	*75*	*90*	*97*
Assis sans aide	3 831	4,6	5,2	5,8	8,4	7,2	8,1	9,3
Marche	3 554	9,7	10,7	11,8	12,8	14,2	15,8	18,4
Mots isolés								
Garçons	1 824	8,7	10,0	11,6	12,4	15,0	18,0	21,9
Filles	1 747	8,6	9,8	11,5	12,3	14,6	17,3	20,1
Phrases								
Garçons	1 653	17,5	19,1	21,4	23,8	26,8	32,5	36,0
Filles	1 575	16,2	18,4	20,4	22,9	25,0	30,8	36,0

L'enquête de Newcastle a indiqué l'âge de 18,4 mois pour le 97e centile pour la marche sans aide, et l'échelle de Denver a indiqué l'âge de 14,3 mois pour le 90e centile pour cette même acquisition. J'ai cependant vu des douzaines d'enfants normaux incapables de marcher seuls avant 14,3 mois et un très grand nombre ne marchaient pas seuls à 18,4 mois ou plus tard. J'ai vu personnellement plus de 20 enfants dont le suivi a prouvé qu'ils étaient normaux et qui ne marchaient pas seuls à 2 ans.

Il est exact que plus un enfant s'écarte de la moyenne dans un domaine (hémoglobine, azotémie ou début de la marche) et plus il est susceptible d'être anormal, mais il est tout à fait faux de dire que des chiffres sur un graphique qui montre la répartition en centiles des repères du développement peuvent indiquer si la performance d'un enfant est normale ou non.

Il convient de faire la différence entre des enquêtes telles que celle de Newcastle où les centiles sont basés sur l'âge auquel l'enfant a atteint certains repères (la marche par exemple) et d'autres telles que celle de Denver qui se fonde sur la capacité de l'enfant de réussir certains tests à un âge donné, ce qui est très différent car l'enfant qui réussit un test aurait peut-être été capable de le réussir beaucoup plus tôt. En fait et pour la plupart des repères, il est très difficile de dire avec précision quand un repère donné est atteint : quand un enfant sourit pour la première fois à sa mère, quand il mâche pour la première fois ou quand il prononce pour la première fois un mot simple. Ainsi que je l'ai déjà expliqué, un enfant qui essaie de dire « chien » dira probablement « ien » avant de dire « ch » en voyant l'image d'un chien ou en entendant un chien aboyer ou en imitant un aboiement : il est difficile de fixer l'âge auquel il aura pour la première fois dit ce mot. Il semble d'après les chiffres de Denver que certains repères soient très difficiles à définir avec précision ; par exemple : est assis la tête fixe (50e centile et 2,9 mois), appui partiel sur les jambes (50e centile à 4,6 mois), marche bien (12,1 mois), debout en se tenant (4,8 mois). Un nouveau-né s'appuie un peu sur ses jambes, et cet appui après les premières semaines ne dépend pas seulement de la maturation de son système nerveux mais des occasions que sa mère lui aura données d'essayer. On peut aussi remarquer que le 50e centile des chercheurs de Denver est pour certains repères extrêmement différent de celui des enfants de New Haven examinés par Gesell. Par exemple, « roule sur lui-même » = 2,8 mois avec les chiffres de Denver ; « se tourne vers la voix » = 5,6 mois : le premier est beaucoup plus précoce et le second beaucoup plus tardif qu'avec les chiffres de Gesell ; et le 50e centile indiqué par l'étude de Denver pour la station assise sans support (5,5 mois) est beaucoup plus précoce que celui de Gesell et que celui de l'équipe de Newcastle (6,4 mois).

Je n'apprécie pas les analyses précises de données imprécises. J'ai souvent vu attribuer un QI à une parfois à deux décimales près, ce que je déconseille étant donné l'imprécision de bien des données sur lesquelles on base un tel score. Depuis que les travaux de Denver et de Newcastle ont été publiés, je n'ai jamais senti le besoin d'y faire référence, excepté pour ce livre. Je n'ai certainement eu aucun besoin d'eux pour m'aider à évaluer des centaines de nourrissons, et je n'ai pas encore rencontré le cas où j'aurais souhaité cette information.

IMPORTANCE DU SUIVI EN CAS DE DOUTE

Lorsqu'on éprouve le plus léger doute après le bilan d'un enfant, il faut le revoir. Il faut observer le rythme de son développement pour juger s'il est stable, s'il progresse ou s'il ralentit, et on ne portera aucun jugement avant d'avoir procédé à un nouvel examen après un intervalle convenable.

Il sera probablement impossible de formuler un pronostic lorsqu'on aura noté des facteurs environnementaux nocifs tels que des mauvais traitements, et seuls des examens en suivi montreront si le dommage est réversible ou non. Il en est de même pour de nombreux autres facteurs postnataux tels que des infections (surtout une méningite ou une encéphalite) ou la survenue subite d'une épilepsie.

Un diagnostic du développement est lourd de difficultés et celui qui a trop confiance en lui, qui fait des diagnostics-éclairs, ou qui ne suit pas l'enfant qu'il a examiné, fera forcément des erreurs inutiles. Un système d'études en suivi est essentiel si on veut acquérir une certaine compétence dans ce domaine. On examinera en détail les erreurs dont on recherchera les raisons afin de pouvoir les éviter à l'avenir.

S'il s'agit d'une adoption, les enfants devront être à nouveau examinés (et de préférence par une autre personne) lorsqu'ils seront d'âge scolaire, de façon à pouvoir déterminer la précision et l'utilité de l'examen. Si une déficience mentale ou une IMC sont diagnostiquées chez un nourrisson, il faudra continuer à suivre l'enfant afin de pouvoir confirmer ou infirmer le diagnostic. Le système de cartes perforées qui permet de retrouver instantanément les noms des enfants justifiables d'études en suivi est inappréciable. J'ai constaté que des enregistrements cinématographiques répétés de nourrissons suspects d'anomalies sont utiles non seulement pour ma propre instruction mais aussi pour l'enseignement. Si on veut s'instruire à partir de ses erreurs et acquérir une compétence fiable dans l'évaluation du développement, il est absolument indispensable de disposer d'un système de suivi vraiment adéquat.

Chez certains enfants, du fait de la présence de facteurs déroutants, une prévision est impossible sans une observation plus approfondie. Voici un exemple d'une combinaison de ce genre de difficultés.

■ ***Observation***. — Crâne anormal, retard du développement et difficultés de la prévision.

On m'avait demandé de voir ce petit garçon de 11 semaines suspect de présenter une hydrocéphalie. A sa naissance son périmètre crânien était de 37,5 cm et son poids de 3 800 g. A 11 semaines, l'examen montrait un périmètre crânien de 42,5 cm mais la fontanelle et les sutures paraissaient normales. On notait un léger épicanthus et un front proéminent mais, à mon avis, la tête était dans les normes (elle ne ressemblait pas à celles des parents). L'enfant semblait avoir commencé à sourire à 7 semaines et à vocaliser à 8 semaines ; il tenait sa tête comme un enfant de 6 semaines. On ne relevait pas d'autre signe clinique anormal.

L'enfant fut revu de temps en temps : il aurait tenu à 3 mois un hochet placé dans sa main (?). A 4 mois, il tenait sa tête comme un nourrisson de 3 mois.

A 1 an, son périmètre crânien était de 49,5 cm et je pensai que le tableau clinique était celui d'une macrocéphalie. Il contemplait ses mains et contrôlait sa tête comme un enfant de 3 mois 1/2. Il ne pouvait pas saisir un objet tout en « l'appréhendant par les yeux », et il ne tenait pas un objet que l'on plaçait dans sa main. Je notai que je ne pouvais imaginer un développement supérieur à celui d'un enfant de 3 mois et pensais que son développement était ralenti.

Un examen approfondi fut alors effectué en vue d'une intervention éventuelle afin de drainer son hydrocéphalie par l'insertion d'une valve. Une ventriculographie et une encéphalographie gazeuse montrèrent qu'il n'existait pas d'hydrocéphalie et évoquèrent un diagnostic de macrocéphalie. L'EEG était normal. La distance interpupillaire était de 55 mm.

Pendant son hospitalisation, il put rester assis comme un nourrisson de 7 mois (alors qu'il en avait 13) et commença à faire « au-revoir ». Il ne s'appuyait pratiquement pas sur ses jambes. Sa préhension volontaire apparut à 14 mois.

A 20 mois, son périmètre crânien était de 50,8 cm. Je fus immédiatement frappé par son jargon incessant et par sa faculté de répondre à ses parents. Il avait commencé son jargon à 18 mois ; il disait clairement 8 ou 9 mots. Il ne pouvait ni ramper ni rouler mais il faisait porter le poids de son corps sur ses jambes un court instant. Il ne se tenait pas debout en se tenant aux meubles. Il semblait ne jouer que peu de temps avec des jouets qu'il jetait généralement par terre. Il ne saisissait aucun jouet-test. Sa mère le disait incapable de désigner un objet sur une image. Il ne mangeait pas seul et ne contrôlait pas ses sphincters. A 18 mois, il tendait les bras pour qu'on l'habille et jouait à taper dans les mains. Il avait développé le langage d'un enfant de 14 à 18 mois bien qu'à tous les autres points de vue il fût beaucoup plus retardé. Je dis que, à mon avis, son QI ne serait pas inférieur à 60 ou 70 et qu'il pourrait même avoisiner la moyenne.

Les antécédents familiaux du développement étaient intéressants : un enfant plus âgé avait eu un démarrage lent. Je l'avais vu à 2 ans alors qu'il commençait juste à faire quelques pas ; il était très précoce dans son langage et construisait de longues phrases sensées.

A tous point de vue il était un enfant normal d'une intelligence précoce. Les parents pensaient que le plus jeune enfant (avec la macrocéphalie) soutenait la comparaison avec son frère aîné quant au langage et aux autres aspects du développement.

J'ai décrit en détail ce cas pour montrer les difficultés auxquelles on se heurte parfois. Tout d'abord, il avait une tête anormale. Ensuite son développement semblait se ralentir et il s'intéressait moins à son environnement. Troisièmement, à 20 mois, son langage avait fait des progrès remarquables et était très en avance sur les autres domaines (on n'a jamais noté un handicap physique tel qu'une spasticité). Il est rare de voir un enfant uniformément retardé sauf dans son langage, où le retard était léger. Enfin, on connaissait les antécédents familiaux de retard moteur grave chez un frère qui avait ensuite été normal et très intelligent.

Le pronostic d'un tel cas doit être réservé et, seule, une observation continue pourra donner une idée claire du potentiel du développement. J'expliquai les difficultés de mon bilan aux parents qui étaient fort intelligents et je leur fis espérer que leur enfant serait normal : je leur assurai qu'il ne serait pas un déficient profond (à moins d'une complication imprévisible telle qu'une encéphalite).

Il ne faut pas hésiter à refuser de porter un pronostic, parfois même pendant 2 ou 3 ans, quand le cas est particulièrement difficile.

PRÉVISION À LONG TERME

Un bilan du développement nous permet d'évoquer les dons et le potentiel d'un enfant mais nous ne pouvons pas dire ce qu'il en fera et à quel point il réussira dans la vie, pas plus que nous ne pouvons dire ce qu'est le succès. Un individu peut réussir brillamment dans sa profession et n'avoir aucun succès dans sa vie personnelle et dans l'éducation de ses enfants. Un individu peut être intelligent mais ne pas être aimable, et les gens aimables peuvent obtenir davantage de la vie que les gens plus intelligents.

■ *Facteurs personnels*

Les facteurs personnels qui interviennent dans l'avenir d'un enfant englobent son niveau d'intelligence, ses dons, sa capacité d'apprendre, sa personnalité et sa santé. Liam Hudson [7] a émis l'idée qu'un QI supérieur à 115-125 n'avait que peut d'effet sur la réussite intellectuelle future, la créativité étant plus importante. Ogilvie [14] qui étudiait les enfants des écoles primaires a remarqué qu'un enfant doué peut exceller dans chaque domaine de la vie (mathématiques, musique, arts, dessin, culture générale, littérature, comédie, gymnastique, techniques mécaniques, finance ou direction). Certains enfants tels que Sibélius et Charles Darwin ne se sont révélés que tardivement. Certains ont un « démarrage lent ». Gardner [6] a mentionné divers types d'intelligence : linguistique, musicale, spatiale, personnelle, proprioceptive et logique.

Certains enfants rencontrent des difficultés particulières d'apprentissage (dans la lecture, l'orthographe, le langage, l'appréciation spatiale ou les mathématiques) et peuvent passer pour retardés en tout avec un avenir sombre. Nous avons étudié ce problème dans notre ouvrage sur l'enfance des hommes et des femmes célèbres [10].

Certains aspects du caractère ont un impact vital sur les prévisions de l'avenir. Ce sont les pouvoirs de s'entendre avec autrui, de se concentrer, de tirer profit de ses erreurs, de travailler avec acharnement, d'observer, de perfectionner, de créer, de chercher, et de vouloir réussir. Certains enfants sont retenus par leur paresse, leur propension à rêver, la lenteur de leur idéation, leur difficulté à s'exprimer, ou par leur agitation et leur manque de concentration, bien qu'ils soient très intelligents.

Le choix de l'orientation scolaire et de la carrière joue un rôle important dans la réussite.

Les facteurs physiques qui influencent l'avenir d'un enfant sont les handicaps physiques, la malnutrition et une santé déficiente.

■ *Facteurs familiaux et ambiants ; influence des amis*

Le Chapitre 3 a traité des facteurs familiaux qui aident un enfant à s'accomplir ; ce sont la sage éducation, la sécurité, les occasions d'apprendre, l'intérêt pris à son éducation, l'ambition et les espoirs. Les facilités socio-économiques ne sont pas essentielles [11] et des enfants devenus célèbres avaient été extrêmement pauvres (Aneurin Bevan, Ernest Bevin, Michael Faraday, Henry Ford et George Stephenson).

■ *Facteurs scolaires*

Ce sont la valeur de l'enseignement, la motivation des élèves, leurs espoirs et leurs rapports avec leurs enseignants. Ce sont aussi les capacités des enseignants à obtenir le meilleur des enfants quel que soit leurs QI, en encourageant et en reconnaissant leurs possibilités. Dans notre ouvrage, sur la jeunesse des hommes et des femmes célèbres, nous avons cité de nombreux exemples d'incapacité des enseignants à reconnaître les dons de leurs élèves dont Joshua Reynolds, Gauguin, Manet, Rossini, Delius, Edison, Einstein, John Hunter, Jean de la Fontaine, Hans Andersen, Émile Zola, G.K. Chesterton, Wordsworth, Sheridan, Byron, Léon Tolstoï, Rommel, Jung et Frœbel. Beaucoup avaient été considérés comme des médiocres alors que leurs dons auraient justifié d'autres appréciations : ce fut le cas de Toulouse-Lautrec, Auguste Rodin, Epstein, Cézanne, James Wart, Isaac Newton et Pasteur. Une étude intéressante d'Herbert Brich montre que 45 % seulement des enfants dont le QI était au moins de 136 avaient été considérés comme doués par leurs enseignants alors que 31 % des enfants considérés comme doués et supérieurement intelligents se révélèrent comme juste moyens lors des tests.

SUPÉRIORITÉ MENTALE

L'étude classique en suivi à long terme d'enfants surdoués a été menée par Terman et Oden [15] dans leur enquête portant sur 1 528 enfants californiens dont le QI était au moins de 135 et qui furent suivis jusqu'à un âge moyen de 35 ans. Comparés aux témoins, ils avaient marché et parlé plus tôt, ils avaient un meilleur équilibre physique et avaient été moins malades, ils avaient été moins désagréables et plus honnêtes, ils étaient plus stables du point de vue affectif et ils montraient une puberté plus précoce. Ils avaient de larges centres d'intérêt et montraient de la curiosité, une attention soutenue et des dons créateurs. Près de la moitié savaient lire avant d'aller à l'école (la scolarisation est plus tardive en Amérique qu'en Angleterre). Leur plus grande supériorité se manifestait dans la lecture, le maniement du langage, le raisonnement arithmétique, et les connaissances scientifiques, littéraires et artistiques. Ils étaient moins bons en évaluation arithmétique, en orthographe et en connaissances historiques factuelles. Ils s'intéressaient surtout à la lecture et aux collections. Ils ne différaient pas des témoins dans leurs jeux. Le premier signe d'une intelligence supérieure généralement noté par les parents était la compréhension plus rapide, une curiosité insatiable, une information générale, une excellente mémoire, un vocabulaire abondant, et un intérêt anormal pour de nombreux récits, atlas et encyclopédies. Les études en suivi de ces enfants les ont montrés moins alcooliques et fous que les témoins : les taux de suicide et de délinquance juvénile étaient plus faibles. Ils se mariaient plus et plus jeunes mais ils avaient moins d'enfants que les témoins. Ils choisissaient des conjoints d'une intelligence plus grande que dans le groupe témoin. Ils divorçaient moins. Ils gagnaient plus. 6 % devinrent des petits bureaucrates, des agents de police, des pompiers ou des artisans. Un devint conducteur d'engins ; 6 % devinrent des médecins. Le QI moyen de leurs 184 enfants a été de 127,7 et la proportion d'enfants dont le QI était au moins de 150 était 28 fois plus importante que dans la population générale.

Toute prévision à long terme de l'accomplissement d'un enfant peut être faussée par une détérioration inattendue (Chapitre 6) ou, inversement, par un changement tout à fait inespéré relevant de la maturation ou d'un développement tardif d'un don. J'ai écrit [8] que « les parents et les enseignants qui désespèrent des jeunes dont ils ont la charge doivent prendre garde. L'adolescent sauvage, impoli et mal embouché qui se laisse aller, refuse de travailler et semble s'opposer à tout sauf à lui-même peut devenir un homme charmant, courtois, qui réussit professionnellement et socialement. L'adolescent qui sent mauvais, qui a mauvaise allure, qui s'habille de façon excentrique, qui se conduit très mal et se rebelle contre toute autorité est peut-être le génie de demain. »

DÉFICIENCE MENTALE

L'amélioration inattendue que l'on observe chez certains enfants déficients mentaux a déjà été décrite : je pense qu'elle survient surtout dans les premières années de la vie. Je n'ai pas vu d'enfant de 5 ans déficient mental progresser rapidement et acquérir un niveau d'intelligence presque normal.

Lorsque nous essayons de donner un pronostic, il nous faut penser non seulement à la possibilité d'une amélioration inattendue mais aussi à celle d'une détérioration, surtout avec la survenue d'une épilepsie.

Beaucoup de possibilités ne dépendent pas seulement du niveau d'intelligence mais du comportement de l'enfant et de la présence d'autres handicaps. L'espérance de vie de la déficience mentale est diminuée, surtout si elle est profonde. Le retard scolaire est plus commun que chez l'enfant normal et la qualité de l'éducation est importante (quand elle est possible). Si l'enfant est du type hyper-agité et destructeur, il réussit moins bien qu'un enfant calme et facile à diriger d'un même niveau intellectuel, mais il est probable qu'il réussira mieux s'il est élevé dans sa famille que s'il est placé dans un institut.

Un enfant pourra être coté comme déficient grave même si son QI dépasse nettement 50. J'ai vu un enfant dont le QI était de 77 qui montrait une telle agitation qu'il ne pouvait pas être suivi dans une école spécialisée et qu'on avait dû le cataloguer comme déficient profond. Un enfant porteur d'une IMC sera peut-être considéré comme déficient grave en raison de son handicap physique même si son QI dépasse nettement 50.

Il est à peu près exact de dire d'un enfant arriéré mental que, si son QI est supérieur à 50, il sera probablement capable de gagner sa vie à moins qu'il ne présente d'autres handicaps ou que le taux de chômage ne soit élevé. L'enquête bien connue de Fairbanks a suivi 122 enfants déficients mentaux pendant plus de 17 ans : 95 étaient autonomes dont 30 % étaient des travailleurs manuels. En les comparant avec des témoins normaux, on notait plus de délinquants juvéniles, et un plus fort pourcentage de mariages, de divorces et d'enfants. Ferguson et Kerr [4] ont suivi 400 garçons et filles venant d'écoles de Glasgow spécialisées pour les handicapés mentaux et les ont ré-examinés au début de leur 20e année. 75 % des filles qui avaient un QI supérieur à 50 avaient conservé le même emploi depuis au moins 5 ans et seulement 8 garçons étaient chômeurs. 13 des 162 garçons étaient des ouvriers spécialisés. La moitié des filles et 20 % des garçons avaient des emplois semi-artisanaux. A 22 ans, 30 % avaient été une ou deux fois condamnés en justice ; 75 % de ceux dont le QI était supérieur à 60 étaient autonomes.

Certains adultes déficients mentaux font preuve d'une remarquable facilité dans certains domaines tels que l'arithmétique. D'autres montrent des dons étonnants pour la musique ou les exercices de mémoire.

CONCLUSIONS

1° Certains domaines du développement ont plus d'importance que d'autres pour le bilan du développement. Celui qui compte le moins est le développement moteur global. La précocité du langage est un bon signe d'une intelligence supérieure mais le langage est souvent retardé en dépit d'une supériorité mentale.

2° Les normes sont sujettes à discussion. Il est impossible de tracer une frontière entre le normal et l'anormal. Si un domaine du développement montre un retard significatif par rapport à un autre, il convient d'en rechercher la cause éventuelle.

3° Aucun enfant ne doit être pénalisé au cours de son bilan pour des difficultés de langage ou des handicaps, sensoriels ou autres, dont il faut tenir compte. La compréhension des mots a beaucoup plus d'importance que la capacité de les articuler. Il faut éviter l'erreur habituelle qui veut que le retard du langage soit dû à la paresse, à la jalousie, à une surprotection qui fait qu'il n'a pas besoin de parler, ou à un frein de la langue.

4° Il ne faut pas se laisser impressionner par la laideur d'un enfant, par l'expression de son visage, par son charme, son comportement ou la facilité de sa conversation (dans le cas de l'hydrocéphalie).

5° La prévision à long terme des possibilités futures de l'enfant, surtout dans les cas de supériorité ou d'infériorité mentale, se heurte aux difficultés créées par les innombrables variables qui interfèrent avec elles.

Après avoir relevé tous les antécédents et effectué un examen complet, le pédiatre tient compte d'une prématurité, rapporte le périmètre crânien au poids du corps, évalue les facteurs de risque, le rythme familial du développement, le rythme antérieur du développement de l'enfant et ses maladies, les facteurs physiques tels que les handicaps sensoriels ou autres, l'attitude de la mère envers son enfant, les carences affectives, les facteurs culturels, et l'importance relative des différents domaines. Il fait entrer tous ces éléments dans son ordinateur cérébral qui donne la réponse la plus probable au sujet du potentiel de l'enfant. Il continue à suivre l'enfant afin de vérifier ces données, et il se prépare à des surprises.

Tout ceci est désespérément peu scientifique aux yeux des psychologues mais un bon pédiatre tient compte de l'enfant dans sa globalité par rapport à son environnement et à tous les facteurs importants possibles. En face d'un cas difficile, il est bon de pouvoir se dire « Ai-je tort ? Y a-t-il un élément qui puisse modifier mon bilan : une cause de détérioration telle que des anti-épileptiques ou même une épilepsie, des psychoses, ou une ambiance familiale nocive, ou un élément susceptible d'être lié à une amélioration inespérée, tel que les facteurs d'assurance de Gesell (la vivacité, la faculté de réagir, la concentration et l'intérêt porté à l'environnement) ? ».

RÉFÉRENCES

[1] Capute A.J., Accardo P.J. — Linguistic and auditory milestones during the first two years of life. *Clin. Pediatr.* (Phila), 1978, **17**, 847.

[2] Catalano F.L., Mc Carthy D. — Infant speech as a possible predictor of later intelligence. *J. Psychol.*, 1954, **38**, 203.

[3] Dubowitz L.M., Leibowitz D., Goldberg C. — A clinical screening test for assessment of intellectual development in 4 or 5 year old children. *Dev. Med. Child Neurol.*, 1977, **19**, 776.

[4] Ferguson T., Kerr A.W. — After-histories of boys educated in special schools for mentally handicapped children. *Scot. Med.*, 1958, **3**, 31.

[5] Frankenburg D.K., Dodds J.B. — The Denver developmental screening test. *J. Pediatr.*, 1967, **71**, 181.

[6] Gardner H. — *Frames of mind. The theory and nature of intelligence.* Heinemann, London, 1983.

[7] Hudson L. — *The ecology of human intelligence.* Penguin, London, 1970.

[8] Illingworth R.S. — Destined for fame, but one would not think it. *Pediatrics*, 1974, **54**, 133.

[9] Illingworth R.S. — Dissociation as a guide to developmental assessment. *Arch. Dis. Child.*, 1958, **33**, 118.

[10] Illingworth R.S., Illingworth C.M. — *Lessons from childhood. Some aspects of the early life of unusual men a women.* Livingstone, Edinburgh, 1966.

[11] Illingworth R.S. — How to help a child to achieve his best. *J. Pediatr.*, 1968, **73**, 61.

[12] Miller V., Onatera R.T., Deinard A.S. — Denver develomental screening test. Cultural variations in South East Asian Children. *J. Pediatr.*, 1984, **104**, 481.

[13] Neligan G., Prudham D. — Norms for four standard developmental milestones by sex, social class and place in family. *Dev. Med. Child Neurol.*, 1969, **11**, 413.

[14] Ogilvie E. — *Gifted children in primary schools.* Macmillan, London, 1973.

[15] Terman L.M., Oden M.H. — *The gifted child grows up.*, Stanford University Press, Stanford, 1974.

14

DIAGNOSTIC DE LA DÉFICIENCE MENTALE

Ce chapitre sera court car le diagnostic de la déficience mentale a été mentionné directement ou indirectement dans presque chacun des chapitres précédents.

Je vais maintenant assembler les principaux points de ce diagnostic précoce. Le terme « déficience mentale » a une connotation assez large : je l'emploie pour tout QI inférieur à 70.

L'ENFANT À RISQUE

Ainsi que les chapitres précédents l'ont évoqué, certains états font courir un plus grand risque que d'autres d'être déficient mental :

■ *Antécédents familiaux prénataux* : déficience mentale, affections dégénératives du système nerveux, phénylcétonurie maternelle.
— Stérilité relative antérieure.
— Insuffisance placentaire ; toxémie ; retard de croissance intra-utérine ; hémorragie antepartum ; hypertension.
— Infections : surtout la rubéole, le SIDA.
— Drogues, irradiations, alcoolisme pendant la grossesse.
— Facteurs socio-économiques, malnutrition, stress.
— Petit poids de naissance, surtout par rapport aux dates.
— Grossesse multiple.
— Aberrations chromosomiques.
— Anomalies congénitales graves.
— Hypothyroïdie.
— Infirmité motrice cérébrale, hydrocéphalie, craniosténose.

■ ***Hypoxie périnatale, hypoglycémie, hyponatrémie, hypernatrémie, acidose, hyperbilirubinémie, hémorragie cérébrale***

■ ***Méningite postnatale, encéphalite, tumeur ou abcès du cerveau***

— Hypoglycémie sévère, hypernatrémie.
— Traumatisme crânien.
— Épilepsie et médicaments anti-épileptiques.
— Drogues et poisons.
— Malnutrition.
— Carence affective ; problèmes socio-économiques.
— Affections métaboliques.

CARACTÈRES CLINIQUES

Le principe essentiel d'un diagnostic précoce de déficience mentale est le fait que l'enfant déficient mental, qui est retardé depuis ou avant sa naissance, est retardé dans tous les domaines du développement, à l'exception parfois de la motricité générale et, rarement, dans le contrôle de ses sphincters. Il est relativement moins retardé dans son développement moteur général à moins qu'il ne se rajoute une difficulté mécanique telle qu'une IMC, et il est relativement plus retardé dans son langage, dans son intérêt pour son environnement, dans sa concentration, dans sa vivacité et dans la vitesse de ses réactions.

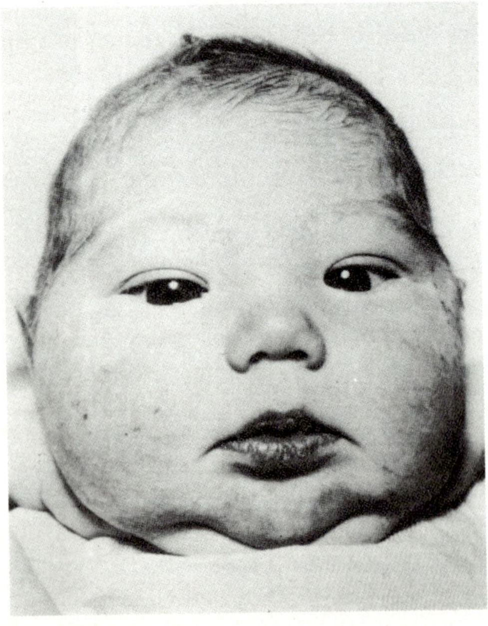

FIG. 149. — *Microcéphalie grave.*

Il en va différemment pour l'enfant qui se développe normalement pendant un certain temps et qui présente ensuite une affection dégénérative ou des spasmes infantiles avec une déficience mentale. Dans ce dernier cas, on peut voir un nourrisson de 7 mois qui a appris à saisir un objet ou à être assis et dont le développement moteur semble donc être au-dessus de la moyenne, mais qui se désintéresse complètement de son environnement, qui ne sourit plus et qui, en fait, présente une déficience mentale profonde.

Comme dans tout bilan, on relève tous les facteurs pré, péri et postnataux susceptibles d'avoir affecté le développement.

LES PREMIÈRES SEMAINES

Comme l'enfant déficient mental est retardé dans tous les domaines, excepté parfois dans sa motricité globale, il se trouve à sa naissance dans une situation analogue à celle du prématuré qui a un niveau d'intelligence normal. Il est enclin à dormir de façon excessive et à présenter des difficultés d'alimentation (il ne réclame pas à manger, il somnole, il téte mal et régurgite facilement). Cette tendance à beaucoup dormir peut persister plusieurs mois. Voici quelques commentaires des mères d'enfants déficients profonds pendant leurs premières semaines.

1° Il ne remuait pas beaucoup. Jusqu'à 8 mois il n'a pas eu l'air de vivre.

2° Elle a été sage. Elle ne pleurait jamais.

3° Elle semblait vivre dans son monde à elle.

4° Elle était toujours sage. Elle ne pleurait jamais. Elle restait simplement immobile.

5° C'était un bébé merveilleux. Il était très sage. Il restait tranquille sans pleurer.

6° Il restait immobile dans son landau. Nous ne nous rendions pas compte qu'il était là.

7° Il est resté couché sans bouger dans son landau pendant 6 mois. Il dormait presque tout le temps.

8° Pendant ses 2 premières années il a été comme un légume. Il restait simplement assis dans son landau.

9° C'était un bébé très sage qui n'était pas du tout dérangeant ; son frère était beaucoup plus agaçant (le frère aîné était normal).

Le développement postnatal se caractérise presque toujours par un retard en tout, sauf parfois dans la station assise et la marche. Il n'est pas nécessaire de récapituler les divers repères si ce n'est quelques points particuliers.

1° Le premier signe évident d'une déficience mentale est un retard du sourire et de l'intérêt porté à ce qui l'entoure, ainsi que de la motricité (apparent dans la suspension ventrale et dans le décubitus dorsal ou ventral). On peut déceler de nombreux cas de déficience mentale au cours des 6 ou 8 premières semaines si on a l'habitude d'effectuer des examens sommaires du développement dans une consultation de dispensaire.

2° Un retard du suivi des yeux induit souvent un faux diagnostic de cécité car l'enfant ne semble pas s'intéresser à ce qui l'entoure.

3° Le retard de la réaction à un bruit engendre souvent un faux diagnostic de surdité.

4° Le retard de la mastication rend l'alimentation difficile : si on donne à cet enfant des aliments solides (qui ne sont pas des aliments épaissis) avant qu'il ne sache mâcher, il pourra vomir, et si on ne lui donne pas d'aliments solides lorsqu'il a juste acquis la capacité de mâcher, il peut dépasser la période critique et refuser ce genre d'aliments ou les vomir.

5° L'extension réciproque, qui disparaît normalement quand un enfant commence à marcher, persiste chez l'enfant retardé jusqu'à ce qu'il puisse marcher. On peut la retrouver chez un enfant retardé de 2 ou 3 ans.

6° La persistance du « regard des mains ». On voit souvent un nourrisson normal de 12 à 20 semaines couché sur le dos et contemplant les mouvements de ses mains, ce qui peut s'observer chez l'enfant retardé bien après 20 semaines.

7° Le fait de porter tous les objets à sa bouche est caractéristique de l'enfant de 6 à 12 mois et persiste chez l'enfant retardé. Cette habitude cesse normalement lorsque le nourrisson commence à manipuler. Il est donc fréquent de voir un enfant retardé de 2 ou 3 ans porter à sa bouche des cubes et des jouets.

8° Le fait de jeter volontairement les objets les uns après les autres par terre cesse normalement vers 15 ou 16 mois. Il dure beaucoup plus longtemps chez l'enfant retardé.

9° L'enfant normal cesse de baver vers 1 an alors que l'enfant anormal continue.

10° Le bruxisme à l'état de veille se retrouve presqu'uniquement (mais pas toujours) chez l'enfant déficient mental.

11° Modifications des vocalisations. Grâce à l'analyse spectrographique [5, 6], les chercheurs finlandais ont montré que les pleurs des enfants déficients mentaux sont différents de ceux des enfants normaux : chez les premiers ont notait une période de latence beaucoup plus longue entre l'application du stimulus et les pleurs, et il fallait une stimulation répétée ou presque constante pour susciter les pleurs. La qualité de la voix était aussi différente, souvent gutturale, parfois perçante et parfois aiguë, faible ou ténue. La variété de plus en plus riche des sons émis par l'enfant normal était très retardée chez l'enfant anormal.
important de l'enfant déficient qui ne s'intéresse pas à son environnement, qui ne regarde que fugitivement ou pas du tout ses jouets. Si on lui en donne un, il ne cherche pas à construire un objet, il ne soutient pas son attention, il ne fait aucun effort pour ramasser ce qu'il a fait

tomber, il n'a aucune vivacité et se laisse facilement distraire. Il réagit moins qu'un enfant normal et répond plus lentement aux tests.

J'ai souvent vu des enfants dont le développement moteur était dans les normes mais dont l'absence d'intérêt et de concentration traduisait un déficit marqué. C'était le cas d'une petite fille née à terme qui restait assise sans support à 8 mois et qui marchait seule à 17 mois. Elle avait été propre le jour à 18 mois et la nuit à 2 ans. A 1 ans, elle ne montrait ni intérêt ni concentration. Elle a commendé à dire des mots simples à 3 ans et à faire des phrases à 5 ans. A 9 ans, son QI était de 20 ; il ne s'était produit aucune détérioration.

13° Hyperactivité désordonnée. Beaucoup d'enfants qui dormaient de façon excessive et qui étaient « si sages » montrent en grandissant une hyperactivité désordonnée et un manque de concentration.

SIGNES PHYSIQUES

Ce sont surtout les anomalies congénitales majeures, l'infirmité motrice cérébrale, les anomalies de la taille ou de la forme du crâne, ou les signes faciaux d'une maladie. Toute anomalie congénitale importante implique un risque accru de déficience mentale. J'ai insiste au Chapitre 9, sur l'extrême importance de la mesure du périmètre crânien rapportée au poids du corps, et j'ai ajouté que certaines particularités de la forme du crâne sont habituellement associées à la déficience mentale. J'ai insisté sur l'importance de mesures en séries car le pronostic est particulièrement sombre lorsque l'inscription du périmètre crânien sur un graphique s'écarte de la position antérieure en centile (voir fig. 77, Chapitre 9).

Les caractères qui ne sont *pas* utiles au diagnostic sont un épicanthus, une fontanelle non soudée, un retard de la dentition, ou un pli palmaire unique, puisqu'ils peuvent tous se retrouver chez un enfant normal. Le Chapitre 16 traite de la fréquence de l'association d'une IMC avec une déficience mentale.

DIAGNOSTIC DIFFÉRENTIEL

Un diagnostic de déficience mentale porté chez un enfant normal est dramatique car cette erreur va être une source d'anxiété muette et de souffrance. D'autre part, il importe pour de nombreuses raisons de ne pas passer à côté du diagnostic.

De nombreuses sources de confusion diagnostique ont été étudiées par des chercheurs sous la dénomination de pseudo-arriération.

Voici les principaux états que l'on doit distinguer de la déficience mentale :

1° *Retard de la maturation.* — Il a été étudié aux Chapitres 6 et 7. Il arrive qu'un enfant montre au cours des premières semaines un retard qu'il rattrape par la suite pour devenir normal. Cette éventualité est peu probable s'il est microcéphale mais, si son périmètre crânien est normal, il faudra être particulièrement prudent pour porter un diagnostic précis sans contrôles en suivi.

2° *Infirmité motrice cérébrale.* — Certaines formes en sont facilement prises pour une déficience mentale ; les deux états sont généralement associés. Un enfant athétosique, surtout avant que son athétose ne devienne évidente, peut être considéré comme un déficient mental simple alors que son QI est normal.

3° *Affections neuromusculaires.* — La méconnaissance du diagnostic d'une dystrophie musculaire, d'une hypotonie ou d'une amyotrophie spinale, peut induire un faux diagnostic de déficience mentale. Le QI assez faible (aux environ de 80) des garçons porteurs d'une maladie de Duchenne fausse encore le tableau.

4° *Troubles sensoriels.* — La méconnaissance d'un trouble visuel ou auditif peut facilement entraîner un faux diagnostic de déficience mentale. Un trouble visuel peut affecter l'âge du sourire, du suivi des yeux et de la manipulation.

Des troubles sensoriels, auditifs ou visuels, peuvent être responsables d'une carence affective et d'une restriction des expériences manuelles ou autres : un trouble en entraîne un autre, et une combinaison de facteurs retarde le développement. Un trouble sensoriel (surtout auditif) peut être à l'origine d'une mauvaise performance lors de certains tests et donc d'une sous-estimation de l'intelligence. Chez l'enfant plus âgé, les problèmes spécifiques de la dysphasie, de la dyslexie et des difficultés de l'appréciation spatiale sont autant de pièges diagnostiques.

5° *L'effet des médicaments.* — En particulier celui des anti-épileptiques administrés alors que les taux sanguins n'ont pas été dosés et que la posologie en est trop élevée. Les barbituriques sont généralement en cause.

6° *L'effet d'une carence affective.* — Le Chapitre 3 a traité de cette question qui doit particulièrement être prise en compte dans les prévisions de l'adoption d'un enfant qui a été élevé dans un orphelinat ou qui a été ballotté d'un foyer nourricier à un autre. J'ai fait remarquer que, dans ces cas, l'enfant ne doit pas être replacé dans l'orphelinat en attendant un nouveau bilan, ce qui retarderait encore son développement, mais il devrait être confié à un bon foyer nourricier pour être ré-évalué au bout de 3 mois. Il arrive qu'un enfant retardé ait été confronté à un environnement tellement défavorable qu'il serait peu raisonnable de formuler une opinion quelconque sur ses potentialités. Il faut toujours être prêt à remettre à plus tard un jugement incertain ou à refuser de formuler celui qu'on a élaboré.

7° *Schizophrénie et autisme infantile*

Les avis ne sont pas unanimes sur la définition de l'autisme. Je préfère m'en tenir à la description originale de Léo Kanner de Baltimore, alors que d'autres l'ont élargie jusqu'à englober un grand nombre d'enfants déficients mentaux. On constate que beaucoup d'enfants déficients profonds présentent certains traits de l'autisme, mais j'ai examiné de nombreux enfants que l'on avait qualifiés d'autistes et que j'ai considérés comme subnormaux typiques. On pense souvent que ce diagnostic est porté trop facilement. Du fait de ces divergences, il est difficile d'évaluer les travaux qui évoquent une association avec des facteurs immunologiques [9], le syndrome de William [7], le syndrome de Rett[3] et le syndrome de fragilité de X [2, 4]. Près de 40 % des cas présentaient une hypersérotoninémie.

Les signes de l'autisme se manifestent avant que l'enfant ait 30 mois [8]. Comme nourrisson, il ne montre probablement aucun intérêt à être pris dans les bras et câliné ; il ne pleure que rarement ou il hurle continuellement sans raison apparente. Par la suite, il présente un très grand retard de son langage, ce qui fait habituellement porter le faux diagnostic de surdité grave. Il montre un maniérisme stéréotypé, un refus du regard, un minimum d'expression faciale, un comportement ritualiste (tapoter ses doigts devant ses yeux, balancer ou faire tourner les objets). Il préfère les jouets aux personnes. La plupart des enfants autistes ont une tête de forme normale et souvent un air intelligent, ce qui les fait paraître normaux, mais ils agissent comme des déficients mentaux. Près de 25 % d'entre eux deviennent épileptiques à l'adolescence.

On m'avait demandé de voir un enfant de 4 ans considéré comme déficient mental. A son entrée dans mon bureau, ma première impression fut que ce diagnostic était correct car il ne s'intéressa à rien. Je lui donnai la planche d'encastrement de Goddard pour l'occuper pendant quelques minutes et fus frappé de la façon dont il encastra rapidement les blocs aux places voulues. Je compris immédiatement qu'il s'agissait d'un cas d'autisme.

Il faut distinguer l'autisme de la schizophrénie. L'autisme apparaît chez le petit nourrisson ou en tout cas dans les 2 premières années alors que la schizophrénie se manifeste rarement avant 4 ans. On ne relève que peu de facteurs génétiques dans l'autisme alors qu'on retrouve des antécédents familiaux dans 12 % des cas de schizophrénie. Des hallucinations s'observent dans la schizophrénie mais pas dans l'autisme.

La schizophrénie [8, 11], se traduit par un trouble grave des rapports affectifs, par un repli sur soi, une introversion, un manque de sentiments pour autrui, des positions anormales, une immobilité frappante ou une agitation sans but, un maniérisme ritualiste (se balancer et tourner), une préoccupation pathologique d'un jouet particulier, une opposition à tout changement, des réactions anormales à des stimuli, des hallucinations et des erreurs de langage. Des parents [10] ont écrit un livre qui donne une description vivante de leur fils schizophrène.

RÉSUMÉ

1° Le diagnostic de déficience mentale peut être posé à tort alors qu'il serait exact de parler de carence affective, de simple lenteur passagère de la maturation (démarrage lent), de trouble sensoriel (auditif ou visuel), d'affection neuromusculaire, d'IMC, d'effet iatrogène ou d'autisme infantile.

2° Il faut penser aux variations normales. La déficience mentale ne doit pas être diagnostiquée sur un seul trait tel qu'un retard isolé dans un domaine du développement mais toujours sur une combinaison d'anomalies.

RÉFÉRENCES

[1] Adams F.H., Norman A., Bass D., Oku G. — Chromosomal damage to infants and children after cardiac catheterisation and angiocardiography. *Pediatrics.*, 1978, **62**, 312.

[2] Anderson E.M., Spain B. — *The child with spina bifida*. Methuen, London, 1977.

[3] Balkany T.J., Downs M.P., Jafek B.W., Krajicek M.J. — Hearing loss in Down's syndrome. *Clin. Pediatr.* (Phila.), 1979, **18**, 116.

[4] Baron J. — Temperament profile of children with Down's syndrome. *Dev. Med. Child Neurol.*, 1972, **14**, 640.

[5] Bess F.H., Tharpe A.M. — Unilateral hearing loss. *Pediatrics.*, 1984, **74**, 206.

[6] Clarkson P.M., MacArthur B.A., Barratt Boyes B.J., Neutze J.M. — Developmental progress following cardiac surgery in infancy using profound hypothermic and circulatory arrest. *Austr. paediatr. J.*, 1978, **14**, 298.

[7] Connell H.M., McConnel T.S. — Psychiatric sequelae in children treated operatively for hydrocephalus in infancy. *Dev. Med. Child Neurol.*, 1981, **23**, 505.

[8] Davies P.A. — Sex and the single transverse palmar crease in newborn singletons. *Dev. Med. Child. Neurol.*, 1966, **8**, 729.

[9] Décarie T.G. — A study of the mental and emotional development of the thalidomide child. In : Foss B.M., *Determinants of Infant Behaviour.* Vol. IV, Methuen, London, 1969.

[10] Dickinson D.F., Sambrooks, J.E. — Intellectual performance in children after circulatory arrest with profound hypothermia in infancy. *Arch. Dis. Child.*, 1979, **54**, 1.

[11] Dicks-Mireaux M.J. — Mental development of infants with Down's syndrome. *Am. J. Ment. Def.*, 1972, **77**, 26.

[12] Dobson J.C., Williamson M.L., Azen C., Koch R. — Intellectual assessment of 111 four year old children with PKU. *Pediatrics*, 1977, **60**, 822.

[13] Fisch C.B. Yang D.C., Yang D.C., Yuin C., Fisch M.L., Lamm S.S. — Intellectual development of children with cerebral palsy. *Dev. Med. Child Neurol.*, 1979, **21**, 114.

[14] Fishler K., Koch R., Donnell G.N. — Comparison of mental development in individuals with mosaic and trisomy 21 Down's syndrome. *J. Child Psychol. Psychiatry.*, 1974, **15**, 293.

[15] Frith V. et Frith C.D. — Specific motor disabilities in Down's syndrome. *J. Child Psychol. Psychiatry*, 1974, **15**, 293.

[16] Gonzalez E.R. — Deep hypothermia for infant heart surgery. *J. Am. Med. Assoc.*, 1979, **241**, 2585.

[17] Haeusserman E. — *Developmental potential of preschool children.* Grune and Stratton, London, 1958.

[18] Haka-Ikse K., Blackwood M.J.A., Steward D.J. — Psychomotor development of infants and children after profound hypothermia during surgery for congenital heart disease. *Dev. Med. Child Neurol.*, 1978, **20**, 62.

[19] Henriksen L., Evidence suggestive of diffuse brain damage following cardiac operation. *Lancet*, 1984, **1**, 817.

[20] Hulse J.A. — Outcome for congenital hypothyroidism. *Arch. Dis. Child.*, 1984, **59**, 23.

[21] Jeavons P.M., Bower B.D. — Infantile spasms. *Clinics in Develop. Med. No. 15, Heinemann, London, 1965.*

[22] Johnson R.C., Abelson R.B. — Intellectual behavior and physical charactéristics associated with trisomy, translocation and mosaic types of Down's syndrome adults. *Am. J. Ment. Def.*, 1969, **73**, 852.

[23] Keiser H., Montague J., Wold D., Maune S., Pattison D. — Hearing loss in Down's syndrome adults. *Am. J. Ment. Def.*, 1981, **85**, 467.

[24] Koch R., Azen C.G., Friedman E.G., Williamson M.L. — Preliminary report on the effects of diet discontinuation in PKU. *J. Pediatr.*, 1982, **100**, 870.

[25] Koivisto M., Blanco-Sequeiros M., Krause U. — Neonatal symptomatic and asymptomatic hypoglycaemia : a follow-up study of 151 children. *Dev. Med. Child Neurol.*, 1972, **14**, 603.

[26] Komrower G.M. Lee D.H. — Longterm follow up of galactosaemia. *Arch. Dis. Child.*, 1970, **14**, 367.

[27] *Lancet.* — Long term outlook for children with sex chromosome abnormalities. Leading article, 1982, **2**, 27.

[28] *Lancet.* — The growing problem of phenylketonuria. Leading article, 1979, **1**, 1381.

[29] Lancet. — Brain damage after open heart surgery. Leading article, 1982, **1**, 1161.

[30] Leibowitz D., Dubowitz V. — Intellect and behaviour in Duchenne muscluar dystrophy. *Dev. Med. Child Neurol.*, 1981, **23**, 577.

[31] Lenke R.R., Levy J.L. — Maternal phenylketonuria and hyperphenylalaninemia. An international survey of the outcome of treated and untreated pregnancies. *N. Engl. J. Med.*, 1980, **303**, 1202.

[32] Lindsay J., Ounsted C., Richards P. — Long term outcome in children with temporal lobe seizures. Marriage, parenthood and sexual indifference. *Dev. Med. Child Neurol.*, 1979, 21, **285**, 433.

[33] Lober J. — Neonatal bacterial meningitis. *Medicine*, 1974, **27**, 1579.

[34] Lorber J. — Post-haemorrhagic hydrocephalus. *Arch. Dis. Child.*, 1974, **49**, 751.

[35] Lorber J. — Results of treatment of myelomeningocele. *Dev. Med. Child. Neurol.*, 1971, **13**, 279.

DÉVELOPPEMENT PHYSIQUE ET AUTRES PARTICULARITÉS

Les enfants déficients mentaux sont généralement petits. Leur développement sexuel est souvent retardé et l'hypogonadisme est habituel chez le garçon. L'arrêt de la croissance est parfois très marqué : un enfant suivi par moi pesait 11,8 kg à 11 ans et mesurait 94 cm sans que l'examen le plus approfondi ait pu en montrer la raison. Je pense que, lorsqu'un enfant ne se développe pas et reste anormalement petit, alors que sa ration alimentaire est correcte et que des examens approfondis n'ont rien révélé, il faut envisager un diagnostic de déficience mentale profonde et avoir recours à des tests de développement.

Près de 20 % des enfants déficients mentaux que j'ai examinés avaient présenté des petits poids de naissance alors que la fréquence des petits poids de naissance en Angleterre est de 6 à 7 %. Beaucoup étaient « petits pour les dates ». Il semblait que le retard de développement physique et mental ait débuté *in utero*.

L'âge de la fermeture de la fontanelle antérieure n'a guère d'importance pour l'étude de la déficience mentale. Elle peut rester trop longtemps ouverte chez des enfants déficients mentaux qui ne sont pas hydrocéphales, mais la plupart des enfants chez qui elle s'est fermée plus tard que d'habitude montrent une intelligence normale. La fontanelle de l'enfant microcéphale se ferme anormalement tôt, ce qui est souvent aussi le cas chez des nourrissons normaux.

L'enfant déficient mental est plus sujet aux caries dentaires que l'enfant normal, peut être par suite d'une mauvaise alimentation, d'un manque de mastication ou d'autres facteurs. Une enquête portant sur 319 enfants déficients mentaux a montré des altérations structurelles dentaires importantes chez 84 d'entre eux et on a pensé que ces anomalies avaient une origine prénatale.

On a beaucoup étudié les dermatoglyphes des enfants déficients mentaux : les tourbillons seraient plus rares chez les déficients profonds que dans la population générale. Un pli palmaire unique est habituel chez le trisomique 21 ainsi que chez d'autres enfants déficients mentaux [8], mais on le retrouve aussi chez des enfants normaux. Sa présence a été constatée chez 3,7 % de 6 299 nouveau-nés : il était plus fréquent chez les garçons que chez les filles, chez les prématurés et chez les porteurs d'anomalies congénitales. C'est un indice utile de la cause prénatale d'un défaut tel qu'une déficience mentale ou une IMC. Un auriculaire incurvé n'est pas l'apanage de la trisomie 21, il est fréquent chez l'enfant normal, il a souvent un caractère familial et peut s'observer avec d'autres anomalies chromosomiques.

Certains auteurs tiennent compte de l'insertion basse des oreilles mais elle est difficile à définir. Robinow et Roche [44] ont constaté que les oreilles donnent l'impression d'une insertion basse lorsque le cou est étiré ou court ou lorsque la voûte crânienne ou l'arc mandibulaire sont hauts.

On note une haute voûte crânienne dans l'hydrocéphalie et dans le syndrome de Treacher — Collins, une hypoplasie de l'arc mandibulaire dans la maladie de Cornelia de Lange, dans le nanisme à tête d'oiseau, dans la maladie du « cri du chat », dans le syndrome de Pierre Robin, dans la trisomie 13-15 ou 18, et dans l'agénésie rénale. On retrouve une brièveté du cou dans le syndrome de Klippel Feil et dans certaines mucopolysaccharidoses. Une anomalie de la forme et de la structure de l'oreille caractérise certains enfants déficients mentaux.

LA TRISOMIE 21

Les enfants qui en sont porteurs sont au mieux de leur développement au cours de leurs premiers mois : j'en ai vu plusieurs qui restaient assis sans support sur le plancher vers 7 ou 8 mois alors que ces enfants s'asseyent en général vers 1 an. Le développement semble ensuite se ralentir et l'enfant devient un déficient profond. J'ai vu un enfant né à terme sourire à 4 mois, saisir volontairement des objets à 7 mois, rouler du décubitus ventral au décubitus dorsal à 7 mois et rester assis sans soutien à 7 mois 1/2. Toutefois, à 8 mois, on pouvait noter son manque de concentration et la persistance du regard des mains, signes certains de retard mental. Il a marché seul à 34 mois et a construit des phrases à 69 mois. A 6 ans, son QI était de 28. Après les premières semaines, il se produit un ralentissement continu du développement qui atteint son maximum à 52 semaines [11] et qui est plus marqué si l'enfant est élevé dans un foyer nourricier que s'il vit dans sa famille. Un développement relativement précoce au cours des premiers mois ne doit pas faire penser que le niveau intellectuel est anormalement élevé. Une enquête a montré que les tests de Gesell effectués la première année ne correspondaient pas au développement ultérieur alors que c'était le cas de ceux qui étaient réalisés la 2e année. Selon Gesell, le trisomique 21 apprend à s'asseoir à 1 an, à marcher à 2 ans, à dire des mots simples à 3 ans, à manger seul à 4 ans, à être propre à 5 ans et à construire des phrases à 6 ans. Une étude de 612 cas [40] a indiqué les âges moyens de certains repères.

	Garçons	*Filles (en mois)*
Assis sans appui	12,5	11,1
Marche	26,1	22,7
Propre	34,8	34,8
Premier mot	26,6	21,8
Phrases	41,8	52,1

Je me sens incapable de prédire si un enfant mongolien aura un QI supérieur ou inférieur à celui d'autres mongoliens. Je ne pense pas que le développement moteur relativement précoce que l'on peut parfois constater soit évocateur d'un niveau intellectuel supérieur à celui qu'on observe généralement. Je crois que la valeur du milieu familial, avec la somme de tendresse et de stimulation qu'il peut fournir à l'enfant, est le seul garant de ce qu'un enfant donné pourra réussir mieux qu'un autre. Inversement, son placement dans un institut donnera à penser qu'il s'accomplira nettement moins bien. Je ne connais pas d'étude menée sur le rapport du périmètre crânien de ces enfants avec le niveau éventuel de leur intelligence.

L'importance des stigmates faciaux ne renseigne pas sur le QI futur.

De nombreux articles ont été publiés sur les QI des enfants trisomiques. Le QI moyen en est de 28. Les avis diffèrent quant au nombre d'enfants dont le QI dépasse 50. Engler en trouve 2 sur 100 cas et Brousseau 1 % sur 206 cas ; Wunch en découvre 13 % sur 77 cas et Quaytman obtient le même pourcentage sur 73 cas. Ma propre expérience me fait citer le chiffre plus faible de 1 à 2 %. Le QI le plus élevé constaté par Oster sur 526 cas a été 74 ; il a noté que pratiquement tous ceux dont le QI était supérieur à 10 comprenaient ce qu'on leur disait et que la plupart des adultes parlaient de façon intelligible. Le langage est cependant retardé, la voix est rauque et l'articulation mauvaise. Un ou deux d'entre eux avaient appris à lire et à écrire mais probablement sans comprendre. D'après lui, aucun enfant trisomique n'avait été capable de faire une addition. J'ai vu une enfant de 12 ans qui, à la suite d'un enseignement prolongé et probablement mal réglé, pouvait lire des livres simples du niveau d'un enfant de 5 à 6 ans et faire des additions simples, mais une recherche plus poussée montrait qu'elle n'avait aucune idée de ce qu'elle avait lu et que les chiffres ne représentaient rien pour elle. Son QI était aux environs de 30. Dans une enquête portant sur 239 cas [22], le QI de 18 enfants porteurs de mosaïques était le plus faible, celui de 254 trisomiques était intermédiaire et les 21 cas de translocations montraient le QI le plus élevé. Les stigmates étaient les mêmes dans tous les groupes mais étaient plus évidents et agressifs chez les porteurs de translocations. Une autre étude sur 25 cas de mosaïques et 25 cas de trisomies est arrivée aux résultats contraires et attribue aux porteurs de mosaïques un potentiel intellectuel significativement plus élevé, de meilleures possibilités verbales et moins de difficultés visuo-spatiales, sans différences de comportement. Les enfants trisomiques 21 passent pour être plus maladroits que d'autres enfants déficients qui ont le même QI [15]. La surdité est habituelle et peut encore réduire les performances dans les tests de QI. Une baisse significative de l'audition a été constatée dans les 2/3 des 107 cas d'enfants affectés [3] et dans 51 à 74 % des cas d'adultes affectés.

Il n'est pas prouvé qu'un enfant trisomique soit docile, facile à élever et musicien bien qu'on le répète toujours [4]. Les convulsions sont extrêmement rares. Je n'ai pas encore vu un cas qui soit associé à une IMC.

La mortalité est encore élevée ; près de 50 % de ces enfants meurent vers 5 ans.

AUTRES VARIANTES CHROMOSOMIQUES

Le QI moyen des enfants porteurs d'anomalies chromosomiques est inférieur à la moyenne. Une enquête menée à Edimbourg [43] a constaté que le QI moyen d'enfants porteurs d'un syndrome de Klinfelter était de 94,3 alors qu'il était de 104,7 chez les témoins. On retrouve des chiffres analogues dans le syndrome de Turner [27].

Walzer [58] a étudié les difficultés verbales et cognitives d'enfants porteurs de certaines anomalies chromosomiques. Les difficultés particulières des enfants dont le caryotype est XO viennent du fonctionnement cognitif non verbal, en ce qui concerne l'appréciation visuo-spatiale et les capacités de construction et d'orientation : ces enfants réussissent moins bien les tests de performance que les tests verbaux. Les enfants dont le caryotype est XXY réussissent moins bien les tests verbaux que les tests de performance ; ils montrent des difficultés particulières du langage, de la lecture et de l'orthographe.

On a beaucoup écrit sur le « syndrome de fragilité de X » [55, 56] qui englobe une macrocéphalie, une hypertrophie testiculaire, une hypertrophie du nez et de la mandibule, un poids de naissance important et un retard mental modéré. Le déficit du langage est particulier et le langage expressif est moins bon que le langage réceptif [58].

CONVULSIONS ET ÉPILEPSIE

On associe à tort l'épilepsie et la déficience mentale du fait de la coexistence fréquente de l'épilepsie et d'une lésion cérébrale sous-jacente. Dans les instituts pour déficients mentaux les convulsions sont assez fréquentes. Kirman a noté que, en 1953, sur les 777 enfants du Fountain Hospital, 185 (25 %) présentaient des crises d'épilepsie alors qu'on en observait seulement chez deux des 218 trisomiques.

Dans ma série de 444 enfants déficients mentaux exempts d'IMC, et en excluant les trisomiques 21, l'incidence totale des convulsions était de 31,3 % ; elle était de 16,3 % dans les cas de déficience de légère à modérée et de 46,8 % chez les déficients profonds. Aucun mongolien ne présentait de crises épileptiques alors que, sur 285 arriérés mentaux atteints d'IMC, le pourcentage en était de 37,5 %. Il était de 22,8 % dans les atteintes de discrètes à modérées et de 53,7 % chez les arriérés profonds. Dans chaque groupe on avait exclu les cas d'origine postnatale.

Le pronostic des convulsions néonatales dépend de leurs causes. Une étude en suivi de 137 nourrissons [45] a montré que 86 % de ceux qui avaient présenté des convulsions néonatales avec EEG normal se développeraient probablement normalement, quelle qu'en ait été la cause. Ceux dont l'EEG était plat, périodique ou multifocal avaient 7 % de chances de se développer normalement, et on ne pouvait rien dire de ceux dont l'EEG ne montrait qu'un seul foyer. Rose et Lombroso [45] ont analysé les résultats en fonction des causes et ont constaté que l'hypocalcémie avait le meilleur avenir. Une autre étude portant sur 151 nourrissons hypoglycémiques [25] a montré que ceux qui étaient symptomatiques et avaient des crises étaient d'un mauvais pronostic alors que les cas asymptomatiques ne présentaient pas de lésion cérébrale.

Il existe un rapport très net entre le type d'épilepsie et le niveau intellectuel. Ce qu'on appelle les spasmes infantiles (crises akinétiques, spasmes en flexion, secousses myocloniques), avec une image EEG d'hypsarythmie, s'accompagne habituellement d'une déficience mentale grave. Cette forme d'épilepsie est associée à des affections très diverses telles que des lésions cérébrales graves, la phénylcétonurie, les neurodermatoses, les séquelles d'une hypoglycémie grave, la toxoplasmose et l'assuétude à la pyridoxine. Jeavons et Bower [21] ont constaté que 3 % de leurs cas devenaient normaux du point de vue mental. Une enquête japonaise [39] portant sur 200 cas a affirmé une guérison complète chez 9,5 % d'entre eux, mais elle ne rapportait pas le pronostic à la cause des spasmes infantiles. De nombreuses études ont été menées sur l'avenir des spasmes infantiles traités par la corticotrophine ou par les corticoïdes mais elles ne rapportent pas non plus l'issue à la cause. Il est évident que si la cause en est une affection dégénérative du système nerveux (pris dans son sens le plus large), l'avenir sera sombre quel que soit le traitement. J'ai insisté sur le fait étonnant que des enfants qui semblent se développer normalement jusqu'à 5 ou 6 mois et qui présentent ensuite des spasmes infantiles, deviennent des déficients mentaux immédiatement après le début des crises mais ne subissent pas une détérioration progressive. Au bout de quelques semaines, leur état s'améliore habituellement et ils peuvent parfois devenir normaux. Compte tenu de la multiplicité des causes des spasmes infantiles, il est très peu probable qu'un traitement quel qu'il soit puisse avoir un effet bénéfique sur l'intelligence.

Le petit mal n'induit pas de trouble mental bien que la fréquence de crises survenant pendant les heures de classe puisse provoquer une baisse du rendement scolaire. L'épilepsie temporale est susceptible d'entraîner une déficience mentale.

La détérioration mentale de l'épileptique peut être due à une lésion cérébrale sous-jacente : une hypoxie ou des hémorragies pétéchiales multiples ; des traumatismes crâniens répétés ; des facteurs psychologiques (renvoi de l'école, difficultés de l'apprentissage) ; ou l'effet des médicaments, en particulier des barbituriques.

Lorsqu'on évalue le développement mental d'un épileptique, la seule mesure du QI n'a pas de valeur. Les enfants épileptique peuvent rencontrer diverses difficultés cognitives. Stores [53] a étudié leurs problèmes : ceux qui présentaient une lésion de l'hémisphère gauche dominant pour le langage montraient un déficit de leurs possibilités verbales ; ceux dont l'hémisphère droit était affecté avaient des troubles visuo-spatiaux et perceptivo-moteurs. L'épilepsie du lobe temporal dominant pouvait être associée à des troubles de la mémoire ou de l'apprentissage. Une épilepsie centrencéphalique s'accompagnait de l'incapacité de soutenir son attention. Un dosage excessif de phénobarbital peut induire une somnolence et un manque de concentration. Stores a écrit que « l'évaluation des capacités intellectuelles d'un enfant épileptique en termes du seul QI peut entraîner des erreurs importantes car des défauts spécifiques peuvent être cachés et leur méconnaissance pourra avoir un effet nocif sur l'apprentissage des diverses sphères de la vie ».

Les difficultés psychologiques de l'enfant épileptique sont importantes. Ounsted a décrit un syndrome d'épilepsie avec hyperkinésie, généralement mais pas toujours associé à un faible QI, fréquent chez le garçon qu'il rendait intolérable à l'école.

Une remarquable étude à long terme a porté sur 100 enfants qui présentaient une épilepsie temporale [32] et qui ont été suivi jusque dans leur vie adulte. 5 étaient morts avant d'avoir 15 ans ; 33 % se sont révélés exempts de crises et indépendants ; 32 % étaient indépendant socialement et économiquement mais n'étaient pas forcément exempts de crises, et 30 % étaient dépendants. Le pronostic sombre se basait sur la présence d'un QI inférieur à 90, l'apparition des crises avant l'âge de 28 mois, la survenue d'au moins 5 attaques de grand mal, des crises temporales se manifestant au moins une fois par jour, un foyer gauche, un syndrome hyperkinétique, des accès de fureur, et une scolarité dans un institut spécialisé.

HYDROCÉPHALIE ET SPINA BIFIDA

Les interventions correctrices sont maintenant d'un usage courant chez ces enfants et il est important de connaître l'évolution naturelle des cas non traités afin de pouvoir évaluer les résultats des diverses procédures. Une hydrocéphalie n'est pas nécessairement incompatible avec un bon niveau intellectuel : tout d'abord elle peut cesser de se développer dès la naissance. Je me rappelle avoir vu une mère très inquiète, à qui on avait dit que son enfant hydrocéphale serait spastique et déficient mental. Le diagnostic était sans doute correct mais j'avais assuré à la mère que la prévision, bien que probable, n'était pas forcément juste. Un mois plus tard, il était évident que l'hydrocéphalie n'évoluait plus et l'enfant est devenu normal.

Bakwin a décrit la lamentable tragédie résultant d'un faux diagnostic de déficience mentale chez une enfant hydrocéphale avec spina bifida. On avait donné au père un pronostic très sombre et le conseil incroyable de dire à la mère que l'enfant était morte. La petite fille avait été placée dans un institut où, avec le temps, il devint évident que son intelligence était dans les normes. On conseilla alors au père de dire à sa femme que la petite fille était vivante mais il refusa. La mère fut prévenue par une autre personne.

L'hydorcéphalie peut poser deux sortes de problèmes : d'une part le processus peut s'interrompre à n'importe quel moment et le développement peut se faire normalement : d'autre part il est difficile d'évaluer le contrôle de la tête (lorsque le seul poids d'une tête volumineuse peut la faire pendre).

Une enquête australienne menée sur 45 enfants de l'école primaire dont l'hydrocéphalie avait été corrigée chirurgicalement alors qu'ils étaient des nourrissons a montré au moins quatre fois plus de troubles psychiatriques que chez les témoins [7], relevant peut-être d'une association de facteurs tels qu'une lésion cérébrale, un handicap physique et des problèmes de dérivation.

Laurence a suivi 179 des 182 cas non opérés vus à Londres. 89 étaient morts (49 %) ; 9 étaient évolutifs et 3 n'ont pas pu être retracés. 81 (47 %) n'avaient pas évolué dont 75 % étaient éducables, 33 ayant un QI d'au moins 85 et 26 un QI entre 50 et 84. Sur ces 81 enfants, 27 ne montraient que peu ou pas d'handicaps physiques. On ne relevait que peu de rapport entre le QI et le périmètre crânien et avec l'épaisseur du cortex mesurée par l'encéphalographie gazeuse. Un enfant dont l'épaisseur corticale était de 0,5 cm montrait un QI de 85 et un autre dont les mesures étaient les mêmes avait un QI de 100. Les chiffres de Laurence sont peut-être trop optimistes : ses cas étaient ceux d'enfants adressés à un neurochirurgien qui n'opérait pas les hydrocéphalies et ils étaient donc déjà sélectionnés. Même ainsi, près d'un tiers des enfants survivants présentait un QI d'au moins 85 à l'époque de l'enquête. Les résultats de la dérivation ventriculo-cave permettent un bien meilleur pronostic. Les hydrocéphales sont habituellement faciles à vivre et excessivement bavards, ce qui peut faire surestimer leur QI. Ils sont aimables, facilement maladroits et légèrement ataxiques. Ils font surtout preuve de très peu de concentration [2].

Une étude prospective menée sur une série non sélectionnée de 475 nourrissons nés avec un spina bifida ou une hydrocéphalie [35] et examinés entre 5 et 9 ans par un psychologue a mis en évidence les QI suivants :

		Hydrocéphalie avec spina bifida	*Spina bifida sans hydrocéphalie*	*Hydrocéphalie sans spina bifida*	*Total*	*Pourcentage*
Supérieur	120+	3	5	4	12	2,5
Moyenne élevée	110-119	13	19	7	39	8,2
Moyenne	90-109	73	54	35	162	34,1
Moyenne faible	80-89	47	18	25	90	18,9
Très bas	51-79	83	14	18	115	24,2
50		21	3	33	57	1,2
		240	113	122	475	

Parmi les QI retrouvés dans une étude de 136 enfants porteurs de myéloméningocèle et d'hydrocéphalie et suivis jusqu'à 6-11 ans : 68 d'entre eux (les cas les plus bénins) ne portaient pas de dérivations et les 68 les plus atteints avaient une dérivation ventriculo-cave.

Les QI observés dans une enquête ultérieure portaient sur 31 enfants d'âges scolaires exempts d'hydrocéphalie, sur 28 hydrocéphales légers n'exigeant pas une dérivation, et sur 75 hydrocéphales porteurs d'une dérivation.

Étant donné l'association fréquente d'une hydrocéphalie avec un myéloméningocèle, on pourrait s'attendre à ce que le QI moyen des enfants porteurs de myéloméningocèles soit assez faible : s'il n'y a pas d'hydrocéphalie, il sera probablement à peine au-dessous de la normale.

Sur 19 enfants atteints de méningite néonatale et conservant une hydrocéphalie importante, 14 ont eu une longue survie après avoir été traités par une dérivation ventriculo-cave. 7 d'entre eux montraient une intelligence normale mais les 7 autres étaient retardés [33].

Le pronostic de l'hydrocéphalie qui suit un épanchement sous-dural et d'autres hémorragies intracrâniennes a été étudié par Lorber [34] : sur 32 survivants contrôlés entre 18 mois et 16 ans après une hémorragie intracrânienne de la période néonatale 16 montraient une intelligence normale (QI entre 80 et 114) et 9 d'entre eux n'avaient aucune séquelle physique, 16 étaient retardés, et 12 étaient des déficients profonds.

MACROCÉPHALIE

Se reporter au Chapitre 9.

CRANIOSTÉNOSE

Dans ces cas, le niveau d'intelligence dépend en partie de l'importance de la fusion prématurée des sutures. Dans certaines formes les plus discrètes l'enfant semble d'abord se développer normalement, puis stagne lorsqu'il devient impossible pour le cerveau d'augmenter de volume du fait de la fusion des sutures. Dans les cas plus graves qui montrent déjà à la naissance une déformation grave du cerveau, le développement mental semble avoir été déficient avant qu'une opération soit possible.

Je pense que le niveau de l'intelligence est plus faible dans le cas d'une association avec d'autres anomalies congénitales (dans le syndrome d'Apert par exemple).

HYPERTÉLORISME

Il s'accompagne d'anomalies telles que la brièveté des doigts, l'amyotonie, et les cardiopathies congénitales. L'intelligence peut être normale mais elle est habituellement au-dessous de la moyenne.

FENTE PALATINE

Comme il n'existe que peu de publications au sujet du niveau d'intelligence observé dans ces cas, nous avons étudié 112 cas consécutifs de fente palatine avec ou sans bec de lièvre, que nous avons tirés d'une liste alphabétique tout à fait représentative. Le QI moyen de 80 enfants chez qui nous avons pu effectuer des tests de Stanford-Binet a été de 94,4 ; 47 avaient un QI inférieur à 100 et 33 avaient un QI supérieur à 100. Les observations pratiquées à l'école sur 17 autres enfants ont donné des résultats comparables. Il semblait donc que le QI moyen était légèrement plus faible que celui de la population générale.

ACHONDROPLASIE

Le QI des enfants qui en sont affectés est légèrement inférieur à la normale. On observe habituellement une augmentation du volume de la tête, due soit à une macrocéphalie soit à une légère hydrocéphalie : plus la tête est volumineuse et plus il est probable que le QI sera bas.

AFFECTIONS NEUROMUSCULAIRES

Le QI moyen des garçons porteurs d'une myopathie pseudohypertrophique de Duchenne oscille entre 80 et 85 [30]. Dans une étude portant sur 129 garçons, l'éventail des QI allait de 30 à 127 avec une valeur moyenne de 79 : 20,4 % d'entre eux montraient un QI inférieur à 68. Le tracé EEG effectué chez 93 d'entre eux était anormal dans 82,2 % des cas. La détérioration progressive est rare, mais les performances verbales sont habituellement réduites et les problèmes affectifs sont très fréquents. Le trouble intellectuel se manifeste généralement avant les signes d'atteinte musculaire mais il n'est pas progressif et n'a pas de rapport avec le stade de la maladie. On ignore la raison de l'affaiblissement intellectuel. Les enfants affectés sont plus enclins que les autres à avoir des difficultés de lecture et de calcul.

La dystrophie myotonique s'accompagne souvent de déficience mentale.

INFIRMITÉ MOTRICE CÉRÉBRALE

J'ai fait dans un autre ouvrage la revue des publications concernant le niveau intellectuel des enfants atteints d'IMC et je vais la résumer ici. D'après 6 publications importantes, j'ai calculé que le QI de 55 % de 2 480 enfants était inférieur à 70 (20 % de la population normale montrent un QI au moins égal à 110, comparés aux 3 % des 1 768 enfants affectés décrits par quatre chercheurs). Il semble généralement admis que le niveau intellectuel de l'enfant athétosique est peu différent de celui de l'enfant qui présente la forme spastique de l'IMC. Le QI moyen de 1 000 enfants infirmes moteurs cérébraux de Long Island était de 52 : 85 % présentaient un QI inférieur à 85 [13].

Le bilan d'un enfant atteint d'IMC est difficile pour diverses raisons. Une IMC peut induire des difficultés mécaniques qui interfèrent avec l'usage des mains et avec la motricité générale ; elle s'accompagne souvent de troubles visuels et auditifs, de déficience mentale, d'un faible pouvoir d'attention même en l'absence d'une déficience mentale, de problèmes affectifs et de difficultés perceptives (troubles de l'image corporelle, de l'appréciation spatiale et de la perception des formes) qui rendent erronés les tests avec la planche d'encastrement ; on peut noter d'autres troubles relevant d'une lésion corticale. Le langage est généralement défectueux. Il est possible que l'environnement de l'enfant n'ait pas été porteur, que l'enfant ait été maintenu à l'intérieur de sa famille, qu'il ait eu peu de contacts avec d'autres enfants et qu'il n'ait pas pu parler.

Haeussermann [17] a insisté sur le fait que les lésions cérébrales « pénalisent » un enfant et a écrit « alors que sa capacité réelle de comprendre et de raisonner peut être tout à fait dans les normes, il arrive que le niveau d'adaptation soit abaissé de façon disproportionnée ». « Les enfants infirmes moteurs cérébraux seront plus facilement compris et leurs désirs de communiquer seront mieux observés et acceptés par un examinateur pour qui il est devenu évident que, si un enfant ne parle pas, il peut cependant ne pas être privé de communication. »

Je pense que l'athétose tient la tête de toutes les formes d'IMC où on peut commettre des erreurs d'évaluation. Perlstein a la même opinion quant à l'ictère nucléaire. J'ai personnellement fait ce genre d'erreur. Voici une observation :

■ ***Observation.*** — Ce petit garçon est né à terme par une application difficile des forceps ; il pesait 3 860 g. Il est né en asphyxie grave mais son état était bon pendant la période néonatale. Je l'ai vu à un an pour un retard de la station assise et de la marche. Ses repères étaient peu nets : il avait commencé à mâcher à 8 mois 1/2 et à rouler du décubitus dorsal au décubitus ventral à 6 mois 1/2. Il venait de commencer à dire des mots simples. Il montrait de l'intérêt et riait des grimaces de ses frères et sœurs. On ne notait aucun signe de la forme spastique de l'IMC. Sa préhension était un peu ataxique, comme celle d'un nourrisson de

5 mois. On n'observait pas de mouvements anormaux. J'écrivis au médecin qui me l'avait adressé qu'il était difficile de faire coïncider le fait qu'il parlait et mastiquait comme un enfant de 8 mois avec sa manipulation et sa station assise qui étaient celles d'un nourrisson de 5 mois, ce qui évoquait une difficulté mécanique. Il était en outre certain qu'il était considérablement retardé. Il était nécessaire d'approfondir les examens au bout de quelques mois pour apprécier son développement. Rétrospectivement mon idée de retard mental était évidemment fausse du fait du développement normal de son langage.

Lorsqu'il eut 18 mois, j'écrivis « il existe une difficulté mécanique qui n'est pas une spasticité. Le manque de corrélation entre son développement locomoteur et son langage est maintenant particulièrement net puisqu'il peut dire beaucoup de mots et ne peut pas s'asseoir. Il doit s'agir d'une difficulté mécanique et non d'un simple retard mental, car aucun enfant incapable de s'asseoir en raison d'un retard mental grave ne peut parler ».

L'enfant commença à construire des phrases et à faire quelques pas à 2 ans. A 4 ans, les mouvements athétosiques devinrent évidents. Son QI était de 100 à 5 ans.

Le bilan d'un enfant atteint d'IMC se heurte à une autre difficulté qui est le retard de la maturation qui a été déjà étudié.

Si on considère le rapport du QI avec la répartition de la spasticité dans la forme spastique, le QI de ceux qui sont porteurs d'une quadriplégie spastique est probablement plus faible que celui des diplégiques spastiques qui est plus élevé. Les hémiplégiques montrent un QI de 77 environ. Il n'existe probablement pas de différence selon que l'hémiplégie est à droite ou à gauche, encore que les avis soient partagés sur ce point.

Le QI des enfants porteurs de la forme hypertonique de l'IMC est presque toujours extrêmement faible et ces enfants sont scolarisés dans des classes d'anormaux profonds. Il en est de même pour la forme « atonique » rare de l'IMC.

Je ne possède pas de chiffres concernant les enfants porteurs d'une ataxie congénitale. Mon impression clinique est que leur QI moyen est inférieur à 100.

Il est généralement admis que plus l'IMC est grave et plus le QI sera bas, bien que ce ne soit pas nécessairement le cas des enfants athétosiques. Le QI tend habituellement à être plus faible chez les enfants qui présentent des convulsions.

NEURODERMATOSES

Le QI moyen des enfants qui en sont porteurs se situe considérablement au-dessous de la moyenne. C'est en particulier le cas de la maladie de Sturge Weber et de la sclérose tubéreuse de Bourneville, et, de façon moins évidente, des neurofibromatoses.

CÉCITÉ

Le niveau intellectuel de l'enfant aveugle dépend de la cause de sa cécité. Toutes les anomalies congénitales majeures, et surtout celles qui intéressent les yeux, comportent un plus grand risque de déficience mentale. Dans la série de 1 068 enfants déficients mentaux que j'ai vus à Sheffield, à l'exclusion des trisomiques 21, des hydrocéphales, des hypothyroïdiens et des lésions postnatales, 89 enfants (8,3 %) présentaient des défauts oculaires majeurs tels qu'une atrophie optique, une cataracte ou une choriorétinite.

Le QI moyen des enfants atteints de fibroplasie rétrolentale se situe fort au-dessous de la moyenne, ce qui relève surtout des facteurs communément associés à cette maladie : une extrême prématurité, des accès d'apnée ou une hémorragie cérébrale.

Steward-Brown et son équipe [52] ont étudié le QI général de la cécité. Le QI moyen de l'enfant myope est supérieur à la normale ; celui de l'amblyope est légèrement diminué. La plupart des troubles visuels n'interfèrent pas avec l'apprentissage, si ce n'est l'hypermétropie qui rend la lecture difficile.

Les enfants aveugles ont tendance à avoir un retard de la station assise et de la marche, mais leur développement dépend beaucoup de l'attitude de leurs parents qui par manque d'apport de stimulation sensorielle normale et surprotection engendrent un pseudo-retard.

SURDITÉ

Un si grand nombre d'affections s'accompagne de surdité que les chiffres qualifiant le QI moyen des enfants sourds sont dépourvus de sens. Une baisse unilatérale de l'audition n'entraîne que peu de problèmes éducatifs, si même elle en provoque.

PHÉNYLCÉTONURIE

Lorsqu'on évalue le QI d'enfants phénylcétonuriques, il faut être sûr de l'exactitude du diagnostic, de l'âge de début du traitement et de sa valeur par rapport à l'équilibre de la phénylalaninémie, car le cerveau souffre d'une hypo comme d'une hyperphénylalaninémie. Une autre difficulté vient des nombreuses études pronostiques qui font état de ce que la phénylcétonurie n'est pas une simple entité : on connaît au moins 9 types de phénylalaninémie ; jusqu'à 3 % manquent soit de dihydroptéridine réductase ou de dihydrobioptérine synthétase plutôt que de l'habituelle phénylalanine hydroxylase : dans ce dernier cas la réponse au traitement est bien meilleure [28] alors que le déficit en dihydroptéridine réductase empire malgré le traitement.

Environ 1 cas sur 7 non traités montré un QI supérieur à 70 [51] ; plusieurs études de cas non traités ont fait état de QI moyens ou supérieurs à la moyenne. On note un large éventail de QI qui va de la déficience mentale profonde à la normalité. Presque tous les chercheurs insistent sur le fait que les résultats sont d'autant meilleurs que le traitement est commencé plus tôt. Menkès a publié les QI de 43 enfants traités dès leur naissance :

Nombre	*QI*
1	53-67
5	68-82
17	83-97
14	98-112
6	113-127

Une enquête approfondie de Dobson et collaborateurs [12] rapporte les QI à l'âge de début du traitement et donne les chiffres suivants :

Age de début du traitement (mois)	*Nombre*	*QI*
Naissance – 1	11	89
5-10	9	77
11-17	9	67
18-24	21	73
25-36	13	65
37-47	16	63
48-72	14	57

Une enquête de la British Paediatric Association a mis en relation le QI à 8 ans et l'âge du début du régime :

Age (en mois)	*Total*	*QI moyen*
0-9	14	104
10-19	76	101
20-29	35	97
30-39	16	94
40-49	16	92
50-59	12	88
60-69	7	87
70-79	2	83

Hsia a affirmé que tout ce qu'on peut attendre du traitement est le maintien du statu quo en empêchant une détérioration, mais un traitement précoce améliore le comportement et diminue l'irritabilité. Le QI moyen des enfants dont le traitement débute dans les trois premiers mois est probablement d'environ 80. Une autre étude [12] a indiqué 113 comme QI moyen de 111 enfants de 4 ans traités précocement. Sibinga [48] a suivi 89 enfants : le QI moyen final de ceux qui avaient été traités dès leur naissance était de 95,6 alors qu'il était de 79,1 chez ceux dont le traitement avait débuté entre 1 et 6 mois.

Les avis sont partagés sur l'inocuité de l'arrêt du traitement. Certains auteurs [24, 47, 50] ont signalé une détérioration importante des performances après l'interruption du régime. Il semblerait que ceux qui réagissent bien au régime pourraient voir leur état susceptible de se détériorer lorsqu'ils sont mis à un régime normal. Une enquête américaine [24] sur les résultats de l'arrêt ou de la poursuite du régime après 6 ans, a montré peu de différences dans les QI ou dans les tests arithmétiques des deux groupes mais des altérations évidentes de la lecture et de l'orthographe.

On porte actuellement plus d'attention au traitement des femmes phénylcétonuriques pendant leur grossesse [54]. Une enquête internationale sur l'issue de 524 grossesses traitées et non traitées a montré que les enfants d'homozygotes présentaient un nombre plus grand d'anomalies cardiaques, de retards de croissance intra-utérine et de déficiences mentales ; les enfants de femmes hétérozygotes (qui ne montraient qu'une légère hyperphénylalaninémie) présentaient un plus fort pourcentage de sténoses du pylore mais pas de déficience mentale ou d'autres anomalies [31]. La recherche de la phénylcétonurie devrait être systématique au cours de la grossesse.

Plusieurs enquêtes ont montré que, quelque bien suivi qu'ait été le traitement, les enfants phénylcétonuriques ont plus de difficultés scolaires (de l'agitation, un manque de concentration, de la maladresse, des problèmes visuo-spatiaux ou des troubles de l'apprentissage) que les enfants non affectés qui ont le même QI [49].

■ *Tyrosinémie.* — Une étude portant sur 6 enfants porteurs d'une forte hypertyrosinémie néonatale passagère a montré que leur développement à 25 mois était normal [38].

D'autres auteurs ont affirmé qu'une hypertyrosinémie de la période néonatale entraînait une baisse significative des possibilités verbales et cognitives et de la motricité fine.

CARDIOPATHIES CONGÉNITALES

Ross a décrit leur association avec la déficience mentale dans 21 cas vus au John Hopkins Hospital de Baltimore. Elle a émis l'idée que le QI des sujets porteurs de cardiopathies congénitales avait tendance à être plus faible que la normale, ce qui correspond aux résultats obtenus par

Bret et Kohler dans leur étude de 88 cas. Près de 25 à 35 % des enfants mongoliens présentent une cardiopathie congénitale.

Les enfants porteurs de cardiopathies congénitales cyanogènes obtiennent généralement de moins bons scores que ceux dont la cardiopathie n'est pas cyanogène : même ainsi le QI global est probablement inférieur à celui de la population générale. Ces chiffres bas peuvent s'expliquer en partie par une association avec d'autres affections telles que le syndrome alcoolique fœtal ou la trisomie 21. Le nombre de cardiopathies congénitales observées dans les instituts pour déficients mentaux est beaucoup plus élevé que dans la population générale. Il a été de 4 % dans mon étude personnelle de 1 068 déficients mentaux (qui ne tenait pas compte des trisomies 21, des IMC, des hypothyroïdies ou des hydrocéphalies).

L'ajournement d'une intervention correctrice d'une cardiopathie congénitale cyanogène (une transposition des gros vaisseaux par exemple) augmente le trouble de la fonction cognitive [42].

Plusieurs études ont porté sur l'éventuel dommage cérébral secondaire à l'hypothermie profonde et à l'arrêt circulatoire nécessités par la correction des cardiopathies congénitales [16, 19, 29], peut-être en relation avec la circulation extra-corporelle. Une enquête canadienne [18] menée sur 17 enfants n'a cependant pas décelé de déficit neurologique, cognitif, verbal ou social après l'intervention. Des chercheurs néo-zélandais [6] ont étudié 72 enfants opérés entre 11 jours et 24 mois (dont les deux tiers au cours de la 1re année) : la moyenne de leurs QI à 3-4 ans était de 92,9 aux tests de Stanford-Binet et de Peabody. La durée de l'arrêt semblait sans importance.

Une autre étude de 38 enfants, menée de 22 mois à 6 ans après l'intervention, a donné un QI moyen de 92,2 [10].

L'étude chromosomique réalisée avant et après le cathétérisme cardiaque et l'angiographie de 20 enfants a révélé chez tous une lésion chromosomique [1].

Ireland et coll. ont constaté que l'incidence des cardiopathies congénitales était de 2,4 % chez 723 déficients mentaux vivant dans des instituts spécialisés. Ce chiffre est 7 fois plus élevé que celui que l'on trouve dans la population générale pour des âges comparables. En excluant les trisomies 21, ce pourcentage restait plus élevé que chez les individus normaux. Ma série de 1 068 enfants déficients mentaux (à l'exclusion des trisomiques 21) comportait 43 cas de cardiopathies congénitales (4 %).

LES « BÉBÉS THALIDOMIDE »

Une étude détaillée de 22 cas a montré que le QD moyen était de 90 [9] et que la vie en institution était peu favorable, ce qui n'est pas étonnant puisqu'on sait que les anomalies congénitales s'accompagnent d'un niveau intellectuel plus faible que la normale.

Mc Fie et Robertson [37] ont étudié 56 enfants affectés : 4 étaient déficients mentaux. Ils ont insisté sur les difficultés de l'examen lorsque les déformations intéressaient les membres supérieurs et que les enfants dépendaient de leur entourage. Lorsque les membres supérieurs étaient normaux, les performances aux tests verbaux étaient meilleures, probablement grâce à une stimulation de la part des parents. Une autre étude canadienne portant sur 33 enfants, a montré que le QD était inférieur à 90 dans un tiers des cas.

GALACTOSÉMIE

Komrower et Lee [26] ont étudié tous les cas de galactosémie qu'ils ont pu recenser en Grande Bretagne afin d'évaluer leur état clinique, psychologique et affectif. Ils ont retrouvé 22 garçons et 38 filles qui, tous, avaient été traités. 8 présentaient des cataractes, et 1 avait une hypertension portale mais les autres étaient en bonne santé. Le QI moyen était de 80, avec un éventail de 30 à 118. Il diminuait avec l'âge : il était de 90 de 0 à 5 ans, de 79 de 5 à 10 ans et de 70 ensuite. Les enfants avaient tendance à être dépressifs, timides, introvertis et hostiles.

DIABÉTE SUCRÉ

Tout handicap chronique peut être la cause indirecte de troubles de l'apprentissage scolaire, peut-être surtout pour des raisons psychologiques. Des crises hypoglycémiques répétées peuvent induire une lésion cérébrale [46]. Une étude portant sur 125 adolescents porteurs d'un diabète insulino-dépendant comparés à 83 témoins non diabétiques a montré que l'apparition précoce du diabète s'accompagnait d'une pauvreté des tests intellectuels et visuo-spatiaux, des acquisitions scolaires, de la mémoire et de la coordination motrice ou œil-main.

HYPOTHYROÏDIE

On dit souvent que plus l'enfant est jeune au moment où le traitement est institué meilleurs seront les résultats. Ce n'est pas absolument exact car, si l'hypothyroïdie est diagnostiquée chez le nouveau-né, il reste possible que le cerveau ait été endommagé *in utero*. Le traitement n'est pas toujours parfaitement contrôlé et il n'est donc pas facile de déterminer à partir de plusieurs enquêtes si les QI obtenus auraient pu être meilleurs avec de meilleurs soins. Néanmoins les conclusions tirées de l'expérience et de la lecture des publications donnent à penser que le QI moyen des enfants traités précocément serait d'environ 90. Une étude menée à Londres sur 141 enfants a donné un chiffre de 79,5 [20]. Le QI était dans les normes si le traitement avait débuté le 1er mois [57] mais son initiation plus tardive permettait une baisse progressive et irréversible de l'intelligence. Le dépistage de l'hypothyroïdie est devenu systématique chez le nouveau-né et on peut espérer que le QI moyen sera de 100. Les facteurs qui comptent sont la bonne conduite du traitement, le QI familial, les conditions socio-économiques, et la nature et la gravité du trouble thyroïdien [29, 57].

L'ataxie et la maladresse apparaissent couramment dans un suivi à long terme [36].

Une enquête américaine en suivi à long terme de 16 à 26 ans après des évaluations du QI faites à 5 ou 6 ans a montré une élévation généralisée de 21 points du QI, parfois avec une survenue subite et imprévisible [41].

RÉSUMÉ ET CONCLUSIONS

1° Un grand nombre d'affections et de malformations, en particulier celles qui intéressent le crâne, les yeux et la peau, s'accompagnent de déficience mentale plus ou moins marquée. Si certaines anomalies telles que les malformations des oreilles sont souvent associées à une déficience mentale, ces prétendus stigmates de la dégénérescence ne doivent pas prendre une valeur diagnostique car ils se retrouvent souvent chez l'enfant normal. Des malformations graves de toutes sortes doivent cependant faire soigneusement étudier le niveau du développement mental atteint par l'enfant et suivre ses progrès.

La fontanelle antérieure a peu d'importance dans le bilan du développement d'un enfant. La croissance est généralement défectueuse chez l'enfant retardé.

On découvre de plus en plus de défauts et d'anomalies métaboliques en association avec la déficience mentale.

2° Alors que de 25 à 30 % des enfants déficients mentaux ont eu ou ont des convulsions, l'épilepsie en soi n'est généralement pas liée à la déficience mentale qui, chez les épileptiques, relève d'une lésion cérébrale sous-jacente ou de l'effet de convulsions fréquentes ou de causes psychologiques ou du rôle des agents thérapeutiques.

Les spasmes infantiles sont généralement associés à une déficience mentale profonde.

3° Bien qu'une déficience mentale se retrouve plus ou moins fréquemment dans ces affections, chaque enfant doit être évalué séparément sans jamais être présumé déficient mental avant d'avoir subi un examen approfondi du développement. Le jugement définitif sera cependant formé d'après l'ensemble des faits connus concernant le niveau intellectuel existant probablement dans ces divers états.

RÉFÉRENCES

[1] Adams F.H., Norman A., Bass D., Oku G. — Chromosomal damage to infants and children after cardiac catheterisation and angiocardiography. Pediatrics, 1978, **62**, 312.

[2] Anderson E.M., Spain B. — The child with spina bifida. London, Methuen, 1977.

[3] Balkany T.J., Downs M.P., Jafek B.W., Krajicek M.J. — Hearing loss in Down's syndrome. Clin. Pediatr. (Phila.), 1979, **18**, 116.

[4] Baron J. — Temperament profile of children with Down's syndrome. Dev. Med. Child Neurol., 1972, **14**, 640.

[5] Bess F.H., Tharpe A.M. — Unilateral hearing loss. Pediatrics, 1984, **74**, 206.

[6] Clarkson P.M., MacArthur B.A., Barrat Boyes B.J., Neutze J.M. — Developmental progress following cardiac surgery in infancy using profound hypothermic and circulatory arrest. Austr. Paediatr. J., 1978, **14**, 298.

[7] Connell H.M., McConnel T.S. — Psychiatric sequelae in children treated operatively for hydrocephalus in financy. Dev. Med. Child. Neurol., 1981, **23**, 505.

[8] Davies P.A. — Sex and the single transverse palmar crease in newborn singletons. Dev. Med. Child. Neurol., 1966, **8**, 729.

[9] Décarie T.G. — A study of the mental and emotional development of the thalidomide child. In Foss B.M. Dterminants of Infant Behaviour. Vol. IV London. Methuen., 1969.

[10] Dickinson D.F., Sambrooks J.E. — Intellectual performance in children after circulatory arrest with profound hypothermia in infancy. Arch. Dis. Child., 1979, **54**, 1.

[11] Dicks-Mireaux M.J. — Mental development of infants with Down's syndrome. Am. J. Ment. Def., 1972, **77**, 26.

[12] Dobson J.C., Williamson M.L., Azen C., Koch R. — Intellectual assessment of 111 four year old children with PKU. Pediatrics, 1977, **60**, 822.

[13] Fisch C.B., Yang D.C., Yang D.C., Yuin C., Fisch M.L., Lamm S.S., — Intellectual development of children with cerebral palsy. Dev. Med. Child Neurol., 1979, **21**, 114.

[14] Fishler K., Koch R., Donnell G.N. — Comparison of mental developement in individuals with mosaic and trisomy 21 Down's syndrome. Pediatrics, 1976, **58**, 744.

[15] Frith V. & Frith C.D. — Specific motor disabilities in Down's syndrome. J. Child Psychol. Psychiatry, 1974, **15**, 293.

[16] Gonzalez E.R. — Deep hypothermia for infant heart surgery. J. Am. Med. Assoc., 1979, **241**, 2585.

[17] Haeusserman E. — Developmental potential of preschool children. London. Grune and Stratton, 1958.

[18] Haka-Ikse K., Blackwood M.J.A., Steward D.J. — Psychomotor development of infants and children after profound hypothermia during surgery for congenital heart disease. Dev. Med. Child Neurol., 1978, **20**, 62.

[19] Henriksen L. — Evidence suggestive of diffuse brain damage following cardiac operation. Lancet, 1984, **1**, 817.

[20] Hulse J.A. — Outcome for congenital hypothyroidism. Arch. Dis. Child., 1984, **59**, 23.

[21] Jeavons P.M., Bower B.D. — Infantile spasms. Clinics in Develop. Med. N° 15. London. Heinemann. 1965.

[22] Johnson R.C., Abelson R.B. — Intellectual behavior and physical characteristics associated with trisomy, translocation and mosaic types of Down's syndrome. Am. J. Ment. Def., 1969, **73**, 852.

[23] Keiser H., Montague J., Wold D., Maune S., Pattison D. — Hearing loss In Down's syndrome adults. Am. J. Ment. Def., 1981, **85**, 467.

[24] Koch R., Azen C.G., Friedman E.G., Williamson M.L. — Preliminary report on the effects of diet discontinuation in PKU. J. Pediatr., 1982, **100**, 870.

[25] Koivisto M., Blanco-Sequerios M., Krause U. — Neonatal symptomatic and asymptomatic hypoglycaemia : a follow-up study of 151 children. Dev. Med. Child Neurol., 1972, **14**, 603.

[26] Komrower G.M., Lee D.H. — Longterm follow up of galactosaemia. Arch. Dis. Child., 1970, **45**, 367.

[27] Lancet, Long term outlook for children with sex chromosome abnormalities. Leading article, 1982, **2**, 27.

[28] Lancet — The growing problem of phenylketonuria. Leading article, 1979, **1**, 1381.

[29] Lancet — Brain damage after open heart surgery. Leading article, 1982, **1**, 1162.

[30] Leibowitz D., Dubowitz V. — Intellect and behaviour in Duchenne muscluar dystrophy. Dev. Med. Child Neurol., 1981, **23**, 577.

[31] Lenke R.R., Levy J.L. — Maternal phenylketonuria and hyperphenylalaninemia. An international survey of the outcome of treated and untreated pregnancies. N. Engl. J. Med., 1980, **303**, 1202.

[32] Lindsay J., Ounsted C., Richards P. — Long term outcome in children with temporal lobe seizures. Marriage, parenthood and sexual indifference. Dev. Med. Child Neurol., 1979, **21**, 285, 433.

[33] Lober J. — Neonatal bacterial meningitis. Medicine, 1974, **27**, 1579.

[34] Lorber J. — Post-haemorrhagic hydrocephalus. Arch. Dis. Child., 1974, **49**, 751.

[35] Lorber — J. Results of treatment of myelomeningocele. Dev. Med. Child. Neurol., 1971, **13**, 279.

[36] Macfaul R., Dorner S., Brett E.M., Grant D.B. — Neurological abnormalities in patients treated for hypothyroidism from early life. Arch. Dis. Child., 1978, **53**, 611.

[37] McFie J., Robertson J. — Psychological test-results of children with thalidomide deformities. Dev. Med. Child Neurol., 1973, **15**, 719.

[38] Martin H.P., Fischer H.L., Martin D.S., Chase H.P. — The development of children with transient neonatal tyrosinemia. J. Pediatr., 1974, **84**, 212.

[39] Matsumoto A., Watanabe K., Negoro T. et al. Long term prognosis after infantile spasms ; a statistical study of prognostic factors in 200 cases. Dev. Med. Child Neurol, 1981, **23**, 51.

[40] Melyn M.A., White D.T. — Mental and developmental milestones of non-institutionalised Down's syndrome. Pediatrics. 1973, **52**, 542.

[41] Meney M.A., White D.T. — Mental and developmental milestones of non-institutionalised Down's syndrome. Pediatrics, 1973, **52**, 542.

[41] Money J., Clarke F.C., Beck J. — Congenital hypothyroidism and IQ increase ; a quarter century follow up. J. Pediatr., 1978, **93**, 432.

[42] Newburger J.W., Silbert A.R., Buckley L.P., Fyler D.C. — Cognitive function and age at repair of transposition of the great arteries in children. N. Engl. J. Med., 1984, **310**, 1495 (Annotation 1527).

[43] Ratcliffe S.G. — Speech and learning disorders in children with sex chromosome abnormalies. Dev. Med. Child Neurol., 1982, **24**, 80.

[44] Robinow M., Roche A.F. — Low set ears, J. Am. Med. Assoc., 1973, **125**, 482.

[45] Rose A.L., Lombroso C.T. — Neonatal seizure states. Pediatrics, 1970, **45**, 404.

[46] Ryan C., Vega A., Drash A. — Cognitive deficits in adolescents who developed diabetes early in life. Pediatrics, 1985, **75**, 921.

[47] Seashore M.R., Friedman E., Novelly R.A., Bapat V. — Loss of intellectual

function in children with phenylketonuria after relaxation of dietary phenylalanine restriction. Pediatrics, 1985, **75**, 226.

[48] Sibinga M.S., Friedman C.J. — Diet therapy and other sources of influence on the outcome of children with phenylketonuria. Dev. Med. Child Neurol., 1972, **14**, 445.

[49] Siegel F.S., Balow B., Fisch R.O., Anderson V.E. — School behavior profile ratings of P.K.U. children. Am. J. Ment. Def., 1968, **72**, 937.

[50] Smith I., Lobascher M.E., Stevenson J.E., Wolff O.H., Schmidt H., Gruber-Kaiser S., Bichel H. — Effect of stopping low phenylalanine diet on intellectual progress of children with phenylketonuria. Br. Med. J., 1978, **2**, 723.

[51] Smith I., Wolff O.H. — Natural history of phenylketonuria and influence of early treatment. Lancet., 1974, **2**, 540.

[52] Stewart-Brown S., Haslun M.N., Butler N. — Educational attainment of 10 year old children with treated and untreated visual defects. Dev. Med. Child. Neurol., 1985, **27**, 504.

[53] Stores G. — Cognitive function in epilepsy. Br. J. Hosp. Med., 1971, **6**, 207.

[54] Tenbrink M.S., Stroud H.W. — Normal infant born to a mother with phenylketonuria. J. Am. Assoc., 1982, **247**, 2139.

[55] Thake A., Todd J., Bundey S., Webb T. — Is it possible to make a clinical diagnosis of the fragile X syndrome in a boy ? Arch. Dis. Child., 1985, **60**, 1001.

[56] Townes P.L., Fragile x syndrome. Am. J. Dis. Child, 1982, **136**, 389.

[57] Virtanen M., Mäenapaá J., Santavuori P. — Congenital hypothyroidism : age at start of treatment versus outcome. Acta Paediatr. Scand., 1983, **72**, 197.

[58] Walzer S. — X chromosome abnormalities and cognitive development. Implications for understanding normal human development. J. Child Psychol. Psychiatry., 1985, **26**, 177.

2° Il existe plusieurs formes d'IMC dont chacune a ses particularités. L'American Academy of Cerebral Palsy les classe en forme spastique, athétose, rigidité, ataxie, tremblement, forme atonique et formes mixtes.

3° Le diagnostic est encore compliqué par le large éventail des niveaux intellectuels et, en particulier, par la fréquence d'apparition de la déficience mentale qui a un impact profond sur le mode de développement.

4° L'apparition tardive des signes de l'IMC, en particulier ceux de l'athétose. Certains signes deviennent plus évidents quand le nourrisson grandit.

5° La disparition occasionnelle des signes d'IMC. Il arrive qu'on décèle les signes de la forme spastique dans la petite enfance et qu'ensuite ces signes s'effacent progressivement. Un de mes confrère a vu un petit garçon dont l'accouchement avait été déclenché à terme, qui pesait 3 175 g et qui était en bonne forme pendant la période néonatale. A 15 jours, il avait commencé à sourire et à regarder sa mère. A ce moment, la mère avait constaté la présence d'un clonus du pied droit, confirmé par un médecin et déclenché par un simple attouchement du pied en direction de la dorsiflexion. Ce clonus disparut à 5 semaines et l'enfant marcha seul à 8 mois 1/2 et sembla normal. J'ai souvent constaté que des réflexes tendineux considérablement exagérés et même des clonus du pied inépuisables pendant les premières semaines disparaissaient ensuite quand l'enfant grandissait, et les contrôles en suivi montraient que tout était normal. On peut cependant dire que, bien que des signes très apparents puissent disparaître complètement, plus ils sont marqués et plus ils persistent pendant les premières semaines et moins il est probable que la guérison sera totale.

J'ai pu en suivre un cas de la naissance jusqu'à 14 ans. Ce petit garçon avait présenté une hémiplégie gauche évidente pendant la période néonatale et toute sa première année de vie. Il n'utilisa pas du tout son membre supérieur gauche pendant les premiers mois. Ce bras s'améliora par

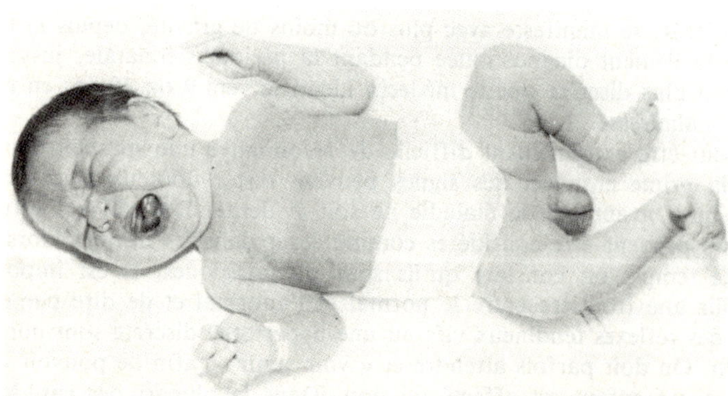

FIG. 150. — *Nouveau-né normal à terme, en flexion.*

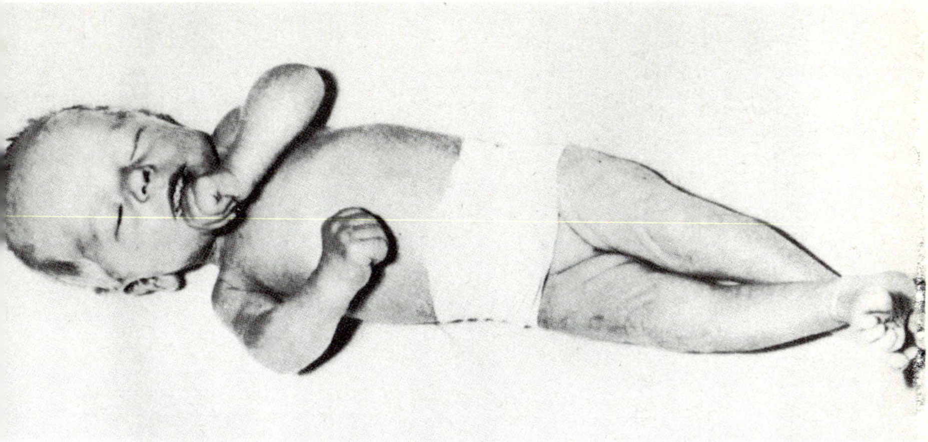

FIG. 151. — *Aspect anormal d'un nourrisson de 8 jours.*

Les mains sont étroitement fermées. Les jambes se croisent et sont anormalement étendues. Réflexes tendineux normaux. Hémorragie cérébrale. Convulsions graves à 3 jours.

la suite et, vers 5 ou 6 ans, la seule séquelle d'une IMC était une réponse plantaire gauche en extension. On ne notait aucune spasticité de la jambe, la main était normale et il n'y avait aucun autre signe anormal.

André-Thomas [1] a décrit plusieurs cas de disparition des signes d'une lésion corticale, surtout de l'hémiplégie, et a insisté sur le fait que le pronostic doit donc toujours être réservé et que l'examen doit être répété. Minkowski [7] a suivi les méthodes d'examen d'André-Thomas et a réparti 74 nouveau-nés en trois groupes : 1° normal (25 enfants), 2° anomalies neurologiques mineures (43 enfants) et 3° anomalies neurologiques évidentes (6 enfants). Lors de leur contrôle effectué au moins 2 ans plus tard, sur les 25 qui étaient normaux au cours de la période néonatale, 19 étaient toujours normaux et 6 présentaient des problèmes mineurs mais passagers (défauts oculaires et retard de la marche) ; sur les 43 enfants du groupe (2°), 22 était normaux, 18 montraient des handicaps neurologiques mineurs mais 3 conservaient des séquelles graves. Sur les 6 du groupe (3°), 3 montraient encore des séquelles graves alors que le reste ne présentait que des signes neurologiques peu importants et passagers.

Solomons, Holden et Denhoff [10] ont publié les cas de 19 nourrissons qui avaient présenté des signes neurologiques anormaux au cours de leur première année et qui avaient été suivis pendant 1 à 3 ans durant lesquels tous les signes anormaux avaient disparu.

On accorde beaucoup moins d'attention à des signes isolés qu'à une combinaison de signes. On fera, par exemple, peu attention à une légère

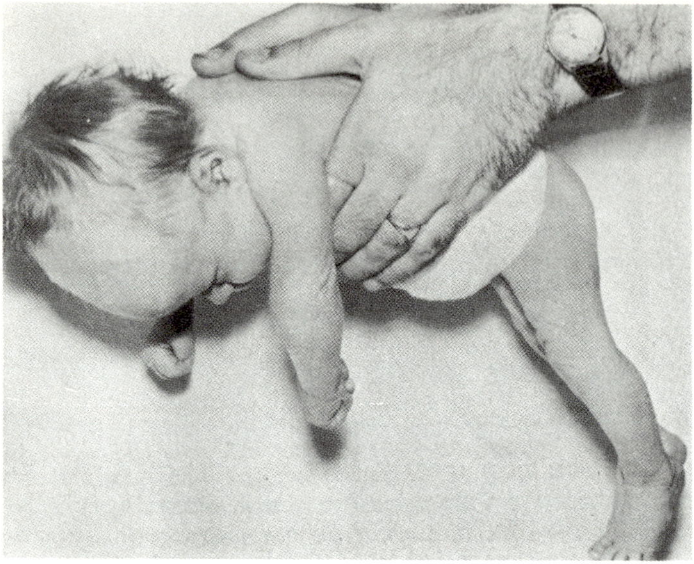

FIG. 152. — *Infirmité motrice cérébrale.*
La tête est assez bien relevée mais les bras et les jambes ne sont pas fléchis.

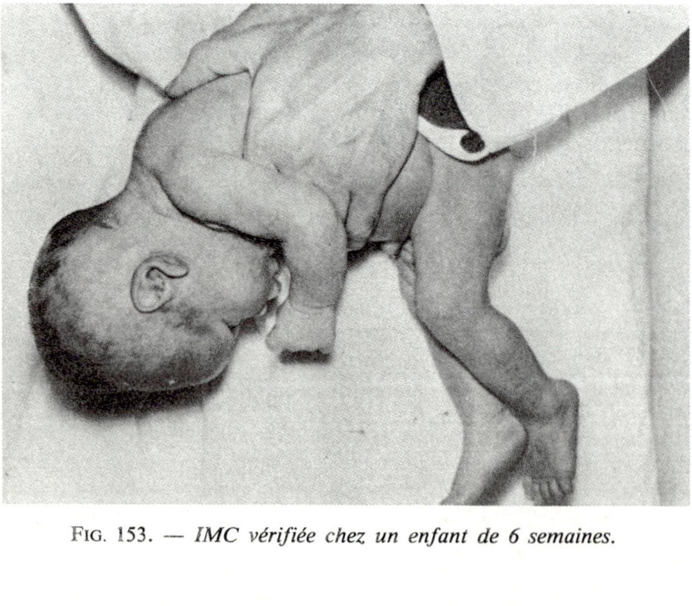

FIG. 153. — *IMC vérifiée chez un enfant de 6 semaines.*

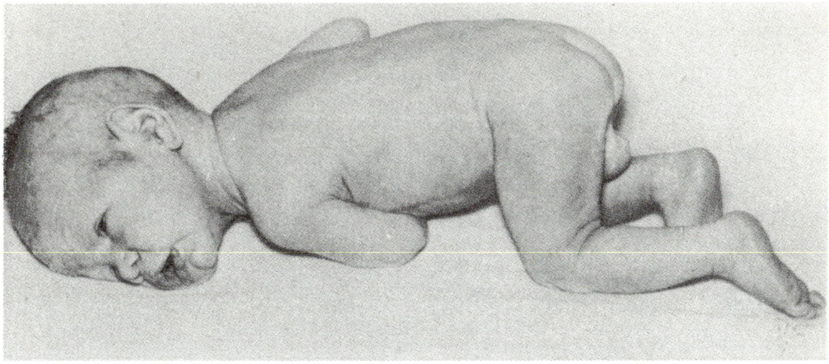

FIG. 154. — *Absence de contrôle de la tête.*

Mauvaise extension des hanches et flexion des genoux. Même enfant que sur la figure 153. Bassin relativement haut pour l'âge.

hypertonie isolée alors qu'on prêtera une grande attention à une combinaison d'hypertonie et de retard du développement moteur, ou à un périmètre crânien anormalement petit. On porte beaucoup moins d'attention à un retard du développement moteur isolé qu'à ce même retard combiné avec un retard des réactions sociales (sourire tardif) ou avec un petit périmètre crânien. Une IMC n'est pas seulement diagnostiquée d'après une

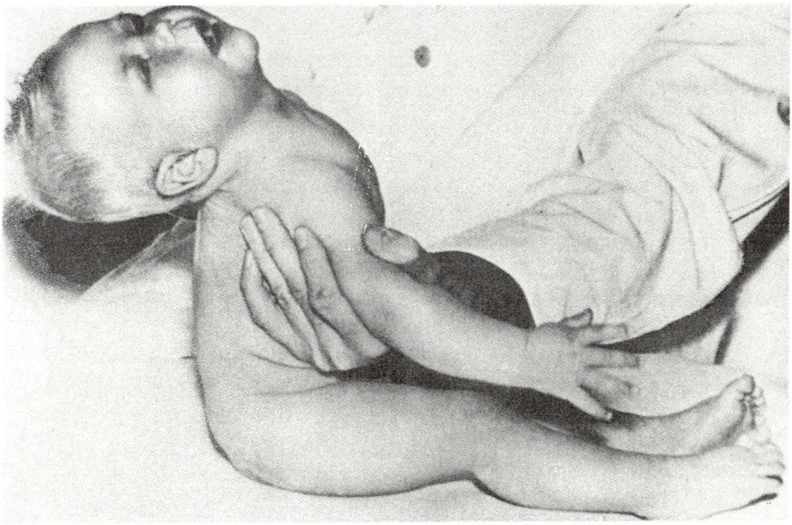

FIG. 155. — *Enfant déficient mental profond, âgé de 6 mois, avec quadriplégie spastique.*

Montrant un ballant très marqué de la tête quand on l'attire vers la station assise.

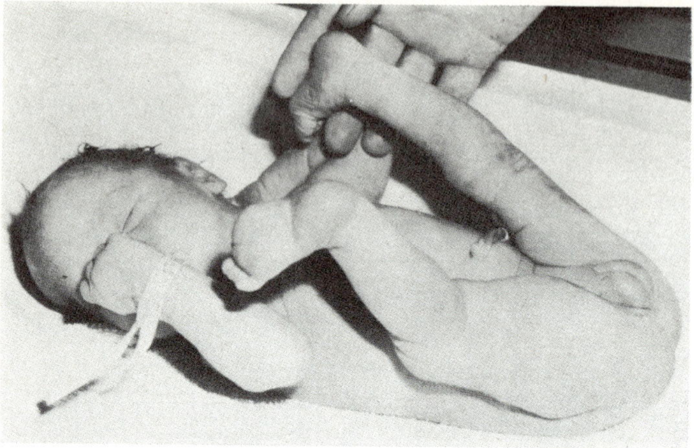

FIG. 156. — *Présentation du siège décomplété.*
Age = 10 jours. Noter la posture.

exagération des réflexes rotuliens ou une hypertonie sans tenir compte d'autres signes anormaux.

Les difficultés d'un diagnostic précoce, l'impossibilité de séparer nettement le normal de l'anormal, en particulier s'il s'agit des réflexes rotuliens et de l'abduction de la hanche, et surtout la disparition occasionnelle des signes d'une IMC obligent à ne pas communiquer ses soupçons à la mère de l'enfant tant qu'on n'est pas certain du diagnostic et de la permanence de l'affection. Une observation suivie est indispensable dans presque tous les cas graves.

L'ENFANT A RISQUE

Les risques d'IMC sont plus fréquents dans certaines conditions prénatales et natales. Ce sont :

— des antécédents familiaux d'IMC ;
— une prématurité, surtout si elle est extrême ;
— une grossesse multiple ;
— un poids de naissance petit pour la durée de la gestation ;
— une déficience mentale ;
— une hypoxie sévère, des convulsions, une hyperbilirubinémie ou une hémorragie cérébrale au cours de la période néonatale.

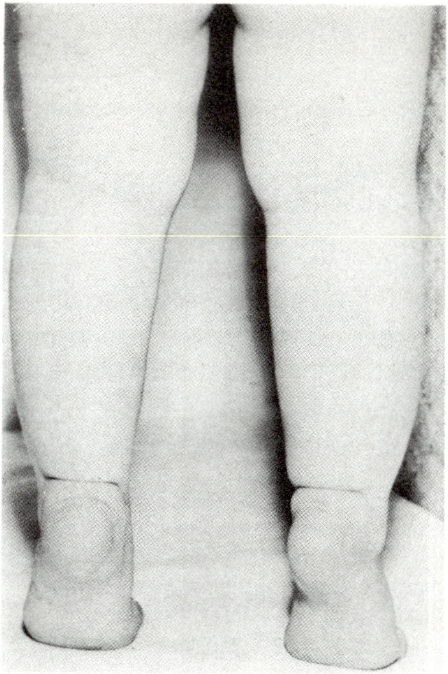

FIG. 157. — *Marche sur les orteils due à une brièveté congénitale du tendon d'Achille.*

Il existe aussi une bandelette constrictive.

LE DIAGNOSTIC DE L'IMC

Il doit comme toujours être établi d'après l'anamnèse, l'examen et l'interprétation des résultats obtenus.

L'anamnèse englobe les facteurs de risque. Il existe plusieurs formes génétiques de l'IMC, spastique ou athétosique [8] ; j'en ai vu de nombreux exemples et il faut toujours s'enquérir des antécédents familiaux.

Il est possible que la mère ait remarqué que son enfant était raide, parfois d'un seul côté, ou qu'il gardait une main fermée alors que l'autre était ouverte, ou qu'il ne mobilisait pas normalement ses jambes, parfois ensemble, au lieu d'une extension réciproque. Elle peut avoir noté que, lorsqu'il rampe, il traîne une jambe, ou qu'il refuse toujours de se servir d'une des mains. Elle peut évoquer une « dissociation » évidente, ce qui signifie qu'il existe un retard sévère du développement moteur général (la station assise par exemple) alors que l'enfant est plus avancé dans d'autres domaines. Elle racontera que l'enfant peut facilement saisir une

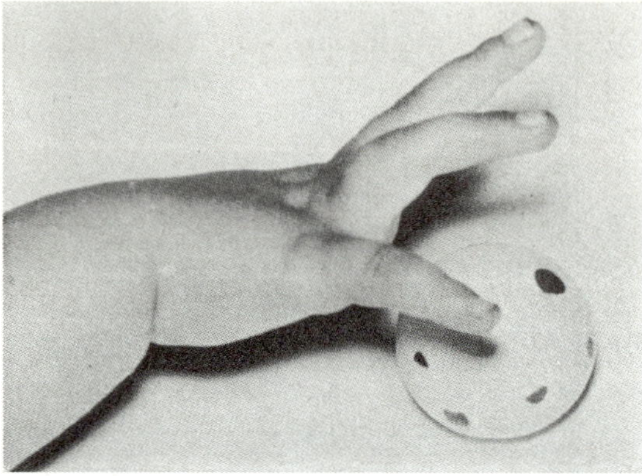

FIG. 158. — *Approche caractéristique spatique d'un objet.*

petite boulette entre son pouce et son index mais qu'il ne peut pas rester assis, ce qui évoquera immédiatement une anomalie du tonus musculaire (hypo ou hypertonie). Il existe alors un retard dans les autres domaines en raison d'un retard mental fréquemment associé.

FORME SPASTIQUE

Le diagnostic se fait ensuite par *l'examen du développement* dont les points essentiels sont cités ci-dessous.

■ *Les 3 premiers mois*

1° En face d'un nouveau-né, on note la somme de ses mouvements car l'enfant spastique reste plutôt immobile. S'il présente une quadriplégie spastique, il reste couché, les membres inférieurs anormalement étendus et les mains étroitement fermées. A 3 mois, les mains devraient rester largement ouvertes. Un enfant hémiplégique conservera une main fermement serrée et l'autre ouverte, ce qui crée une asymétrie du mouvement.

2° On observe l'enfant, la taille et la forme de sa tête, l'expression de son visage, sa vivacité et son intérêt pour son environnement. On note souvent un périmètre crânien petit par rapport au poids du corps du fait de la coexistence fréquente d'une déficience mentale qui est aussi responsable du manque de vivacité et de réactions normales.

3° On soulève l'enfant par les aisselles : on peut noter une extension anormale des hanches et des genoux (ou une asymétrie) et un croisement des jambes.

4° En tenant l'enfant en suspension ventrale, on constate habituellement un retard du développement moteur avec une chute excessive de la

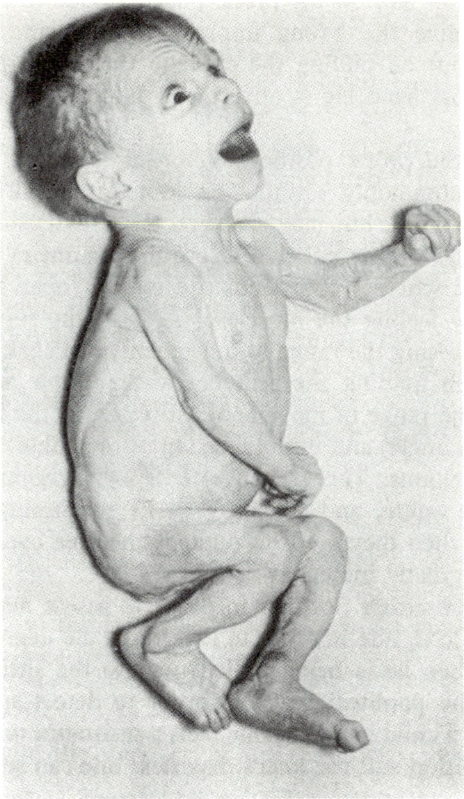

FIG. 159. — *Nourrisson de 2 semaines porteur d'un ictère nucléaire.*

tête en arrière. Les bras et les jambes sont généralement inertes sans la flexion des coudes et des genoux et la légère extension des hanches de l'enfant normal.

Certains nouveau-nés présentent un contrôle apparemment bon et même avancé de leur tête en suspension ventrale et en décubitus ventral par suite d'une hypertonie des extenseurs, ce qui donne une fausse impression de développement plus précoce, mais la tête pend de façon anormale lorsqu'on attire l'enfant vers la position assise. Il est incorrect de parler d'« hypotonie ».

5° On allonge l'enfant en décubitus ventral pour évaluer sa maturation. Le nouveau-né spastique prend généralement une position immature du fait de sa déficience mentale mais il peut montrer une forte hypertonie des extenseurs.

6° On le place en décubitus dorsal. On note la symétrie ou l'asymétrie

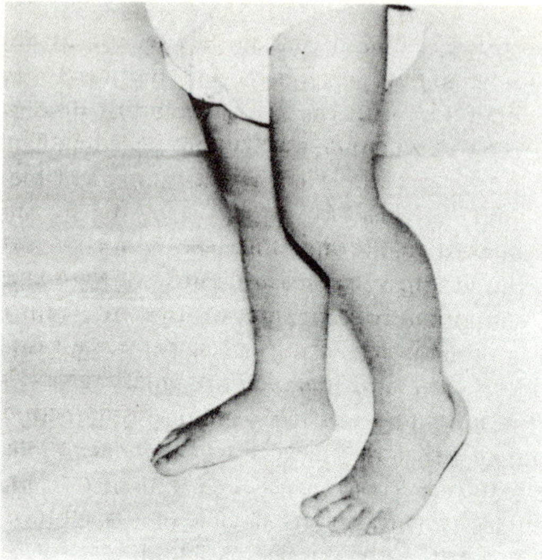

FIG. 160. — *Marche sur les orteils d'un enfant présentant une hémiplégie gauche discrète.*

des mouvements de ses jambes. On note si ses mains sont également ouvertes ou fermées. On évalue le tonus musculaire par la palpation, par la résistance à la mobilisation passive, par l'ampleur des mouvements, et par la passivité aux secousses imprimées en tenant les bras au-dessous des coudes et les jambes au-dessous des genoux. On note l'amplitude des mouvements au niveau des hanches après les avoir fléchies à angle droit, et de la dorsiflexion de la cheville. On recherche en même temps un éventuel clonus du pied. On étudie les réflexes rotuliens en remontant à partir du dos du pied et les réflexes bicipitaux en commençant au niveau de l'épaule : s'ils sont exagérés, la plage où on les obtient est nettement plus étendue.

7° On attire l'enfant vers la station assise afin d'évaluer le ballant de sa tête et en mettant la main dans son creux poplité pour déceler un spasme des muscles de la loge postérieure : si l'enfant est spastique, on perçoit une résistance et les genoux peuvent fléchir. Si on penche l'enfant en avant, il retombe en arrière du fait du spasme des muscles spinaux, des muscles fessiers et de ceux de la loge postérieure. Si on attire l'enfant vers la position debout, il peut se mettre sur ses pieds à cause de l'hypertonie de ses extenseurs et donner la fausse impression d'une précocité de l'appui sur les jambes. Le vrai diagnostic est donné par les autres signes d'hypertonie déjà signalés.

8° On mesure le périmètre crânien qu'on rapporte au poids du corps.

A la fin de cette période, une persistance du réflexe du Moro, du

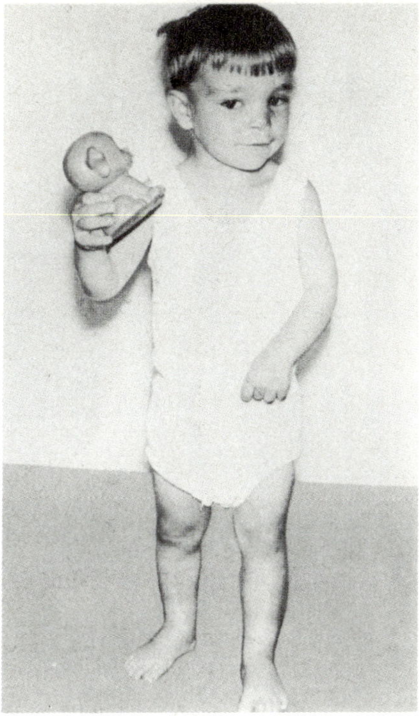

FIG. 161. — *Position caractéristique du bras d'un enfant atteint d'une hémiplégie gauche discrète.*

réflexe de préhension et du réflexe tonique asymétrique est diagnostique puisqu'ils auraient du disparaître vers 2 ou 3 mois.

■ *De 4 à 8 mois*

1° Observer l'enfant et noter la qualité, la quantité et la symétrie de ses mouvements.

2° Tendre à l'enfant un cube de 2,5 cm, ce qui peut révéler l'approche spastique typique, unilatérale s'il est hémiplégique, avec la lente dorsiflexion du poignet et l'écartement des doigts à l'approche de l'objet, souvent accompagné d'ataxie et de tremblement. Elle peut passer inaperçue si le cas est bénin mais l'observation soigneuse des deux mains montre la différence qui existe entre les deux côtés d'un hémiplégique. Il n'en va pas de même dans l'approche ataxique de l'enfant athétosique qui ne montre ni dorsiflexion du poignet ni étalement des doigts. On fait généralement au premier coup d'œil le diagnostic d'hémiplégie spastique en

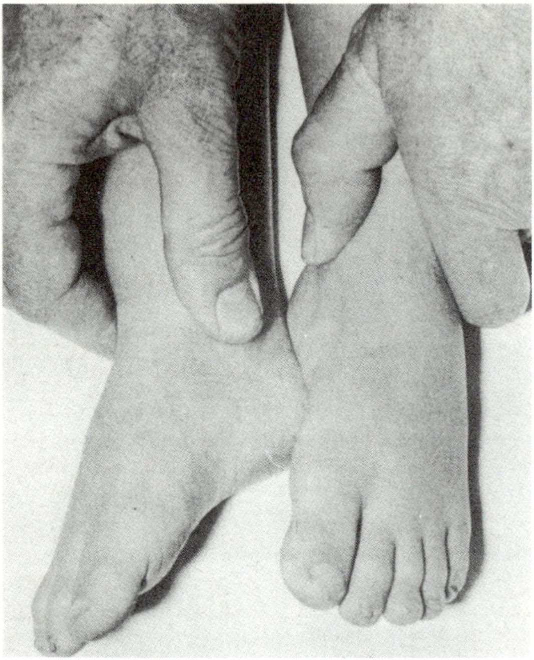

FIG. 162. — *Enfant atteint d'une hémiplégie gauche discrète.*

Le raccourcissement du membre inférieur affecté est mis en évidence par la position de la malléole interne gauche par rapport à la droite lorsque l'enfant est en décubitus dorsal, la jambe gauche en extension complète. Les pouces sont placés sur les malléoles internes.

voyant l'enfant chercher à saisir un objet mais on confirmera cette impression par les autres tests.

3° Soulever l'enfant par les aisselles afin de déceler une extension excessive des membres inférieurs. Étudier la suspension ventrale et le décubitus ventral comme précédemment.

4° Mettre l'enfant en décubitus dorsal. Noter une fermeture anormale d'une seule main (dans l'hémiplégie). Noter la symétrie des coups de pieds. Vérifier les réflexes rotuliens, l'amplitude de l'abduction des hanches et de la dorsiflexion des chevilles. Rechercher un clonus du pied. Provoquer une réponse plantaire qui se fait en flexion chez l'enfant normal, athétosique ou ataxique et qui se retrouve surtout sur la moitié distale de la face externe du pied : (on la recherchera avec le pouce et jamais avec une épingle ou une clé qui blessent). Le stimulus ne doit pas être transmis à travers la plante du pied, ce qui provoquerait une confusion en suscitant le réflexe plantaire de préhension qui se fait en flexion. Dans le doute, comprimer les muscles du mollet (signe de Gordon) ou

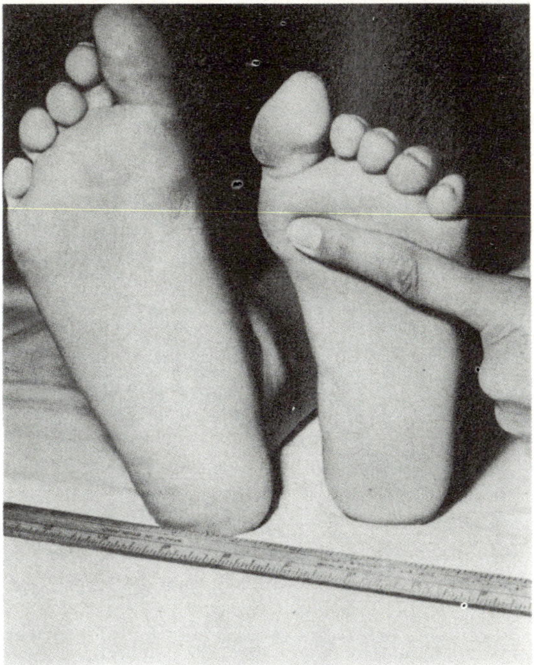

FIG. 163. — *Enfant présentant une hémiplégie gauche discràte.*

Raccourcissement du membre inférieur affecté mis en évidence par la position relative des talons quand les jambes sont en extension complète.

percuter sèchement la partie inférieure du tibia (signe d'Oppenheim) : ces signes traduisent simplement l'élargissement de la plage réflexe lors d'une atteinte du faisceau pyramidal. Attirer l'enfant vers la position assise et faire les mêmes observations que précédemment. Noter un raccourcissement d'un membre hémiplégique : vérifier que l'enfant soit couché à plat sur la table et réunir les malléoles pour déceler un raccourcissement. En se plaçant au bout de la table, vérifier si les talons sont parallèles ou si l'un d'eux remonte du fait d'un raccourcissement. Le pied du membre hémiplégique peut être plus petit que le pied normal. Vérifier avec la paume de la main si le membre hémiplégique est plus froid que l'autre. Dans le cas d'une hémiplégie qui aura légèrement intéressé le membre supérieur, le bras affecté sera plus court et, sauf dans une pièce très chaude, sera plus froid que l'autre.

5° Noter les signes de retard mental.

6° Mesurer le périmètre crânien.

7° Vérifier l'audition.

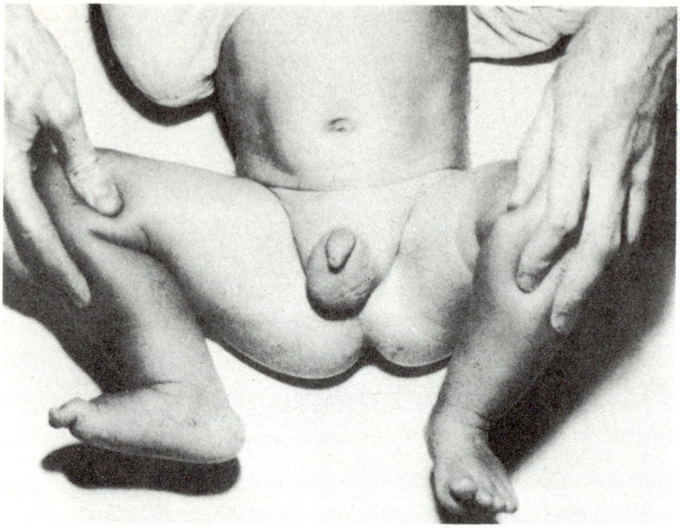

FIG. 164. — *Enfant présentant une hémiplégie gauche discrète.* Abduction limitée de la hanche gauche par suite de l'hypertonie.

■ *A partir de 9 mois*

1° Faire les mêmes observations.

2° Offrir à l'enfant une boulette de papier et des cubes de 2,5 cm et, si son âge le permet, lui demander de construire une tour. Dans les atteintes peu importantes, l'ataxie et le tremblement peuvent être discrets et passer facilement inaperçus ; l'enfant montrera simplement une légère maladresse en construisant la tour. On lui donnera des perles à enfiler dans un temps donné, ce qui peut mettre à jour une atteinte neurologique discrète. On fait souvent le diagnostic au premier coup d'œil lorsque l'enfant essaie de prendre une boulette de papier car, s'il est hémiplégique, la différence entre les deux mains est immédiatement évidente, et on confirme le diagnostic par d'autres tests (évaluation du tonus musculaire, des réflexes tendineux et de l'amplitude des mouvements des hanches et des chevilles). Comme précédemment, on attire l'enfant vers la station assise pour évaluer la résistance et les spasmes musculaires.

3° Si l'enfant se tient debout ou marche, noter la démarche et la position sur les orteils. Noter l'usure de la chaussure.

4° Si l'enfant a plus de 3 ans, lui demander de se tenir sur un seul pied : c'est un test sensible qui montre la différence des deux côtés en cas d'hémiplégie.

5° Noter les signes d'arriération mentale. Mesurer le périmètre crânien.

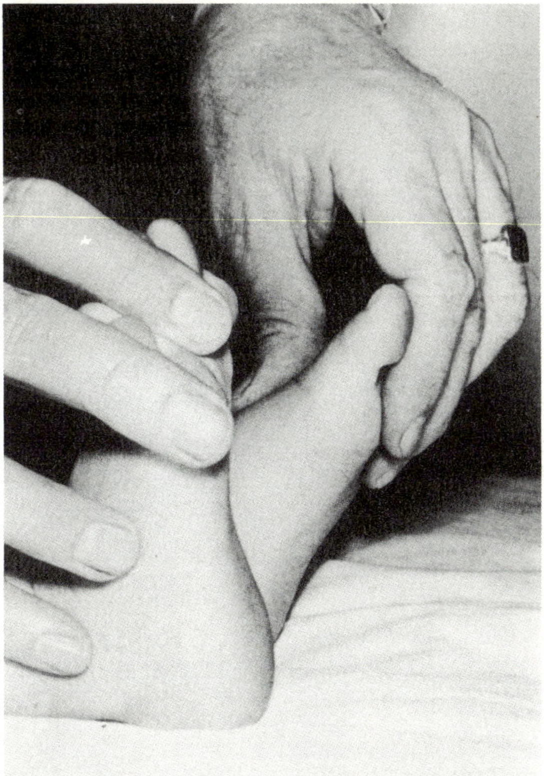

FIG. 165. — *Enfant présentant une hémiplégie gauche discrète.*

Dorsiflexion limitée du pied gauche due à l'hypertonie et peut-être à une brièveté du tendon d'Achille.

On recherche les signes fondamentaux de la forme spastique de l'IMC et il ne faut que 2 à 3 minutes pour les mettre en évidence.

Voici le résumé d'un cas typique d'un enfant retardé mental présentant la forme spastique d'une IMC.

■ ***Observations***. — Ce petit garçon est né normalement à terme et s'est montré normal pendant la période néonatale.

4 semaines	J'ai noté le décubitus ventral immature. J'évoque une spasticité des membres inférieurs mais les mains sont largement ouvertes.
6 semaines	Décubitus ventral archaïque. Mauvais contrôle de la tête.
9 semaines	Sourit.
14 semaines	Vocalise, suit des yeux.

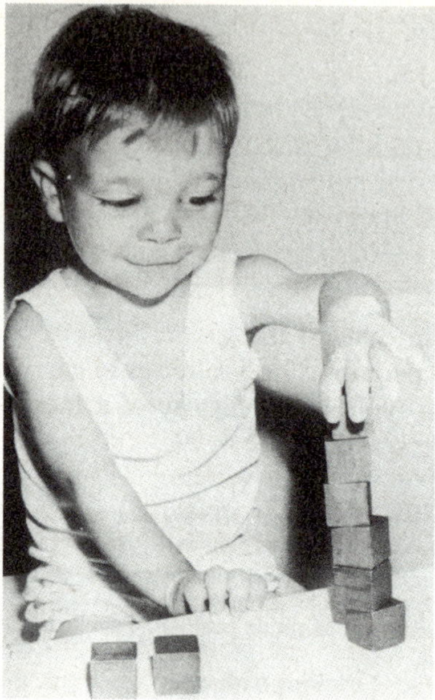

FIG. 166. — *Enfant présentant une hémiplégie gauche discrète.*

Étalement caractéristique de la main affectée pendant la construction d'une tour de cubes.

6 mois	Préhension volontaire.
15 mois	Position assise sans support.
18 mois	Commence à dire des mots simples.
2 ans	Marche seul, pas de contrôle sphinctérien. Ne mange pas seul. Mauvaise concentration. Ne fait rien avec les cubes.
3 ans	Assemble des mots.
5 ans 1/2	QI de 47. Très discrète hémiplégie droite avec déficience mentale.

ATHÉTOSE

Il est pratiquement impossible de faire le diagnostic définitif d'athétose avant l'apparition des mouvements athétosiques qui peuvent ne se manifester qu'au bout de plusieurs années, encore que j'en ai vus la première semaine. On peut évoquer cette affection du fait de facteurs que l'on sait être à risques, en particulier une hypoxie ou une hyperbilirubinémie graves. Dans ce cas, on imagine facilement que l'enfant a eu des mouvements athétosiques alors qu'ils étaient normaux.

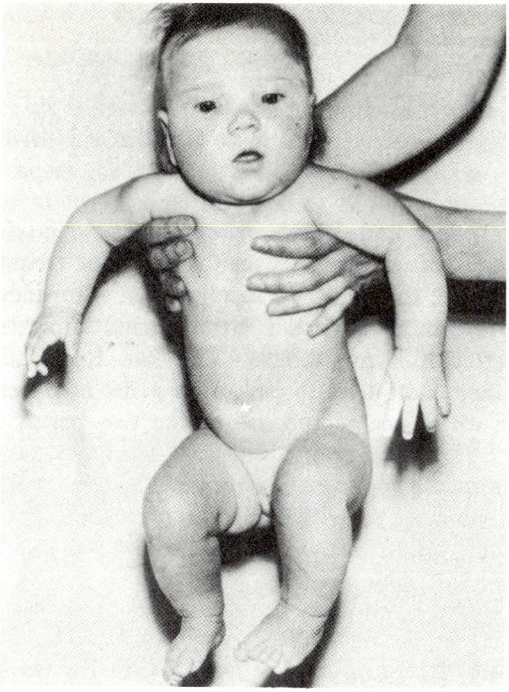

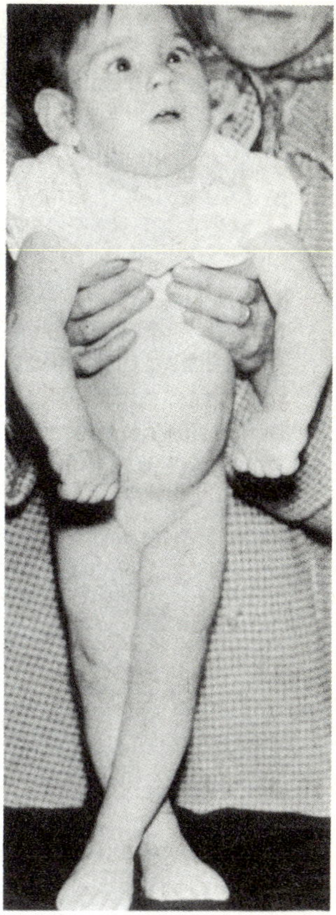

FIG. 167. — *Posture normale de l'enfant soutenu sous les aisselles.*

FIG. 168. — *Enfant spastique, soutenu au niveau des aisselles.*

Ses jambes se croisent du fait d'un spasme des adducteurs, ses poings sont serrés.

Un ictère nucléaire ne se manifeste pas après le 6e jour si l'enfant est à terme ou après le 10e jour s'il s'agit d'un prématuré : on observe alors un cri aigu, une rotation des yeux, un opisthotonos, un refus de téter, une hypertonie, des poings étroitement serrés, la disparition du réflexe de Moro et parfois des crises convulsives ou des accès d'apnée. Le nouveau-né peut montrer de façon caractéristique une extension des coudes et une pronation des poignets, ainsi qu'une hypertonie très marquée des extenseurs, et le ballant de la tête est très marqué lorsqu'on attire l'enfant du décubitus dorsal vers la station assise alors que le contrôle de la tête semble bon dans le décubitus ventral et la suspension ventrale. Des pulsions rythmiques de la langue apparaissent souvent précocement et les difficultés de la succion et de la déglutition sont habituelles. Au cours des premières semaines on note généralement des signes de retard

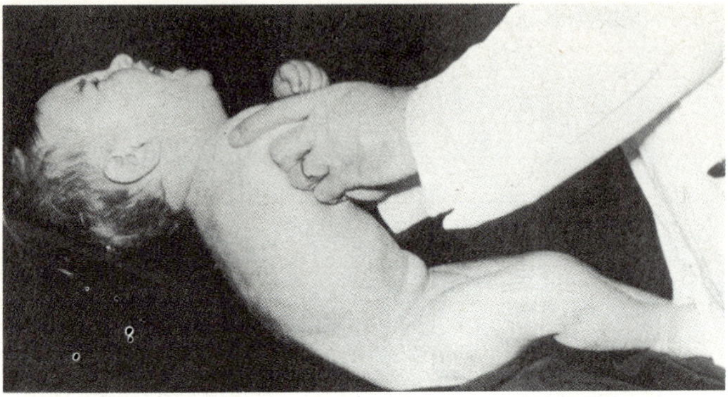

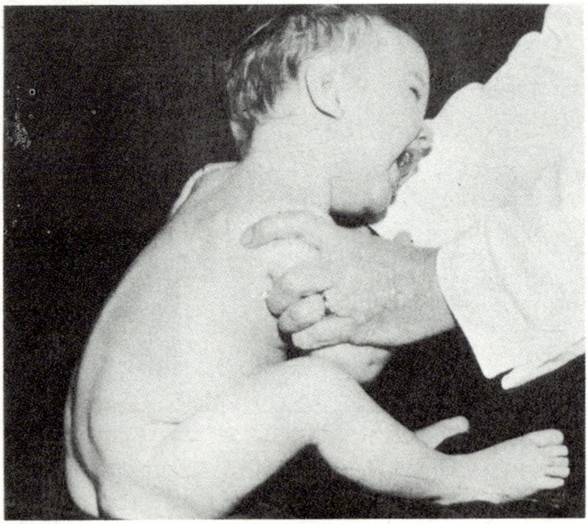

FIG. 170. — *Enfant spatique attiré vers la position assise.*

Un spasme des muscles de la loge postérieure provoque une flexion marquée du genou. Si on cesse de le soutenir dans cette position, il tombe chaque fois en arrière du fait de l'hypertonie des extenseurs.

du développement moteur (et souvent d'autres signes d'un retard plus général), parfois avec des accès d'opisthotonos. Les mouvements athétosiques s'observent après le 6ᵉ mois (parfois plus tôt) mais plus souvent après la 1ʳᵉ année : comme ils sont difficiles à vérifier, leur date d'apparition reste controversée. Je pense que le premier signe évocateur d'une athétose est l'ataxie manifestée quand l'enfant veut attraper un objet, et

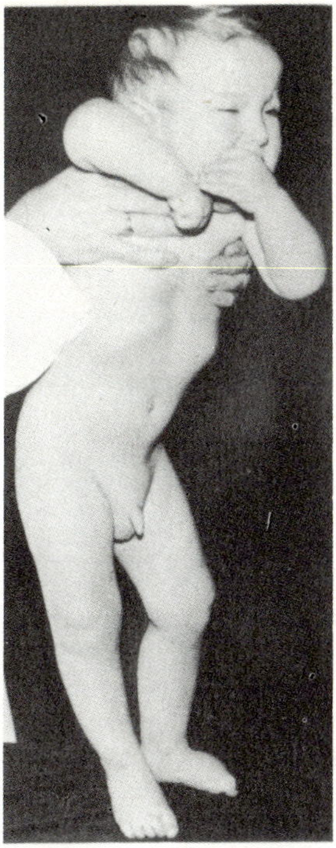

FIG. 171. — *Enfant spastique qui est parvenu à se tenir debout du fait de l'hypertonie des extenseurs alors qu'on l'attirait vers la position assise.*

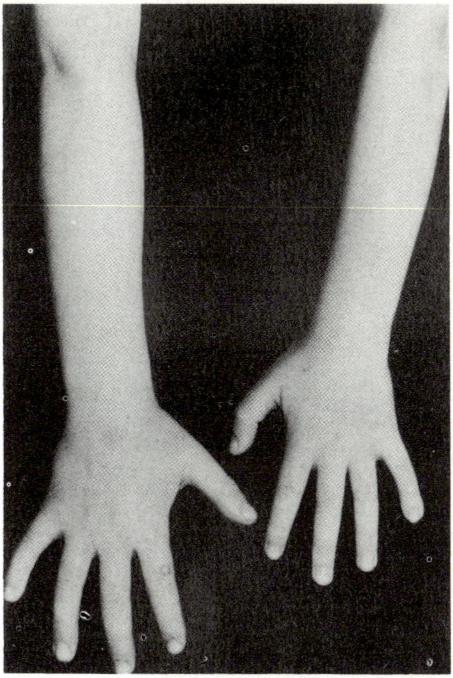

FIG. 172. — *Hémiplégie gauche.* Raccourcissement du bras gauche.

qui est très différente de l'étalement des mains de l'enfant spastique qui cherche à saisir un jouet. L'enfant de plus d'un an montre généralement des difficultés du regard vertical, une hypoplasie de l'émail des dents de lait et une surdité pour les sons aigus. La réponse plantaire et les réflexes rotuliens sont normaux puisque le faisceau pyramidal n'est pas impliqué.

Il serait erroné et illogique de supposer que l'ictère nucléaire se caractérise cliniquement par le tout ou rien. Il arrive souvent que, après une hyperbilirubinémie néonatale, la seule séquelle soit un retard mental discret et peut-être une surdité pour les sons aigus. Même si un enfant présente un QI de 100 à la suite d'une hyperbilirubinémie néonatale, personne ne peut dire si ce QI aurait été plus élevé si cet ictère grave avait pu être évité.

Tous les athétosiques n'ont pas présenté une hyperbilirubinémie. Les signes qui apparaissent après la période néonatale sont surtout le retard du développement (qui n'est pas constant), suivi par l'ataxie lorsque

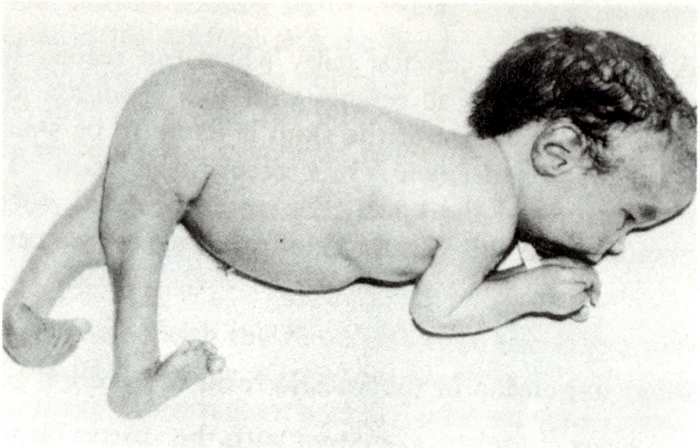

Fig. 173. — *Arthrogrypose.*
Une certaine ressemblance avec la spasticité

l'enfant veut saisir un objet, et ensuite par l'apparition des mouvements athétosiques.

Bien que de nombreux auteurs ne soient pas de mon avis, je pense que le diagnostic des formes mixtes de l'IMC est généralement incorrect : la maladresse caractéristique des mains est habituellement considérée comme « athétosique ».

RIGIDITÉ

La forme rigide est diagnostiquée par la raideur exagérée de tous les membres, en l'absence de signes d'atteinte du faisceau pyramidal tels qu'une exagération des réflexes tendineux, un clonus du pied, la positivité du réflexe d'extension et la réponse plantaire en extension. Elle s'accompagne presque toujours d'une déficience mentale profonde.

ATAXIE

La forme ataxique est diagnostiquée par l'incoordination de l'approche d'un objet par l'enfant, de sa station assise et de sa marche.

FORME HYPOTONIQUE DE L'IMC

C'est une forme très rare que l'on confond facilement avec l'hypotonie. Presque tous les enfants qui en sont atteints sont déficients mentaux [6]. Le périmètre crânien est petit : l'amplitude des mouvements est exagérée ; des crises d'épilepsie se manifestent dans un tiers des cas. La réponse plantaire se fait en extension et les réflexes rotuliens sont exagérés, ce qui permet d'exclure l'éventualité d'une hypotonie congénitale ou d'une maladie de Werdnig-Hoffmann.

L'HYPOTONIE ET LA FORME SPASTIQUE DE L'IMC

On dit fréquemment que les enfants porteurs de la forme spastique de l'IMC sont souvent ou même généralement « hypotoniques » pendant leurs premiers mois. Je conteste cette notion. Je comprend que le ballant excessif de la tête des enfants spastiques qui apparaît dans les premières semaines (fig. 155) soit pour beaucoup un signe d'hypotonie mais l'examen du reste (amplitude de l'abduction de la hanche ou dorsiflexion de la cheville) montre bien l'hypertonie.

L'ENFANT MALADROIT

Le passage du normal à l'anormal est progressif et il est impossible de tracer une frontière entre les deux. Les enfants maladroits ne doivent pas tous être englobés dans un chapitre traitant de l'IMC, mais il est probable que de nombreux enfants en sont des exemples. L'intelligence d'un enfant maladroit peut être moyenne ou supérieure mais elle est souvent inférieure à la normale. Gubbay [3] a constaté que 56 écoliers australiens sur 1 000 étaient « maladroits ». Dans une autre étude [4] il a écrit que 5 % des écoliers normaux ont des problèmes significatifs du fait de leur maladresse.

Les enfants maladroits sont considérés comme normaux pendant plusieurs années, puis ils commencent à avoir des difficultés scolaires ou à inquiéter leurs parents à cause de leur maladresse. Les mères disent généralement que l'enfant tombe souvent, qu'il a toujours des hématomes sur ses jambes, qu'il est « maladroit de ses mains », qu'il ne peut pas « pédaler sur sa bicyclette », que son instituteur se plaint de la mauvaise qualité de son écriture ou qu'il ne peut pas tenir correctement son crayon.

L'enfant est accusé d'être paresseux, sans soin et de se tenir mal. Il réussit mal dans les sports et n'est donc pas populaire ; il s'y rend ridicule, ce qui le rend malheureux et lui donne un sentiment d'insécurité. Certains le disent « arriéré moteur » ou « maladroit congénital » ou « ayant subi un traumatisme obstétrical minime ». Il a tendance à mal apprécier les distances lorsqu'il passe une porte et à casser plus d'objets que les autres enfants.

La maladresse s'accompagne souvent d'une mauvaise concentration, d'une tendance à se laisser distraire, d'une hyperactivité, de difficultés visuo-spatiales, de difficulté dans la distinction droite-gauche et, par la suite, de troubles de l'apprentissage et d'un manque d'attention.

La maladresse peut être une simple variation de la normale ; elle peut être un caractère familial ; elle peut relever d'un retard de la maturation ; tous les nourrissons normaux sont maladroits au début du développement de leurs capacités motrices mais ils perdent cette maladresse en grandissant. Les enfants déficients mentaux perdent leur maladresse plus tard que les enfants normaux, et des enfants par ailleurs normaux peuvent la perdre plus tard que d'autres, peut-être du fait d'une lenteur de leur maturation. Des facteurs affectifs tels que le sentiment du ridicule et les critiques injustes à la maison ou à l'école augmentent encore la maladresse : on attend de l'enfant qu'il soit maladroit et il l'est.

Une malnutrition intra-utérine ou des premiers mois qui suivent l'accouchement peut induire une maladresse (Chapitre 2). Une enquête suédoise [2] a montré que 65 enfants de 5 à 6 ans, nés de mères dont l'âge moyen était de 39,4 ans, ont donné des résultats nettement moins bons du point du vue attention, coordination motrice fine et fonctionnement perceptivo-visuel que 55 enfants du même âge nés de mères plus jeunes dont l'âge moyen était de 27,9 ans. On retrouve aussi d'autres causes :

— anomalies du tonus musculaire : hypo ou hypertonie ;
— hyperlaxité articulaire ;
— dystrophie musculaire ;
— hypothyroïdie ;
— troubles visuels ;
— effets secondaires : alcool, amitriptyline, antihistaminiques, antiépileptiques, chlordiazépoxide, colistine, cyclopentolate, diazépam, diphenoxylate, indométhacine, méprobamate, niclosamide, nitrazépam, pipérazine, polymyxine, streptomycine, vincristine ;
— poisons : plomb, mercure, solvants ;
— raison post-traumatique, post-encéphalitique, tumeur cérébrale, etc ;
— affections et syndromes rares : affections dégénératives du système nerveux, lipidoses, chorée, leucodystrophies, ataxie-télangietasie, syndrome de Klippel-Feil, agénésie du corps calleux, platybasie, gigantisme cérébral, dysautonomie familiale, α-bêta-lipoprotéinémie, phénylcétonurie, maladie de Hartnup, argininosuccinaicacidémie.

On met en évidence une maladresse en demandant à l'enfant de construire une tour avec des cubes de 2,5 cm, ce qui permet de déceler un tremblement ou une ataxie. On peut lui demander de sauter, de sautiller, de se tenir sur un seul pied (s'il a plus de 3 ans), de marcher sur un rebord, de boutonner ses habits, de claquer des mains avant de recevoir ou d'envoyer une balle, de faire rouler un ballon avec le pied, de nouer ses lacets de souliers, d'enfiler des perles, de dessiner le bonhomme de Goodenough ou d'effectuer le test d'encastrement de Goddard, de visser un couvercle, de copier un carré, un triangle ou un losange. Il réussit mieux à l'échelle verbale de Weschsler que dans celle des performances. Son QI global peut être supérieur à la normale mais il est plus souvent légèrement inférieur. Certains enfants montrent des signes discrets d'athétose ou d'atteinte du faisceau pyramidal (réponse plantaire en extension). Dans une enquête australienne [5], 24 enfants ont été ré-examinés 8 ans après le premier diagnostic. Ceux qui avaient été légèrement ou modérément maladroits se sont montrés normaux mais ceux qui avaient été plus affectés étaient encore maladroits.

Cette affection est importante pour le bilan du développement du fait que ces enfants sont fréquemment considérés comme des déficients mentaux. Comme toujours, il faut effectuer son examen en se demandant non seulement si l'enfant peut réaliser un test donné mais comment il le réalise.

DIAGNOSTIC DIFFÉRENTIEL

■ *Déficience mentale*

La plus grande difficulté diagnostique réside dans la différenciation de l'IMC accompagnée d'une déficience mentale et d'une déficience mentale isolée. Les deux états sont souvent associés. En face des signes d'une déficience mentale, il faut donc rechercher minutieusement les signes d'une IMC.

■ *Retard moteur isolé*

Il est facilement confondu avec une diplégie discrète. J'ai personnellement fait cette erreur :

Observation. — Un pédiatre, le Dr Gordon, m'avait demandé de voir un enfant de 10 mois qui ne contrôlait pas sa tête et chez qui il évoquait une IMC. On ne relevait pas de retard dans d'autres domaines. J'évoquai une diplégie mais, malgré la vivacité des réflexes rotuliens, je décidai à tort qu'ils étaient dans les normes. On ne notait pas de spasme des adducteurs de la cuisse. L'enfant sut s'asseoir à 14 mois, boire seul à la tasse à 18 mois et assembler quelques mots à 23 mois. Je le revis de temps en temps mais il fallut attendre qu'il ait plus de 3 ans pour obtenir une réponse plantaire évidente en extension. Il ne présentait aucune déformation.

■ *Opposition volontaire à la mobilisation passive*

Un enfant peut être considéré comme spastique alors qu'il résiste seulement à une mobilisation passive, ce qui s'observe particulièrement dans l'abduction de la hanche.

■ *Anomalies articulaires*

Une limitation de l'abduction de la hanche peut relever d'une luxation congénitale. J'ai moi-même fait un faux diagnostic de spasticité chez un nouveau-né dont la notable limitation des mouvements articulaires était due à une dysplasie épiphysaire ponctuée. Les mouvements articulaires limités de l'arthogrypose congénitale multiple peuvent être confondus avec une spasticité. Un enfant déficient mental ou sévèrement hypotonique qui reste constamment couché sur le même côté développe une contracture musculaire qui limite l'abduction des hanches et évoque une spasticité.

■ *Instabilité de la démarche*

Les enfants qui montrent un retard de la marche apprennent généralement plus tard que d'autres à marcher avec assurance. Ces enfants me sont souvent adressés avec un diagnostic d'IMC.

■ *Mouvements normaux*

Il est facile de prendre les mouvements normaux des bras et des jambes d'un nourrisson pour ceux d'une athétose si l'enfant présente une affection telle qu'un ictère néonatal grave qui fait rechercher soigneusement d'éventuels mouvements athétosiques.

■ *Marche sur les orteils*

De nombreux enfants porteurs de la forme spastique de l'IMC vont tôt ou tard marcher sur leurs orteils mais cette marche peut aussi être normale chez certains enfants. On excluera le diagnostic d'IMC en déterminant qu'il n'en existe pas d'autres traits si, par exemple, le tonus musculaire, les réflexes tendineux et la réponse plantaire sont normaux. Le prématuré que l'on tient debout au moment équivalent à son terme a tendance à se tenir sur ses orteils. Ce genre de marche se produit dans le cas d'une brièveté congénitale du tendon d'Achille, d'une dystrophie musculaire, d'une luxation unilatérale de la hanche, et de la dystonia musculorum deformans. Lorsqu'on note une limitation de la dorsiflexion de la cheville d'un enfant qui marche sur ses orteils, on fléchit son genou : la dorsiflexion sera normale si elle est d'origine spastique mais elle ne sera pas modifiée si sa cause est une brièveté congénitale du tendon d'Achille. De plus, dans ce cas, l'ampleur de l'abduction de la hanche sera normale, les réflexes rotuliens seront normaux et la réponse plantaire se fera en flexion. Il n'est guère excusable de faire cette confusion mais je l'ai vu souvent se produire.

■ *Brièveté congénitale du grand fessier, du gastrocnémien et des muscles de la loge postérieure*

Elle retarde la station assise qu'elle rend difficile pour l'enfant. Les réflexes tendineux sont normaux, ce qui exclut l'éventualité de la forme spastique de l'IMC.

■ *Faiblesse musculaire relevant d'une myopathie, d'une hypotonie ou d'une paralysie de Duchenne-Erb*

Dans chacun de ces cas on notera une hypotonie plutôt qu'une raideur. La paralysie de Duchenne-Erb persiste rarement et, chez l'enfant plus âgé, la préhension caractéristique de la main spastique avec le lent étalement de ses doigts est différente de celle de l'enfant qui présente une paralysie de Duchenne-Erb. Le tonus musculaire est normal par ailleurs. Les réflexes rotuliens, l'abduction de la hanche et la dorsiflexion de la cheville sont normaux. Une véritable monoplégie est excessivement rare et une main spastique évoquera donc presque certainement une atteinte du membre inférieur, si minime soit-elle.

■ *Autres causes des mouvements involontaires*

Ce sont le tremblement, les spasmes de torsion, le spasmus nutans, la chorée et les tics. Il est facile de confondre athétose et ataxie, surtout chez le nourrisson chez qui l'ataxie est le premier signe, avant l'apparition des mouvements involontaires caractéristiques.

Le spasme de torsion se manifeste souvent par une hypertonie des muscles du mollet, entraînant une flexion plantaire et une inversion-adduction du pied. Un torticolis apparaît ensuite, suivi par le spasme de torsion caractérique.

Un *spasmus nutans* peut être pris pour un tremblement mais le dodelinement et la torsion caractéristiques de la tête, ainsi que l'habitude de regarder du coin de l'œil, doivent évoquer le diagnostic. Les mouvements sont inhibés si l'enfant regarde fixement un objet.

Une *athétose* ne doit pas être confondue avec les mouvements plus irréguliers de la chorée de Sydenham ou de Huntington.

■ *Affections dégénératives du système nerveux*

Il semble facile d'en faire le diagnostic si aucune anomalie n'a encore été notée, alors que, en réalité, il s'agit d'anomalies neurologiques qui n'avaient pas encore été dépistées. Ces affections discutées englobent les lipidoses et les leucoencéphalopathies. La maladie de Schilder (encéphalite périaxiale diffuse) et la sclérose en plaques peuvent être confondues avec une IMC d'origine prénatale. La toxoplasmose peut susciter des convulsions et de la spasticité et la cause réelle reste ignorée. Il arrive que la phénylcétonurie provoque une spasticité.

■ *Anomalies de la moelle épinière*

Ce sont la diastématomyélie, la syringomyélie et la dysraphie spinale. La diastématomyélie est une anomalie congénitale caractérisée par la présence d'un spicule osseux qui transfixe la moelle épinière et provoque une paralysie progressive des membres inférieurs. Elle se manifeste dans la moitié des cas par une touffe de poils ou par une fistule dermique.

La *syringomyélie* peut apparaître chez l'enfant plus âgé et se manifester par une atrophie musculaire, une arthropathie, une hypotonie ou une spasticité, et par une dissociation thermo-analgésique.

L'*agénésie* du sacrum provoque une hypotonie des membres inférieurs et le manque de contrôle sphinctérien.

La *paraplégie spastique* est rare ; l'observation soigneuse des mains qui construisent une tour ou la recherche minutieuse de l'exagération des réflexes tendineux du membre supérieur révèlent presque toujours une atteinte minime du membre supérieur, et le diagnostic est alors celui d'une diplégie spastique. Si on est vraiment sûr que les bras sont normaux, il est certain que le diagnostic correct est celui de paraplégie spastique et que l'enfant a une IMC et non une lésion médullaire.

La *monoplégie spastique* est extrêmement rare : un examen minutieux fait presque toujours découvrir des signes anormaux du membre homolatéral. Dans ma propre série de plus de 750 cas d'IMC que j'ai personnellement observés, j'ai vu un cas susceptible d'être une monoplégie spastique.

■ *Autres syndromes*

La dysostose cléidocrânienne se caractérise par l'absence du tiers moyen de la clavicule, ce qui permet aux épaules de se rapprocher en avant sur la ligne médiane ; elle s'accompagne parfois de spasticité et de déficience mentale.

Une platybasie et d'autres anomalies de la base du crâne peuvent s'accompagner d'une brièveté du cou, d'ataxie ou d'hypotonie [11].

UNE DERNIER MOT AU SUJET DE L'ENFANT SPASTIQUE

Je l'ai déjà dit : il est essentiel pour le bilan du développement de savoir ce qui importe le plus et ce qui importe le moins. Par exemple, si on me demande d'exclure une IMC de type spastique chez un nourrisson de 6 mois et si je vois que les mouvements de ses mains qui cherchent à attraper un cube de 2,5 cm sont normaux, et si je ne rencontre pas de résistance en l'attirant vers la position assise sans qu'il retombe en arrière, et s'il étend ses genoux sur la table où il est assis, et s'il existe une abduction normale complète de ses hanches et une dorsiflexion normale de ses chevilles avec une réponse plantaire en flexion, je pourrai exclure la forme spastique d'une IMC. Si je voyais un enfant plus âgé, de 24 mois environ, construire une tour de 8 cubes de 2,5 cm, sans incoordination ou tremblement et avec une approche normale de chaque cube, je saurais que ses membres supérieurs ne sont pas spastiques. De même si je voyais un nourrisson de 9 ou 10 mois tendre son index vers un objet, je dirais au premier coup d'œil qu'il est mentalement normal pour son âge. Quant à une IMC de type spastique, si elle est si discrète qu'on ne peut l'affirmer, il n'y aura aucun risque à attendre et à revoir l'enfant. Je ne dirai rien à sa mère, et il ne développera pas de déformation telle qu'une luxation de hanche. Dans un cas aussi discret, aucun traitement ne ferait la moindre différence.

RÉSUMÉ

Le diagnostic d'une IMC n'est jamais établi d'après une anomalie isolée mais seulement sur une combinaison de signes. Il ne repose par conséquent pas sur une variante telle que le seul retard mental, la marche sur les orteils, l'exagération des réflexes tendineux ou le clonus du pied.

Des signes anormaux visibles dans les premières semaines et tels qu'un clonus marqué du pied peuvent disparaître.

Une hypertonie des extenseurs passe facilement inaperçue mais a une grande importance.

La paraplégie spastique est rare et il faut vérifier qu'une spasticité confinée aux membres inférieurs ne relève pas d'une lésion médullaire. La monoplégie spastique est très rare.

Il faut éviter l'erreur courante au sujet des réponses plantaires du nourrisson. La réponse plantaire du nourrisson normal se fait en flexion, comme dans l'athétose.

Il ne faut pas faire l'erreur d'interpréter une réduction des mouvements articulaires comme une spasticité : il en existe d'autres causes importantes (luxation de la hanche, contracture musculaire).

Une erreur courante consiste à affirmer un diagnostic d'IMC alors que l'apparente ataxie de la marche est simplement due à un retard du développement moteur.

RÉFÉRENCES

[1] André-Thomas, Dargassies Saint-Anne. — *Études neurologiques sur le nouveau-né et le jeune nourrisson*. Masson and Perrin, Paris, 1952.

[2] Gillberg C., Rasmussen P., Wahlström J. — Minor neurodevelopmental disorders in children born to older mothers. *Dev. Med. Child. Neurol.*, 1982, **24**, 437.

[3] Gubbay S.S. — *The clumsy child*. Saunders, Philadelphia, 1975.

[4] Gubbay S.S. — The clumsy child. In : Rose F.C. (Ed.) *Paediatric neurology*. Blackwell, Oxford, 1979.

[5] Knuckey N.W., Gubbay S.S. — Clumsy children : a prognostic study. *Austr. Paed. J.*, 1983, **19**, 9.

[6] Lesny I. — The hypotonic forms of cerebral palsy. *Cerebral Palsy Bull.*, 1960, **2**, 158.

[7] Minkowski A. — Personal communication, 1960.

[8] Monreal F.J. — Consideration of genetic factors in cerebral palsy. *Dev. Med. Child. Neur.*, 1985, **27**, 325.

[9] Scherzer A.L. — Current concepts and classification of cerebral palsy. *Clinic. Proc. Children's Hosp. Nat. Med. Center.*, 1973, **29**, 143.

[10] Solomons G., Holden R.H., Denhoff E. — The changing pattern of cerebral dysfunction in early childhood. *J. Pediatr.*, 1963, **63**, 113.

[11] Spillane J.D., Pallis C., Jones A.M. — Developmental anomalies in the region of the foramen magnum. *Brain.*, 1957, **80**, 11.

17

CRITÈRES DE L'ADOPTION

Je suis convaincu de ce que l'évaluation d'un enfant en vue de son adoption ne devrait être effectuée que par celui qui est particulièrement intéressé et compétent en la matière, soit un médecin d'un dispensaire de pédiatrie soit un pédiatre spécialisé dans cette question. Une erreur est dramatique à la fois pour l'enfant et pour les parents adoptifs. Aucun enfant ne doit être jugé indigne d'être adopté sans avoir été vu par un spécialiste qui a approuvé ce diagnostic. C'est un désastre pour un enfant de se voir refuser une adoption à cause d'un faux diagnostic de déficience mentale ou de spasticité.

Lorsqu'on procède à un bilan en vue d'une adoption il faut constamment penser que l'intérêt de l'enfant prime tout. Il n'en faut pas moins tenir compte des intérêts des parents adoptifs du fait de leurs répercussions considérables sur l'enfant. Il faut essayer d'éviter qu'un enfant déficient mental soit adopté sans que les parents adoptifs le sachent, ce qui provoquerait une désillusion tragique et le rejet possible de l'enfant. Le médecin doit donc chercher à déceler un handicap physique ou mental grave. On peut objecter qu'il conviendrait de faire concorder le potentiel de développement de l'enfant avec le niveau intellectuel et social des parents adoptifs ainsi que l'usage le voulait dans le service d'Arnold Gesell à New Haven. C'est là matière à discussion, mais il est difficile de nier qu'un enfant dont le potentiel de développement est légèrement inférieur à la moyenne ne serait pas plus à sa place dans le foyer d'un travailleur manuel que dans celui de parents très cultivés. Un enfant qui se montre un peu inférieur à la moyenne lorsqu'il a 6 mois peut se révéler supérieur à la moyenne s'il est placé dans un foyer riche en tendresse et en stimulation ; il sera encore plus retardé s'il se trouve dans une famille moins favorisée. De même un nourrisson surdoué ne pourra pas s'accomplir s'il est placé dans une famille déficiente. Il est évident que ce n'est pas le rôle du pédiatre de choisir le foyer d'un enfant mais, en décidant si cet enfant est susceptible d'être adopté, il peut être influencé par la façon d'être des parents qui désirent l'adopter. Dans son ouvrage *Stress in Children*, Gould [2] a affirmé que, en principe, il serait très souhaitable de faire coïncider les capacités et le caractère de l'enfant avec ceux des parents adoptifs. Je n'en suis pas sûr, et je ne suis pas sûr qu'il serait préférable qu'une mère névrosée adopte un enfant névrosé. Étant donné l'importance des facteurs environnementaux dans la schizophrénie, il serait probablement bien plus judicieux d'essayer de placer l'enfant d'un schizophrène dans un foyer particulièrement stable et calme.

Comme toujours, l'évaluation se base sur l'anamnèse, sur l'examen et sur l'interprétation des résultats obtenus.

L'ANAMNÈSE

Son importance avant tout examen du développement a déjà été soulignée. Ce serait une erreur de cautionner une adoption sans connaître tout ce qui concerne les vrais parents, la grossesse, le poids de naissance, la durée de la gestation, l'accouchement et la période néonatale. Il faut savoir s'il existe une affection héréditaire (le SIDA par exemple), des atteintes dégénératives du système nerveux ou une psychose. Il faut s'enquérir d'une éventuelle maladie au cours de la grossesse, telle qu'une pré-éclampsie ou une hémorragie antepartum qui augmentent le risque d'une anomalie chez l'enfant. Il faut rechercher un facteur susceptible de faire un enfant « à risque » et, plus que d'autres, un enfant anormal. Le facteur de « risque » le plus important est probablement une prématurité extrême ou une discordance marquée entre le poids de naissance et l'âge gestationnel (« petit pour les dates ») mais il est essentiel de ne pas attribuer une importance exagérée à chacun de ces facteurs. Par exemple la déficience mentale d'un de ses parents ne doit certainement pas être une contre-indication à l'adoption de l'enfant, de même qu'une épilepsie maternelle, car le risque génétique est faible. Le risque doit être pleinement compris par les parents adoptifs et j'ai toujours l'habitude d'exagérer l'importance de ces facteurs. Celui qui évalue le nourrisson doit absolument tenir compte de ces facteurs ; ensuite, et sauf dans le cas d'une affection dégénérative du système nerveux et d'une psychose, il prendra garde ne pas attribuer à ces facteurs de « risque » plus d'importance qu'ils n'en méritent (Chapitre 13). Dans le doute, il faut demander à revoir l'enfant au bout de 10 mois afin d'estimer son rythme de développement et avant de se prononcer sur l'adoption.

Il arrive qu'on demande à un pédiatre si un enfant normal peut être adopté par une famille où se trouve un enfant handicapé physique ou mental. Il n'est pas facile de répondre : s'il est adopté, il est probable qu'il se heurtera à divers problèmes. En grandissant il peut se sentir gêné par son « frère » handicapé ; la mère peut se sentir agressée physiquement, affectivement et financièrement d'avoir un enfant gravement handicapé et l'enfant adopté peut souffrir par contre-coup ; et on peut favoriser l'enfant handicapé. L'enfant normal pourra être désigné comme responsable de l'enfant handicapé après la mort des parents. La décision doit dépendre de la gravité du handicap et des autres circonstances familiales. Certaines organisations s'opposent à l'adoption d'un enfant dans une famille qui compte un handicapé.

L'EXAMEN ET SA CHRONOLOGIE

L'âge de l'évaluation a la plus grande importance. Il est probable que les nourrissons très handicapés (microcéphales ou trisomiques 21) auront déjà été présélectionnés et n'arriveront pas jusqu'au médecin chargé des adoptions.

Certains médecins choisissent d'examiner pratiquement toujours au même âge les nourrissons susceptibles d'être adoptés et ils sont parfaitement spécialisés dans les caractéristiques de ce groupe d'âges. Il n'y a donc guère de difficultés sur ce point.

C'est une erreur grave que j'ai constatée plusieurs fois que de vouloir évaluer un nourrisson de 6 semaines alors qu'il est né prématuré de 6 semaines ou davantage.

A mon avis, on ne doit pas évaluer un nourrisson né à terme avant qu'il ait 6 semaines : il est alors relativement facile d'apprécier son développement moteur, et le nourrisson normal a commencé à sourire à sa mère et probablement à vocaliser ; il la regardera intensément quand elle lui parle. Il est de pratique normale en Grande-Bretagne de placer un nourrisson de 1 à 2 semaines dans un foyer dont les parents sont susceptibles de l'adopter et il sera pratique de l'examiner à l'âge de 6 semaines parce que ses parents adoptifs auront eu le temps de s'habituer à lui. Dans le doute, on le ré-examinera à 6 mois, mais pas avant.

Il est certainement plus facile et plus sûr d'évaluer le nourrisson à 6 mois, si c'est possible. La difficulté réside dans le désir naturel des parents adoptifs de régler les problèmes d'adoption et dans leur crainte de voir la mère naturelle changer d'idée et vouloir reprendre son enfant. Il est facile d'évaluer le développement moteur global d'un enfant de 6 mois, surtout dans la position assise. A 4 à 5 mois l'enfant a commencé à chercher à attraper les objets sans qu'on les lui mette dans la main, et la maturité de sa préhension peut être estimée lorsqu'il a 6 mois. Il commence à passer un objet d'une main dans l'autre ; il commence à mâcher ; il a pu commencer à imiter une toux ou un bruit ; il montre de l'intérêt pour son environnement ; il doit réagir immédiatement à un bruit.

Si le cas de l'enfant n'est pas net à 6 mois, il est préférable de le revoir à 10 mois : il pourra alors se tenir debout et même marcher en prenant appui contre un meuble, ou marcher à quatre pattes, et surtout, ce qui est beaucoup plus important, montrer une approche de l'index et une apposition du pouce et de l'index. Il saura faire « au-revoir » et jouer à taper dans les mains, et il tendra son bras à sa mère pour enfiler une manche et son pied pour mettre un soulier.

Le moment le plus difficile pour un bilan au cours de la 1re année est entre 2 et 4 mois, ou entre 8 et 9 mois, car on ne dispose guère de nouveaux repères à ce stade.

Il est de pratique courante de placer un enfant de 1 à 2 semaines dans une famille nourricière qui désire l'adopter, mais c'est une erreur de le placer dans un orphelinat dès sa naissance et de l'y laisser plusieurs semaines car il souffrira de carence affective et sera ensuite retardé.

RETARD MENTAL ÉVENTUEL

Des parents désireux d'adopter un enfant ont le droit de connaître l'état de santé de ses vrais parents, si tant est qu'on puisse le savoir [1] ; ils doivent aussi être informés de l'éventualité d'une anomalie. Ils comprendront alors pourquoi il est préférable de revoir l'enfant quelques temps après pour apprécier ses progrès.

Si on juge que l'enfant est retardé, il faut essayer d'évaluer l'importance de ce retard et de prédire si l'enfant pourra être instruit dans une école ordinaire ou dans une école spécialisée, ou, ce qui est encore plus important, s'il pourra même aller dans une école. Ce genre de prédiction est faussé par un grand nombre de facteurs qu'il faut prendre en considération (y compris le rapport du périmètre crânien avec le poids du corps). La découverte de la présence d'une IMC peut simplifier la question si elle est grave ou au contraire la rendre plus difficile si elle est discrète. Dans tous les cas, il faut expliquer clairement la situation aux parents, en leur faisant éventuellement remarquer que l'enfant peut faire des progrès inespérés et devenir normal. Cette hypothèse dépend en grande partie des dimensions de la tête.

Beaucoup de parents nourriciers, qui apprennent que l'enfant sera peut-être retardé, décident sans hésitation de l'adopter. D'une certaine façon c'est souhaitable parce que ce serait une tragédie pour l'enfant de ne pas être adopté, et un séjour prolongé dans le foyer d'accueil est le meilleur substitut de l'adoption. D'un autre côté, il est impossible pour des parents qui n'ont jamais eu un enfant déficient mental de connaître toutes les implications d'une telle adoption. Ils ne peuvent pas imaginer ce que représente la vie avec un enfant déficient mental qu'il faut constamment surveiller dans son propre intérêt, et quel est le stress physique, social, affectif et financier auquel ils vont s'exposer. Mais ils n'auront au moins pas le sentiment de culpabilité et de déception que de vrais parents ressentent quand leur propre enfant est déficient mental. Ils se sentiront moins honteux en face de leurs parents et de leurs voisins. On respectera leur courage d'avoir accepté cette adoption. Ils n'attendront pas trop de cet enfant tout en espérant une certaine amélioration. Il est logique de penser qu'un couple n'adoptera pas délibérement un enfant déficient mental s'il n'est pas capable de faire face à la situation.

Si un enfant fait preuve d'une intelligence normale tout en étant handicapé, il n'y a pas d'obstacle à une adoption à condition que les parents en comprennent l'implication, autant que possible. Là aussi ce serait une tragédie pour l'enfant s'il n'était pas adopté.

Les adoptions actuelles posent de nouveaux problèmes : celui de la religion, celui de la couleur, et celui de l'enfant handicapé physiquement ou mentalement [3-6].

CONSEIL GÉNÉTIQUE

Le médecin qui évalue un enfant en vue d'une adoption se voit souvent demander un conseil génétique. Seul un spécialiste peut le donner. Voici les problèmes habituels :

1° *L'inceste*

Le risque global des unions incestueuses se situe probablement entre 30 et 60 % (voir Chapitre 2).

2° *La schizophrénie*

Le facteur génétique intervient probablement en prédisposant à la schizophrénie sous l'influence de facteurs environnementaux supplémentaires. Le risque est probablement de 10 % si un des parents est schizophrène, mais il est beaucoup plus grand si les deux parents le sont. Si un des grands-parents était schizophrène, il est possible que la mère soit trop jeune pour en savoir l'âge d'apparition. J'ai observé une difficulté analogue dans un cas de chorée de Huntington.

3° *De nombreuses psychoses dépressives*

Le risque de la voir apparaître chez l'enfant est de 12 %. Là aussi la mère peut ne pas la manifester avant 40 ou 50 ans.

4° *L'épilepsie*

Le facteur génétique est de peu d'importance et le risque pour l'enfant est de 2,5 % environ. Le risque est beaucoup plus grand si les deux parents sont épileptiques.

5° *Les affections dégénératives du système nerveux*

Si un membre de sa fratrie présente une affection dégénérative du système nerveux ou a montré des spasmes infantiles (qui peuvent relever de causes très diverses), le risque pour l'enfant susceptible d'être adopté est très accru. Si un des parents est affecté, le risque pour l'enfant est considérable. L'avis que l'on peut donner dépend de l'exactitude du diagnostic.

6° *Déficience mentale*

Il est impossible de donner un conseil génétique à propos d'un enfant susceptible d'être adopté et dont le frère ou la sœur est déficient mental à moins de pouvoir examiner l'enfant déficient de façon approfondie : il faut pouvoir éliminer les affections récessives et dominantes qui sont à haut risque pour le frère.

7° *Névrose ou alcoolisme*

Ils relèvent probablement surtout de causes environnementales et n'offrent donc pas de risque supplémentaire pour l'enfant.

En Grande Bretagne on a l'habitude d'informer les parents adoptifs de ce qui concerne les vrais parents mais la discrétion reste de mise. Il est certain que ce n'est pas au cours du jugement que les parents adoptifs doivent apprendre l'existence de maladies telles que le SIDA ou la syphilis chez les vrais parents.

CONCLUSION

Un bilan en vue d'une adoption s'avère difficile et doit être l'affaire d'un spécialiste. S'il existe un doute sur la normalité de l'enfant, les parents adoptifs doivent en être informés. Une adoption présente toujours un certain risque. Des parents ne sont jamais certains que leurs propres enfants seront normaux et, jusqu'à présent, ne peuvent en choisir le sexe. Si des parents adoptifs ne veulent pas courir de risque, ils ne doivent pas adopter d'enfant.

RÉFÉRENCES

[1] Committee on adoption and dependent care. — The rôle of the paediatricain in adoption with reference to « the right to know ». *Pediatrics*, 1977, **60**, 378.

[2] Gould F. — *Stress in children*. Churchill, London, 1968.

[3] Kornitzer M. — *Adoption*. Putnam, London, 1976.

[4] Rowe J. — *Parents, children and adoption*. Routledge and Kegan Paul, London, 1966.

[5] Tizard B. — *Adoption : a second chance*. Open Books, London, 1977.

[6] Wolkind S. — Medical aspects of adoption and foster care. *Clinics in developmental medicine n° 74*, Heinemann, London.

RÉSUMÉ ET CONCLUSIONS

1° Tous les pédiatres et tous ceux qui sont concernés par les soins, les examens et les bilans des nourrissons et des enfants doivent connaître les variations normales qui n'atteignent pas le pathologique, et dont ils doivent déterminer et comprendre les raisons.

2° Il leur faut connaître le « normal » qu'il est préférable d'appeler la « moyenne », pour le comparer avec le développement de l'enfant jusqu'au moment de l'examen.

3° Ils doivent connaître les variations de toutes les facettes du développement et savoir qu'elles sont si larges qu'on ne peut jamais établir une frontière entre le normal et l'anormal. La répartition en centiles des repères du développement a donc peu de valeur, si ce n'est que moins un enfant s'écarte de la moyenne et plus il a de chances d'être « normal ».

4° Ils doivent chercher à comprendre les raisons de ces variations soit dans le développement global soit dans celui de certains domaines.

Le développement est un produit final complexe de facteurs de risques génétiques, prénataux et périnataux (en particulier la prématurité) et de facteurs postnataux.

Comme tous les diagnostics cliniques, le bilan et le diagnostic du développement doivent donc se baser sur l'anamnèse, sur l'examen, sur les investigations physiques, neurologiques et particulières s'il y a lieu, et sur l'interprétation des résultats.

L'anamnèse englobe les facteurs génétiques (dont les modes familiaux de développement), les facteurs prénataux tels que les infections et les maladies de la grossesse, les médicaments, la nutrition, les hémorragies et surtout l'accouchement prématuré ; elle doit inclure les facteurs de risques périnataux et les facteurs postnataux en fonction de l'âge de l'enfant : son développement sera profondément affecté par son état de santé, par son alimentation, par son caractère, par la qualité de sa famille, de ses amis et de ses enseignants, et par les occasions qui lui sont fournies. Tous ces facteurs doivent entrer dans le bilan global ; si on ne tient pas compte d'une prématurité, le bilan sera forcément erroné.

Un examen clinique et neurologique approfondi, portant aussi sur la vision et l'audition, est indispensable si on veut tenir compte de facteurs sans rapport avec son patrimoine intellectuel. Il serait par exemple absurde de coter l'appui d'un nourrisson de 6 mois sur ses membres inférieurs s'ils étaient paralysés par un spina bifida, ou de coter son langage s'il était sourd. Si l'examen physique ne porte pas aussi sur la mesure du périmètre crânien par rapport au poids du corps, on omet une partie importante du bilan global.

L'examen du développement pratiqué dans une consultation chargée doit se limiter aux tests importants et un examen plus approfondi servira à la recherche.

Chez le nouveau-né, les investigations spéciales peuvent englober l'EEG, la tomodensitométrie computérisée et l'échographie.

Pour établir un bilan complet il faut prendre en considération tous les facteurs importants obtenus par l'anamnèse et l'examen. Il faut savoir que certains domaines du développement ont plus d'importance que d'autres dans l'évaluation du potentiel d'un enfant, et que certains aspects importants du développement ne peuvent pas être cotés alors qu'il n'existe pas de normes dans d'autres domaines : l'observateur expérimenté peut juste en tirer une impression clinique. Il doit tenir compte des différents modes de développement : une progression lente à un stade donné peut être suivie par une progression rapide ailleurs et inversement. Il doit percevoir le degré de réversibilité du dommage produit par un foyer peu valable ou par une maladie telle qu'une méningite ou un traumatisme crânien et, généralement, lorsqu'il est confronté à ce genre de problèmes, il revoit l'enfant pour déterminer l'étendue de ses progrès.

L'observateur cherche à comprendre les raisons des variations du développement : il sait qu'il ne doit pas attribuer un retard ou une IMC à des facteurs périnataux évidents (prématurité, présentation du siège ou asphyxie), mais qu'il faut chercher les causes prénatales de la prématurité, de la présentation anormale ou de l'asphysie.

Celui qui évalue le développement doit connaître les raisons de l'établissement de ce bilan, ses risques éventuels et ses limitations. Lorsque l'enfant grandit, il dispose de nouveaux domaines du développement : il sait qu'il ne doit pas attendre de forte corrélation entre les résultats des tests chez le nourrisson et le QI à venir puisque des facteurs innombrables vont interférer avec l'accomplissement de l'enfant. On peut apprendre beaucoup sur le patrimoine intellectuel d'un enfant mais on ne peut pas dire ce qu'il en fera.

En conclusion, il n'est pas logique de vouloir faire une évaluation scientifique d'un nourrisson ou d'un enfant d'après un examen purement objectif, sans prendre en considération tous les faits de l'anamnèse et de l'examen qui peuvent exercer une profonde influence sur l'enfant mais qui ne sont pas directement en rapport avec son potentiel inné ; et il ne suffit pas d'évaluer un enfant simplement d'après des tests purement objectifs, sans chercher à comprendre les raisons des résultats.

Aucun médecin n'arrivera à acquérir une compétence dans le bilan du développement des enfants à moins qu'il ne les suive ensuite afin de pouvoir déceler quelles ont été ses erreurs.

Index alphabétique

MASSON, Éditeur
120, bd Saint-Germain
75280 Paris Cedex 06
Dépôt légal : septembre 1990

CORLET, Imprimeur, S.A.
14110 Condé-sur-Noireau
N° d'Imprimeur : 16830
Dépôt légal : août 1990